Osteonecrosis
of the Femoral Head
Basic and
Clinical

股骨头坏死
基础与临床

谢利民
张智海
于潼

主编

化学工业出版社

·北京·

内容简介

骨坏死是骨科领域常见的难治性疾病，本书由浅入深地介绍股骨头坏死诊疗相关内容，包括股骨头坏死发病的易感因素、生理病理过程、诊断依据，如何选择影像学检查，如何评估判断预后、规范化选择治疗方案、生活调摄及功能锻炼等方面，并包括上百张相关照片如股骨头结构图、影像图、手术图等，图文并茂，帮助临床医生对本病做出正确诊断，制订规范合理的治疗方案。

本书贴近临床，实用性强，适合骨科临床医生、医学生阅读，也可供相关专业医师进修学习使用。

图书在版编目（CIP）数据

股骨头坏死基础与临床 / 谢利民，张智海，于潼主编. -- 北京 : 化学工业出版社，2025. 2. -- ISBN 978-7-122-47593-0

Ⅰ. R681.8

中国国家版本馆CIP数据核字第2025D6G985号

责任编辑：满孝涵　　　　　　　　文字编辑：马学瑞
责任校对：王鹏飞　　　　　　　　装帧设计：孙　沁

出版发行：化学工业出版社（北京市东城区青年湖南街13号　邮政编码100011）
印　　装：中煤（北京）印务有限公司
787mm×1092mm　1/16　印张19½　字数474千字
2025年8月北京第1版第1次印刷

购书咨询：010-64518888　　　　　　售后服务：010-64518899
网　　址：http://www.cip.com.cn
凡购买本书，如有缺损质量问题，本社销售中心负责调换。

定　　价：159.00元

编写人员名单

主　编　谢利民　张智海　于　潼

副主编　张振南　李　兵　李　虎

编　者　（按姓氏笔画排序）

于　潼	中国中医科学院广安门医院骨科
马青山	安徽省泗县人民医院骨科
王　锴	北京大学人民医院骨关节科
石少辉	航空总医院骨科医学中心
史　珊	中国中医科学院广安门医院放射科
白　杨	中国中医科学院广安门医院急诊科
包少瑜	中国人民大学医院外科
李　兵	航空总医院骨科医学中心
李　虎	北京大学人民医院骨关节科
李玉彬	中国中医科学院广安门医院骨科
李儒军	北京大学人民医院骨关节科
李　鑫	中国中医科学院广安门医院骨科
张　悦	内蒙古科技大学包头医学院第一附属医院
张振南	中国中医科学院广安门医院骨科
张智海	中国中医科学院广安门医院骨科
岳聚安	航空总医院骨科医学中心
金立昆	北京市丰盛中医骨伤专科医院
祝子俊	武汉市中医医院骨伤科
袁　伟	首都医科大学附属复兴医院骨科
陶　可	北京大学人民医院骨关节科
黄　燕	北京大学国际医院检验科
董晓俊	武汉市中医医院骨伤科
覃　剑	武汉市中医医院骨伤科
谢利民	中国中医科学院广安门医院骨科
谢　添	武汉市中医医院骨伤科
雷　光	中国中医科学院广安门医院核医学科
黎登宸	武汉市中医医院骨伤科

序

股骨头坏死作为骨科领域的一大难题，因其高致残率和对患者生活质量的重大影响，一直是全球骨科医生与研究者关注的重点。近年来，随着生物医学、影像技术及材料科学的迅猛发展，股骨头坏死的诊疗理念不断革新，保髋治疗技术等技术不断涌现并逐渐成熟。然而，这一领域仍面临诸多挑战：病理机制的复杂性、早期诊断的困难性、治疗策略的个体化选择等，均需学界深入探索。

欣闻谢利民教授及其团队撰写的《股骨头坏死基础与临床》即将付梓，实为业界喜讯。谢利民教授深耕骨科领域三十余载，在股骨头坏死的临床诊疗与科学研究中积累了丰富的经验，其团队长期致力于该疾病的分子机制探索、新型诊疗技术开发及多学科协作模式的构建，在生物力学的股骨头坏死分型、早期股骨头坏死风险评估体系等方面做了有益的探索和贡献。本书的出版对我国骨科领域的学术发展具有很好的推动作用。

通览全书，其内容翔实而生动，结构清晰而逻辑严谨。在基础研究部分，作者系统梳理了股骨头坏死的流行病学特征、病理生理机制及分子生物学研究进展，对股骨头坏死的分子调控网络进行了深入剖析，并融入了近年来的热点方向，如骨细胞凋亡与自噬的平衡、血管再生微环境调控等。在临床实践层面，本书不仅详述了传统诊疗技术和手术的规范化操作，更聚焦于中医药治疗股骨头坏死的优势，提出"病证体结合"的诊疗思路，通过引入真实病例分析与多学科协作（MDT）模式的经验分享，为临床决策提供了兼具科学性与规范化的参考。旨在为读者提供一个全面的视角，了解其病因、病理生理、诊断和治疗。

一本优秀学术著作的诞生，既需要作者深厚的学术积淀，更离不开对学科发展的使命感。本书的出版恰逢其时，它不仅为骨科医师、研究生提供了系统的理论框架与实践指南，更通过梳理争议、展望未来，为股骨头坏死的研究探索了发展方向。相信此书的问世，将有力推动我国骨坏死诊疗水平的提升，助力更多患者摆脱病痛、重获健康。

谨以此序表达对谢利民教授及其团队的祝贺与敬意，希望此书为大家在工作中带来帮助。

中国工程院院士
中华中医药学会骨伤科分会主任委员
2025 年 5 月于北京

前言

股骨头坏死是一种致残率极高的骨骼系统疾病，其发病机制复杂、诊疗争议多、临床挑战大。随着激素滥用、酗酒等问题的加剧，全球范围内股骨头坏死的发病率逐年攀升，这一疾病不仅严重威胁患者的肢体功能与生活质量，更因其高致残性给家庭和社会带来沉重负担。然而，尽管近年来医学技术迅猛发展，关于股骨头坏死的病因学研究、早期诊断策略、精准分期体系及个体化治疗方案选择等领域仍存在诸多未解之谜。本书立足当前骨科学领域的研究进展与临床实践需求，系统整合了股骨头坏死的基础理论、病理机制、诊疗技术及康复管理的最新成果，旨在为相关医学从业者提供一部兼具科学性与实用性的专业参考著作。

本书共分十三章，内容涵盖从基础到临床的全方位视角。第一章从髋关节解剖与生物力学特性切入，深入剖析股骨头血供特点及力学负荷机制，为理解坏死病理奠定基础；第二章至第四章聚焦股骨头坏死的病理生理机制、骨质动态变化及诊断方法，结合流行病学数据与影像学技术（如X线、CT、MR及放射性核素显像），系统阐述早期诊断与鉴别诊断的核心要点；第五、六章通过影像学解读与风险评估，提出塌陷预测指标及阶梯式治疗策略，强调个体化精准诊疗的重要性；第七章至第十章全面梳理手术与非手术保髋技术（如髓芯减压、植骨术、干细胞移植、中医药辨证施治等），并详细探讨人工关节置换的术式选择与操作规范，兼顾传统技术与前沿创新；第十一、十二章从多维度解析康复管理策略与疗效评价体系，注重患者功能恢复与生活质量提升；第十三章则通过动物实验实践，阐述激素性股骨头坏死的实验研究方法和分子机制，为临床医学提供理论支撑。

本书的目标读者不仅包括骨科、风湿免疫科、影像科等专科医师，也适用于从事骨关节疾病研究的科研人员及医学院校师生。

本书的出版得益于众多专家学者、同仁与患者的支持。感谢朱立国院士对全书架构的悉心指导，感谢中国中医科学院广安门医院的鼎力相助，特别要致敬每一位以信任相托的患者——你们的坚韧与勇气始终鞭策我们不敢懈怠。编写过程中我们力求内容严谨、数据翔实、图文并茂，然医学发展日新月异，书中疏漏之处在所难免，恳请读者不吝指正。

谢利民

2024 年 12 月于北京

目录

第一章

髋关节解剖与
生物力学基础

第一节　髋关节解剖特点

髋关节是人体最大的关节，其结构复杂且极为重要。髋关节的骨性结构由股骨头和髋臼两部分组成，为多轴球窝状关节。髋关节周围被关节囊、韧带和肌肉组织包绕覆盖，在保证髋关节灵活性的同时保障其良好稳定性（图1-1-1）。髋关节具有以下解剖特点：股骨头大、髋臼窝深，二者紧密衔接，为髋关节的稳定提供良好基础；关节囊厚而坚实，周围还有许多韧带，且关节囊内有股骨头韧带连接股骨头与髋臼，和髋部各个肌肉群共同增强关节稳定性。上述解剖结构特点使髋关节不易发生脱位。髋关节属于球窝关节，具有多方向的运动功能，包括前屈、后伸、外展、内收、旋内、旋外、环转等7种运动方式。

一、骨结构

（一）髋骨

髋骨为一不规则的扁板状骨，由3个部分组成（图1-1-2），髂骨在上，耻骨在前下，坐骨在后下，三骨在髋臼处会合。两侧髋骨在前侧耻骨联合处以纤维软骨联合。髋骨主要由松质骨组成，形状不规则，左右髋骨与骶骨共同构成骨盆，以保护盆腔内脏器。

1. **髂骨**　呈扇形，体部肥厚，构成髋臼上2/5部，髂骨翼在髂骨体上方，为宽阔骨板结构，中部较薄。其上缘肥厚处称髂嵴。髂嵴前端隆起处为髂前上棘，是临床上常用的骨性定位标志。髂前上棘是缝匠肌和阔筋膜张肌的起点，腹股沟韧带附着于此，并斜向内下连接耻骨结节。髂前上棘下方，髂骨前缘中点，有另外一处隆起，即髂前下棘，是腹直肌起点。髂前上棘后方5~7cm处，髂嵴的前、中1/3交界处向外侧突出部称为髂结节，为髂骨最高点，也是重要骨性标志。髂后上棘位于臀后部皮肤的小凹陷处，是骶髂关节的上缘，骶结节韧带部分起点。在髂后上棘下方有一突起，即髂后下棘，其下方为坐骨大切迹。髂骨翼内侧面的浅窝为髂窝，髂骨翼外面称为臀面，有臀肌附着。

2. **坐骨**　分坐骨体和坐骨支两部分，组成髋臼的后下2/5。坐骨体近似锥形，构成髋臼后下部，坐骨体从后下向前、上、内延伸为较细的坐骨支，末端与耻骨支结合，坐骨体与坐骨支移行处粗大的隆起为坐骨结节，为坐骨最低部，可在体表扪到。坐骨体的后缘有一尖锐骨突称坐骨棘，其上方为坐骨大切迹，下方为坐骨小切迹。坐骨大切迹具有明显的性别差异，男性窄而深，女性宽而浅。

3. **耻骨**　耻骨构成髋骨前下部，分为体部和上、下二支，体部组成髋臼前下1/5。耻骨与髂骨体结合处上缘骨面粗糙隆起，称髂耻隆起，由此向前内伸出耻骨上支，其末端急转向下，成为耻骨下支。耻骨上支上面有一条锐嵴，称为耻骨梳，向后移行于弓状线，向前终于耻骨结节，是重要体表标志。耻骨上、下支相互移行处内侧的椭圆形粗糙面，为耻骨联合面，两侧联合面借软骨相接，构成耻骨联合。耻骨下支伸向后下外，与坐骨支结合，共同围成闭孔。

4. **髋臼**　髋臼位于髂前上棘及坐骨结节连线中间，为一半球形深凹，由髂骨体、坐骨体和耻骨体三部分组成。中央为髋臼窝，内衬半月形软骨，其下缘由髋臼横韧带连接，使它

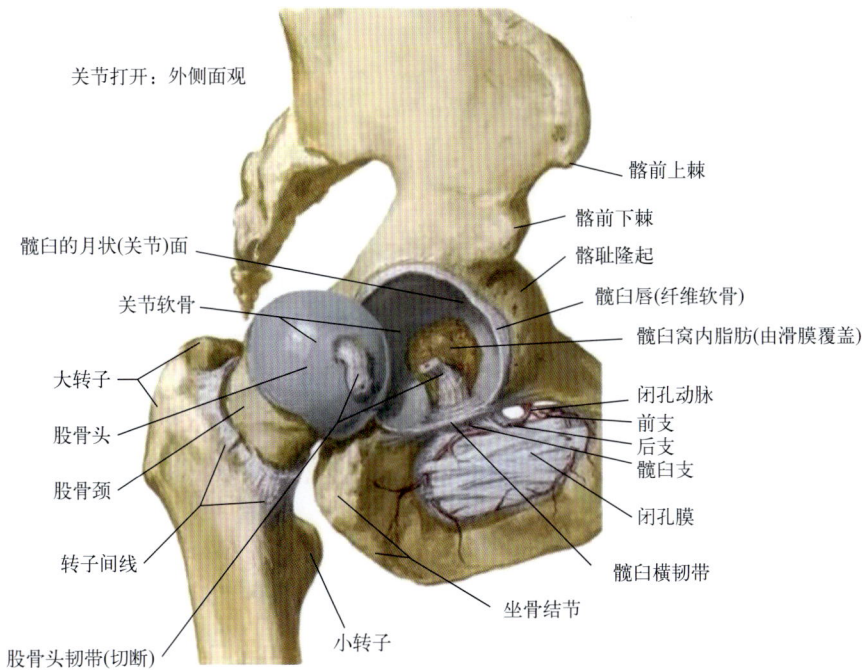

关节打开：外侧面观

髂前上棘
髂前下棘
髂耻隆起
髋臼的月状(关节)面
关节软骨
髋臼唇(纤维软骨)
髋臼窝内脂肪(由滑膜覆盖)
大转子
股骨头
股骨颈
闭孔动脉
前支
后支
髋臼支
闭孔膜
转子间线
髋臼横韧带
坐骨结节
股骨头韧带(切断)
小转子

图 1-1-1 髋关节骨结构
引自 Jon C. Thompson. 奈特简明骨科学彩色图谱 [M]. 邱贵兴, 高鹏, 译. 北京: 人民卫生出版社, 2007.

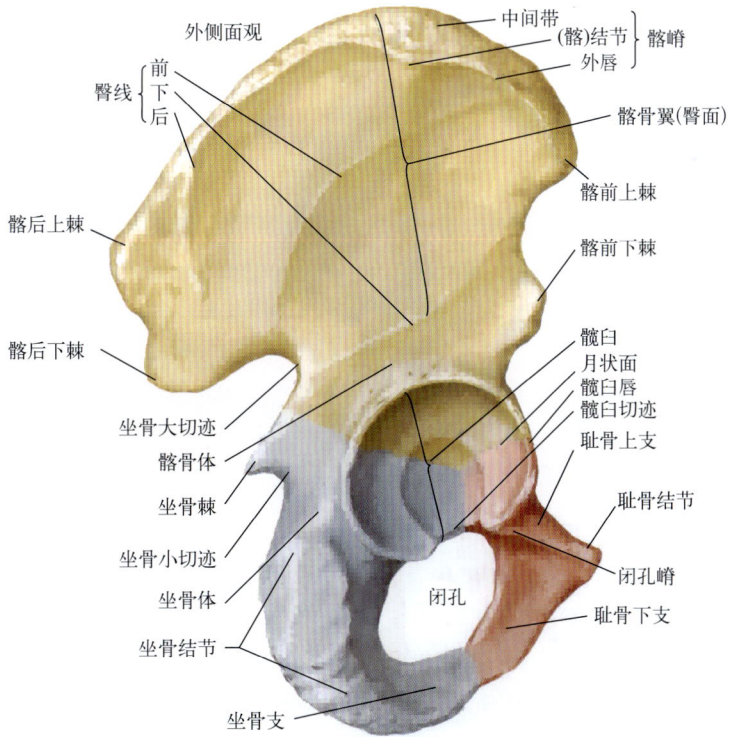

外侧面观
中间带
(髂)结节 }
外唇 } 髂嵴
臀线 { 前 下 后
髂骨翼(臀面)
髂前上棘
髂前下棘
髂后上棘
髋臼
月状面
髋臼唇
髋臼切迹
耻骨上支
髂后下棘
坐骨大切迹
髂骨体
坐骨棘
坐骨小切迹
坐骨体
耻骨结节
闭孔嵴
耻骨下支
闭孔
坐骨结节
坐骨支

图 1-1-2 髋骨
引自 Jon C. Thompson. 奈特简明骨科学彩色图谱 [M]. 邱贵兴, 高鹏, 译. 北京: 人民卫生出版社, 2007.

与股骨头紧密贴合。周围有关节唇，使髋臼变深，以防脱位。髋臼朝前下外方，髋臼关节面为马蹄形或者半月形，也称为月状面，上部较宽厚，前后部略窄薄，内下方软骨缺如，形成髋臼切迹。髋臼上1/3是髋关节主要负重区，后1/3能维持关节稳定，因此这两部分厚而坚强，故而此两部分往往在较大外力下才会发生骨折。由于位于主要负重区域，这两部分损伤后对髋关节功能影响较大。髋关节后面与坐骨神经贴近，此部骨折移位或进行手术时坐骨神经往往易遭受损伤。髋臼下1/3（或内壁）与上、后部相比较薄，造成骨折需要的暴力也较小，但该部分不位于主要负重区域，故此部如发生损伤，对髋关节功能影响也相对较小。

5. 闭孔 闭孔为坐骨和耻骨之间的大孔，上界为耻骨上支的下缘；下界为坐骨下支的上缘；内侧界为耻骨下支的外侧缘；外侧界为耻骨上支、坐骨体的前缘及髋臼切迹的边缘。闭孔被闭孔膜所封闭，但其上方有一闭孔管，有闭孔神经和血管穿行。男性闭孔较大，呈卵圆形；女性闭孔较小，呈三角形。

（二）股骨上端

如图1-1-3所示。

1. 股骨头 股骨头是一圆球形结构，约占球体的2/3，相当于髋关节球臼结构中的凸出部分，方向朝上、内、前，其内有股骨头凹（图1-1-4），为股骨头韧带附着处。股骨头的关节软骨，厚薄不一，中内侧面（负重区域）最厚，周边部逐渐变薄。与髋臼相比，股骨头的关节面较大，以便增加髋关节活动范围。股骨头与股骨颈交界处称为头下沟，有滑膜下血管环绕。

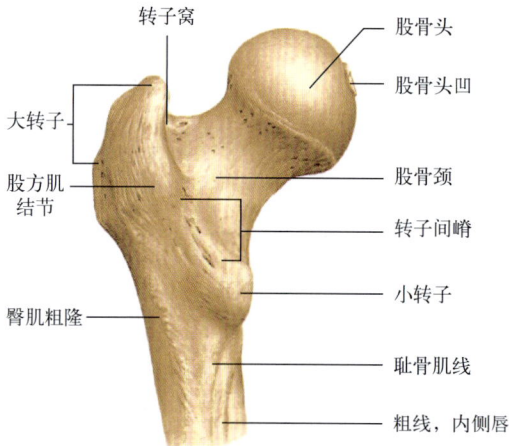

图1-1-3 股骨上端

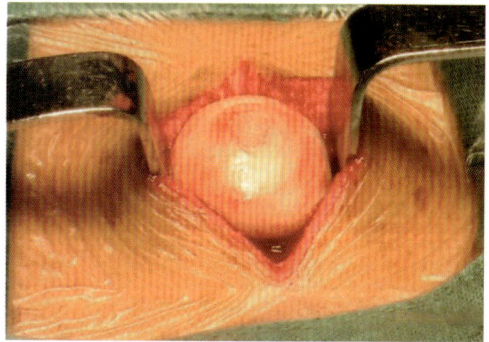

图1-1-4 股骨头韧带与股骨头凹

2. 股骨颈 股骨颈为股骨头下至股骨转子部较细部位，前后略扁，中段最细，轻微向前倾。股骨颈前方皮质厚，后方皮质较薄。当下肢受到外旋暴力时因股骨颈后方皮质较薄而易发生断裂，甚至压缩碎裂导致骨折，尤以老年骨质疏松患者更容易发生。

3. 股骨转子部 股骨颈下部有2个隆起，即大转子和小转子。股骨大转子位于外侧，呈四边形，其上缘与股骨头凹在同一水平线上，大转子后方与转子间嵴连接。其外侧面为臀中肌附着，前面为臀小肌附着。大转子顶点及内侧的转子间凹有梨状肌、闭孔内肌止点。小转子呈圆锥形凸起，在股骨干的后上内侧，是腰大肌止点。两转子间前侧有转子间线，后侧为转子间嵴。转子间线是关节囊及髂股韧带的附着处。

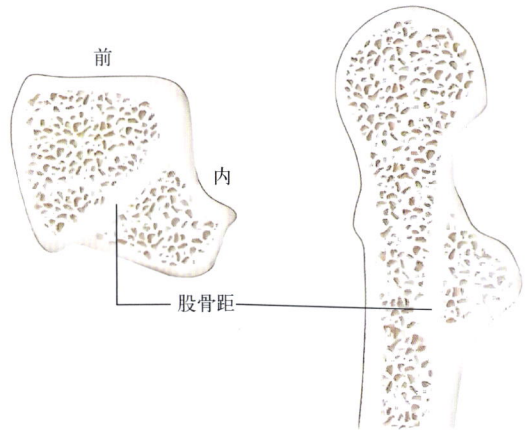

图 1-1-5　股骨距

4. 股骨距　股骨距是位于小转子深部股骨颈、体连接部的内后方的致密骨板，是股骨体后内侧皮质向松质的延伸（图 1-1-5），为连续性螺旋状板层状结构，是股骨上端偏心性受载的着力点，相当于起重机基梁的基础。其下极与小转子下方的股骨体后内侧骨皮质融合，沿小转子前外侧垂直向上，上极与股骨颈后侧皮质融合。这种结构能够承受较高的纵向压缩力。股骨距是股骨转子区重要的承重结构，它既加强了股骨颈根部，又与股骨上端的骨小梁系统连接，构成一个合理的承载系统。

（三）髋关节的重要角度

1. 颈干角　股骨颈与股骨干纵轴在冠状面所形成的倾斜角为颈干角或内倾角（图 1-1-6）。正常范围为 110°～140°，成年时平均为 127°。女性由于骨盆较大，颈干角较男性稍小。先天性髋关节脱位或脊髓灰质炎后遗臀中肌瘫痪时，因力学原因，颈干角增大，导致髋外翻。先天性发育异常、骨质软化症、骨 Paget's 病、佝偻病或者转子间骨折畸形愈合，常可出现髋内翻（图 1-1-7）。国内外关于颈干角测量的文献报道及临床研究很多，而且地域、人种、性别不同，测量结果也不同。

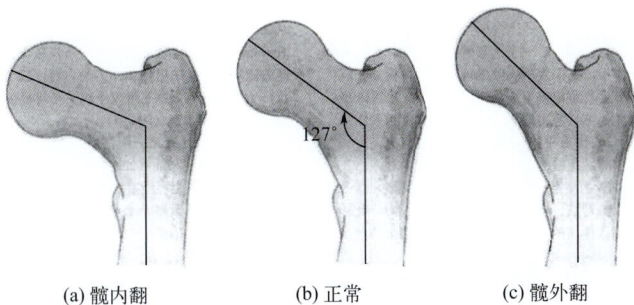

(a) 髋内翻　　(b) 正常　　(c) 髋外翻

图 1-1-6　颈干角
引自董天华.髋关节外科学[M].郑州: 郑州大学出版社, 2005.

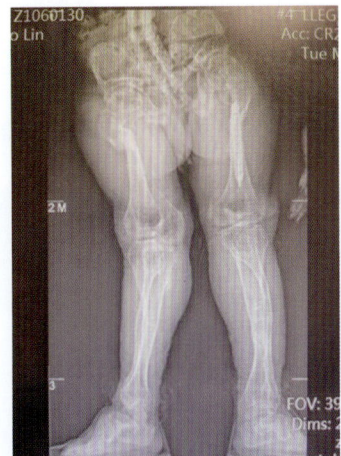

图 1-1-7　骨 Paget's 病髋关节畸形表现

2. 前倾角 股骨颈轴线与股骨内外髁的髁间连线间有一向前扭转的角度，称为前倾角（图1-1-8）。其对于发育性髋关节脱位、股骨颈骨折、股骨头坏死及人工髋关节假体设计等方面有着非常重要的作用。小儿前倾角约40°，10～13岁平均为20°±7°，14～16岁平均15°±8°，成人为12°～15°。但此角度的变异范围由后倾16°至前倾33°不等，先天性髋关节脱位时，前倾角往往增大，患儿易呈下肢内旋步态。随着CT三维重建技术及计算机辅助设计技术的出现，已经能够从三维角度精确测量前倾角；另外随着计算机人工智能技术的发展，特别是深度学习领域的研究，包括前倾角在内一系列髋关节解剖参数测量已经逐渐实现精准自动化。

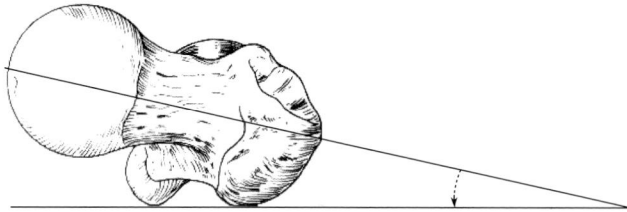

图1-1-8 前倾角

引自董天华. 髋关节外科学［M］.郑州：郑州大学出版社，2005.

3. 中心边缘角 中心边缘角（center-edge angle，CEA）即股骨头中心至髋臼外上缘连线与股骨头中心垂线形成的夹角（图1-1-9），其反映了髋臼与股骨头的关系，是判定股骨头在髋臼窝中稳定性的一项重要指标，也可以根据股骨头是否移位来表示髋臼顶的发育程度。中心边缘角在临床上根据影像资料很容易测量，临床医师易于掌握，广泛应用于多种髋关节的评价系统中，特别是在儿童髋臼发育不良及先天性髋关节脱位的术前指导及术后评估中具有非常重要的意义。髋臼顶的骨化在一定程度上决定了CEA的大小，不同年龄髋臼顶的倾斜度不同，即使在同一年龄，也存在不同变化。正常时，2岁22°，4岁28°，6岁30°，15岁35°，髋臼发育不良、髋关节脱位、股骨头外移时角度变小。

4. 髋臼角 在小儿双侧髋关节正位X线片上，先在髋臼上缘（即髂部髋臼）作切线，再通过"Y"形软骨作水平线，此两线的夹角为髋臼角（图1-1-10）。新生儿髋臼角<34°，3岁左右为20°，成人为10°，髋臼角发育不良者可达50°～60°。如果髋臼角增大，提示髋臼变浅、髋臼发育不良，是先天性髋关节脱臼的致病因素。

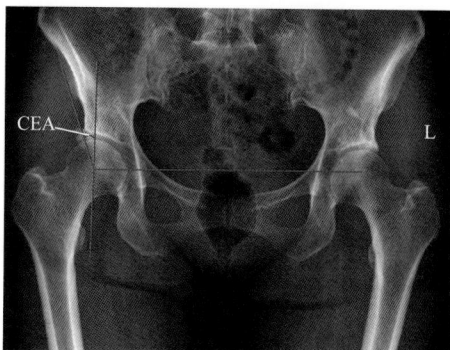

图1-1-9 中心边缘角

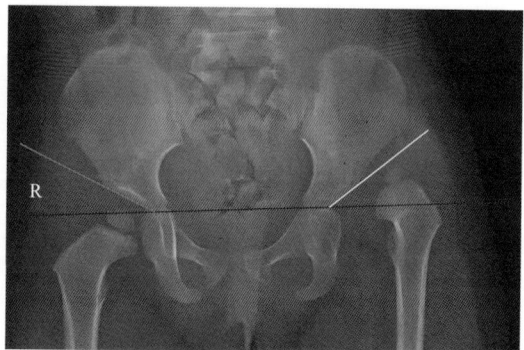

图1-1-10 髋臼角

二、关节囊和韧带

（一）关节囊

髋关节的关节囊起于髋臼边缘、盂缘及髋臼横韧带，远端前方止于转子间线，后方关节囊形成弧形末端，止于转子间嵴内侧约 1.25 cm 处。股骨颈前方完全在关节囊内，股骨颈后方基线部分及后方粗隆间结构位于关节囊外，故股骨颈骨折可分为囊内、囊外骨折。除后下方髋关节囊纤维走向为环绕股骨头外，绝大多数关节囊纤维走向为纵行且从骨盆指向股骨。

（二）韧带

如图 1-1-11 所示。

1. 髂股韧带 位于关节前面，是人体强有力的韧带之一，起于髂前下棘，向下呈"人"字形，经关节囊前方止于转子间线。其作用是加强关节囊、限制大腿过伸（使其只能后伸 15°左右），限制大腿内收、过伸引起的脱位。

2. 耻股韧带 位于髋关节内侧，由耻骨上支向外下融合于关节囊前下壁，略呈螺旋状，限制髋关节过度外展和外旋运动。

3. 坐股韧带 较薄，位于髋关节后面，起自坐骨体，斜向上外与关节囊融合，止于大转子根部，限制髋关节的内旋运动。

4. 股骨头韧带 位于关节腔内，连接髋臼横韧带和股骨头凹，为滑膜所包裹，营养股骨头的血管从此韧带中通过，成年后封闭，对股骨头起固定作用。

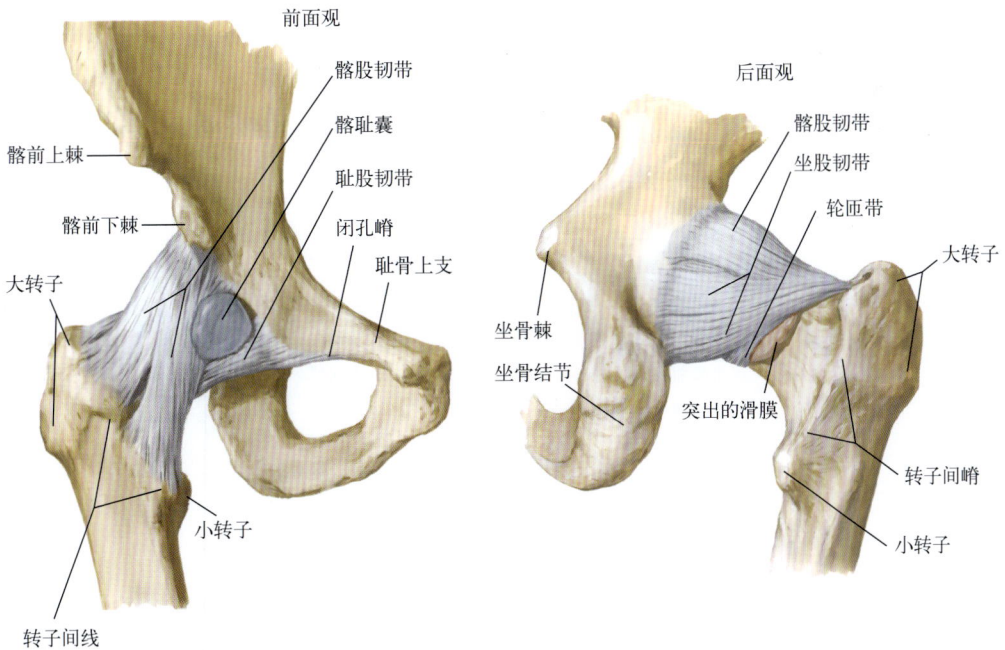

图 1-1-11 髋关节周围韧带结构

引自 Jon C. Thompson. 奈特简明骨科学彩色图谱[M]. 邱贵兴，高鹏，译. 北京：人民卫生出版社，2007.

三、髋关节周围肌肉

如图 1-1-12～图 1-1-14 所示。

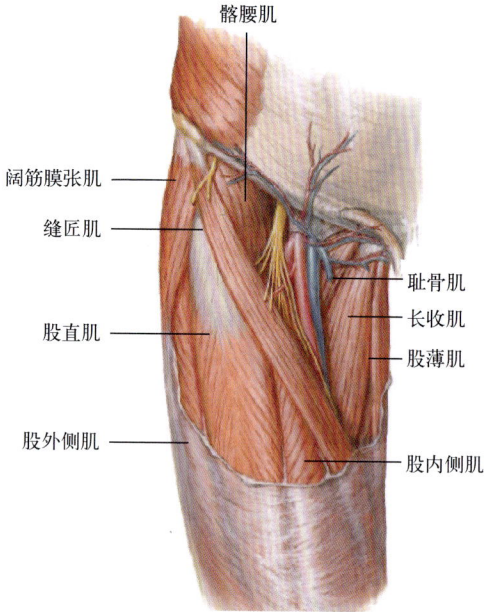

图 1-1-12　髋关节前侧肌群（浅层）
引自 Jon C. Thompson. 奈特简明骨科学彩色图谱 [M].
邱贵兴，高鹏，译. 北京：人民卫生出版社，2007.

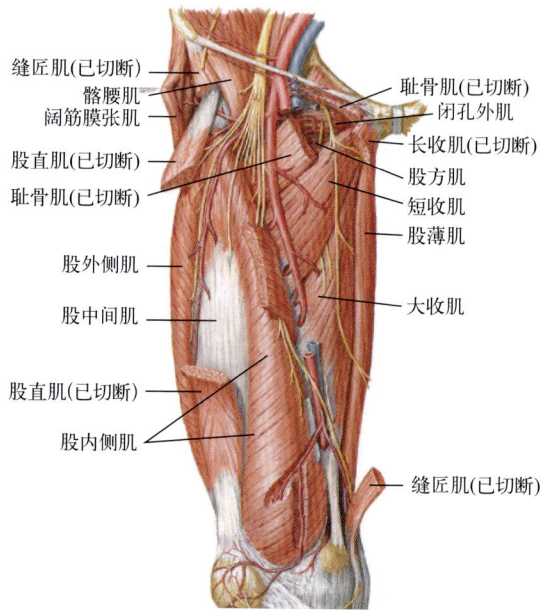

图 1-1-13　髋关节前侧肌群（深层）
引自 Jon C. Thompson. 奈特简明骨科学彩色图谱 [M].
邱贵兴，高鹏，译. 北京：人民卫生出版社，2007.

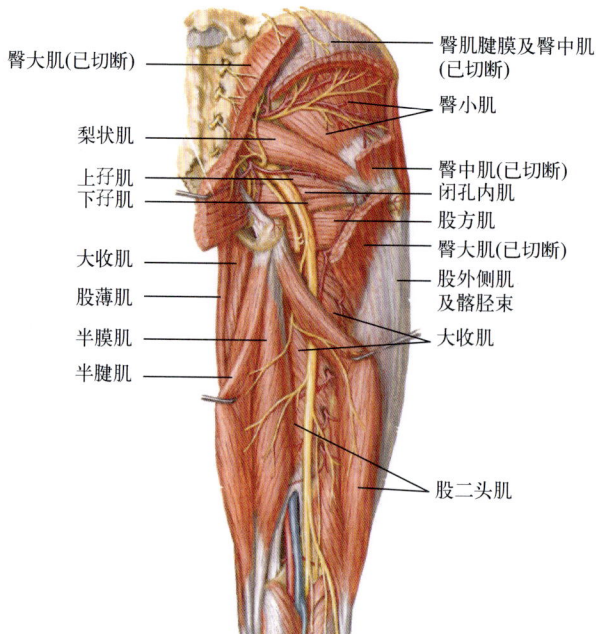

图 1-1-14　髋关节后侧肌群
引自 Jon C. Thompson. 奈特简明骨科学彩色图谱 [M]. 邱贵兴，高鹏，译. 北京：人民卫生出版社，2007.

（一）前侧肌群

1. 腰大肌　腰大肌位于脊柱腰部的两侧，构成腹后壁的一部分。它起自各腰椎间盘侧面、腰椎椎体侧方上下缘、同一椎体上下缘之间腱弓和各腰椎横突下缘。肌束经腹股沟韧带后方、髋关节前方向下集中移行为坚强的腱，止于股骨小转子。此肌受腰丛的分支（$L_{2\sim4}$）支配，接受髂腰动脉分支的血液供给。功能：屈髋，脊柱侧屈、前屈。

另有腰小肌起自第十二胸椎与第一腰椎椎间盘侧面及椎体下、上缘，其小条肌束随腰大肌下降，以薄腱膜融于髂筋膜告终；接受第一腰神经前支分支支配，血液供给与腰大肌同。功能：协同腰大肌完成脊柱的侧屈、前屈，屈髋及拉紧髂耻筋膜。

2. 髂肌　髂肌呈扇形，位于髂窝。它起自髂窝的上 2/3、髂嵴内唇、骶髂前韧带及其附近的骶骨盆面。肌束向下经腹股沟韧带后方集中成腱，从后外侧并入腰大肌腱、止于小转子。髂肌与盆缘之间有髂肌腱下囊。神经支配与血液滋养与腰大肌相同。功能：前屈、外旋髋关节。

3. 缝匠肌　缝匠肌呈扁带状，是人体最长的肌肉，起自髂前上棘，斜行跨过大腿前侧，至大腿内侧，然后下行，止于胫骨干上端内侧面。缝匠肌的上部（长约 15 cm）主要由股深动脉和旋股外侧动脉的分支滋养；缝匠肌的下部（长约 20 cm），主要由膝最上动脉的分支滋养。缝匠肌受股神经分支支配。功能：屈髋、屈膝、大腿外旋外展、小腿内旋。

4. 股直肌　股直肌是双羽状肌，属于股四头肌一部分，位于股骨前部正中，有直头与反折头两个起点，分别起于髂前下棘和髋臼上缘。两头以锐角连结扩大成肌腹，继之缩为窄而厚的腱，与股内侧肌、股外侧肌和股中间肌联合形成一总腱，附着于髌骨上缘和侧缘，向下延续为髌韧带，止于胫骨粗隆。股直肌的主要营养血管为旋股外侧动脉降支的股直肌支。股直肌受股神经（$L_{2\sim4}$）支配。功能：伸膝关节，协助腰大肌屈髋关节。

5. 股外侧肌　股直肌外侧为股外侧肌，是股四头肌中最重要和最强大的部分。起自股骨粗线外侧唇和转子间线，远端肌腱构成髌韧带，止于胫骨粗隆。血供及神经支配同股直肌。功能：伸膝关节，协助腰大肌屈髋关节。

6. 股内侧肌　股内侧肌起自股骨粗线内侧唇和转子间线，远端构成髌韧带，止于胫骨粗隆。支配神经为股神经（$L_{2\sim4}$）。功能：伸膝关节，协助腰大肌屈髋关节。

7. 股中间肌　股中间肌位于股直肌的深面，在股内、外侧肌之间。起自股骨体前外侧面上 3/4，远端构成髌韧带，止于胫骨粗隆。支配神经为股神经（$L_{2\sim4}$）。功能：伸膝关节，协助腰大肌屈髋关节。

（二）外侧肌群

外侧肌群如图 1-1-12、图 1-1-13 所示。

1. 臀中肌　臀中肌位于臀部外上方，其内下部分被臀大肌掩盖，二肌之间有臀肌间囊。此肌起自髂骨翼臀前线与髂嵴之间的骨面及覆盖肌的深筋膜；肌束向下集中为腱，止于大转子外面的斜线（与大转子隔以臀中肌转子囊）。臀中肌受臀上神经（$L_4\sim S_1$）的支配；接受臀上动脉的血液供给。功能：外展髋关节，前部肌束内旋髋关节，后部肌束外旋髋关节。

2. 臀小肌　臀小肌位于臀中肌深面，二肌间有臀肌间囊。它起自臀前线与臀下线之间的骨面；止于股骨大转子前缘，二者之间有臀小肌转子囊。其神经支配与血液供给与臀中肌同。功能：外展髋关节，前部肌束内旋髋关节，后部肌束外旋髋关节。

3. 阔筋膜张肌 位于大腿上部前上外侧，起自髂前上棘、髂结节及二者之间的髂嵴外唇和阔筋膜。肌腹长度约为大腿的1/3，下行借髂胫束止于胫骨髂胫束粗隆。此肌受臀上神经（$L_4 \sim S_1$）支配，接受旋股外侧动脉的血液供给。功能：紧张阔筋膜，屈髋，足着地时助伸膝，足离地时助屈膝。

（三）后侧肌群

1. 臀大肌 臀大肌呈方形，覆盖臀部的大部分。起自髂骨翼外面后部、骶骨背面及骶结节韧带上部分。其粗大肌束斜向下外；上部分肌束从后方止于髂胫束，下部分肌束止于股骨臀肌粗隆。此肌与大转子之间有臀大肌转子囊。臀大肌受臀下神经（$L_4 \sim S_2$）支配；接受臀下动脉的血液供给。功能：伸髋和外旋大腿，伸直已经屈曲的大腿时（如登山），作用更明显。

2. 梨状肌 此肌内侧大半位于盆腔内，起自骶骨骶前孔之间的骨面；肌束向外侧集中，通过坐骨大孔，移行为腱，止于大转子最高处。梨状肌受梨状肌神经（$S_{1 \sim 2}$）支配，接受臀上动脉在盆腔内的分支供给。功能：外旋、外展髋关节。

3. 闭孔内肌 闭孔内肌肌腹位于盆内，起自闭孔膜内面及其周围的骨面，集中为腱，绕过坐骨小切迹，经髋关节后方，止于大转子梨状肌止点后方股骨转子窝。其腱在绕过坐骨小切迹处与坐骨之间有闭孔内肌坐骨囊；与髋关节后面之间有闭孔内肌腱下囊。闭孔内肌腱出盆腔之后，接受分别起自坐骨棘与坐骨结节的两个小肌——上孖肌与下孖肌并入。上孖肌受闭孔神经支配，下孖肌受股方肌神经（$L_4 \sim S_1$）支配，两肌都接受臀下动脉分支的血液供给。功能：外旋髋关节。

4. 股方肌 此肌是方形扁肌，起自坐骨结节外面，肌束横行，止于转子间嵴。它受股方肌神经（$L_4 \sim S_1$）支配，接受臀下动脉分支的血液供给。功能：外旋髋关节。

5. 闭孔外肌 此肌位于髋关节下后方，起自闭孔膜外面及其下方的骨面。肌束转向后上绕过髋关节下方，以腱止于转子窝。其腱与关节囊之间有闭孔外肌腱下囊。闭孔外肌受闭孔神经（$L_{2 \sim 4}$）支配。功能：外旋大腿。

（四）内侧肌群

内侧肌群如图1-1-12所示

1. 耻骨肌 起自耻骨线，经髋关节囊前方，止于耻骨线股骨小转子下方。该肌位于股三角底部、髂腰肌内侧和长收肌外侧。耻骨肌受股神经（L_2、L_3）或闭孔神经（L_3）支配。功能：内收、外旋、微屈髋关节。

2. 长收肌 长收肌与耻骨肌在同一平面，大而扁，构成股三角的内侧界，以扁或断面呈"C"形的肌腱起于耻骨嵴和耻骨联合的前面，向后外下降扩展成一宽的肌腹，借腱膜止于股骨粗线中段，在股内收肌、大收肌、短收肌之内，长收肌常与这些肌相互重叠交叉。由闭孔神经前支（L_2、L_3）支配。功能：此肌收缩时，使大腿外旋和内收。

3. 大收肌 起自坐骨结节、坐骨支和耻骨下支的前面，肌纤维束作扇形分散，上束几呈水平方向，最下束则几乎垂直，止于股骨粗线内外唇的全长及内上髁。大收肌受闭孔神经后支（L_2、L_3）和坐骨神经的分支（L_4、L_5）的支配。功能：髋关节内收、伸和外旋。

4. 短收肌 位于大腿内侧上方、耻骨肌和长收肌深面的略呈三角形的扁肌。起自耻骨下支前面，止于股骨粗线的上 1/3 处。受闭孔神经（L_3、L_4）支配。功能：内收、外旋、微屈髋关节。

5. 股薄肌 股薄肌属于大腿的内侧肌群，是扁薄的带状肌，位于大腿浅层，以腱膜起自耻骨下支，向下于股骨内上髁平面移行为条索状肌腱，最后以扇形发散，止于胫骨粗隆内侧。功能：内收、内旋髋关节；协助内旋小腿。

（金立昆）

第二节 股骨头血运

一、髋关节动脉

髋关节的动脉供应来源较多，主要包括以下动脉：旋股内、外侧动脉，闭孔动脉以及臀上、下动脉，这些动脉在髋臼周围形成动脉环。其中关节囊上部由臀上动脉供应，而关节囊后下部由臀下动脉供应。髋臼窝周围软组织血供由闭孔动脉的髋臼支在髋臼窝处发出股骨头韧带动脉供应，同时其发出分支供应到附近的髋骨。股骨颈基底动脉环由旋股内、外侧动脉，臀上、下动脉及第一穿支动脉组成。股骨颈基底动脉环不仅发出支持带动脉，还发出关节囊支血管，同时供应关节囊。各关节囊支血管相互吻合，形成关节囊血管网，与股骨颈基底动脉环共同供应关节囊。

二、股骨头、颈的动脉

股骨头、颈部血管分布广泛，关节囊内、外均有供血血管。股骨上段血供由囊外部分的旋股内侧动脉、旋股外侧动脉、臀上动脉和股深动脉的穿支组成；囊内部分由旋股内、外侧动脉所发出的支持带动脉、臀下动脉分支、闭孔动脉或股骨头韧带动脉以及股骨滋养动脉组成（图 1-2-1）。其中旋股外侧动脉和旋股内侧动脉是最为主要的供血动脉。在股直肌和缝匠肌深处，旋股外侧动脉分为升支和降支。升支开始时发出横支，向外走行时发出的小分支与旋股内侧动脉吻合形成动脉环。这两条动脉是供应股骨近端的一级血管，旋股内侧动脉组成环的内侧、后侧和外侧部分，旋股外侧动脉组成环的前侧部分，此环只有 1/10 的人是完整的。

1. 旋股内侧动脉（medial femoral circumflex artery，MFCA） 大多数学者认为旋股内侧动脉是股骨头的主要供血动脉（约80%）。MFCA 从股深动脉的后内侧分支发出（65%～81%）或直接来自股动脉（4%～34%）。它向中间走行以提供内收肌血供，后在髂腰肌和耻骨肌之间向后旋转走行。在小转子周围，MFCA 发出一个尺寸为 1.4 mm 的浅支，

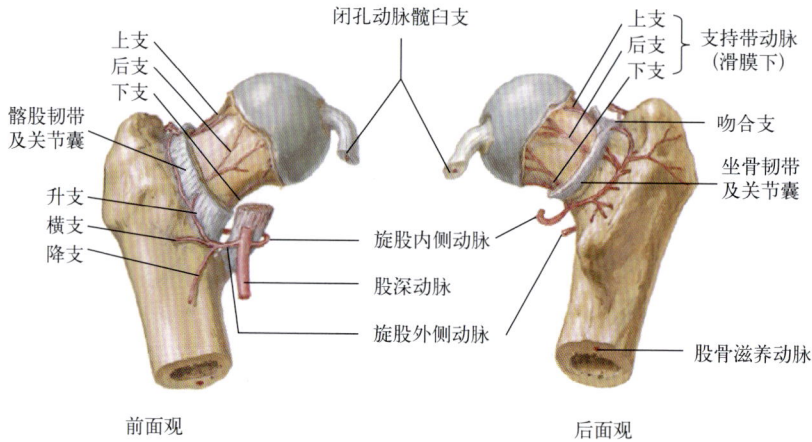

图1-2-1 股骨颈、股骨头血运

引自Jon C. Thompson. 奈特简明骨科学彩色图谱[M].邱贵兴,高鹏,译. 北京: 人民卫生出版社, 2007.

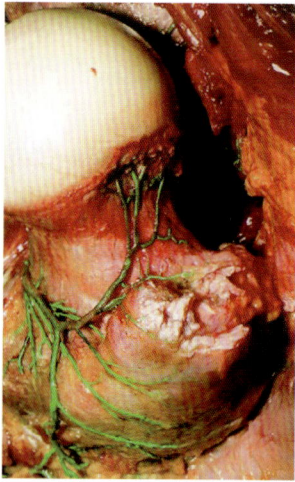

图1-2-2 旋股内侧动脉

与长收肌和短收肌之间的闭孔动脉吻合。该吻合支建立了髂内和髂外动脉系统之间的联系,这在MFCA的主干闭塞时是相当有意义的。MFCA的另一个远端分支是一个髋臼分支,位于短收肌的上缘。髋臼分支进入髋臼横韧带下方的髋关节,并与闭孔动脉的髋臼分支相邻。

随着MFCA继续向大腿后侧走行,可以在股四头肌和内收肌的上缘之间发现走行的分支。沿着闭孔肌远端外侧边缘,在小转子前方,MFCA发出后下滋养动脉分支(也称为下支持带动脉,或在发育期称干骺端下动脉)(图1-2-2)。这个分支动脉在CT血管造影中不易检测,但可以在解剖过程中识别。微血管造影研究表明它的直径接近0.4 mm(范围0.1~0.6 mm),其沿着股骨颈内侧向近端延伸,在Weitbrecht韧带组织中附着走行。在一项使用钆造影增强MRI评估股骨头灌注的尸体研究中,Lazaro等发现,在MFCA的上行和深部分支结扎后,股骨颈周围的这些下支持带血管提供了大约30%的股骨头血供。

2. 旋股外侧动脉(lateral femoral circumflex artery,LFCA) LFCA从股深动脉横向发出,位于小转子水平的MFCA分支的远端。它很少发自股动脉。该动脉穿过股神经的分支,在髋关节前侧、缝匠肌和股直肌后侧走行。此小口径血管(平均直径0.25~1.1 mm)在股直肌的后内侧表面上分为升支、横支和降支。上行分支深入到股直肌,沿着股骨转子间线向上走行,在与臀上动脉的髋臼上分支吻合之前提供关节囊血供。股骨颈的前部滋养动脉起源于LFCA的上升分支,并且可以在不同的位置进入股骨颈(图1-2-3)。在一项解剖学研究中,研究人员发现前部滋养动脉在39%的标本中穿入关节囊后立即进入干骺端,42%的标本中该动脉则位于股骨颈中部,18%的标本靠近关节边缘。在髋关节外科脱位术中需要延长支持带的边缘。前滋养血管可以在进入股骨近端4.5 mm处遇到小转子。

3. 臀下动脉(inferior gluteal artery,IGA) IGA分为一个浅支和两个深支,每个分支都有助于关节囊和髋臼的血液供应。离开坐骨大切迹后,IGA离开梨状肌下方并沿骨盆上方走行，然后在坐骨结节水平发出分支以供应臀大肌和内收肌的血供。尽管MFCA的深支被认为是股骨头的主要供应血管，但Jedral等发现IGA是主导血管，其为50％的人类胎儿提供股骨头的血供。IGA通过其梨状肌分支与MFCA吻合，梨状肌分支向后穿过梨状肌和联合肌腱，并在髋骨下部和闭孔肌腱之间的间隙中与MFCA吻合（图1-2-4）。O'Hara和Dommisse通过对19例新生儿髋关节标本中注射乳胶的血管进行显微解剖，观察新生儿股骨头血供，发现有7例股骨头血供的最大贡献来源于IGA。

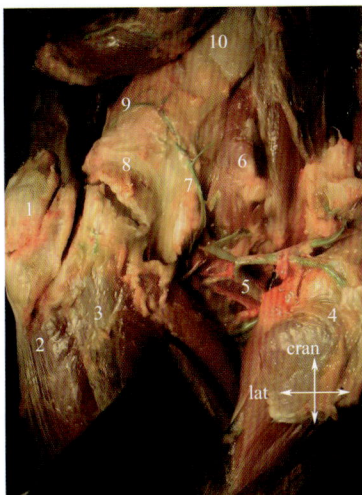

图1-2-3　旋股外侧动脉

图中显示右髋前外侧分离后的外展肌、股直肌和阔筋膜张肌，可见旋股外侧动脉的升支和臀上动脉的髋臼上支之间的囊状支吻合。1—大转子；2—股外侧肌；3—股中间肌；4—阔筋膜张肌（向内侧和远侧旋转）；5—旋股外侧动脉；6—髂腰肌；7—旋股外侧动脉升支；8—髋关节囊（股骨附着）；9—臀上动脉髋臼上支前端与旋股外侧动脉吻合；10—髂下棘（股直肌肌腱分离）；cran—头侧；lat—外侧

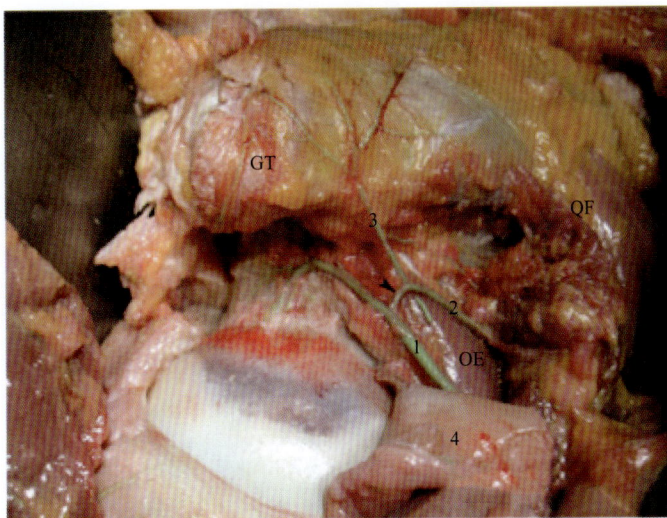

图1-2-4　臀下动脉

在切开关节囊后，髋关节的后部显示IGA在股骨头灌注和两个血管之间的吻合（箭头）方面优于MFCA。GT—大转子；QF—股方肌；OE—闭孔外肌；1—IGA的远端深支；2—MFCA的深支；3—转子支；4—囊后壁（翻转）

4. 闭孔动脉 闭孔动脉通过髋臼支进入股骨头韧带，进入股骨头软骨内，但不与其他血管吻合。大多数学者认为股骨头韧带动脉对股骨头血供贡献很小，尽管它可以为部分成人股骨头提供少许血供。Chuang等发现在123个血管显影的股骨头标本中，113个具有股骨头韧带动脉，但是在63％的标本中其动脉终止于股骨头韧带，并没有到达股骨头。在31％的标本中，股骨头韧带在股骨头中央提供一条或两条较深的血管，对其血供有很大的帮助。股骨头韧带动脉存在年龄差异性：从出生到3～4岁，股骨头韧带动脉对股骨头血流灌注没有贡献；在7岁之后，股骨头韧带动脉才开始发挥供血作用，称为内侧骺动脉；至青春期，股骨头开始骨化时，股骨头韧带动脉即消失（图1-2-5）。

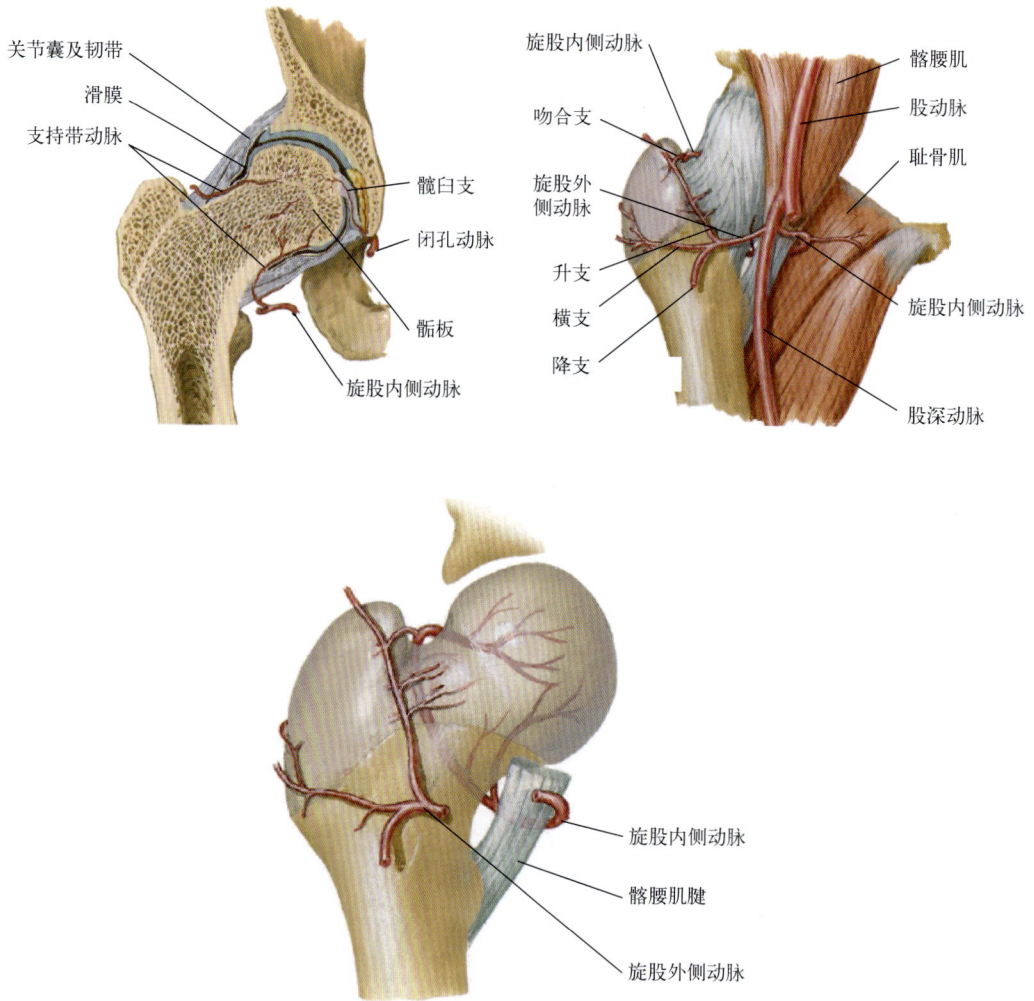

图1-2-5 儿童髋关节血运

引自Jon C. Thompson.奈特简明骨科学彩色图谱[M].邱贵兴，高鹏，译.北京：人民卫生出版社，2007.

（金立昆）

第三节　髋关节生物力学

一、股骨上端骨结构的特性

股骨上端有2个重要的角度，即颈干角和前倾角。颈干角使股骨干偏离骨盆，使髋部的外展肌保持适当的长度及张力，并且使上身体重分布在较宽的髋部基座上，增加了下肢关节负重能力和稳定性。颈干角一般在120°～140°之间，过大或者过小都会影响髋关节的负重、活动度和稳定性。股骨颈的前倾角正常值为12°～15°，前倾角的过大或者过小将影响下肢步态，出现内旋步态或外旋步态。

依据Wolff定律：骨结构可自身调整，使其形态和质量能够最好地适应外部应力。股骨上端骨小梁的排列也具有一定规律，依据其受到的不同方式应力，主要分为五组骨小梁。主要压力组，由股骨体内侧向股骨头上部走行。主要张力组，由股骨体外侧向股骨头内侧走行。次要压力组，由股骨体内侧向股骨大转子走行。次要张力组，由股骨体外侧向股骨颈基底走行。大转子组，由股骨大转子下方向上方走行。Ward三角，是由股骨上段的主要压力组、主要张力组和次要压力组构成的骨密度降低区，其间充满疏松结缔组织（图1-3-1）。这五组骨小梁群对股骨头承重具有重要作用。在更年期后及老年发生骨质疏松时，其消失的顺序是从最次要的骨小梁群开始的。

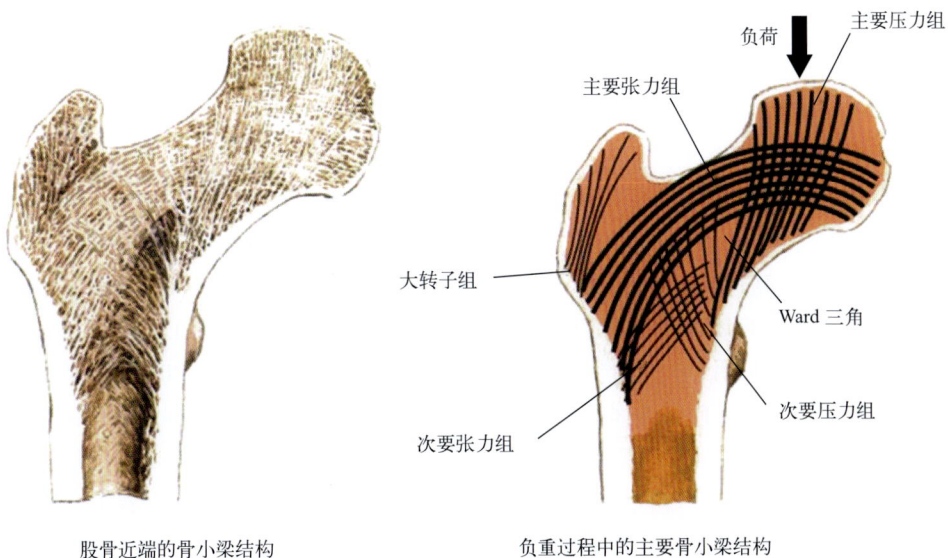

负荷　主要压力组

主要张力组

大转子组

Ward三角

次要压力组

次要张力组

股骨近端的骨小梁结构　　　　负重过程中的主要骨小梁结构

图1-3-1　股骨颈上端骨小梁的分布

引自Jon C. Thompson. 奈特简明骨科学彩色图谱[M].邱贵兴，高鹏，译.北京：人民卫生出版社，2007.

Garden认为髋关节负重随着不断变化的活动和姿势而变化。他通过立体摄影等手段，发现股骨上端骨小梁排列像一组钢丝，由股骨干皮质骨小梁向上扩张、旋转和弯曲而形成负重结构。股骨干上端前外侧部分从干骺端开始向上扇形展开，并呈横弧形分布于股骨颈后下方；而骨干后内侧部分骨小梁则垂直向上，形成股骨距，然后向后上扩张并延续直达股骨头前上方负重区。正常步态时，髋关节负重使得股骨颈上下缘受到不同程度压力。但是当外展肌无力负重线内移（如老年人拖步行走）时，则股骨颈上缘将承受到张力（图1-3-2）。这也是老年人股骨颈骨折好发原因是之一。

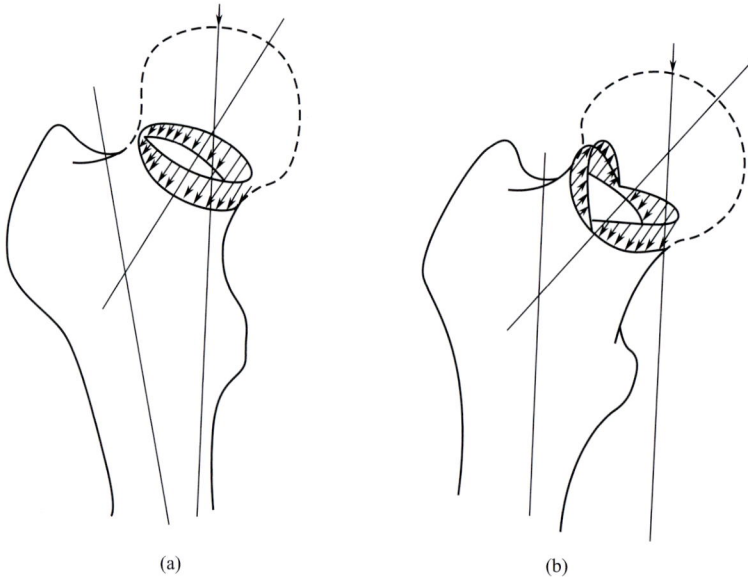

图1-3-2 股骨颈上下缘压力的变化
（a）股骨颈上端的生理性负重状态，股骨颈上下缘皮质遭受不同程度的压应力；
（b）当负重线内移时，股骨颈上缘将承受张应力，而下缘将承受更大的压应力
引自董天华.髋关节外科学[M].郑州：郑州大学出版社，2005.

二、髋关节稳定性

正常髋关节的稳定性依靠髋臼的形态和方向、髋臼对股骨头的覆盖以及髋关节周围肌肉的动态平衡等。髂股韧带、股骨头韧带以及关节囊也有助于稳定关节、吸收能量和限制脱位。髋臼唇加深了髋臼窝，增加了股骨头覆盖范围，形成缩小的外径口，增加了关节稳定性；同时，髋臼可以封闭髋关节，使其呈现负压状态，活动过程中可增加关节稳定性。在正常状态下，髋关节各个方向的力保持平衡。如双足对称站立时，体重平均分布到双下肢，每髋承担除下肢重量之外体重的1/2。此时在负重髋关节股骨头上部一处形成类似平衡杠杆系统中的支点的结构，为了保持身体平衡，需要外展肌紧张，发挥平衡作用。若重心远离负重髋关节，则承力增加；若重心移向负重的髋关节，则承力减少；重心全部移到负重的髋关节上，则外展肌承力为零，髋仅承受部分体重的压力。

正面观，组成骨盆两侧的髋骨、股骨及镶嵌于其中的骶骨构成拱形的穹窿，使双侧髋关节与骨盆在支持体重时，形成最为有效的支持力，能承受较大载荷而又可缓冲震动。人体直立时，重力由腰椎经骶骨、骶髂关节、髋臼传至股骨头，形成"立弓"，坐位时，重力由骶骨向两侧传至坐骨结节，形成"坐弓"。髋关节囊厚而坚韧，尤以前部及上部更为明显，后部和下部较为薄弱；当髋关节伸直时，关节囊紧张，而髋关节屈曲内收及轻度内旋时，

关节囊松弛。髋关节在屈曲、内收及轻度内旋位，受到向后的力的作用时，容易发生后脱位。因此，人工关节置换术后，应避免该体位，内收和内旋不得超过中立位，屈髋不得超过90°，生活中需要避免一些动作，如系鞋带、屈髋取物、下蹲等。

三、髋关节运动学

髋关节是一个球轴承运动结构，主要动作可分解为在三个互相垂直平面上的运动：矢状面上的屈伸、冠状面上的内收外展，以及横断面上的内外旋转。这三个平面动作范围不同，髋关节最大幅度活动在矢状面，前屈幅度为0°～140°，后伸幅度为0°～15°；在冠状面，外展幅度为0°～30°，内收幅度为0°～25°；在横断面，当髋关节屈曲时外旋0°～40°，内旋0°～40°。

髋关节周围肌群可使髋关节在负重的情况下双下肢稳定移动，即完成步行动作。在步行时可保持身体平衡向前行进，同时可以调节步行速度和姿势，使步态协调稳定。髋关节周围肌肉按功能分为六大肌群，分别为屈肌群、伸肌群、内收肌群、外展肌群、内旋肌群和外旋肌群。屈，从髋关节水平冠状轴前方跨过的肌肉具有屈髋作用，重要的屈肌有髂腰肌、股直肌、缝匠肌、耻骨肌和阔筋膜张肌等，在屈膝时，髋关节最大屈度可使大腿与腹前壁相接触，而伸膝时，股后群肌则限制了该关节的屈曲角度。伸，从髋关节水平冠状轴后方跨过的肌肉都具有伸髋作用。主要的伸髋关节肌有臀大肌、半膜肌、半腱肌和股二头肌长头。当下肢与躯干位于一个垂直线时髋关节即处于伸展位，再向后伸的角度很小，而当髋关节处于屈位或躯干前屈时，则后伸角度加大。髂股韧带是限制过度后伸的强韧结构。内收，从髋关节水平矢状轴下方跨过的肌肉，都可使髋关节内收。髋关节内收作用很强，主要作用肌有耻骨肌、长收肌、短收肌、大收肌和臀大肌下部。内收运动受到对侧大腿限制，微屈对侧髋关节时则可解除此限制，此时髂股韧带成为制动因素。外展：从水平矢状轴上方跨过的肌肉，均可使髋关节外展。主要的外展肌为臀中肌、臀小肌及梨状肌。臀大肌上部纤维和阔筋膜张肌有协同作用，髂股韧带是限制外展的结构。内旋，从垂直轴前方跨越的肌肉具有旋内作用，由于在发育过程中下肢内旋，直立姿势时下肢也处于内旋位，因而没有专门旋内肌。下列一些肌肉具有较弱的旋内作用，它们是臀中、小肌的前部纤维，阔筋膜张肌，大收肌起于坐骨结节的部分及半膜肌和半腱肌。外旋，从垂直轴后方跨越的肌肉具有旋外作用。髋关节的旋外肌强于旋内肌，主要是臀大肌、臀中肌、臀小肌的后部纤维，梨状肌，闭孔内、外肌，股方肌和缝匠肌。

髋关节在正常行走时除了屈伸活动，还有一定幅度的内收、外展和内外旋，各平面的平均运动幅度是：在矢状面、冠状面和水平面分别为52°、12°和13°。在各个方向上的活动度平均为屈曲37°、外展7°、内旋5°和外旋9°。因此，髋关节因疾病而有一定活动障碍时，均影响步态。

有人观察髋关节在日常生活中的活动范围，如系鞋带、坐入椅子、从椅子上站起、上下楼等活动，通过电测角器测量，得到了各平面活动平均值（见表1-3-1）。矢状面的最大活动度见于系鞋带和弯腰捡东西。冠状面和水平面的最大活动度见于下蹲和交叉系鞋带。这些日常活动要求髋关节至少具有屈曲120°，外展20°，外旋20°的活动度。

表 1-3-1　日常生活中 3 个平面上的髋关节活动最大平均角度

日常活动	矢状面	冠状面	水平面
足着地系鞋带	124°	19°	15°
交叉腿系鞋带或穿袜	110°	23°	33°
坐椅子和站起	104°	20°	17°
弯腰捡东西	117°	21°	18°
下蹲	122°	28°	26°
上楼	67°	28°	26°
下楼	36°	—	—

四、髋关节负载

人体站立或行走时，下肢通过髋关节来承担体重，股骨头与髋臼均承受压力。双下肢站立位时，身体重心线通过耻骨联合后侧。由于髋关节是一个骨性结构相对稳定的关节，关节囊和关节韧带即可帮助维持直立状态的稳定性。若假设没有因肌肉收缩活动产生的力矩，则关节反应力的计算比较简单，当人体直立双足靠拢站立时，每髋承担全部体重的 1/3，即占两髋以上体重的 1/2（图 1-3-3）。但是事实上，作用于髋关节的静力远较上述假设复杂。为了维持人体直立的稳定性，髋外展肌、臀大肌、髂腰肌等均有一定的收缩力，以防止摇

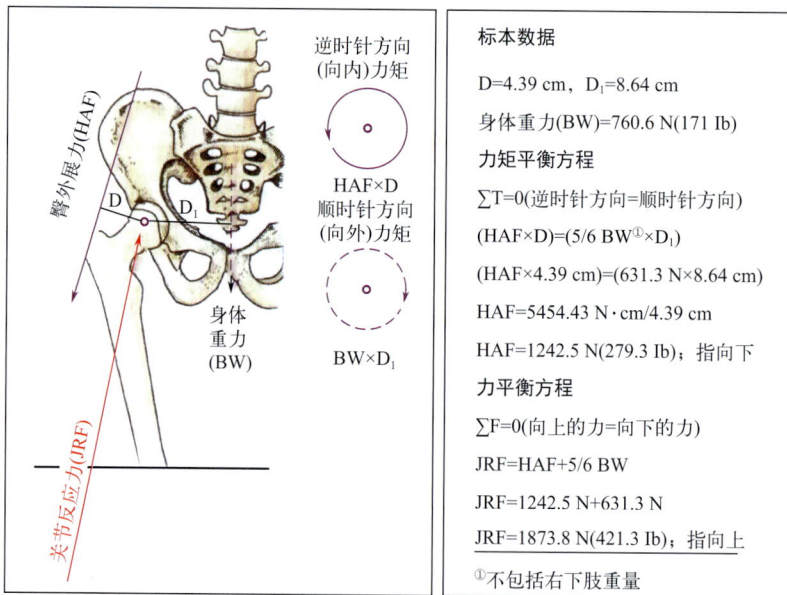

标本数据

D=4.39 cm，D_1=8.64 cm

身体重力(BW)=760.6 N(171 Ib)

力矩平衡方程

$\sum T=0$(逆时针方向=顺时针方向)

(HAF×D)=(5/6 BW[①]×D_1)

(HAF×4.39 cm)=(631.3 N×8.64 cm)

HAF=5454.43 N·cm/4.39 cm

HAF=1242.5 N(279.3 Ib)；指向下

力平衡方程

$\sum F=0$(向上的力=向下的力)

JRF=HAF+5/6 BW

JRF=1242.5 N+631.3 N

JRF=1873.8 N(421.3 Ib)；指向上

①不包括右下肢重量

图 1-3-3　冠状面的图示展示了右腿单独支撑阶段右髋关节外展肌的功能

引自 Donald A. Neumann. 骨骼肌肉功能解剖学 [M]. 2 版. 刘颖，师玉涛，闫琪，译. 北京：人民军医出版社，2014.

晃，它们所产生的力矩将大大增加髋关节负荷。作用于髋关节的静力与体重、活动水平、肌收缩力以及人体重心与髋关节负重线之间的距离等均密切相关。所以实际上作用于股骨头上的应力往往明显大于1/3体重。对单腿站立时冠状面上髋关节所受应力进行力的图解分析，将髋关节负重类比为一类杠杆，股骨头为支点，人体重力与作用于股骨上端的肌力分别通过各自力臂获得力矩平衡，尝试估测髋关节外展力和关节反作用力的大小（为简单起见，假设所有力都在垂直方向上起作用）。正如计算所示，当一名体重760.6N（171lb）的人右侧单腿站立时，产生1973.8N（421.3lb）的向上的反作用力。这个反作用力大约是体重的2.5倍，66%的关节反作用力来自髋关节外展肌。

左侧负重时，骨盆和身体在右侧髋关节处于静态（线性和旋转）平衡。逆时针方向的力矩（实线圆）等于髋关节外展力（HAF）乘以力臂（D）；顺时针方向的力矩（虚线圆）等于身体重力（BW）乘以力臂（D_1）。由于假设该系统处于平衡状态，所以冠状面上的扭矩大小相等，方向相反：$HAF \times D = BW \times D_1$。杠杆模式（右）是单腿支撑阶段主要运动因素的简化形式。关节反应力（JRF）处于穿过杠杆支点（髋关节）的方向。方框内的举例数据是力矩和力平衡等式，这些等式决定了单腿支撑阶段所需的髋关节外展力和关节反应力大小（注意为了方便，这些等式假设所有矢量力都是垂直向下方向，所有的矩臂方向都被赋予了正值，假设还允许结果中出现适当误差）。

行走过程中，由于骨盆在股骨头上产生加速度，作用力会更大。根据计算机模拟或者对置入假髋关节拉力计直接测量的数据表明，人行走时关节压缩力达到体重的2.5～3倍，奔跑、上下楼梯或上下坡时这些力会增加到体重的5.5倍，甚至普通日常活动也能产生很大的关节应力。患者仰卧在床上，直腿抬高下肢时作用于股骨头上的力约为体重的2.5倍；用肘和足跟支撑抬高臀部放便盆时，作用于髋关节上的力可达4倍体重。这些作用力在髋关节生理功能中发挥重要作用，如把股骨头稳固在髋臼内，为关节软骨提供营养，以及为儿童关节结构的成形和正常发育提供良性刺激等。这些强大的作用力可通过关节软骨和骨小梁得以有效分散来保护关节，然而罹患髋关节炎患者的关节则无法获得上述保护。

（金立昆）

【参考文献】

[1] 董天华. 髋关节外科学[M]. 郑州：郑州大学出版社，2005.

[2] 郭世绂. 骨科临床解剖学[M]. 济南：山东科学技术出版社，2001，6.

[3] Jon C. Thompson. 奈特简明骨科学彩色图谱[M]. 邱贵兴，高鹏，译. 北京：人民卫生出版社，2007.

[4] Donald A. Neumann. 骨骼肌肉功能解剖学[M]. 2版. 刘颖，师玉涛，闫琪，译. 北京：人民军医出版社，2014.

[5] Crock H V. Anatomy of the medial femoral circumflex artery and its surgical implications[J]. Journal of Bone & Joint Surgery British Volume，2001，83-B（1）：149-149.

[6] Kalhor M，Horowitz K，Gharehdaghi J，et al. Anatomic variations in femoral head circulation[J]. Hip Int，2012，22（3）：307-312.

[7] O'Hara J P，Dommisse G F. Extraosseous blood supply to the neonatal femoral head[J]. Clin Orthop Relat Res，1983，174（174）：293-297.

[8] Seeley M A，Georgiadis A G，Sankar W N. Hip Vascularity：A Review of the Anatomy and Clinical Implications[J]. J Am Acad Orthop Surg，2016，24（8）：515-526.

[9] 陈雷雷，何伟. 股骨头缺血性坏死相关生物力学研究进展[J]. 中国骨伤，2011，24（2）：174-177.

第二章

股骨头坏死
病理生理机制

股骨头坏死（osteonecrosis of the femoral head）是股骨头内骨组织死亡所引起的病理生理过程。目前研究提示股骨头坏死不是一个单一过程，而是遗传因素与一个或多个危险因素综合作用的结果。股骨头坏死病因近年来研究报道较多，主要包括创伤性和非创伤性两类，创伤性因素有股骨头颈骨折、髋关节外伤性脱位、髋臼骨折；在我国非创伤性因素因包括皮质类固醇药物使用、慢性酒精过量摄入、减压病、血红蛋白疾病（镰状细胞贫血、地中海贫血等）、自身免疫性疾病和特发性疾病。吸烟和肥胖被认为是与股骨头坏死相关的高危风险因素。但本病的发病机制认识仍不够完善，因此股骨头坏死病理机制一直是研究的焦点。

一、股骨头坏死发病机制

近年来，国内外学者对股骨头坏死的发病机制进行了深入研究并且提出了众多学说，主要有：血液循环机械损伤学说；血管内凝血学说；脂类代谢紊乱学说；骨内压增高学说；细胞毒性与细胞损伤学说；骨髓间充质干细胞成骨与成脂分化学说；基因多态性致股骨头坏死的易感人群学说（有研究证实了多种基因在股骨头坏死发生发展中的作用，为股骨头坏死早期诊断和治疗提供了部分理论依据）等。由于上述各种学说只能反映股骨头坏死的部分病理过程，没有完全揭示股骨头坏死发病机制全貌，推测股骨头坏死有其他重要发病机制参与。本节简述如下几种常见的机制学说。

1. 显微骨折与骨质疏松学说　从累积性应力角度来说，骨折及骨质疏松与患者的骨代谢异常、慢性肾脏疾病、长期饮酒、激素使用及血红蛋白病等有关，而这些问题所影响的骨折及骨质疏松反过来会致使细胞功能发生紊乱并且进一步加重。其具体表现为：从生物、化学方面来讲，人体钙磷代谢的变化和骨组织学变化，会造成人体骨组织抵御外力的能力减退，最后出现显微骨折，然而反复的显微骨折又会造成患者多处显微血管病变，使病态的骨细胞出现不可逆变化，最后造成患者骨细胞坏死。此外，对于一些饮酒的患者，酒精也会对患者骨细胞产生毒性作用。林乔龄等人进行了一次实验，实验结果显示，激素能够造成患者股骨头局部产生骨质疏松，临床上主要表现为骨小梁稀疏、丧失正常拱形结构等。Arlot等人也进行了相关实验，实验结果显示，有激素史和饮酒史的患者，会出现骨软化及骨质疏松现象。

2. 脂肪栓塞学说　由Jones等于1965年首次提出，并于1992、1993、1994年进行了相关实验，实验中对骨内血管脂肪栓子引起骨缺血性坏死理论进行探讨和验证。王坤正等人进行了一项实验，实验中主要对激素性股骨头缺血性坏死采用电镜进行扫描观察，实验结果显示，骨细胞细胞质中有脂滴，能够清楚看见核膜溶解，还能看见部分脂肪细胞体积肥大，并压迫小静脉，造成静脉血流不畅。Kawai等（1985）进行的动物实验发现，在四周内可观察到实验动物有进行性高血脂和脂肪肝，实验组的甘油三酯和胆固醇比对照组高出285倍，极低密度（VLDL）和低密度（LDL）脂蛋白含量也有增高。

3. 微血管损伤学说　相关的动物实验和临床病理结构都显示，在骨坏死的标本中，软骨下骨和松质骨内小动脉结构遭到破坏；临床上主要表现为动脉中层退行性变、弹性纤维断裂和内膜增生，并且这种病变主要发生在骨内小动脉上，而在小静脉和血窦中变化比较轻微。由此可以看出：一些严重的动脉病变能够造成患者股骨头血供被破坏。此外，动脉病变还会造成坏死细胞释放的氧自由基损害血管内皮细胞膜，造成缺血和坏死。

4. 血管内凝血及骨坏死学说　有作者总结近年来相关实验，研究结果显示，临床上很多疾病，如脂肪栓塞等会造成人体血管内凝血和血栓形成，是造成患者骨坏死的中间机制。Glueck、Sheikh等人实验结果显示：凝血与纤维蛋白溶解（纤溶）功能发生紊乱和股骨头坏死有着直接关系。于学忠等人进行了一项实验，对93例股骨头缺血性坏死患者的凝血、纤溶指标及其血脂与对照组进行对比观察分析，实验结果显示，骨坏死与血管内凝血关系密切。尹良军等人进行了一次动物实验，实验结果同样显示，血液高凝、低纤溶状态会造成人体骨内微循环形成血栓。

5. 骨内压增高学说　Ficat等认为由于骨内小动脉、毛细血管和小静脉可能受血管外因素和血管迷走神经反射的影响而出现微循环障碍，导致组织缺血。Wang、Solomon等人进行了一次调研，调研结果显示：患者使用激素之后，股骨头会增加24%脂肪，其含量是对照组12倍。刘尚礼等人进行了一次动物实验，实验中从犬股骨颈中部注射硅胶，从而提高骨内压，来模拟Legg-Calvé-Penthes病的股骨头及机械压力，以构建股骨头坏死模型，实验结果证实造模成功。

6. 脂质代谢紊乱学说　股骨头坏死的骨组织包含大量脂肪组织，脂肪来源于骨细胞脂肪变性和骨髓基质细胞分化为脂肪细胞的增多。王义生等发现服用烈性白酒的家兔，股骨头软骨下骨细胞内出现脂质沉积，部分甚至充满整个骨陷窝，部分骨细胞固缩死亡伴空骨陷窝形成。有学者认为骨细胞发生脂肪变性的原因可能与高脂血症引起细胞内脂肪增多，或在缺血缺氧环境下甘油三酯水解及脂肪酸氧化能力减低有关，同时，也不排除酒精及其代谢产物乙醛在细胞内代谢而引起的间接损伤作用，这或许在酒精性股骨头坏死发病过程中有重要作用。

二、股骨头坏死相关信号通路

1. TGF-β/BMP/Smad信号通路　转化生长因子β（transforming growth factor-β，TGF-β）大量存在于骨、软骨、血液等组织中，具有产生新骨和修复骨组织的作用。骨骼在受到损害时，受伤部位TGF-β会显著增高，一方面可以生成大量成骨细胞，使新骨及软骨形成，另一方面，可以调控骨吸收，控制破骨细胞增殖，减少骨破坏；在缺血性股骨头坏死疾病中，TGF-β减少将导致骨组织自身修复能力减弱，致使局部骨组织细胞凋亡。Smad通路主要功能是传递TGF-β超家族信号，是BMP（骨形态发生蛋白）下游信号转导因子，在从细胞表面受体传递到细胞核这一阶段发挥作用。黄春元等通过动物实验证明激素型股骨头坏死与BMP、Smad呈正相关。

2. AMPK信号通路　腺苷一磷酸活化的蛋白质激酶（AMP-activated protein kinase，AMPK）是能量稳态的关键调节因子，由3个亚单位（α、β、γ）构成，可以催化腺苷三磷酸（ATP），使腺苷一磷酸（AMP）磷酸化进而生成腺苷二磷酸（ADP），在成骨细胞分化中起着重要作用。Kanazawa等研究了AMPK缺失对成骨细胞特异性的影响，证实AMPK表达可调节成骨细胞糖代谢能力，并增加骨小梁和骨组织密度。有研究通过建立骨折愈合和骨不连的动物模型进行研究，结果表明增强AMPK自噬活性可促进成骨细胞分化和矿化。也有研究证实AMPK可以保护成骨细胞，是通过减少H_2O_2诱导的细胞凋亡来发挥作用的。Tong等的研究表明AMPK可以发挥减少破骨细胞生成的作用，使骨吸收破坏作用降低。张翔等应用LPS（脂多糖）联合醋酸泼尼松龙诱导激素性股骨头坏死模型，证明APN（脂联素）-AMPK信号通路在股骨头坏死转归过程中承担重要角色。AMPK不仅在保护骨组织方面发挥作用，同样可以对软骨的生成及延缓丢失发挥积极作用，例如中药提取物葛根素能够通过上调骨关节炎大鼠AMPK信号通路以减缓骨关节炎发展。

3. Wnt/β-catenin信号通路　Wnt信号通路主要包括两大类，第一大类是经典Wnt/β-catenin（联蛋白）信号通路，第二大类是非经典类，包括平面细胞极性通路（planar cell polarity pathway）、Wnt/Ca^{2+}通路、调节纺锤体的方向和非对称细胞分裂的胞内通路等。股骨头坏死疾病主要与经典Wnt/β-catenin通路关系密切，该信号通路广泛存在于多种生物进化过程中，可以激活核内靶向基因的表达，在骨细胞增殖、炎性变化等方面具有调控作用。在骨髓间充质干细胞的成骨分化过程中，主要通过激活Wnt/β-catenin信号通路促进成骨细胞增殖。例如中药黄连提取物小檗碱（berberine，BBR），可以通过Wnt/β-catenin信号通路促进成骨细胞生成以及减弱破骨细胞对关节疾病发挥的作用。杨清毅选取术后患者骨髓标本，通过RT-PCR（反转录PCR）和Western blot（蛋白质印迹法）检测证明了激素性股骨头坏死骨髓间充质干细胞增殖、成骨分化功能降低以及成脂分化功能增强与Wnt/β-catenin信号通路被抑制有关。

三、股骨头坏死病理变化

股骨头坏死的病理变化可分为几个阶段。在早期阶段，股骨头血液供应不足引起骨细胞缺血和缺氧，细胞代谢异常，导致骨细胞死亡。随着坏死进展，骨髓腔内的血管慢慢闭塞，骨组织逐渐坏死。最终，骨髓腔内空泡形成，股骨头结构受到破坏，股骨头负重区最先出现塌陷，股骨头形态发生改变，导致髋关节功能障碍（图2-1-1）。

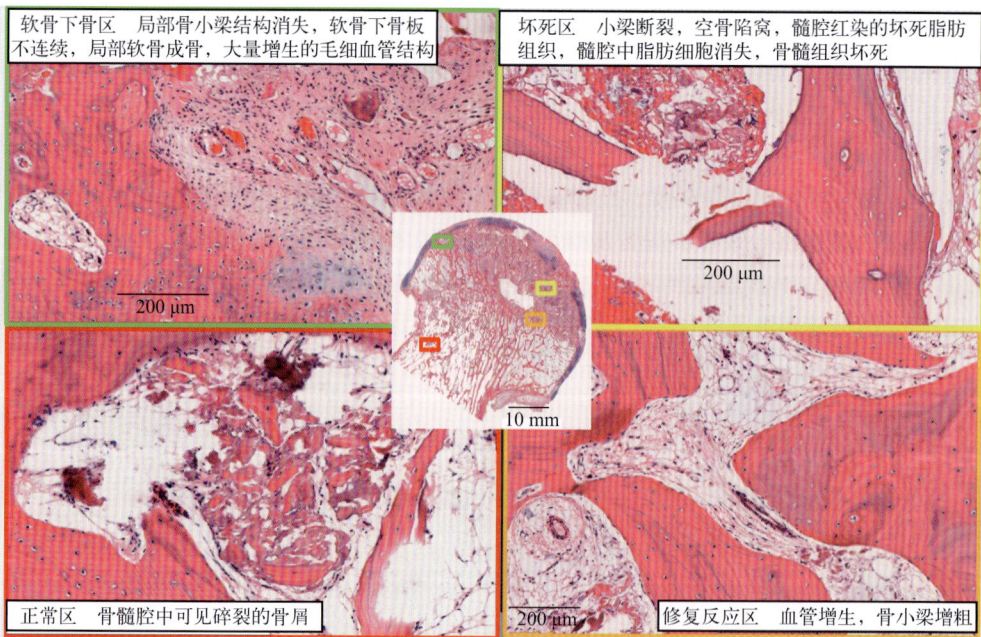

图2-1-1　人股骨头坏死不同部位 HE 染色（苏木精-伊红染色）❶

---

❶　本章节作者非常感谢以下专家提供的帮助：中国人民解放军总医院第一医学中心骨科医学部研究所彭江教授和第四医学中心骨科医学部关节外科柴伟教授提供的人股骨头坏死病理切片。

1. 血液供应中断 股骨头血液供应主要依赖于髋关节周围血管,尤其是股骨颈的血供,股骨头、颈的滋养血管主要包括旋股内、外侧动脉和闭孔动脉。当这些血管遭受损伤或阻塞时,股骨头血液供应将受到影响。造成股骨的血供中断的常见病理因素包括股骨颈骨折、髋关节脱位、髋关节滑膜炎或血管炎等。创伤性因素可造成髋关节囊内血肿形成从而导致囊内压力急剧升高,影响股骨头血供。Bonnaire等应用超声技术发现即使伤后2周关节囊内压力仍高达88 mmHg(11.73 kPa),而此压力足以阻断股骨颈供血动脉并影响静脉回流。非创伤性股骨头坏死与多种原因引起的血液循环障碍有关,而股骨头缺血的致病机制可能是小动脉缺血和小静脉回流障碍。

2. 缺血引起的细胞损伤和坏死 供血不足导致股骨头骨细胞缺氧和营养不良,由于供血中断,微循环灌注减少,导致股骨头内血管收缩和微血栓形成,缺氧和营养不良导致骨细胞功能受损,继而发生细胞损伤和坏死。股骨头内不同细胞成分对缺氧的敏感性和耐受性不同,短暂性缺氧即可能造成造血细胞死亡(6~12 h),随后是骨细胞(包括骨细胞、破骨细胞及成骨细胞)死亡(12~48 h),最后是骨髓脂肪细胞死亡(48 h~25 d)。同时缺血引起的细胞内氧化应激和离子紊乱会导致线粒体功能异常和细胞凋亡,同样也会引发骨细胞坏死过程。细胞坏死会引发炎症反应,包括白细胞浸润和促炎性细胞因子产生。这些炎症因子可以进一步诱导骨细胞凋亡,进而引起局部骨组织结构紊乱和骨小梁破坏,在坏死区域形成骨软化区,该区域易发生压缩性骨折,并可引起关节面塌陷,破坏股骨头结构和功能。

3. 组织修复与重建 在坏死区域周围,机体会启动修复过程,试图重建血液供应并恢复股骨头正常结构和功能。新的血管开始生长,并带来新的骨细胞和骨基质。这种修复过程可以减缓骨坏死进展,但无法完全恢复受损骨质。这个修复过程可能不完善,导致新生骨组织形成不足或异常,无法完成股骨头正常负重功能。

4. 继发性病变阶段 由于股骨头塌陷,髋关节间隙变窄,导致髋关节炎等继发性病变。股骨头坏死发生塌陷的部位往往在应力集中位置,坏死组织交界处最易发生应力集中,为股骨头坏死后的力学薄弱点。

综上所述,股骨头缺血性坏死的病理生理涉及血液供应中断、细胞损伤和坏死、炎症反应以及组织修复与重建等多个病理生理过程。准确理解这些病理生理机制并准确诊断对于制定有效治疗策略和预防措施具有重要意义。

(袁 伟 李玉彬)

【参考文献】

[1] Zhao D，Zhang F，Wang B，et al. Guidelines for clinical diagnosis and treatment of osteonecrosis of the femoral head in adults（2019 version）[J]. J Orthop Translat，2020，6（21）：100-110.

[2] Microsurgery Department of the Orthopedics Branch of the Chinese Medical Doctor Association，Group from the Osteonecrosis and Bone Defect Branch of the Chinese Association of Reparative and Reconstructive Surgery，Microsurgery and Reconstructive Surgery Group of the Orthopedics Branch of the Chinese Medical Association. Chinese Guideline for the Diagnosis and Treatment of Osteonecrosis of the Femoral Head in Adults[J]. Orthop Surg，2017，9（1）：3-12.

[3] Mont M A，Zywiel M G，Marker D R，et al. The natural history of untreated asymptomatic osteonecrosis of the femoral head：a systematic literature review[J]. J Bone Joint Surg Am，2010，92（12）：2165-2170.

[4] Panteli M，Rodham P，Giannoudis P V. Biomechanical rationale for implant choices in femoral neck fracture fixation in the non-elderly[J]. Injury，2015，46（3）：445-452.

[5] Thompson G H，Lea E S，Chin K，et al. Closed bone graft epiphysiodesis for avascular necrosis of the capital femoral epiphysis[J]. Clin Orthop Relat Res，2013，471（7）：2199-2205.

[6] Ehlinger M，Moser T，Adam P，et al. Early prediction of femoral head avascular necrosis following neck fracture[J]. Orthop Traumatol：Surgery & Research，2011，97（1）：79-88.

[7] Bartoníček J，Vávra J，Bartoška R，et al. Operative treatment of avascular necrosis of the femoral head after proximal femur fractures in adolescents[J]. Int Orthop，2012，36（1）：149-157.

[8] De Palma L，Santucci A，Verdenelli A，et al. Outcome of unstable isolated fractures of the posterior acetabular wall associated with hip dislocation[J]. Eur J Orthop Surg Traumatol，2014，24（3）：341-346.

[9] Gangji V，Rooze M，De Maertelaer V，et al. Inefficacy of the cementation of femoral head collapse in glucocorticoid-induced osteonecrosis[J]. Int Orthop，2009，33（3）：639-642.

[10] Wang Y，Yin L，Li Y，et al. Preventive effects of puerarin on alcohol-induced osteonecrosis[J]. Clin Orthop Relat Res，2008，466（5）：1059-1067.

[11] Mukisi-Mukaza M，Gomez-Brouchet A，Donkerwolcke M，et al. Histopathology of aseptic necrosis of the femoral head in sickle cell disease[J]. Int Orthop，2011，35（8）：1145-1150.

[12] Li H，Zhang J，He J W，et al. Symptomatic osteonecrosis of the femoral head after adult orthotopic liver transplantation[J]. Chin Med J，2012，125（14）：2422-2426.

[13] Chen L，Hong G，Fang B，et al. Predicting the collapse of the femoral head due to osteonecrosis：from basic methods to application prospects[J]. J Orthop Trans，2017，11：62-72.

[14] Cao H，Guan H，Lai Y，et al. Review of various treatment options and potential therapies for osteonecrosis of the femoral head[J]. J Orthop Trans，2016，4：57-70.

[15] Xie X H，Wang X L，Yang H L，et al. Steroid-associated osteonecrosis：Epidemiology，pathophysiology，animal model，prevention，and potential treatments（an overview）[J]. J Orthop Trans，2015，3（2）：58-70.

[16] 王坤正，毛履真，胡长根，等.激素性股骨头缺血坏死发病机制的实验研究[J].中华外科杂志，1994，32（9）：515.

[17] 李子荣，张念非，岳德波.激素性股骨头坏死动物模型的诱导和观察[J].中华外科杂志，1995，33（8）：485.

[18] 于学忠，陈晓亮，王英振，等.非创伤性股骨头缺血坏死患者血液状态的临床研究[J].齐鲁医学杂志，2001，16（4）：267-270.

[19] 尹良军，王爱民，杜全印，等.激素性股骨头坏死与凝溶紊乱的实验研究[J].中国矫形外科杂志，2001，8（3）：261-264.

[20] 刘尚礼，何天琪.Legg-Perthes病股骨头坏死机理的研究[J].中华外科杂志，1987，25（11）：643.

[21] Peng P，Nie Z，Sun F，et al. Glucocorticoids induce femoral head necrosis in rats through the ROS/JNK/c-Jun

pathway[J]. FEBS Open Bio, 2021, 11 (1): 312-321.

[22] 黄春元, 刘英雪, 谢晚晴, 等. 华山壮骨散对激素性股骨头坏死大鼠BMP/Smad/UPP通路的作用机制[J]. 中国骨质疏松杂志, 2019, 25 (11): 1533-1536.

[23] Kanazawa I, Takeno A, Tanaka K I, et al. Osteoblast AMP-activated protein kinase regulates glucose metabolism and bone mass in adult mice[J]. Biochem Biophys Res Commun, 2018, 503 (3): 1955-1961.

[24] Tong X, Gu J, Song R, et al. Osteoprotegerin inhibit osteoclast differentiation and bone resorption by enhancing autophagy via AMPK/mTOR/p70S6K signaling pathway in vitro[J]. Journal of Cellular Biochemistry, 2019, 120 (2): 1630-1642.

[25] 张翔, 吴泱, 董晓俊, 等. APN-AMPK信号通路调节骨代谢作用于激素性股骨头坏死的机制研究[J]. 中国现代医生, 2020, 58 (21): 35-39.

[26] 付志斌, 王鹏志, 张秀琴. Wnt信号通路调控骨髓间充质干细胞分化与股骨头坏死发病的相关性[J]. 甘肃医药, 2021, 40 (5): 389-391.

[27] 杨清毅. 基于Wnt/β-Catenin信号通路探讨骨碎补治疗激素性股骨头坏死实验研究[D]. 济南: 山东中医药大学, 2019: 145.

第三章

股骨头坏死后骨质变化与修复

第一节　概述

众所周知，股骨头坏死是一种以股骨头局部血液供应中断和局部骨质产生坏死为特征的疾病，常导致髋关节功能受损和患者生活质量下降。通过各种对股骨头坏死后骨质变化与修复过程的研究，可以更好地理解股骨头坏死后的相关指标变化，例如骨代谢指标、神经调控情况及酒精性和激素性股骨头坏死过程中脂质代谢变化情况，并为后续诊断和治疗提供帮助。

股骨头坏死作为一种慢性疾病，需要综合治疗和定期随访。早诊断早治疗可以减少髋关节疼痛和功能障碍对生活质量的影响。医生将根据个体情况提供最佳治疗建议和管理方案，需要及时了解坏死不同阶段骨代谢所涉及的股骨头内各种骨细胞功能障碍和骨组织损伤修复情况。例如，局部缺血和骨细胞死亡源于局部血液供应不足、股骨头滋养血管收缩、血栓形成或血管损伤等因素导致的缺血状态。众所周知，缺少足够的血液循环会导致股骨头内各种骨细胞无法获得足够的氧气和营养，最终导致骨代谢失衡、骨细胞死亡。骨代谢失衡状态导致的各种程度炎症反应可能会在股骨头内不断产生，这些炎症细胞的活化过程中释放各种炎症介质，促进破骨细胞活跃，通过分泌某些细胞因子和促进骨基质吸收程度，在外界负荷应力基础上进一步破坏股骨头内的骨组织。

当然，有骨破坏就会有骨重建，两者从来都是"配对"出现，只是在人体骨质代谢过程中两者是否平衡或者倾向于哪一方面。在股骨头坏死治疗过程中，需要关注骨组织的修复和再生这一个重要过程。新生骨组织试图填补死亡骨区域，形成新的骨细胞。这涉及骨母细胞分化、骨基质沉积和骨细胞的骨生成活动。由于骨坏死和骨重建过程的不平衡，股骨头可能会发生骨重塑和结构改变，可能导致股骨头骨组织变形、局部骨质疏松或病理性骨折风险增加。这些骨代谢过程是股骨头坏死后疾病继续发展的一部分。了解这些骨代谢具体变化过程，量化治疗前、后客观性指标，有助于医生制定适当的治疗计划，以促进骨组织修复、减轻症状并防止病情进展。

因此，股骨头坏死后骨质变化与修复过程似乎可以概述如下。

骨质吸收：在股骨头坏死过程中，由于血液供应不足和细胞死亡，骨质吸收的活动增加。破骨细胞（osteoclast）是负责吸收骨组织的细胞，它们通过分泌一些细胞因子，诱导坏死的骨组织逐渐被分解吸收。

骨重建：骨质被吸收时，骨组织修复和重建过程同时开始。成骨细胞（osteoblast）负责骨重建，它们利用胶原蛋白和钙、磷等物质，诱导形成新骨基质。这些物质逐渐矿化，形成新的骨组织。

骨塌陷：在股骨头坏死过程中，由于血液供应中断和骨质吸收增加，加之外部负荷应力作用下，局部骨组织可能会逐渐塌陷。这会导致股骨头形态改变，有些区域软化塌陷、有些区域出现硬化，骨质不均及负荷耐受程度不均，局部负重的软骨层被破坏，进一步影响髋关节正常功能。

因此，股骨头坏死后的骨质变化与成骨过程和破骨过程之间的失衡密切相关。例如，骨质吸收增加而成骨活动减少，导致股骨头局部骨量减少和骨质疏松症。通过监测骨转换标志物的变化，医生可以评估骨代谢的紊乱程度，并在必要时制定相应的治疗计划，以促进骨质改善。这些骨转换标志物是用于客观评估骨代谢活动的指标，其反映了骨重建和骨吸收的具体程度。成骨标志物是指在骨组织生成和重建过程中释放的物质。常见的成骨标志物包括Ⅰ型前胶原氨基末端肽（PⅠNP）、Ⅰ型前胶原羧基末端肽（PⅠCP）、骨特异性碱性磷酸酶（BALP）、骨保护素（OPG）、骨形态发生蛋白（BMP）等，这些标志物的升高通常与骨形成活动增加相关，反映了成骨活跃性。破骨标志物是指骨组织在骨质吸收过程中释放的物质。骨吸收生化标志物包括Ⅰ型胶原蛋白的羧基末端肽（CTX）、Ⅰ型胶原蛋白的氨基末端肽（NTX）、抗酒石酸酸性磷酸酶5b（TRACP-5b）、脱氧吡啶啉（DPD）、吡啶啉（PYD）等。这些标志物的升高通常与骨质吸收活动增加相关，反映了破骨活跃性。当然，成骨和破骨是一个相互协调的过程，维持着骨骼的稳态，例如当骨重建需要增加时，成骨标志物水平会上升，促进骨组织的形成和修复；与此同时，破骨标志物的水平也可能升高，反映了骨质吸收的增加。同样，在使用地舒单抗等药物抑制破骨细胞活性过程中，成骨细胞的活性也相应受到一定抑制。因此，在治疗股骨头坏死过程中，把握骨骼重建与修复的动态平衡有助于理解药物使用方法。

另一方面，骨重建过程也需要关注神经调控所起到的作用。神经调控过程是指神经系统通过释放神经递质、神经肽等分子，影响骨骼各种细胞的活性和功能，从而参与骨骼的形成、吸收和重建过程。神经系统包括中枢神经系统和外周神经系统，其中，外周神经系统又包括运动神经系统和自主神经系统；自主神经系统又分为交感神经系统和副交感神经系统，它们通过释放不同的神经递质或神经肽来调节内脏器官功能。骨组织中也存在丰富的自主神经纤维，它们与骨组织中的受体结合，影响骨转换的速率和平衡。目前已知参与神经调控与骨重建的一些分子有去甲肾上腺素（NE）、乙酰胆碱（Ach）、瘦素（leptin）、神经肽（neuropeptide）、血清素（serotonin）等。在神经调控与骨重建中已知有参与的一些神经肽有降钙素基因相关肽（CGRP）、神经肽Y（NPY）、神经激肽（neurokinin）、血管活性肠肽（VIP）、P物质（substance P）等。这些神经调控递质有的抑制成骨细胞分化和活性，促进破骨细胞形成和活性，从而增加骨吸收；有的通过作用于周围组织发挥效应，包括对骨代谢的影响；或者直接作用于成骨细胞和破骨细胞，也可以通过中枢神经系统间接影响之。

另外，脂质代谢紊乱也是导致股骨头坏死后骨质变化的一个重要因素，尤其是长期或大量应用糖皮质激素的患者。激素滥用容易引起患者体内脂代谢出现紊乱、骨细胞脂肪蓄积及脂肪变性，血液黏稠，这些脂肪栓子水解产生游离脂肪酸后，容易持续损害血管内皮细胞，加重小血管阻塞。这些变化最终会导致股骨头内血流量减少、骨髓腔内压升高，导致股骨头小血管减少或阻塞，最终导致股骨头坏死。酗酒同样会影响人体内的脂质代谢，例如造成肝脏脂肪沉积，进而成为脂肪栓子的来源。酗酒还可以促进骨疏松的发生、减低骨的机械强度。其他与脂质代谢相关的疾病，如高血压、糖尿病、动脉硬化、肥胖症、痛风等，也可造成股骨头坏死后骨质变化，因此，对于股骨头坏死的治疗也要注意到患者基础疾病的状态，需要及时进行调整。

综上所述，股骨头坏死后的骨质变化与修复与患者自身骨质吸收和骨质重建的具体情况密切相关。尽管骨组织具有自我修复的能力，但在股骨头坏死的情况下，骨修复可能因为各种因素受到限制，并可能导致股骨头的结构破坏和功能障碍。认知这些具体客观性变化有助于认识治疗和管理策略的挑战，并可能影响治疗方法的选择和预后评估。

（张智海　黄　燕）

第二节　骨转换标志物变化与成骨破骨的关系

　　骨组织新陈代谢是由破骨细胞吸收旧骨，成骨细胞生成新骨不间断同时进行的过程。在整个生命周期的不同阶段，骨形成和骨吸收速度会有所不同，因此，以成骨细胞为主导的骨形成和以破骨细胞为主导的骨吸收之间的平衡通常是存在动态变化的。例如，在儿童和青少年的骨骼生长期，以骨形成为主，而在女性绝经期，骨吸收会占主导。

　　骨转换标记物（Bone turnover marker，BTM）是成骨细胞或破骨细胞在骨重塑过程中释放的一系列蛋白质或蛋白质衍生物的生物标记物。根据其来源不同，一般分为骨形成标志物（成骨标志物）和骨吸收标志物（破骨标志物）。

一、骨形成标志物

　　成骨细胞来源于间充质干细胞，是骨形成的主要功能细胞，主要负责骨基质的合成、分泌和矿化。成骨细胞在增殖期表达高浓度的Ⅰ型胶原蛋白，在基质成熟期表达骨特异性碱性磷酸酶，在矿化期表达骨钙素。因此，在成骨细胞发育的不同阶段，各种物质的表达量并不相同，组成骨基质成分的Ⅰ型前胶原，调节骨基质成熟的碱性磷酸酶，与骨基质矿化有关的骨钙素，抑制破骨细胞生成的骨保护素等都属于成骨细胞的相关功能物质，也是目前临床应用最普遍的几种骨形成标志物。

　　1. Ⅰ型前胶原氨基末端肽/羧基末端肽（N-and C-terminal propeptides of type Ⅰ collagen，PINP and PICP）　骨组织主要由骨细胞和骨基质组成。其中骨基质部分包括水、有机质和无机矿物。有机质主要是Ⅰ型胶原，约占90%以上。因此其合成与代谢反映了骨形成的情况。Ⅰ型胶原来源于Ⅰ型前胶原，由成骨细胞合成后Ⅰ型前胶原水解去除下来的羧基端肽段和氨基端肽段即为Ⅰ型前胶原氨基末端肽/羧基末端肽。PINP或PICP浓度与年龄之间存在非线性关系，从出生到3～4岁，其浓度先快速下降之后趋于稳定或略有增加，直到青春期中期，之后再次下降直至成年。血清总PINP病理性增高可见于代谢性骨病。PICP增高可见于骨肿瘤、骨转移、畸形性骨炎、酒精性肝炎、肺纤维化、严重肝损害等。虽然PINP和PICP在生理病理的表现上一致，但PINP的自动化检测及标准化研究更多，临床应用也更为广泛。PINP以三聚体和单体形式存在于血清中，目前检测方法中，有的仅检测三聚体形式，有的是单体和三聚体形式的总量检测。由于单体形式被肾脏清除，三聚体形式被肝内皮细胞清除，因此，除肝脏或肾脏疾病将影响结果的解释外，不同的检测方法因为检测的类型不同，对结果的影响也不尽相同。例如，慢性肾脏疾病患者，当检测方法是测定总量时，PINP浓度将会出现假性增高。

　　2. 骨特异性碱性磷酸酶（bone-specific alkaline phosphatase，BALP）　碱性磷酸酶在人体中广泛存在，肝脏、骨组织、肾脏、胎盘、生殖细胞和肠道中均可表达。因为受诸多亚型的影响，总碱性磷酸酶对诊断骨疾病的特异性有限。因此，一般不推荐其用于绝经后骨质疏松症的辅助诊断。在儿童中，因为肝病的发病率较低，欧洲儿科肾脏病学会等推荐其可应用于儿童慢性肾病的骨评估。骨特异性碱性磷酸酶为骨组织特异性亚型，通过水解磷酸吡哆醛（羟基磷灰石形成的抑制剂），参与羟基磷灰石晶体的形成，除此之外BALP还可以使抑制钙化的骨桥蛋白失活，因此其与骨矿化过程密切相关。因此，BALP是骨形成的非胶原生物标志物，其活性在涉及高成骨细胞活性的生理或病理过程中均会增加。生理性增高见于儿童及青少年生长发育期和女性妊娠期，病理性增高可见于畸形性骨炎（Paget's病）、甲状腺功能亢进、骨质疏松症及佝偻病和软骨病、骨转移癌等。

　　BALP的检测方法目前有三种：①测定酶活性；②测定酶质量（酶免疫测定法）；③先测定酶活性，测定后校准为质量单位。此外，有些特殊的亚型通过高效液相色谱（HPLC）进行检测。由于组织亚型之间的高度同源性，目前骨特异性碱性磷酸酶与肝碱性磷酸酶在免疫分析过程中会出现不同程度的交叉反应，因此，对严重肝病患者测定骨特异性碱性磷酸酶时，需要注意可能存在的假性增高。由于BALP几乎不受肾功能的影响，因此血液透析患者可首选其作为骨形成标志物。

　　3. 骨钙素（osteocalcin，OCN）　分子量约49 kDa，由成骨细胞分泌到骨基质中，其羧化后通过三个 γ-羧基谷氨酸残基与羟基磷灰石晶体结合发挥作用。骨钙素属于非胶原骨形成标志物，有非羧化、部分羧化、羧化三种存在形式，因为其羧化作用依赖于维生素K，因此影响维生素K的药物（如华法林）对其浓度有调节作用。血清骨钙蛋白（BGP）浓度升高，见于儿童生长期、成骨不全、骨折、畸形性骨炎、肿瘤骨转移、骨质疏松症等。OCN降低见于甲状腺功能减退症、长期使用糖皮质激素、肝病、糖尿病患者及孕妇等。血清中骨钙素含量与骨转换率有关，因此可用于骨质疏松症抗再吸收治疗效果的监测。

　　完整的骨钙素在血循环中不稳定，特别是C端43～44号位氨基酸易被蛋白酶水解，因此目前的检测试剂盒一般首选针对中间片段（N-mid OCN）进行免疫分析。由于红细胞中有蛋白水解酶，因此在标本采集过程中应避免溶血，以防OCN会因此发生降解。

二、骨吸收标志物

　　破骨细胞由单核-巨噬细胞谱系细胞发展而来，大约30～100 μm，内含几十至上百个细胞核和大量溶酶体、线粒体及核糖体，是人体唯一具有溶解骨组织能力的细胞。破骨细胞分泌酸性物质，从而溶解骨矿物质，例如抗酒石酸酸性磷酸酶5b是破骨细胞产生的酶之一，其产生量可反映破骨细胞的数量。破骨细胞同时释放蛋白酶，例如组织蛋白酶K，消化骨基质中Ⅰ型胶原蛋白并释放其片段，如Ⅰ型胶原蛋白的羧基末端肽/氨基末端肽。因此，目前临床常见的骨吸收标志物通常是破骨细胞功能物质或者相关蛋白的降解产物。

　　1. Ⅰ型胶原蛋白的羧基末端肽/氨基末端肽（C- and N-terminal telopeptides of type Ⅰ collagen，CTX and NTX）　Ⅰ型胶原是骨中最丰富的蛋白质成分，在骨基质蛋白中其占比超过90%。在破骨细胞骨吸收过程中，Ⅰ型胶原被裂解形成不同的端肽，由于分别来自Ⅰ型胶原的N端和C端，被称为NTX和CTX。这些端肽以与骨吸收活性成正比的速率被释放到循环中，因此其水平可以反映破骨细胞骨吸收活性，也是目前临床最为常用的骨吸收标志物。CTX和NTX都是在肾脏被清除，血清/血浆和尿液均可进行检测。两者的临床效用和测试特征相似，但CTX通常检测血清样本，而NTX通常检测尿液样本。血清CTX水平升高见于骨质疏松症、Paget's病、多发性骨髓瘤和肿瘤骨转移等。尿液中NTX水平升高可见于骨质疏松症、原发性甲状旁腺功能亢进症、畸形性骨炎、甲状腺功能亢进症、肿瘤骨转移和多发性骨髓瘤等。

CTX 和 NTX 有明显的昼夜节律变化，在午夜至上午 8 点之间达到峰值，在下午达到最低点。CTX 还与饮食有关，一方面，长时间禁食，CTX 会上升，另一方面，由于胃肠道激素的作用，进食后骨吸收水平下降，CTX 检测值也会降低。因此，为增强测量的一致性，应在清晨时空腹测量血清 CTX。另外，由于两种端肽均在肾脏被清除，因此检测值受肾脏功能的影响。

2. 抗酒石酸酸性磷酸酶（tartrate resistant acid phosphatase，TRACP） 抗酒石酸酸性磷酸酶是酸性磷酸酶 6 种同工酶之一，40 年前在破骨细胞中被发现，单核-巨噬细胞谱系的其他细胞也分泌 TRACP。TRACP 分为两种亚型，5a 和二聚体形式的 5b，其中 5b 亚型为破骨细胞所特有。TRACP-5b 活性与破骨细胞的数量相关，是一个良好的骨吸收标志物。TRACP 增高见于原发性甲状旁腺功能亢进症、畸形性骨炎、肿瘤骨转移、骨质疏松症等。

TRACP-5b 血清浓度不受肾功能影响，在正常人群和尿毒症患者中，TRACP 与破骨细胞数量和骨形成率都有很好的相关性。目前测量方法中，既可以检测 TRACP 的 5b 亚型，也可以检测 TRACP 总量，其中 5b 亚型的检测方法也已经实现了自动化检测。

骨转换标志物来源于人体全部骨骼，骨转换标志物的变化主要反映的是全身所有骨骼成骨细胞或破骨细胞系统累积活动的结果。因此，目前这些标志物主要用于评估系统活动性疾病，例如对骨质疏松、代谢性骨病、风湿免疫病等的临床诊断与治疗观察。然而，在一些局部过程中，如果骨代谢活跃或涉及大量骨细胞的损伤，例如骨折愈合，也会发生骨转换标志物水平的改变。股骨头坏死的原因多见于外伤、血管病变或类固醇激素类药物的使用，最终造成股骨头供血不足导致坏死，此过程必然同时存在骨重塑失衡，观察成骨细胞和破骨细胞功能标志物水平的变化，可以辅助判断骨重塑失衡的情况。研究发现，类固醇激素类药物的长期使用对骨骼有不良影响，可降低成骨细胞活性和抑制骨转换，这可能反映股骨头坏死的过程，因此对骨转换标志物的监测可能会作为药物使用过程中的重要预警信息。此外，在股骨头坏死治疗过程中，因为成骨细胞和破骨细胞的活跃程度与骨转换标志物相关，通过测定标志物可为临床提供更多的诊疗信息，帮助临床医生进行疗效判断。

（黄　燕　张智海）

第三节　神经调控与骨重建

股骨头坏死后机体对坏死组织进行修补恢复的过程称为修复。骨的修复过程仅出现在坏死边缘，且坏死与修复过程交替出现。坏死边缘区骨小梁表面无活性成骨细胞覆盖，且伴有疏松的纤维血管组织，新生骨沉积在骨小梁表面，使骨小梁厚度增加，在 X 线上表现为硬化带。硬化带可为坏死区提供力学支持，防止股骨头迅速塌陷，但阻碍新生血管进一步向坏死区爬行，从而影响新生骨形成，最终导致股骨头塌陷，此种类型的修复为限制性修复（图3-3-1）。如果股骨头坏死修复能力较强，那么骨坏死后新生纤维血管结缔组织较快进入坏死区，使坏死区溶解，导致反应界面不清，组织病理显示，软骨下骨折和坏死骨吸收增强，导致大的骨陷窝和疲劳性骨折。此型修复纤维血管组织形成较多，而新生骨的形成较少，在外界应力作用下发生塌陷速度较快，此为破坏性修复（图3-3-2）。股骨头坏死另一种修复是重建修复（图3-3-3），该修复能力介于限制性修复与破坏性修复之间，但其坏死后新骨形成能力较强。新骨形成起始于反应界面，并向坏死区长入，使坏死区面积减少。组织病理显示，新生纤维血管软骨组织由反应界面进入坏死区，在原梗死区反应界面近端出现新的反应界面，两者之间可见新骨形成表现。由此可见重建修复过程中，骨吸收和骨形成在时间和空间上是紧密偶联的，此过程又称为骨重建。以往认为骨重建的调控仅涉及骨局部因素，自从发现瘦素对骨代谢的调节部分通过交感神经系统进行，越来越多的证据表明神经精神因素参与了骨量调节，在骨重建过程中发挥重要作用，本章节主要介绍神经调控在骨重建过程中的作用。

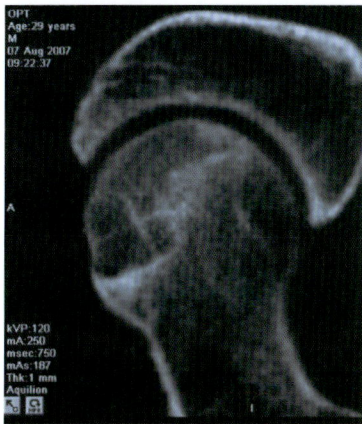

髋关节CT

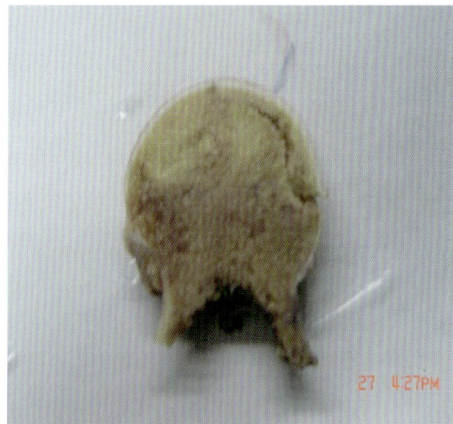

术后大体标本

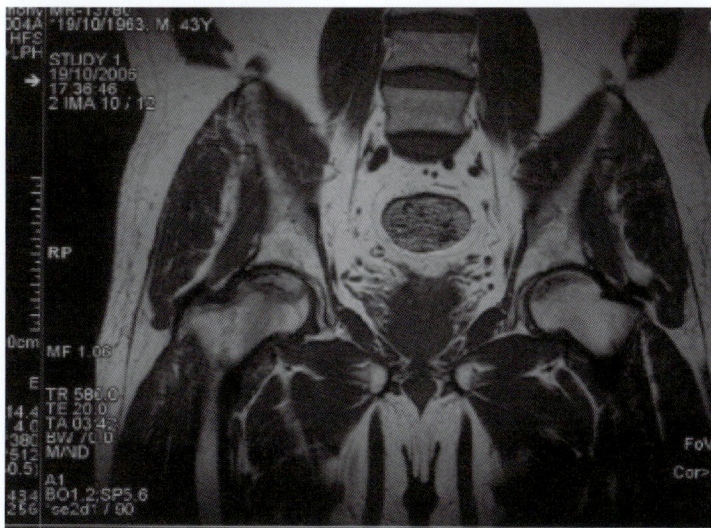

髋关节MRI T$_1$加权像

图3-3-1

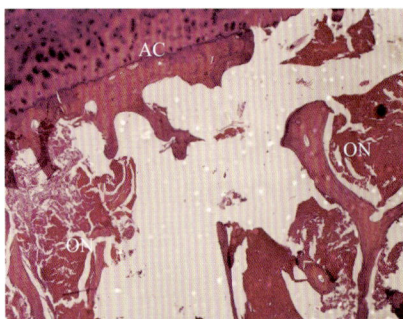

坏死区内未见修复反应(凝固性坏死)

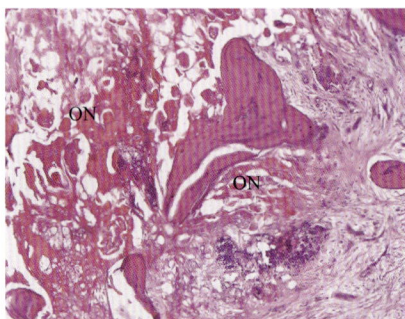

坏死组织

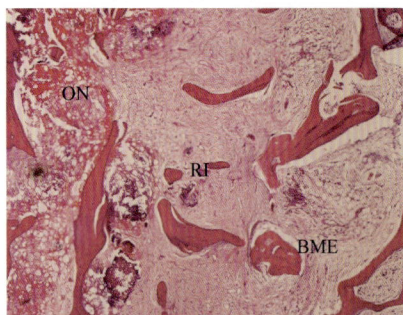

ON—坏死组织;RI—反应界面;
BME—骨髓水肿

坏死区与反应界面水肿区

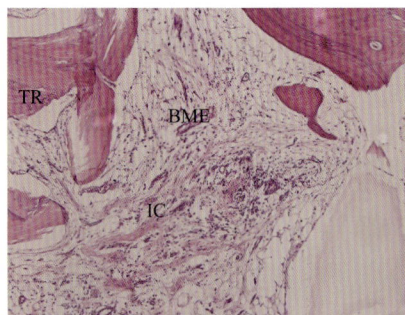

TR—骨小梁;BME—骨髓水肿;
IC—炎症细胞

水肿区炎症细胞浸润

图 3-3-1　限制性修复

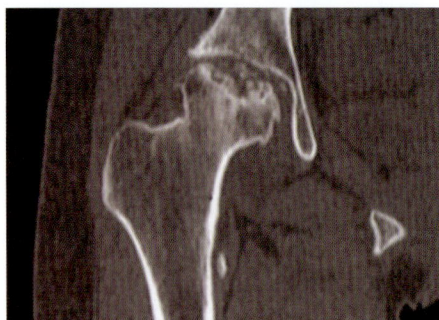

髋关节CT

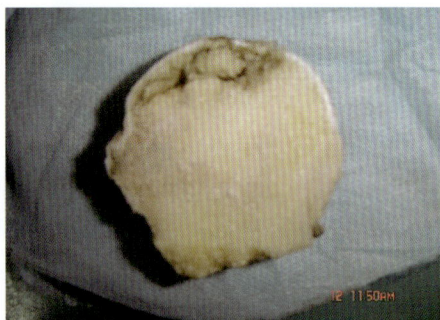

术后大体标本

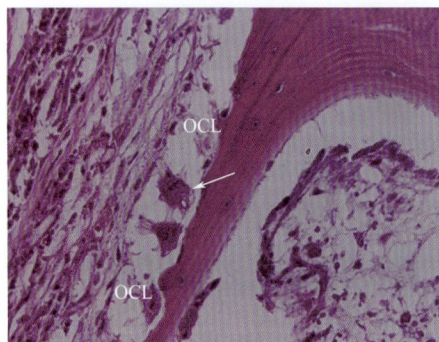

OCL—破骨细胞吸收

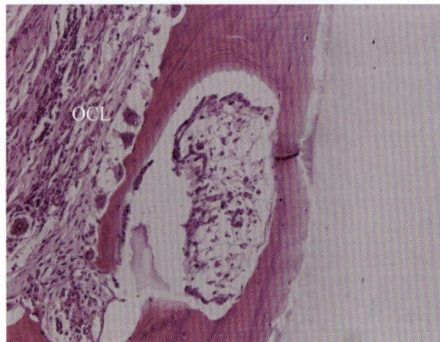

疲劳性骨折:骨小梁表面较多破骨细胞

图 3-3-2　破坏性修复

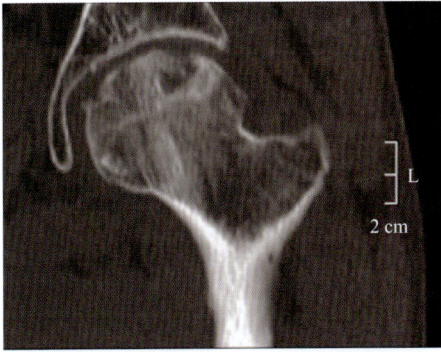

髋关节CT

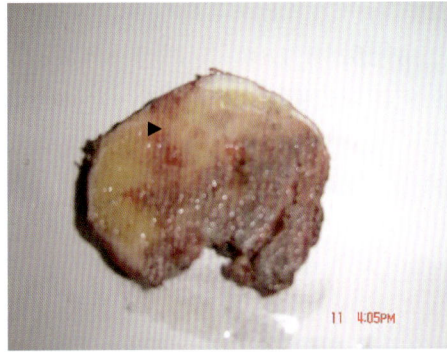

关节置换后大体标本

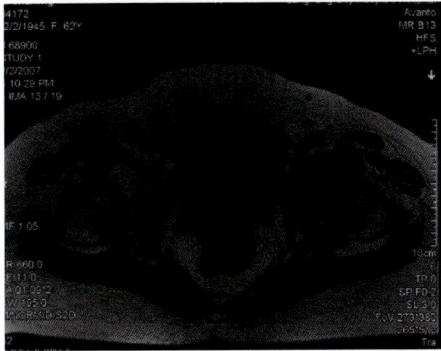

髋关节MRI T$_1$加权像

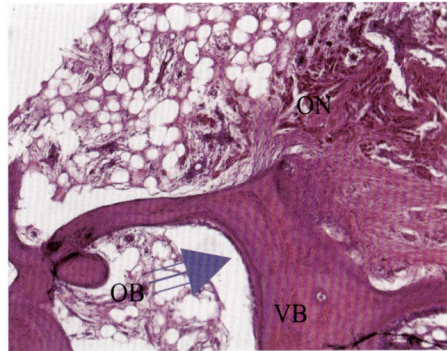

VB—骨小梁；OB—成骨细胞；
ON—破骨细胞

坏死区新生骨组织形成(病理)

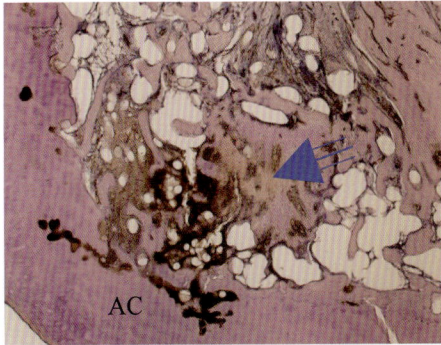

AC—关节软骨
软骨下成骨(免疫组化CD34染色血管阳性)

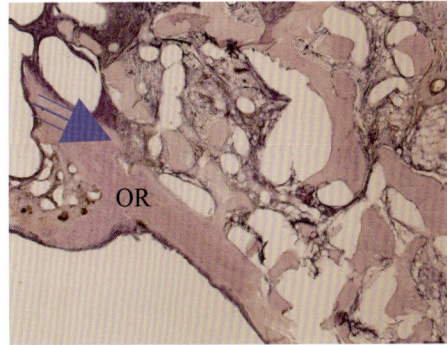

OR—硬化带
硬化带中血管(免疫组化CD34染色血管阳性)

图 3-3-3　重建修复

一、交感神经系统与骨重建

交感神经系统（sympathetic nervous system，SNS）是自主神经系统的重要组成部分，由中枢部、交感干、神经节、神经和神经丛组成，广泛分布于外周组织器官。骨组织中有交感和感觉神经纤维存在，其中骨组织中的交感神经主要通过肾上腺素能受体（adrenergic receptor，AR）起作用，骨细胞与破骨细胞均存在AR，目前发现的AR主要有5种亚型（即 α_1、α_2、β_1、β_2、β_3）。

1. SNS对骨形成的影响　SNS对骨代谢的调节主要通过 β_2 肾上腺素能受体（β_2AR），当成骨细胞交感神经系统的 β_2AR 通路被激活后，环磷酸腺苷（cyclic adenosine monophosphate，cAMP）反应元件结合蛋白（CREB）磷酸化被阻碍，导致下游分子时钟调节受到抑制，进而抑制成骨细胞活性，导致骨量减少。除了 β_2AR 外，α_1AR 也参与骨代谢。α_1AR 激活后，成骨样细胞生长期DNA合成以及碱性磷酸酶（ALP）活性增强，促进骨的生成。虽然SNS通过 β_2AR 和 α_1AR 调节骨形成作用机制不同，但目前认为交感神经兴奋的结果是抑制成骨细胞活性，减少骨生成。

2. SNS对骨吸收的影响　SNS既可以通过 β_2 受体，也可通过 α_1 受体调节成骨细胞 *RANKL* 基因表达，以增加兴奋破骨细胞，从而增加骨吸收。β 受体除可以直接调节破骨细胞外，还可以通过增加成骨细胞核因子-κB受体激活蛋白配体（RANKL）的表达来间接刺激破骨细胞分化，促进骨的吸收。除了直接作用于破骨细胞外，β 受体激动剂激动 β 受体后可激活骨细胞生成因子如IL-6等，以增加破骨细胞活性，从而减低骨量。α_1 受体也参与骨吸收过程，小鼠 α_1 受体被激活后可通过激活蛋白激酶通路促进成骨细胞RANKL表达，相反 α_1 受体被阻滞后则可以降低RANKL表达水平。

二、副交感神经系统与骨代谢

除交感神经系统外，副交感神经系统在骨代谢调控方面也起到重要作用。副交感神经的主要神经递质是乙酰胆碱，乙酰胆碱有5种毒蕈碱样乙酰胆碱受体（M1～5R）。其中M3受体（M3R）是目前唯一被证实影响骨代谢的毒蕈碱受体。M3R在骨细胞中较弱表达，但在中枢神经元中较强表达，提示M3R通过中枢神经系统调节骨代谢。M3毒蕈碱受体和特异M3毒蕈碱受体神经元转录因子基因敲除小鼠交感神经活性增加，引起骨形成减少和骨吸收增加，导致低骨量表现；而成骨细胞特异性M3毒蕈碱受体$^{-/-}$小鼠并不表现出骨质异常；这表明副交感神经通过靶向神经元影响骨量代谢，副交感神经和SNS之间的平衡系统共同调节骨的代谢。

三、瘦素与骨重建

瘦素是一种来源于脂肪细胞的激素，通过其受体发挥调控骨代谢的作用，瘦素受体共有6种异构体，主要在下丘脑表达，此外骨髓中也有表达。瘦素通过中枢和外周两种途径调节骨的代谢。

1. 瘦素通过中枢神经系统调节骨代谢　瘦素对骨代谢的影响主要是通过下丘脑途径抑制成骨细胞的骨形成过程。瘦素与下丘脑弓状核受体结合还可诱导可卡因苯丙胺调节转录物（CART）基因的表达，降低成骨细胞 *RANKL* 的表达，进而使骨吸收较少。瘦素基因缺陷和瘦素受体基因缺陷小鼠表现为骨形成增加和骨矿物质沉积率增加，给该小鼠脑室内注射瘦素后可致其骨密度下降；外周循环输注瘦素后则不出现以上改变，这表明瘦素具有强烈的中枢性抑制骨形成作用。合成血清素的脑干神经元可表达瘦素受体，脑室内注射瘦素可以减少野生型小鼠脑干神经元血清素的合成及释放，由此可见瘦素抑制骨形成是通过血清素在脑干和下丘脑神经元之间作为神经递质发挥介导作用而实现的。

2. 瘦素通过SNS调节骨代谢　SNS是瘦素通过中枢神经系统调节骨代谢的下游介导物。瘦素通过减少脑源性血清素的合成，减少对SNS的抑制，进而增强SNS的活性，然后通过作用于成骨细胞表达的β_2肾上腺素能受体发挥作用。此外，瘦素还通过下丘脑腹内侧核增强交感神经的活性，通过交感神经通路β_2AR调节破骨细胞形成，此外成骨细胞β_2AR被激活还可引起 *RANKL* 的表达从而增加骨吸收。

3. 瘦素通过神经肽调节骨代谢　瘦素还可与下丘脑神经肽如神经调节肽U（NMU）和神经肽Y（NPY）相互作用参与骨代谢的调节。NMU和NPY缺乏小鼠均表现为骨形成增加，但NMU缺乏小鼠未表现出瘦素或交感神经系统介导的骨形成抑制效应，且分子生物钟基因表达出现下调，这提示NMU可能通过某种机制影响分子生物钟基因的表达，从而参与瘦素对骨重建的调节。

四、神经肽与骨重建

神经肽Y（NPY）是由中央和外周神经元共同分泌的神经递质，并经常与去甲肾上腺素同时分泌。NPY广泛分布于中枢神经系统的下丘脑、大脑皮质、脑干、纹状体及边缘系统等部位，且在下丘脑弓状核中含量最高。NPY也可在外周成骨细胞和骨细胞中表达，在体外用机械负荷后表达减少。骨组织内不仅NPY神经纤维可分泌NPY，而且非神经细胞也可分泌NPY。由此可见NPY可以通过多个系统调节机体代谢，其中一部分作用是调节骨重建。

1. NPY$_2$受体与骨重建　NPY主要通过与其受体结合来调节骨代谢。NPY的受体（NPYR）属于G蛋白偶联受体家族，包括Y$_1$、Y$_2$、Y$_3$、Y$_4$和Y$_5$ 5种受体。NPY对骨重建的调节主要是以交感神经为中介通过下丘脑中的NPY$_2$R来完成，NPY$_2$R在脑中分布广泛。NPY$_2$R缺乏的小鼠表现为骨生成率增加和高骨量，但其矿物质沉降率和骨吸收参数未发生改变，且未检测到其他影响骨代谢的内分泌因子，这充分说明NPY$_2$R缺失导致骨代谢改变是通过下丘脑途径发生作用的。下丘脑神经元敲除NPY$_2$R后，机体只是表现出松质骨轻度降低，而皮质骨量不受影响，这说明下丘脑NPY$_2$R介导的骨重建是通过神经元群体而非单纯一种NPY神经元来完成的。

2. NPY$_1$受体与骨重建　NPY$_1$R是另一调节骨代谢的NPY受体，其在脑中分布最为广泛，特别是在下丘脑室旁核中。NPY$_1$R在外周组织中（如结肠、胰腺等）也有分布。NPY$_1$R及其 *mRNA* 在皮质骨和骨小梁的成骨细胞中亦有表达，且在细胞分化时表达升高。NPY$_1$R是中枢性调控骨代谢的一个重要下游调控元件，NPY$_1$R不仅促进成骨细胞前体细胞向成骨细胞分化，而且增加成熟成骨细胞的活性。

五、神经调节肽U

神经调节肽U（neuromedin U，NMU）是于1985年首次从猪脊髓中发现并分离提纯出的一种神经介质，广泛分布于中枢神经系统和外周组织器官中。一般认为NMU主要负责调节食欲，但在骨代谢方面也起重要作用。

NMU的两个特异性受体即NMU_1R和NMU_2R。NMU_2R主要在中枢神经系统中表达，且大多数局限于大脑的某些特定区域。$NMU^{-/-}$小鼠（一种免疫缺陷小鼠，其中$NMU^{-/-}$表示两种神经调节肽U均缺失的小鼠）表现高骨量与骨形成增加，中枢灌注NMU后其骨生成减少，表现为低骨量，给予外源瘦素后，能有效减轻*NMU*基因缺乏引起的肥胖小鼠体重的增加，但中枢灌注瘦素不影响大鼠下丘脑*NMU*基因的表达。这表明NMU对摄食行为与能量代谢的调节作用是通过独立于瘦素的信号通路实现的。

六、血清素与骨重建

血清素（serotonin）又称5-羟色胺（5-hydroxytryptamine，5-HT），是另外一种调节骨重建的神经递质。色氨酸羟化酶（tryptophan hydroxylase，TPH）是血清素合成过程中的限速酶，它有两个亚型，TPH_1和TPH_2，分别负责外周和中枢5-HT的合成。5-HT不能透过血脑屏障，表明中枢和外周合成的5-HT可独立发挥作用。绝大多数（95%）5-HT由胃肠道的嗜铬细胞合成，外周的血清素能直接激活成骨细胞的血清素受体而抑制骨形成，与此相反，中枢神经系统合成的血清素作为神经递质促进骨形成。

中枢来源的5-HT是完全由中枢神经TPH_2作用产生的单胺化合物，其在骨重建、食欲和能量消耗三个方面起重要作用。5-HT神经元受体广泛存在于脑干中，小鼠缺乏5-HT神经元受体后，瘦素拮抗骨量增加和减退食欲的作用受阻。而在下丘脑弓状核或腹内侧核中缺乏瘦素受体的小鼠，表现为正常骨量，这表明5-HT对瘦素调节起到关键作用。首先，合成5-HT的脑干中缝核神经元同时表达瘦素；其次，注射于侧脑室的瘦素会聚集于中缝核的5-HT能神经元，提示这些神经元可能会与瘦素发生反应；另外，瘦素可抑制脑干神经元释放5-HT。因此中枢合成的血清素通过结合于5-HT受体而对骨量起作用。由于血清素不能穿越血脑屏障，因此改变外周血清素水平后，中枢5-HT水平不会改变。目前观点是，当由周围产生时，血清素作为激素能直接抑制骨形成，相反，当在大脑中枢产生时，血清素作为神经递质可以通过增加骨形成和限制骨吸收而发挥骨代谢调节作用。

七、黑皮质素系统与骨重建

黑皮质素系统（melanocortin system）是一个复杂的家族，根据促黑素细胞激素（MSH）结构不同分为α-MSH、β-MSH、δ-MSH和促肾上腺皮质激素（ACTH）。MSH主要由下丘脑神经元分泌。MSH通过其受体（MCR）发挥作用，MCR属于G蛋白偶联受体，MCR被激活后可激活细胞cAMP而发挥调节骨代谢作用。MCR有5种亚型（MCR_{1-5}），MCR既可在外周骨细胞、成骨细胞表达，也可在中枢神经系统表达，其中MCR_3、MCR_4、MCR_5在中枢神经系统中表达。MSH中枢性调节骨的代谢作用是通过下丘脑神经元MCR_4实现的，缺乏*MCR_4*基因的患者骨吸收降低，表现为骨密度增加。MSH可直接作用于破骨细胞前体向破骨细胞的分化，还可促进软骨细胞及成骨细胞增殖。在体外培养骨髓细胞时，α-MSH直接促进破骨细胞的形成，提示α-MSH可直接作用于骨细胞。

八、大麻素受体与骨重建

大麻中的主要活性成分是大麻素（cannabinoid，CB）。内源性大麻素系统通过CB_1R和CB_2R这两个大麻素受体介导其骨重建活性，这两个受体相互作用抑制G蛋白表达。CB_1R主要存在于中枢神经系统，而CB_2R主要在外周组织表达。CB_1R在外周成骨细胞、破骨细胞、骨髓间充质干细胞、脂肪细胞中表达。CB_1R失活小鼠的骨密度（BMD）增加，且CB_1R失活后能免除卵巢切除引发的骨丢失，这是由于CB_1R的缺失不仅抑制了成骨细胞对RANKL的分泌，而且同时降低了破骨细胞前体细胞对RANKL的反应性，CB_1R缺失还可激活cAMP/CREB通路导致骨髓间充质干细胞分化为脂肪细胞，成骨细胞减少，从而表现高代谢活性，减少骨丢失。CB_2R缺陷小鼠虽然其皮质骨厚度不变，但表现为松质骨损失和骨皮质蓬松，然而其矿物沉积率和骨形成率都增加。这种低骨质量高转换率的表型，与绝经后骨质疏松症的表型相同。这是由于CB_2R信号通过直接刺激基质细胞/成骨细胞和抑制单核细胞/破骨细胞这两种途径抑制RANKL的表达，从而起到调节骨代谢作用。

九、CART 与骨重建

可卡因苯丙胺调节转录物（cocaine and amphetamine regulated transcript，CART）是参与骨重建的另外一种神经递质，CART除了在中枢神经系统（如下丘脑神经元）广泛表达外，也可在胰腺等外周组织表达。*CART*基因缺陷小鼠表现为低骨量，这是由于CART缺乏后，机体小鼠破骨细胞数量增加，导致骨吸收增加所致，第三脑室给予外源性重组CART后，小鼠骨代谢并未发生改变，但给予外源性CART后，外周血清CART浓度增加会导致骨量增加，然而，进一步实验研究发现：雄性转基因小鼠给予CART后骨量未改变，雌性转基因小鼠给予CART后骨量增加，雌性小鼠卵巢切除后外源性CART引起骨量增多的作用完全中断。CART调节骨的重建与卵巢有一定关联，CART作为一种神经肽，可能通过外周循环调节骨代谢，其具体调节机制需进一步研究。

（石少辉　张智海）

第四节　非创伤性股骨头坏死发病与脂质代谢

非创伤性股骨头坏死最重要的危险因素是过量饮酒和应用肾上腺糖皮质激素，其发病机制存在各种理论学说，其中包括脂质代谢紊乱学说。脂质代谢紊乱而导致股骨头缺血性坏死的主要原因有三个方面。

一、骨髓脂肪化引起股骨头间室高压综合征

　　骨髓发生脂肪变性，脂肪变性的股骨头骨髓内脂肪细胞肥大，脂肪组织增生，逐渐压迫和取代红骨髓。股骨头髓腔是一个相对半封闭的空间，脂肪细胞的肥大增生必然引起髓腔内压力持续增高。髓内压增高使髓内血窦、毛细血管、小静脉受挤压。髓内造影可见对比剂回流明显延迟或瘀滞现象，证实存在股骨头内静脉瘀滞。股骨头微循环障碍造成的缺氧又引起髓内组织渗出、肿胀，加重髓内高压而形成恶性循环，造成骨内间室高压综合征，最终导致股骨头缺血而发生坏死。这一理论推动了早期股骨头坏死髓心钻孔减压术的广泛应用。

二、高脂血症与微血栓形成

　　酒精性和激素性股骨头坏死患者大多伴有高脂血症，高脂血症可从以下几个方面导致血栓形成：①股骨头软骨下区域处终末动脉与迂曲拱形的毛细血管相连，这种结构使血液易于瘀滞。②脂肪酸成分损害血管内皮细胞，甚至造成严重的血管壁病变，如动脉粥样硬化。③高脂血症患者血液黏滞性增高。脂肪栓塞阻碍局部血液灌注，栓子溶解的产物引起局部炎症反应，进而加剧局部组织的损害。血液内的脂滴容易附着于终末动脉管壁，受血流的压力影响，脂滴变形压嵌入更细小的血管，导致这些血管发生栓塞，引起股骨头的滋养血管内血栓形成，从而促进股骨头坏死发生。

三、骨细胞脂肪变性、坏死

　　脂肪细胞和骨细胞来源于骨髓腔内同一个干细胞池，骨髓干细胞分化方向朝脂肪细胞系倾斜时，骨细胞的生成就会减少。此外，骨细胞内脂肪沉积，导致细胞肿胀，最终引起骨细胞死亡。脂肪沉积主要通过如下途径：①骨细胞内脂质代谢系统功能障碍，脂质不能得到有效清除而造成细胞内脂肪蓄积；②细胞对内环境中大小脂滴的吞饮作用；③脂肪在细胞表面或胞外环境中分解成脂肪酸及甘油分子。

　　脂质代谢异常引起股骨头坏死，那股骨头坏死发生晚期，脂质代谢在酒精性和激素性股骨头坏死患者之间是否存在差异？有研究选取晚期股骨头坏死行关节置换术患者入组，患者入院后常规抽空腹静脉血检测血脂指标。关节置换股骨头标本，在负重区和非负重区取材，行常规 HE 染色后，对骨髓造血面积、脂肪细胞密度、脂肪细胞直径和脂肪细胞体积等行形态计量学观察。另取部分骨组织置 5% 戊二醛-多聚甲醛液中固定，5%EDTA（乙二胺四乙酸）中性福尔马林脱钙液中脱钙。标本固定 7 d 后置 EDTA 脱钙液（pH 7.2～7.4）中脱钙，0.1 mol/L 磷酸缓冲液漂洗，用 0.2 mol/L 磷酸缓冲液配制的 1% 锇酸做后固定 2 h，再用 0.1 mol/L 磷酸缓冲液冲洗。梯度乙醇脱水各 15 min，置 100% 丙酮中 20 min。脱水后置于 1∶1 丙酮与 Epon2 环氧树脂包埋剂混合液中 6 h，Epon2 环氧树脂包埋剂过夜。Epon2 环氧树脂包埋剂包埋，半薄切片钻石刀切片，醋酸铀和柠檬酸铅染色，透射电镜观察。

　　研究结果发现激素性和酒精性股骨头坏死组高密度脂蛋白和载脂蛋白 A 降低率大于创伤性股骨头坏死患者，而甘油三酯、胆固醇升高率显著大于创伤性股骨头坏死组，这为脂质代谢紊乱在非创伤性股骨头坏死的作用提供了有力证据。酒精性和激素性股骨头坏死患者脂

肪细胞大小、脂肪细胞密度、造血面积在股骨头负重区与非负重区两者之间差异无统计学意义。由此可见脂质代谢异常不是引起股骨头坏死的唯一因素，因其不能完全解释骨坏死为何发生在负重区。酒精性股骨头坏死患者甘油三酯、胆固醇、低密度脂蛋白及载脂蛋白B升高率明显大于激素性股骨头坏死患者（激素组），而后者与创伤性股骨头坏死患者之间差异无统计学意义。而酒精性股骨头坏死患者脂肪细胞大小、面积、密度明显高于激素组患者，但造血面积差异无统计学意义。提示酒精性股骨头坏死患者血管外脂肪堆积可能与大量生成的脂肪细胞关联。电镜下观察到酒精性股骨头坏死患者脂肪细胞内有大小不等、多少不一的脂滴，细胞核被挤向一侧（见图3-4-1～图3-4-4）。酒精性股骨头坏死患者长期持续饮酒导致脂质代谢紊乱，引起脂肪细胞体积增大、脂肪栓塞等，在股骨头坏死整个过程中起重要作用。而激素性股骨头坏死患者体内激素可能只是在股骨头坏死的初始阶段引起脂质代谢障碍，在坏死晚期对脂质代谢作用不明显。

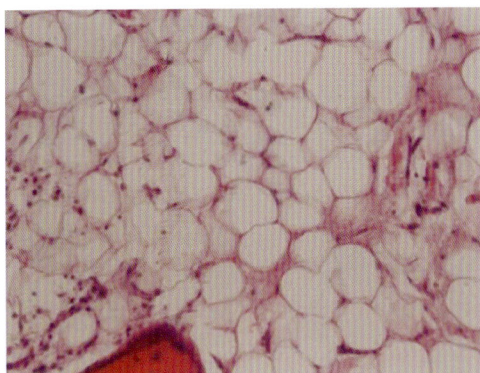

图 3-4-1　激素性股骨头坏死股骨头病理 HE 染色

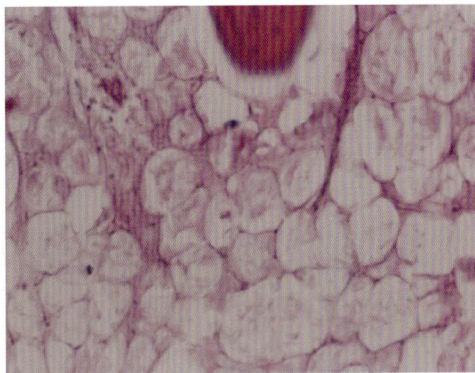

图 3-4-2　酒精性股骨头坏死股骨头病理 HE 染色（酒精性股骨头坏死患者股骨头脂肪细胞直径大于激素性股骨头坏死患者，且其内较多脂肪滴）

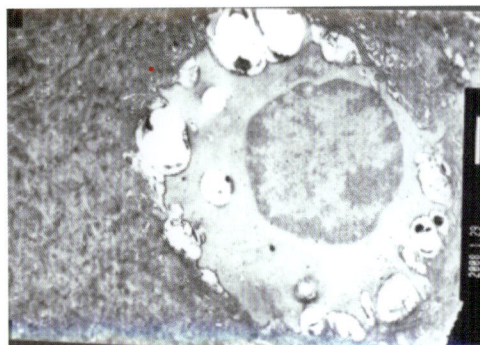

图 3-4-3　激素性股骨头坏死患者股骨头内脂肪细胞细胞核呈圆形

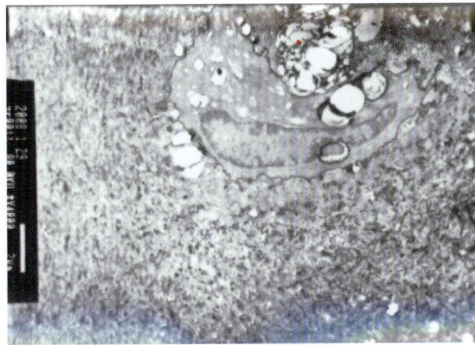

图 3-4-4　酒精性股骨头坏死患者股骨头内脂肪细胞：直径变大，其内可见大的脂滴将细胞核挤到细胞壁的边缘

（石少辉　张智海）

【参考文献】

[1] 李时斌，赖渝，周毅，等. 激素性股骨头坏死发病机制及相关信号通路的靶点效应 [J]. 中国组织工程研究，2021，25（6）：935-941.

[2] 赵小玲. 鸡*ADFP*和*PLIN*基因与脂肪组织生长发育关系的遗传学研究 [D]. 雅安：四川农业大学，2008.

[3] 王梓. 非创伤性股骨头坏死的血流动力学及BMP-2水平的对比研究 [D]. 西宁：青海大学，2020.

[4] 张萌萌，张秀珍，邓伟民，等. 骨代谢生化指标临床应用专家共识（2020）[J]. 中国骨质疏松杂志，2020，26（6）：781-796.

[5] Ladang A，Rauch F，Delvin E，et al. Bone Turnover Markers in Children：From Laboratory Challenges to Clinical Interpretation[J]. Calcified Tissue International，2023，112：218-232 .

[6] Cavalier E，Lukas P，Carlisi A，et al. Aminoterminal propeptide of type Ⅰ procollagen（PINP）in chronic kidney disease patients：the assay matters[J]. Clin Chim Acta，2013，425：117-118.

[7] Koshihara Y，Hoshi K. Vitamin K_2 enhances osteocalcin accumulation in the extracellular matrix of human osteoblasts in vitro[J]. J Bone Miner Res，1997，12（3）：431-438.

[8] Greenblatt M B，Tsai J N，Wein M N. Bone Turnover Markers in the Diagnosis and Monitoring of Metabolic Bone Disease[J]. Clin Chem，2017，63（2）：464-474.

[9] Rissanen J P，Suominen M I，Peng Z，et al. Secreted tartrate-resistant acid phosphatase 5 b is a Marker of osteoclast number in human osteoclast cultures and the rat ovariectomy model[J]. Calcif Tissue Int，2008，82（2）：108-115.

[10] Ivaska K K，Gerdhem P，Akesson K，et al. Effect of fracture on bone turnover markers：a longitudinal study comparing marker levels before and after injury in 113 elderly women[J]. J Bone Miner Res，2007，22（8）：1155-1164.

[11] Chotiyarnwong P，McCloskey E V. Pathogenesis of glucocorticoid-induced osteoporosis and options for treatment[J]. Nat Rev Endocrinol，2020，16（8）：437-447.

第四章
股骨头坏死诊断

股骨头坏死（osteonecrosis of the femoral head，ONFH）又称股骨头缺血性坏死（avascular necrosis of the femoral head，AVNFH），国际骨循环学会（ARCO）及美国骨科医师学会（AAOS）将其定义为：ONFH指股骨头血供中断或受损，引起骨细胞及骨髓成分死亡及随后的修复，继而导致股骨头结构改变，股骨头塌陷，引起患者关节疼痛、关节功能障碍的疾病，是骨科领域常见的难治性疾病。ONFH主要影响中青年人群，引起髋关节疼痛及功能障碍，致残率高，严重影响患者的日常工作与生活。ONFH通常可分为创伤性和非创伤性两大类，创伤性股骨头坏死的病因主要是股骨颈、股骨头、髋臼、髋部骨折等髋部外伤引起，非创伤性股骨头坏死病因尚未明确证实，但与摄入酒精、使用皮质类固醇、高凝状态、自身免疫病、减压病、镰状细胞贫血等有关，吸烟和肥胖亦会增加患病风险。

第一节　股骨头坏死流行病学

股骨头坏死可分为创伤性和非创伤性两大类，经调查研究发现，非创伤性股骨头坏死占整个ONFH患者的70%以上。非创伤性ONFH通常影响50岁以下的成年人，并经常进展为股骨头塌陷。根据相关流行病学研究报道，全世界范围内目前存在的股骨头坏死患者2000余万例，在美国30万～60万人患有ONFH，预估每年约1万名新患者被诊断为非创伤性股骨头坏死。在日本，该病年发病率为1.91/10万，每年估计有2400个新病例被报告，约11400个患者被发现，约2500人寻求治疗。在韩国，ONFH的估计患病人数从2002年的9870人增加到2006年的18691人，患病率从20.53/10万增加到37.96/10万。

在中国最近的一项大规模流行病学调查中，15岁及以上非创伤性ONFH患者的累积人数达到812万，并且每年有10万～20万例的新发病例。每个人口亚组ONFH患病率如下，平原农民11.76/10万，城市居民9.57/10万，工人7.92/10万，山区农民6.29/10万，沿海渔民5.53/10万。中国北方居民的ONFH患病率高于中国南方居民。目前我国男性ONFH患病率（1.02%）显著高于女性（0.51%），男性发病年龄较女性早10岁，男性发病年龄的高峰在40～49岁，而女性发病年龄的高峰在50～69岁，患者总体年龄（46.45±13.8）岁。人群分布情况：北方居民患病率（0.85%）高于南方居民（0.61%），高发病人群主要集中在华中、华东和西北地区，城镇居民发病率高于农村居民。此病多为双侧发病，美国双髋发病率为34%～72%，我国为19.84%～64.71%。一项关于广西地区1951例ONFH患者的流行病学分析，其中汉族与少数民族比例为1:2.12，少数民族以壮族居多，其中酒精性和特发性股骨头坏死在少数民族人群中发病率最高。

（白　杨　谢利民）

第二节　股骨头坏死检查方法

股骨头坏死可表现为腹股沟、臀部、大腿部位和膝关节部位的疼痛及关节活动受限，或可合并有髋部外伤、使用激素及饮酒等既往史。结合症状体征，越早对患者进行相应的影像学检查越有利于诊断与指导制订治疗方案，常用的检查手段包括X线、CT、MRI、放射性核素扫描及组织活检。

一、X线检查

X线检查对于早期ONFH的诊断敏感性较低，但仍旧是诊断ONFH最基本的方法，髋关节正位和蛙式位是X线检查的基本体位，影像上通常在早期表现为硬化、密度不均匀、囊变及"新月征"（图4-2-1），坏死区与正常区域之间往往可见硬化征象等；晚期股骨头因塌陷失去原有结构，以及呈现退行性骨关节炎表现（图4-2-2）。

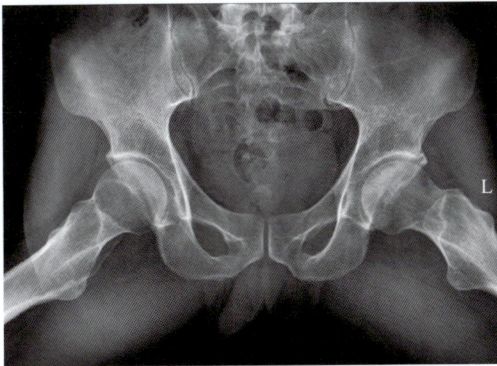

图 4-2-1　双侧股骨头坏死，左侧可见新月征

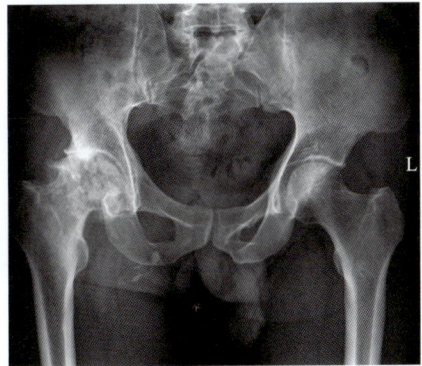

图 4-2-2　右侧股骨头坏死退行性关节炎表现

二、CT检查

CT检查对于早期的股骨头坏死的诊断意义不大，但相较于其他影像学检查，CT可以更直观准确地显示股骨头软骨下骨塌陷、坏死灶范围及修复情况和骨小梁的变化（图4-2-3），可清楚显示Ⅱ、Ⅲ期坏死灶的边界、面积、硬化带、病灶的修复状态及软骨下骨折等情况。CT显示软骨下骨折的清晰度与阳性率优于MRI及X线片。

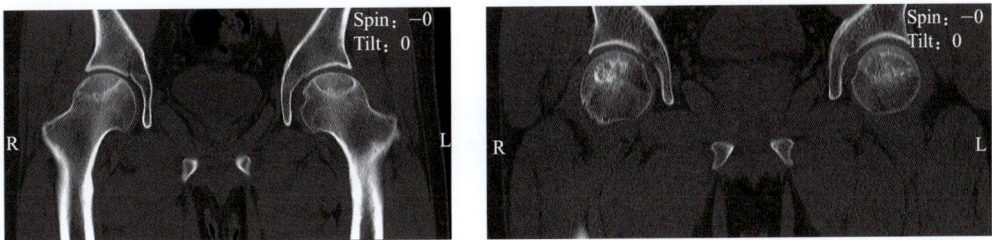

图 4-2-3　股骨头坏死的 CT 表现

三、MRI 检查

MRI检查目前仍然是诊断ONFH的金标准，其敏感性和特异性约为99%。在股骨头坏死的早期出现骨髓改变时MRI便可显示相应的变化，将ONFH与股骨头过渡性骨质减少或骨挫伤等区分开来。典型的ONFH图像：在T_1加权相上显示被一条将正常骨与骨质疏松骨分开的单条高密度线包围，同时T_2加权相显示"双线征"（图4-2-4），代表肉芽组织中血管增加，还可显示股骨头的完整性、病变的大小、是否存在股骨头凹陷或存在骨髓水肿的髋臼受累。MRI以其敏感性和准确性在股骨头坏死诊治中发挥重要作用，通过其信号变化可以在本病早期做出诊断，准确定位坏死灶的位置，定量坏死的范围，同时MRI凭借其良好的密度分辨率和空间分辨率，在显示病变的解剖形态变化、关节软骨变化的同时，还能提供坏死过程中有关的病理及生化方面的信息，帮助临床判断疾病的进展阶段及修复状态，但在反映骨缺损及修复所积累的骨量方面不如CT直观。

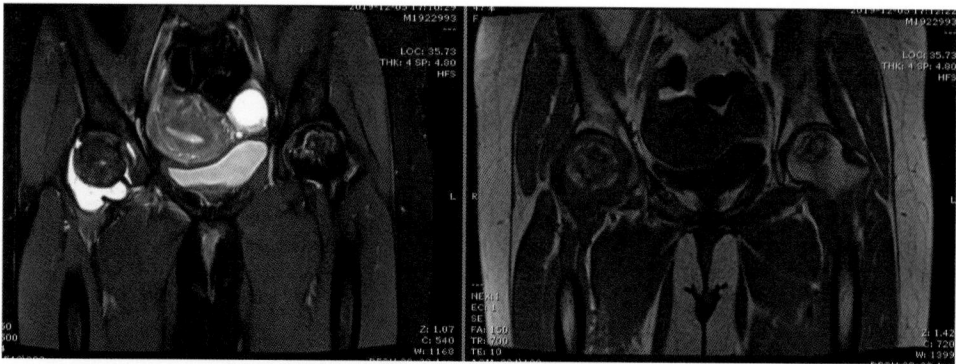

图4-2-4　双侧股骨头坏死双线征

四、发射计算机断层显像

发射计算机断层显像（emission computed tomography，ECT）对于早期骨坏死的敏感性为77.7%，特异性为75%，准确性为76%，采用锝标记亚甲基二膦酸盐（^{99m}Tc-MDP）扫描，出现热区（核素浓集）中有冷区即"炸面圈征"时可确诊ONFH，但若仅有热区，则应与其他髋关节疾病鉴别。因此在明确股骨头坏死诊断时不如MRI具有特异性。此检查可用于筛查早期及多灶性股骨头坏死。具体参见本章第三节。

五、骨组织活检

组织病理学检查为侵入性操作，建议行髓芯减压手术时取样，病理形态学上分为血运变化早期（静脉淤滞期）、血运变化中期（动脉缺血期）及血运变化晚期（动脉闭塞期）。当MRI提示典型ONFH表现时，可不进行活检。

六、数字减影血管造影

数字减影血管造影（digital subtraction angiography，DSA）表现为股骨头血供减少、受损和中断。非创伤性股骨头坏死早期出现静脉瘀滞、回流受阻，中期表现为动脉缺血，晚期为动脉闭塞。可为拟行保髋手术治疗的患者提供手术方案依据。

此部分关于影像学检查的内容只是为做诊断所作介绍，具体详细内容将在后面章节展开深入探讨。

（白　杨）

第三节　放射性核素全身骨显像在股骨头坏死诊断中的应用

一、概述

放射性核素全身骨显像是临床影像核医学的主要工作内容之一，其诊断价值已为临床所公认，因其方法简单，无创伤，无痛苦，灵敏度高，不仅能显示骨骼形态，还能反映骨组织代谢和血供情况，因此检出病变的敏感性较高，已成为骨肿瘤的常规检查方法。其广泛应用改变了无数患者的内科和外科治疗手段，使其成为临床骨骼系统影像学诊断的四大检查手段之一。

放射性核素全身骨显像不仅能一次检查显示全身各个骨骼的形态，而且能反映各个局部骨骼的血供和代谢状况。骨骼病变早期只要有骨代谢、骨血流和骨交感神经功能状态改变，即可出现骨显像异常。全身骨显像对原发或转移性骨肿瘤的敏感性或检出率高，对各种骨骼疾病、关节疾病有重要的定位诊断价值，并有助于各种骨骼疾病的定性诊断和鉴别诊断，对多种骨骼疾病的临床分期、治疗效果判断有较大的参考价值。该检查与放射学检查相比，发现的骨骼病灶不仅早而且多，无绝对禁忌证，检查方法简便无创，费用相对较低，临床应用的效价比好。同时，核素骨骼显像在骨骼系统疾病的诊断中，与其他影像学检查方法结合分析有优势互补作用。

二、原理与方法

骨组织由有机质和无机质组成。无机质的主要成分是羟基磷灰石晶体及磷酸钙。通过静脉注射的方式将放射性核素标记的亲骨性显像剂引入体内，这些显像剂通过血液循环到达骨表面，一是与羟基磷灰石晶体进行离子交换或化学吸附；二是与骨组织中有机质结合。骨组织血流量增加，无机盐代谢旺盛，成骨细胞活跃和新骨形成时，显像剂摄取增加，呈现异常的放射性增高或浓聚区；骨组织血流量减少，无机盐代谢低下，出现溶骨病灶时，显像剂摄取减少，呈现异常的放射性减低或缺损区。

静态骨显像又分为全身骨显像、局部骨显像和断层骨显像三种。

1. 全身骨显像（图4-3-1） 骨显像中最常规、最基本的显像方式。通过该显像方式可以完整显示全身骨骼显像剂的分布状况，全面反映骨骼疾病的受累范围，是局部骨平面显像和断层显像的基础，也是股骨头坏死最常用的一种检查方法。

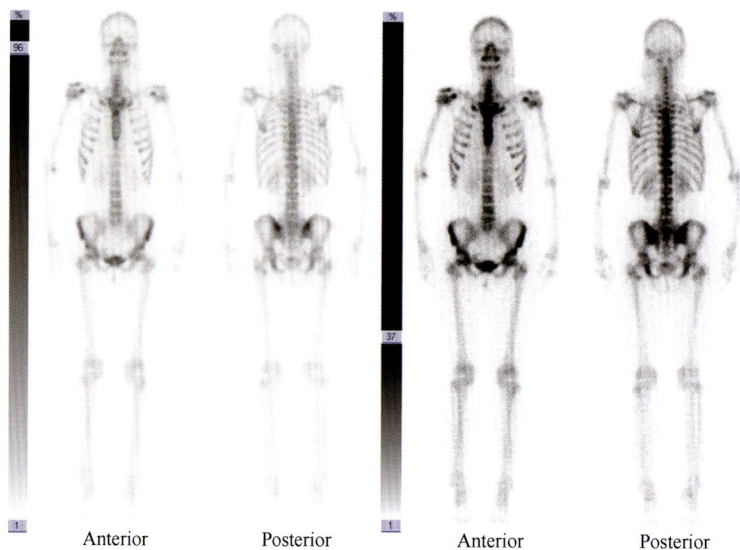

| Anterior | Posterior | Anterior | Posterior |

图 4-3-1　全身骨显像

2. 局部骨显像（图4-3-2） 局部或特殊体位的平面显像，通常用于对全身显像不能准确定位的病灶加以精确定位，也通常用于鉴别显像剂的污染和外漏。

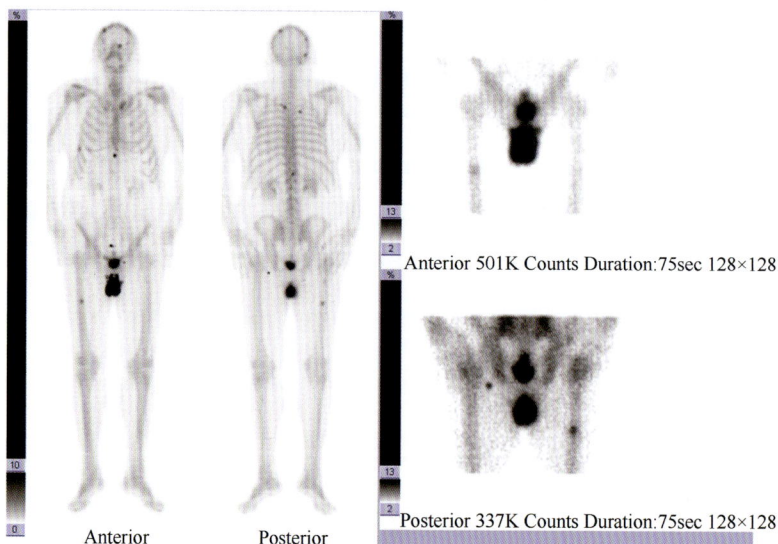

Anterior 501K Counts Duration:75sec 128×128

Posterior 337K Counts Duration:75sec 128×128

| Anterior | Posterior |

图 4-3-2　局部骨显像

3. 断层骨显像（SPECT）（图4-3-3） 通常以全身平面显像为基础，根据全身显像所示病灶的部位，确定断层采集的区域。断层骨显像是通过SPECT探头围绕人体纵轴旋转360°，连续采集多体位平面影像数据，再由计算机重建成骨骼的三维断层图像的技术，适用于检测位置重叠或位置较深的病变。与平面骨显像比较，断层骨显像的优点是：有效减少病变与正常组织放射性的重叠，精确提供病变解剖定位，增加图像对比度，真实显示骨骼内放射性分布信息，提高病变检测的灵敏度和特异性。

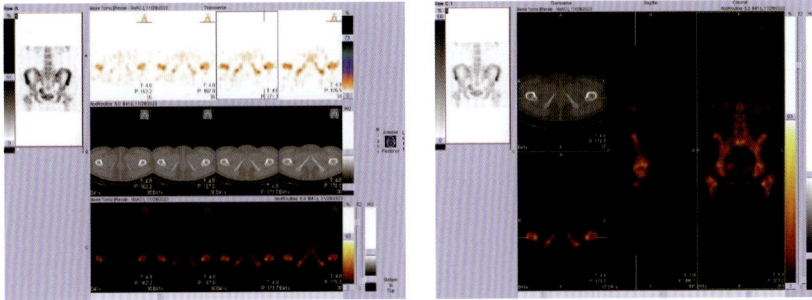

图 4-3-3　断层骨显像

动态骨显像通常又称为三时相骨显像。三时相骨显像是在静脉注射显像剂后不同时间段进行显像，分别获得血流、血池及延迟骨显像的资料。血流灌注相能够显示较大血管的位置、形态、走向以及血管的充盈状态和通畅情况，血池相反映的是软组织血液分布，延迟相则主要反映骨骼的代谢活跃程度。不同的疾病或相同疾病的不同时期，病变部位骨盐代谢及血流分布状况表现可以相同，也可能存在较大差异。因此，通过三时相骨显像进一步了解病变的血管空间变异或血管形成特征，对于疾病鉴别诊断和估计病程的时间有很大的提示作用。四时相骨显像是在三时相骨显像的基础上增加一次二十四小时延迟骨显像。

股骨头缺血性坏死早期（两周至一个月），因局部血供减少、骨代谢减低，患侧股骨头部位血流相、血池相及延迟相放射性分布均低于健侧；随着病情进展，缺血中心周围血运重建、骨骼修复过程增强，血池相和延迟相可表现为患侧股骨头及其周边部位放射性分布明显增强；若病情继续进展，缺血中心部位损伤不可修复，范围达到显像分辨率时，延迟相图像表现为中心放射性稀疏、缺损，而周边放射性异常浓聚的"炸面圈征"（图4-3-4）改变。

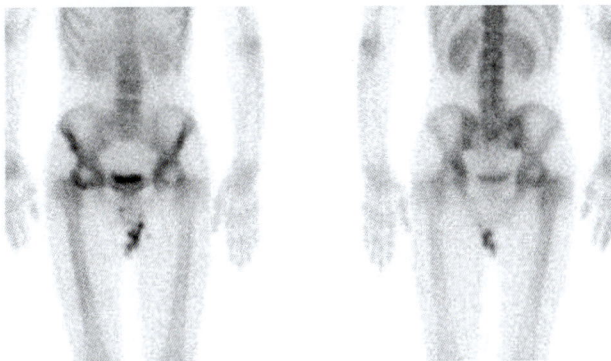

图 4-3-4　炸面圈征

注射显像剂半小时后，嘱患者多饮水（500～1000 mL）、多活动，促进显像剂吸收与清除。显像前去除身上能导致放射性衰减的金属物品（手机、手表、皮带等），并尽可能排空膀胱以减少膀胱放射性对图像的影响，对输尿管肠道吻合术后的患者除尽量排空尿袋外，显像时宜将尿袋置于显像视野之外。图像采集及数据参数见表4-3-1。

表4-3-1 图像采集及数据参数

参数		动态骨显像 （三时相骨显像）	全身骨显像	局部骨显像	断层骨显像
显像剂		成人剂量为 ^{99m}Tc-MDP555 ～1110MBq（15～30 mCi），体重过大的患者可酌情加量。儿童给药应严格限制，儿童剂量为 0.925×10^7Bq/kg（0.25 mCi/kg）			
准直器		低能高分辨或低能通用准直器			
	能峰	140keV			
	窗宽	20%			
采集条件	血流相	矩阵为128×128；zoom为1.0；2～3 s/帧，连续采集60 s	矩阵为256×1024	矩阵为128×128或256×256	矩阵为64×64或128×128
	血池相	矩阵为128×128；zoom为1.0；注射后1～2 min采集，60 s/帧，采集1～5帧	zoom为1.0	zoom为1.0～1.5	zoom为1.0
	延迟相	注射显像剂后2～6 h内进行，采集条件参照静态局部骨显像	扫描速度为15～25 cm/min	采集计数为300～800 k	360°/6°步进采集。每帧采集15～20 s

三、影像学表现和诊断

1. 静态骨显像影像学表现和诊断 正常影像：全身骨骼显像呈对称性的放射性浓集，其浓集的程度与骨骼结构、血供情况和代谢水平有关，扁平骨如椎骨、肋骨、胸骨和颅骨等，以及长骨如四肢骨的骨骺端聚集放射性较多。长骨骨干含骨矿物质较多，血供不丰富，聚集放射性较少。某些关节如肩、肘关节可出现放射性不对称（图4-3-1）。

异常影像：早期，在最初的五天（病理演变 I 期），随着各种细胞死亡，股骨头对显像剂的摄取减低，表现为放射性缺损；坏死股骨头表现为局限性放射性缺损而无周围浓聚反应（图4-3-5）。中期，随着修复过程开始，坏死组织周围充血，骨扫描显像表现为坏死组织与正常组织交界处的放射性摄取增高，开始于1～3周；最后放射性摄取增高区围绕中心的放射性减低区，即炸面圈征，这种表现将持续几个月（图4-3-6）。晚期，如果病程进展，股骨头、关节软骨发生塌陷，骨扫描表现为整个股骨头呈球形或类球形明显浓聚，有时可为不规则浓聚（图4-3-7）。

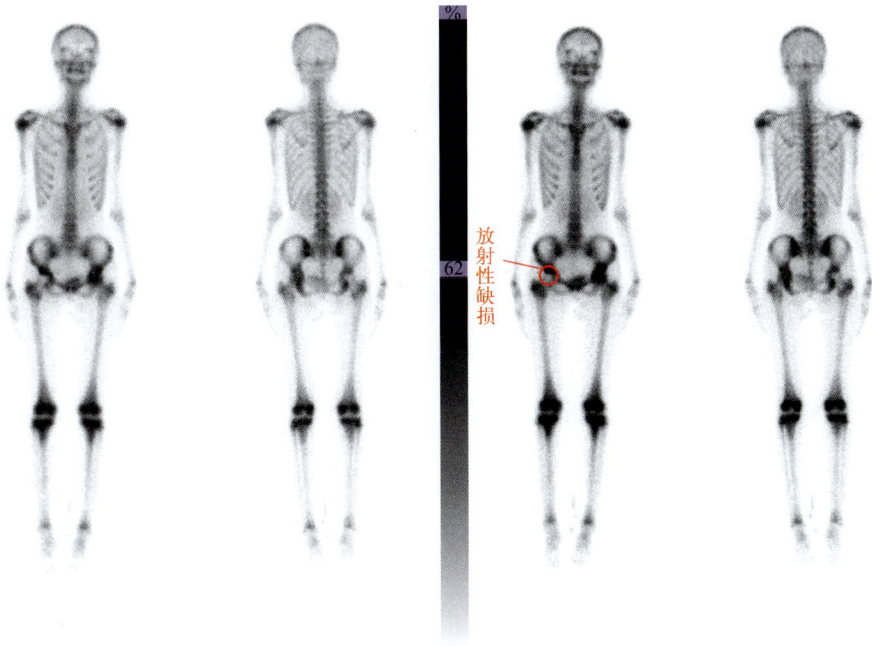

放射性缺损

图 4-3-5　股骨头坏死早期图像

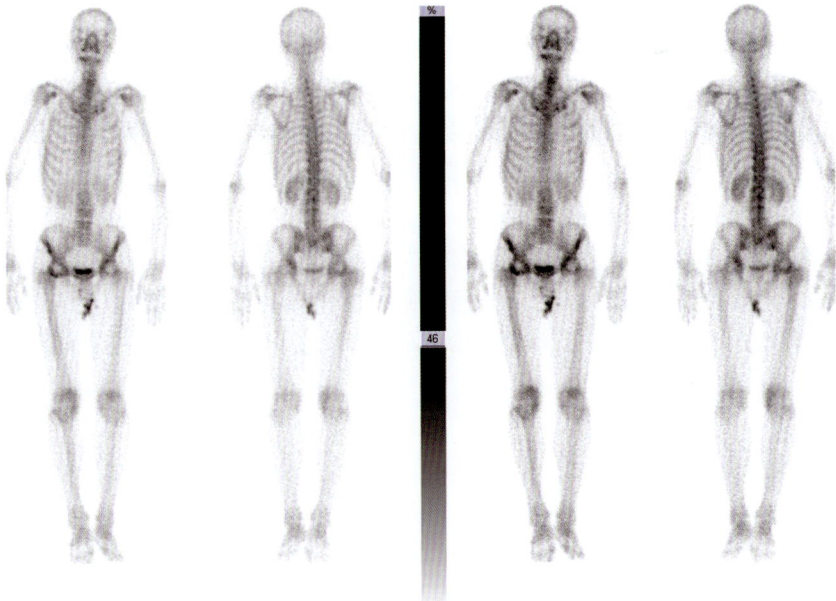

图 4-3-6　股骨头坏死中期图像

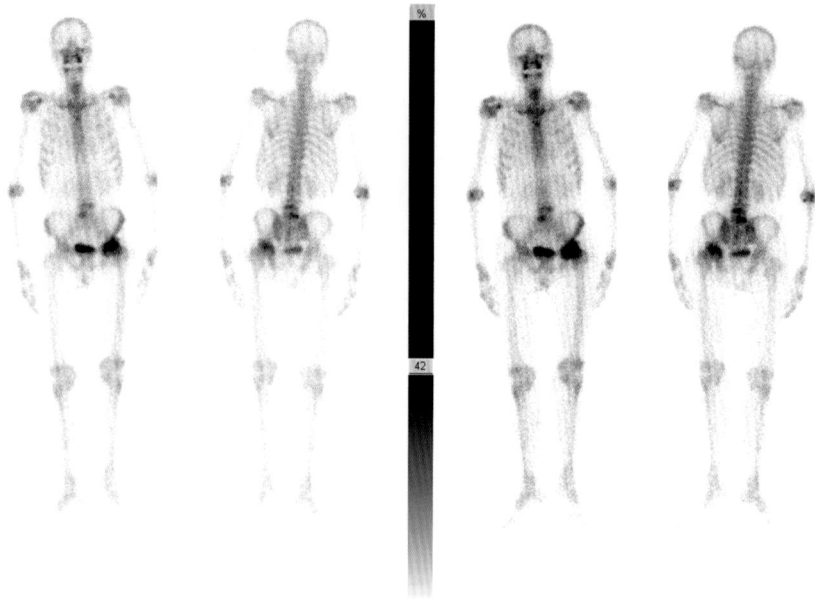

图 4-3-7　股骨头坏死晚期图像

2.三时相骨显像影像学表现和诊断　正常影像：①血流相，可见静脉注入显像剂后8～12 s大血管显影清晰，两侧基本对称，随之可见软组织轮廓，放射性相对均匀地分布于软组织，骨骼部位放射性较少。②血池相，2 min后为血池相，仍可见大血管影，软组织进一步显影，轮廓更加清晰，放射性分布均匀，两侧基本对称，除儿童、少年骺板外，骨关节部位为低或无放射区。③延迟相，2～4 h后为延迟相，表现同静态显像。

异常影像：①血流相，表现为两侧不对称，放射性分布提前，出现异常的放射性增高或减低，提示病变部位血管的空间变异、血管通畅度异常以及血流灌注异常，常用于评价炎症、创伤，鉴别原发骨骼及软组织病变的良、恶性。②血池相，软组织和骨内出现异常的放射性增高或浓聚区（热区）和放射性减低或缺损区（冷区），反映软组织血液供应的异常增高或减低。③延迟相，与静态显像相同。

三时相骨显像典型的股骨头坏死征象为"炸面圈征"，即坏死中心部位由于血流中断，表现为显像剂聚集减少，坏死区周边在血管的修复过程中显像剂聚集增多。同位素骨扫描在发现早期骨坏死方面敏感度较高，可用于诊断早期股骨头坏死，但在明确骨坏死诊断时仍缺乏特异性，不如MRI。

四、注意事项及防范

（1）注射"弹丸"的质量是动态骨显像成功的关键。通常要求显像剂体积控制在0.5～0.8 mL之间为宜；如体积过小，会导致显像剂在注射器中存留相对过多，而体积过大则会影响"弹丸"形成的质量，两者均会对血流相的图像质量造成一定影响。

（2）在选择注射血管时，应尽量选用健侧、近心端、弹性比较好的静脉血管（如肘部贵要静脉），并确保注射器针尖位于管腔内。对于血管条件较好患者，可采用止血带法注射，在显像剂推注完毕后迅速松解止血带；对于血管条件较差患者，建议采用三通注射器法，在推注显像剂后快速推注10～20 mL生理盐水，以确保"弹丸"质量。

（3）因动态骨显像需要在检查床旁进行快速注射，在注射显像剂之前应注意检查注射器乳头部位是否牢固，防止显像剂在快速注射时产生喷溅污染显像仪器。

（4）动态采集对显像仪器条件要求较高，为避免因仪器本身原因造成显像失败，建议在患者检查前进行与血流相采集条件相同的预采集，以确保仪器状态良好无误。

（5）对于肾脏功能严重受损或严重水肿患者，在条件允许情况下，可适当推迟显像时间，以期提高骨和软组织的对比度。

（6）患者上机检查前应去除体表及衣物中的金属物品。

（7）采集过程中应注意是否有显像剂外漏和尿液污染；也应随时注意患者是否有肢体移动或其他不适症状。

（8）对于因各种原因导致全身显像无法清晰显示的病灶，应加做局部显像或断层显像，以清晰显示病灶局部的解剖结构和放射性分布。

（雷　光）

第四节　股骨头坏死诊断标准

一、日本厚生省骨坏死研究会诊断标准

（1）股骨头塌陷，X线图像无关节间隙狭窄或髋臼异常（包括新月征）。

（2）X线图像上股骨头硬化，无关节间隙狭窄或髋臼异常。

（3）骨扫描"热包冷"表现。

（4）MRI的T_1加权相显示低强度条带（条带样模式）。

（5）组织学上可见骨小梁和骨髓坏死。

1986年日本厚生省骨坏死研究会（JIC）诊断标准更强调了影像学和组织病理学的重要性，如果满足这五个条件中的两个以上，则诊断ONFH，诊断的敏感性和特异性分别可达91%和99%。但肿瘤、骨骺发育不良、股骨颈骨折、髋关节脱位等疾病亦可能符合诊断标准，需要做好鉴别诊断。

二、1995年Mont标准

1. 特异性标准

① 股骨头塌陷。

② 软骨下放射性透光线（新月征）。

③ 骨扫描显示热区包围冷区。

④ 核磁共振T_2加权相显示双线征。

⑤ 骨活检标本显示空腔隙累及多个相邻骨小梁。

2. 非特异性标准

① 股骨头塌陷伴关节间隙狭窄。

② 股骨头有囊性变及硬化带。

③ 骨扫描活动性增加。

④ 核磁共振显示骨髓水肿及纤维化。

⑤ 髋关节活动时疼痛，影像学检查正常。

⑥ 酒精摄入或糖皮质激素使用史。

⑦ 非特异性的骨活检显示骨髓水肿和纤维化。

Mont标准不仅体现了影像学及组织病理学的重要性，更强调了股骨头坏死相关临床表现，只要同时满足两个标准中的一条诊断即成立。

三、2006年版《股骨头坏死诊断和治疗的专家建议》

1. 主要标准

① 临床症状、体征和病史：以腹股沟和臀部、大腿部位为主的髋关节痛，髋关节内旋活动受限，有髋部外伤史、皮质类固醇应用史、酗酒史。

② X线片改变：股骨头塌陷，不伴关节间隙变窄；股骨头内有分界的硬化带；软骨下骨有透X线带（新月征，软骨下骨折）。

③ 核素扫描示股骨头内热区中有冷区。

④ 股骨头MRI的T_1加权相呈带状低信号（带状类型）或T_2加权相有双线征。

⑤ 骨活检显示骨小梁的骨细胞空陷窝＞50%，且累及邻近多根骨小梁，有骨髓坏死。

2. 次要标准

① X线片示股骨头塌陷伴关节间隙变窄，股骨头内有囊性变或斑点状硬化，股骨头外上部变扁。

② 核素骨扫描示冷区或热区。

③ MRI示等质或异质低信号强度而无T_1相的带状类型。

本标准于2006年4月由"首届全国骨坏死与关节保留重建学术研讨会"的40余位专家结合国际骨循环学会（ARCO）及美国骨科医师学会（AAOS）的标准共同制定。符合2条或2条以上主要标准可确诊。符合1条主要标准，或次要标准阳性数≥4（至少包括一种X线片阳性改变），则为可能诊断。

四、2012年版《成人股骨头坏死诊疗标准专家共识》

1. 临床症状、体征和病史　以腹股沟、臀部和大腿部位为主的关节痛，偶尔伴有膝关节疼痛，髋关节内旋活动受限，常有髋部外伤史、皮质类固醇应用史、酗酒史以及潜水员等职业史。

2. **MRI改变**　T_1WI显示带状低信号或T_2WI显示双线征。

3. **X线片改变**　常见硬化、囊变及新月征等表象。

4. **CT扫描改变**　硬化带包绕坏死骨、修复骨，或软骨下骨断裂。

5. **核素骨扫描**　初期呈灌注缺损（冷区）；坏死修复期示热区中有冷区即"炸面圈样"改变。

6. **骨活检**　显示骨小梁的骨细胞空陷窝多于50%，且累及邻近多根骨小梁，骨髓坏死。

本诊断标准是参照日本厚生省骨坏死研究会（JIC）和Mont标准而制定的我国的诊断标准，对2006年拟定的《股骨头坏死诊断和治疗的专家建议》进一步修改和补充，符合两条或两条以上标准即可确诊。除1外，2、3、4、5、6中符合一条即可诊断。

《成人股骨头坏死临床诊疗指南（2016）》《中国成人股骨头坏死临床诊疗指南（2020）》《股骨头坏死临床诊疗技术专家共识（2022年）》对ONFH的流行病学、病因学、病理生理学、影像学、诊断和治疗的新进展等方面均进行了修订和更新，但未对ONFH的诊断标准作出明确定义，故未在本节具体记录。

（白　杨）

第五节　股骨头坏死鉴别诊断

股骨头坏死患者在早期多表现为腹股沟、臀部、大腿部位和膝关节部位的疼痛，病情严重者可出现髋关节活动受限，然而髋关节其他相关疾病中，亦存在相似的临床表现。值得注意的是，股骨头坏死与常见的髋关节软骨病变有着不同发病机理，在髋关节各种病变的早期和中期，这些病变的临床表现、X线片和MRI图像等都有明显差异，通过临床表现、相关病史、影像学及理化检查，可以进行有效鉴别诊断，早期准确的诊断更有利于早治疗，从而提高临床疗效。股骨头坏死典型影像学表现为X线或CT图像上坏死区周围硬化边、MRI T_2WI图像上可见"双线征"。"双线征"代表活骨与死骨的反应界面，外侧低信号带代表硬化死骨，内侧高信号带代表肉芽组织，其出现率达80%。但由于股骨头坏死区成分不一，X线或CT图像上可表现为坏死区不均匀高密度影，亦可见低密度的骨质吸收区、软骨下骨折等，MRI图像上坏死区亦可表现为混杂信号，尤其是骨髓水肿明显时可部分遮盖双线征，经验不足及初学者易将其与其他病变混淆。

1. **髋关节骨关节炎**　髋关节骨关节炎（OA）见于老年人，可见髋关节缘及股骨头骨赘、关节面下囊变，髋关节间隙狭窄，髋关节游离体（图4-5-1）。在X线平片上部分患者由于重叠因素致股骨头密度不均，易被误认为股骨头坏死，但结合蛙式位仔细辨别，其股骨头内无股骨头坏死的硬化边，通常无股骨头关节面塌陷，股骨头病变仅为关节面下囊变及边缘骨赘，且临床上通常无激素使用史及酗酒史或外伤史，如仍鉴别困难，结合CT或MRI检查可明确诊断（图4-5-2）。骨关节炎进展到中、晚期时，出现关节间隙狭窄及囊性变，不易与ONFH鉴别。CT表现为关节炎囊性变多位于负重区软骨下骨对应区域，股骨头形态改变不明显，多表现为关节间隙狭窄和骨质增生。MRI信号异常区呈片状而不呈带状，亦不具备"双线征"。

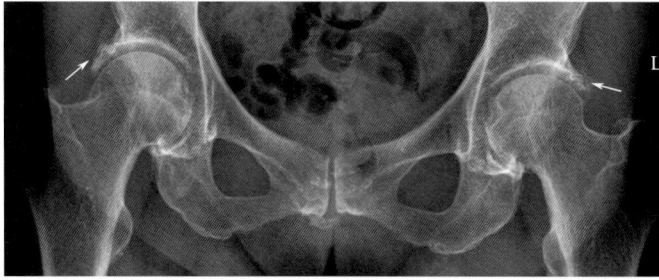

图 4-5-1　原发性 OA
双侧髋臼缘明显骨质增生（白箭头所指），双侧髋关节间隙外侧变窄

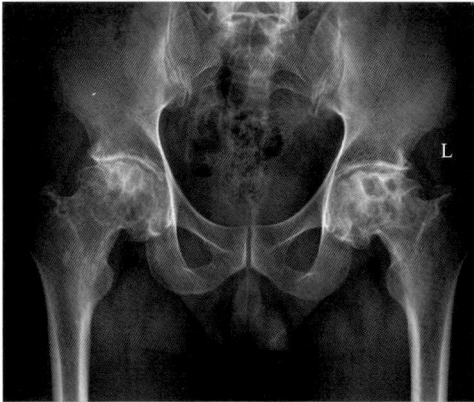

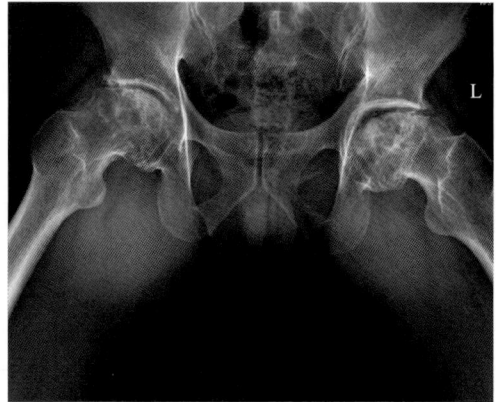

图 4-5-2　ONFH 继发 OA

2. 发育性髋关节发育不良（developmental dysplasia of the hip，DDH）　发育性髋关节发育不良为股骨头颈部形态正常，髋臼覆盖不足导致的疾病，包括髋臼发育不良、髋关节半脱位以及完全性脱位，早期可无症状，随着病情发展，疼痛呈进行性加重，可出现静息痛，同时伴有髋关节功能障碍、跛行及继发性髋关节骨关节炎（图4-5-3）。影像上通常通过测量中心边缘角（CEA）来进行判断，正常中心边缘角＞25°；20°～25°为边缘性发育不良；＜25°为髋关节发育不良，髋关节发育不良会继发髋关节退变，出现髋臼及股骨头关节面下囊变（图4-5-4）。临床诊疗中，该病在X线平片上易与股骨头坏死混淆，鉴别点主要为：首先，股骨头坏死绝大部分病例坏死区周围可见蜿蜒走行的硬化边，而髋关节发育不良患者在继发髋关节骨关节病时其关节面下囊变可见硬化边，两者区别明显；其次，股骨头坏死无髋臼变浅的征象，而髋关节发育不良通过目测或测量可观察到髋臼变浅、髋关节对应欠佳；如X线平片鉴别征象不明显，可借助CT或MRI检查进一步观察。X线是诊断DDH最主要的检查方法，CT可更好评价骨皮质、骨小梁及关节解剖，MRI的诊断敏感度较高，尤其是诊断软骨变性、骨髓水肿时，且MRI maps技术可定性、定量分析关节软骨病变。

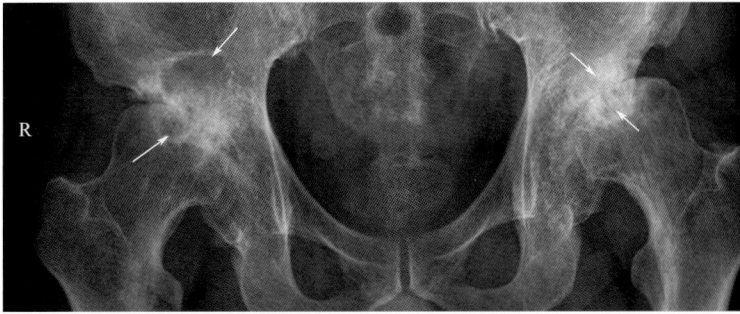

(a)

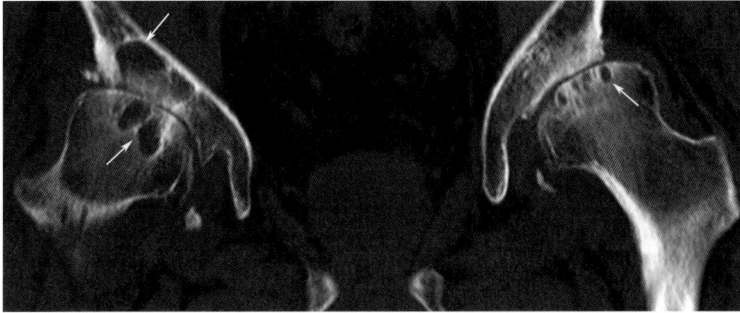

(b)

图 4-5-3　双侧髋关节发育不良

髋关节X线正位（a）及CT冠状位（b）图像示双侧髋臼变浅，双侧股骨头外移，双侧髋臼及股骨头关节面下多发囊变，双侧髋关节间隙明显狭窄

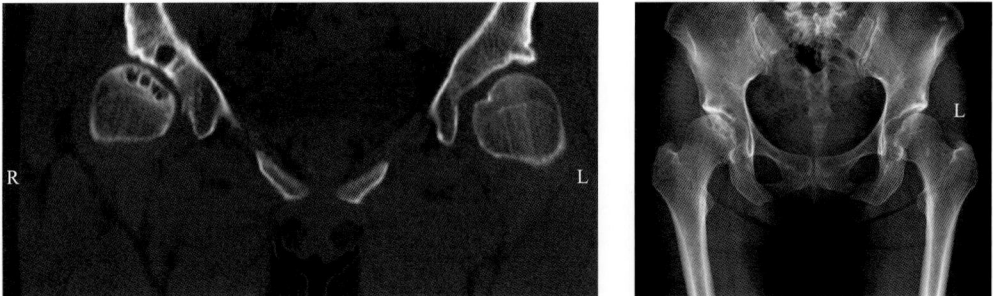

图 4-5-4　DDH 继发 OA

3. 股髋撞击综合征（femoroacetabular impingement，FAI）　股髋撞击综合征亦可称为髋关节撞击综合征，好发于中青年人，是一种由于髋臼和（或）股骨头/颈的结构畸形，导致股骨近端和髋臼间长期不正常接触与碰撞，致使关节盂和关节软骨退变，引起一系列临床症状（图4-5-5）的疾病。FAI有三种形态学畸形：①凸轮撞击型，通常见于年轻女性。②钳夹型，常见于髋臼对股骨头过度覆盖的中年女性。③混合型，即凸轮撞击型和钳夹型的特征联合存在。约40%患者X线常表现为"手枪柄样畸形"，45°Dunn位侧视图常见凸轮撞击型畸形，CT能更直观、敏感地显示股骨近端、盂缘的细微骨性解剖异常，MRI和关节造影可充分显示盂唇损伤和关节软骨损伤，敏感度可达80%。

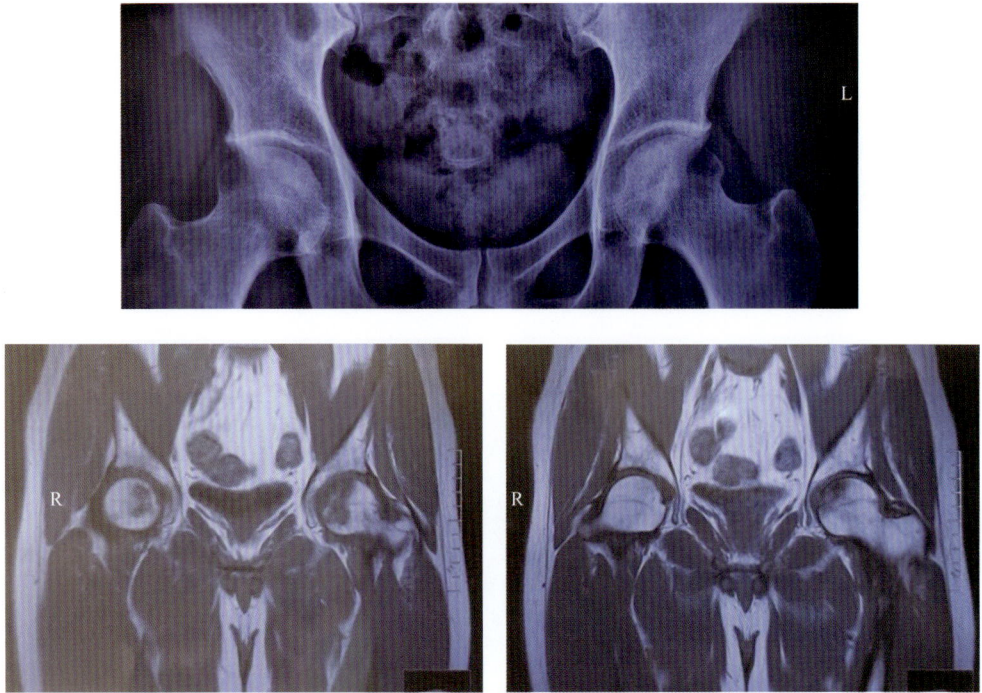

图 4-5-5　ONFH 合并 FAI

4. 类风湿关节炎（rheumatoid arthritis，RA）　类风湿关节炎是一种以对称性多关节炎为主要临床表现的自身免疫性疾病，可发病于任何年龄，在一系列促炎细胞因子的作用下，表现为持续性关节滑膜炎、关节软骨破坏及骨质侵蚀，引起多关节疼痛与僵硬，甚至导致关节畸形（图4-5-6）。常累及近端指间关节和掌指关节，亦存在肩、肘、髋、膝等大关节受累。红细胞沉降率（erythrocyte sedimentation rate，ESR）和C反应蛋白（C reactive protein，CRP）是目前广泛使用的炎症反应指标；X线检查在RA引起大量骨破坏时才较敏感；CT可以很好地显示RA患者骨质破坏、硬化及关节腔积液等情况；MRI可以较好地显示滑膜、腱鞘、肌腱等软组织损伤情况，以及关节周围炎症、骨水肿、骨侵蚀和骨质增生等情况，有助于鉴别。

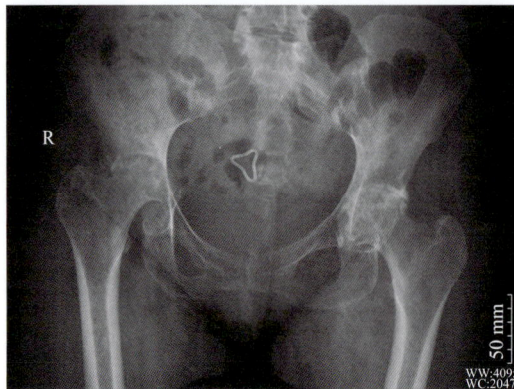

图 4-5-6　RA

5. 强直性脊柱炎（ankylosing spondylitis，AS） 强直性脊柱炎是一种慢性炎症性自身免疫疾病，多见于青壮年男性，主要表现为进行性的脊柱炎症和骶髂关节炎，并可伴发关节外表现，严重者可出现脊柱畸形和关节强直（图4-5-7）。颈、腰椎侧位片的改良Stoke AS脊柱评分和骨盆正位片是诊断的必备条件。实验室检查HLA（人白细胞抗原）-B27阳性，ESR加快，CRP升高等结果常提示AS可能性大。MRI是骶髂关节炎的主要检查手段，但假阳性率高；超声检查可评估肌腱附着点、外周关节和周围软组织炎症；对于累及髋关节的AS，CT检查可见股骨头仍保持圆形，但关节间隙变窄。

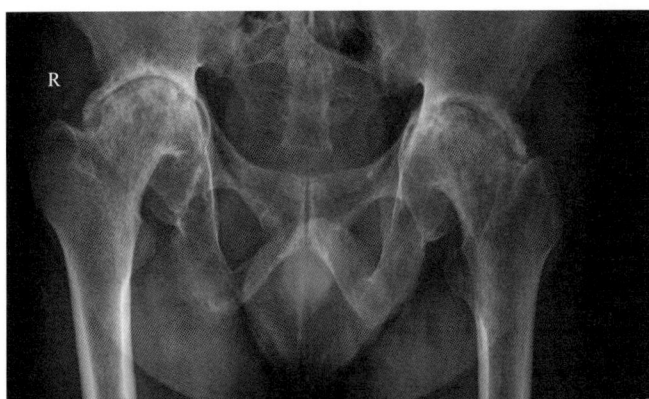

(a)

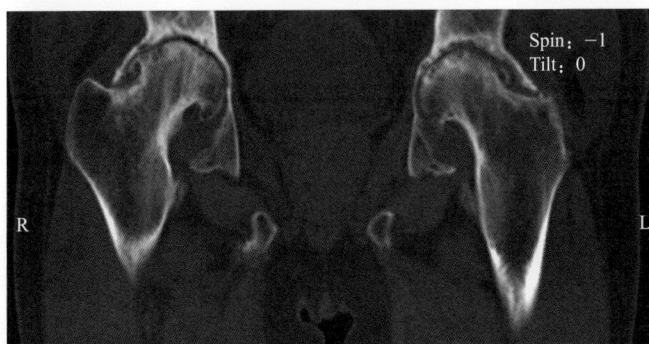

(b)

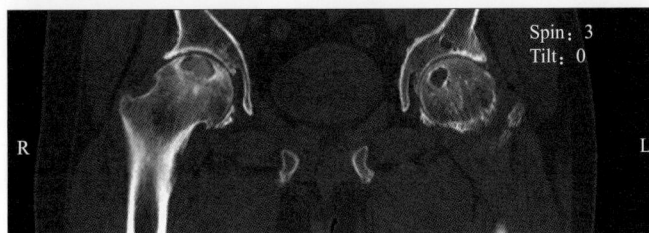

(c)

图4-5-7 AS
（a）（b）AS；（c）AS合并ONFH

6. 色素沉着绒毛结节性滑膜炎（pigmented villonodular synovitis，PVNS） 色素沉着绒毛结节性滑膜炎是一种滑膜的增生性病变，常表现为局限性结节灶，临床表现为关节的无痛肿胀或轻度疼痛伴肿胀，单侧关节发病，常累及膝关节，髋关节受累少见，早期常误诊为ONFH，病因不明，X线和CT表现缺乏特异性，多表现为股骨头与髋臼皮质骨均被侵蚀，MRI可见关节内滑膜不同程度肿胀、肥厚并可见结节状病灶，T_1WI呈弥散性等信号或低信号，T_2WI上呈高低混杂信号。

7. 髋关节骨髓水肿综合征（bone marrow edema syndrome of the hip，BMES） 髋关节骨髓水肿综合征是一种病因不明的自限性疾病，临床少见（图4-5-8）。多表现为不明原因的急性髋部疼痛，休息可缓解，劳累后加重，部分患者存在关节外展及内外旋受限。可自行或于治疗后3～12个月完全消散。MRI是诊断BMES的金标准。T_1WI成像上为低信号影，在T_2WI成像、脂肪抑制成像（抑脂像）上为高信号影，而无局灶性改变；股骨头周围血管造影及增强MRI检查亦可对本病进行辅助诊断。

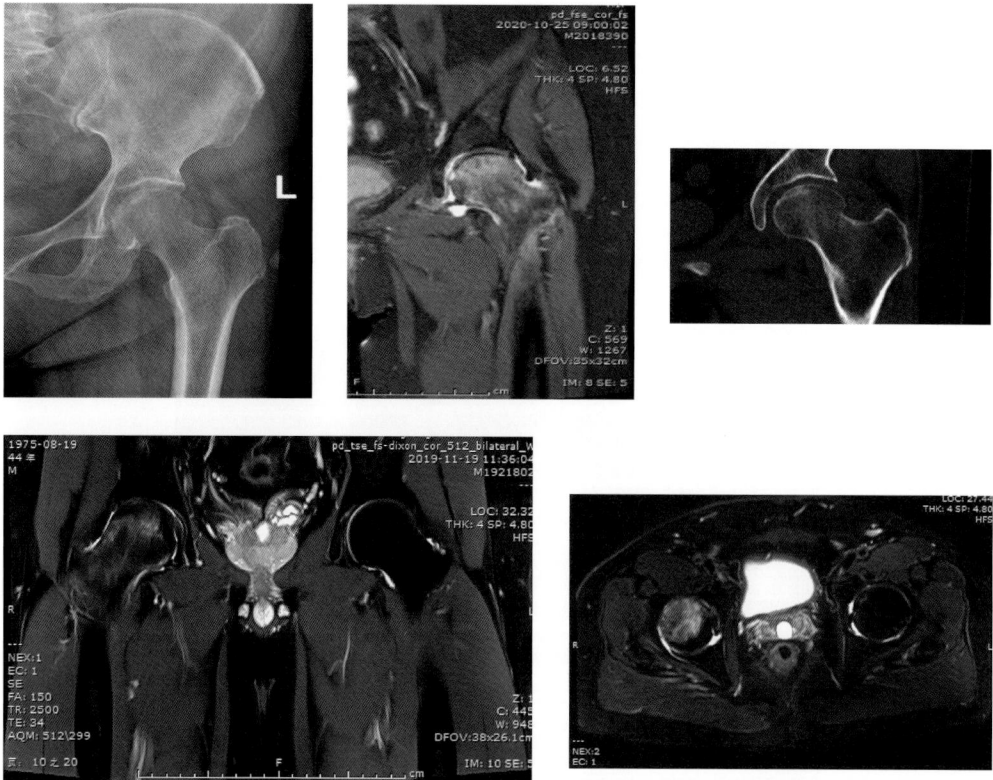

图4-5-8　两例BMES

8. 髋关节滑膜软骨瘤病 髋关节滑膜软骨瘤病是一种以滑膜增生及结缔组织细胞化生形成软骨小体为主要特征的关节滑膜疾病。X线表现为髋关节间隙及周围见散在大小不等多枚钙化或骨化结节影。CT可清楚地显示钙化或骨化游离体的大小及数目。MRI可见关节囊内结节状异常信号影，钙化或骨化性游离体于T_1WI和T_2WI均呈低信号，未钙化的软骨性游离体于T_1WI呈等信号，T_2WI和抑脂像呈低信号。

9. 股骨头邻关节骨囊肿 也称为骨内腱鞘囊肿，是一种较少见的、邻近关节发病的骨内良性病变（图4-5-9）。X线可见圆形或类圆形、有硬化边的溶骨性骨质破坏，常呈偏心性分布，关节间隙不改变，有的骨性关节面不连续、呈小的裂隙。CT可更直观显示病变的大小、位置及病变内部密度，常需要结合病理诊断。

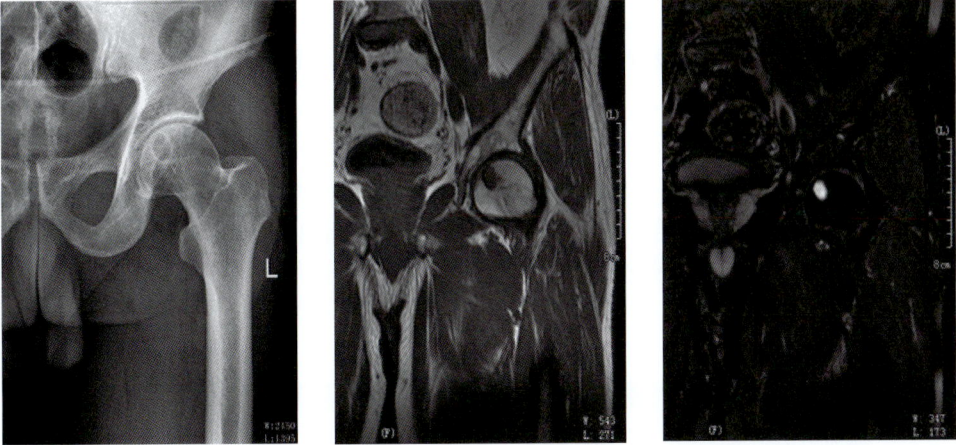

图 4-5-9　股骨头邻关节骨囊肿

10. 股骨头内肿瘤　以软骨母细胞瘤常见，好发于男性，起源于骨骺生长期，肿瘤生长缓慢（图4-5-10）。好发于长骨的骨骺和骨突，股骨受累时多起源于骨骺或大转子，表现为髋关节的疼痛及关节功能受限。X线表现为病灶类圆形、分叶状的骨质破坏，内部可见钙化及硬化边，部分可见骨膜反应。CT扫描呈更明确的不规则溶骨性破坏，可见周围软组织肿胀及关节腔积液。MRI多见囊性实变，病灶处常呈分叶状强化，可表现为边缘及间隔强化伴或不伴实性强化，T_2WI呈片状高信号、T_1WI呈无带状低信号、DWI（弥散加权成像）呈高低混杂信号。

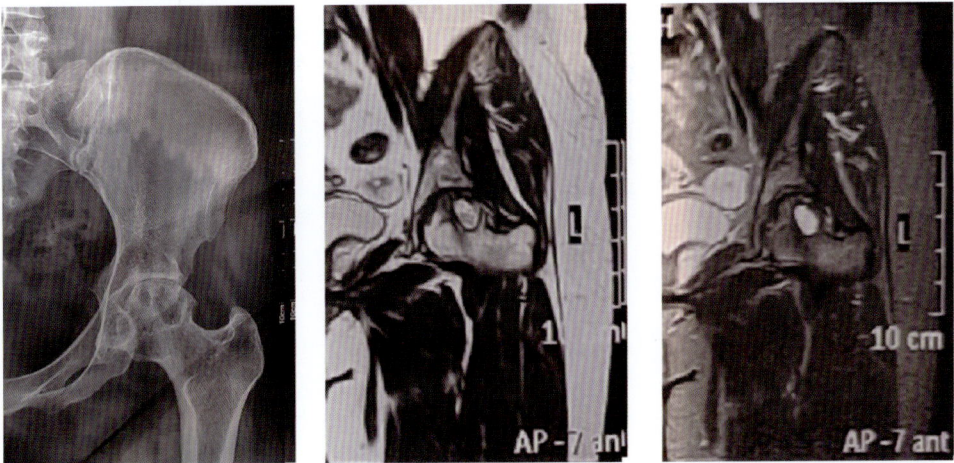

图 4-5-10　软骨母细胞瘤

11. 股骨头软骨下不全骨折　多发生于老年骨质疏松患者，常被认为是不全性骨折。患者常无明显外伤史，表现为突发髋部疼痛，关节活动受限。影像学表现为股骨头关节面下，与股骨头关节面相平行或凸向股骨头关节面的弧形透亮线或低密度影，可不规则，骨折线位于股骨头关节面边缘，在X线平片或CT上可直接诊断，通常不合并股骨头内其他异常密度；在MRI上通常表现为线状T_1低、T_2高信号，骨折线达股骨头关节面边缘，周围常伴骨髓水肿（图4-5-11）。软骨下骨折可以是股骨头坏死的征象之一，即新月征，研究认为股骨头软骨下骨折起源于骨质吸收区。在临床诊疗中，老年女性骨质疏松患者，无激素使用史、无酗酒史，当影像学上出现股骨头塌陷时，发生股骨头软骨下不全骨折的概率要明显高于股骨头坏死。在MRI上股骨头软骨下不全骨折需与股骨头坏死双线征鉴别，双线征通常距离股骨头关节面相对较远，为股骨头坏死区与正常骨髓交界面，通常凹向股骨头关节面，其内包绕坏死组织，信号多样，且双线征为两条紧邻的外低内高信号带；软骨下不全骨折则常为T_2高信号，位置及形态与双线征不同，可合并骨髓水肿，但无骨质坏死等其他混杂信号。

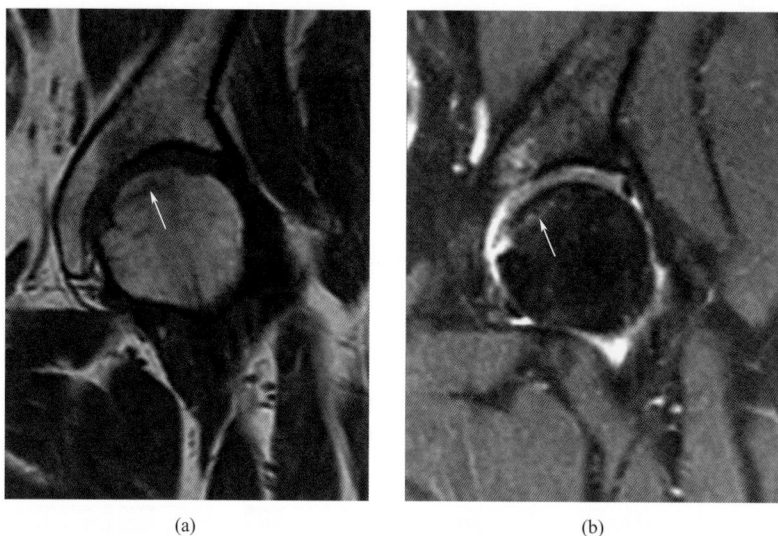

(a) (b)

图 4-5-11　股骨头软骨下不全骨折
左侧股骨头关节面下线状T_1低、PDWI（质子密度加权成像）压脂高信号，骨折线内侧隐约触及关节面

（白　杨　史　珊　谢利民）

【参考文献】

[1] Mont M A，Cherian J J，Sierra R J，et al. Nontraumatic osteonecrosis of the femoral head：where do we stand today? A ten-year update [J]. J Bone Joint Surg Am，2015，97：1604-1627.

[2] 中国医师协会骨科医师分会显微修复工作委员会，中国修复重建外科专业委员会骨缺损及骨坏死学组，中华医学会骨科分会显微修复学组.成人股骨头坏死临床诊疗指南（2016）[J].中华骨科杂志，2016，36（15）：945-954.

[3] 中国医师协会骨科医师分会骨循环与骨坏死专业委员会，中华医学会骨科分会骨显微修复学组，国际骨循环学会中国区.中国成人股骨头坏死临床诊疗指南（2020）[J].中华骨科杂志，2020，40（20）：1365-1376.

[4] 覃文涛，赵良军，胡阳，等.广西1951例股骨头坏死的流行病学研究[J].中华关节外科杂志（电子版），2021，15（03）：261-266.

[5] 甘龙飞，陆耀宇，卢玉龙，等.2009—2018年黔南地区居民股骨头坏死流行病学特征分析[J].现代预防医学，2020，47（10）：1746-1749.

[6] 唐涛，苟远涛，唐俊，等.成都地区成人股骨头坏死流行病学研究[J].中国康复理论与实践，2018，24（08）：970-974.

[7] 孙笛，赵李奔，刘春晖，等.秦皇岛北部山区95例股骨头坏死患者相关因素的分析[C]//中国医院药学杂志编辑部.2016年中国医院药学杂志学术年会论文集.中国医院药学杂志，2016：172-172.

[8] 朱燕宾.京津唐地区1334例老年股骨颈骨折流行病学特征分析[D].石家庄：河北医科大学，2014.

[9] 刘铁钢，陈卫衡.非创伤性股骨头坏死的流行病学研究进展[J].医学综述，2009，15（17）：2637-2639.

[10] 梁大伟，杨琼，裴佳，等.478例股骨头坏死患者流行病学调查研究[J].临床骨科杂志，2020，23（05）：699-702.

[11] Xu J L，Liang Z R，Xiong B L，et al. Risk factors associated with osteonecrosis of femoral head after internal fixation of femoral neck fracture：a systematic review and meta-analysis[J]. BMC Musculoskelet Disord，2019，20（1）：632.

[12] Rezus E，Tamba B I，Badescu M C，et al. Osteonecrosis of the Femoral Head in Patients with Hypercoagulability-From Pathophysiology to Therapeutic Implications[J]. Int J Mol Sci，2021，22（13）：6801.

[13] Wessel J H，Dodson T B，Zavras A I. Zoledronate，smoking，and obesity are strong risk factors for osteonecrosis of the jaw：a case-control study[J]. J Oral Maxillofac Surg，2008，66（4）：625-631.

[14] Assouline-Dayan Y，Chang C，Greenspan A，et al. Pathogenesis and natural history of osteonecrosis[J]. Semin Arthritis Rheum，2002，32（2）：94-124.

[15] Zhao D，Zhang F，Wang B，et al. Guidelines for clinical diagnosis and treatment of osteonecrosis of the femoral head in adults（2019 version）[J]. J Orthop Translat，2020，21：100-110.

[16] 雷志强，曾平，陈卫衡，等.股骨头坏死流行病学特点分析[J].中医正骨，2020，32（01）：4-6.

[17] Liu L H，Zhang Q Y，Sun W，et al. Corticosteroid-induced Osteonecrosis of the Femoral Head：Detection，Diagnosis，and Treatment in Earlier Stages[J]. Chin Med J（Engl），2017，130（21）：2601-2607.

[18] Zheng Y，Zheng Z，Zhang K，et al. Osteonecrosis in systemic lupus erythematosus：Systematic insight from the epidemiology，pathogenesis，diagnosis and management[J]. Autoimmun Rev，2022，21（2）：102992.

[19] Leandro M P，De Sá C K C，Filho D P S，et al. Association and Risk Factors of Osteonecrosis of Femoral Head in Sickle Cell Disease：A Systematic Review[J]. Indian J Orthop，2021，56（2）：216-225.

[20] Wen Z，Lin Z，Yan W，et al. Influence of cigarette smoking on osteonecrosis of the femoral head（ONFH）：a systematic review and meta-analysis[J]. Hip Int，2017，27（5）：425-435.

[21] Wang Y，Yin L，Li Y，et al. Preventive effects of puerarin on alcohol-induced osteonecrosis[J]. Clin Orthop Relat Res，2008，466（5）：1059-1067.

[22] Yoon B H，Jones L C，Chen C H，et al. Etiologic Classification Criteria of ARCO on Femoral Head Osteonecrosis Part 2：Alcohol-Associated Osteonecrosis[J]. J Arthroplasty，2019，34（1）：169-174.e1.

[23] Yoon B H, Jones L C, Chen C H, et al. Etiologic Classification Criteria of ARCO on Femoral Head Osteonecrosis Part 1: Glucocorticoid-Associated Osteonecrosis[J]. J Arthroplasty, 2019, 34: 163-168.

[24] Petek D, Hannouche D, Suva D. Osteonecrosis of the femoral head: pathophysiology and current concepts of treatment[J]. EFORT Open Rev, 2019, 4 (3): 85-97.

[25] Sugano N, Kubo T, Takaoka K, et al. Diagnostic criteria for non-traumatic osteonecrosis of the femoral head. A multicentre study[J]. J Bone Joint Surg Br, 1999, 81 (4): 590-595.

[26] Motomura G, Yamamoto T, Karasuyama K, et al. Bone SPECT/CT of femoral head subchondral insufficiency fracture[J]. Clin Nucl Med, 2015, 40 (9): 752-754.

[27] Zhao D, Zhang F, Wang B, et al. Guidelines for clinical diagnosis and treatment of osteonecrosis of the femoral head in adults (2019 version)[J]. J Orthop Translat, 2020, 21: 100-110.

[28] 孙伟, 高福强, 李子荣.股骨头坏死临床诊疗技术专家共识（2022年）[J].中国修复重建外科杂志, 2022, 36 (11): 1319-1326.

[29] 中国全科医学编辑部.股骨头坏死诊断和治疗的专家建议[J].中国全科医学, 2006, 9 (14): 2.

[30] Sugano N, Atsumi T, Ohzono K, et al. The 2001 revised criteria for diagnosis, classification, and staging of idiopathic osteonecrosis of the femoral head[J]. J Orthop Sci, 2002, 7 (5): 601 e5.

[31] Mont M A, Hungerford D S. Non-traumatic avascular necrosis of the femoral head [J]. J Bone Joint Surg Am, 1995, 77 (3): 459-474.

[32] 中华医学会骨科分会显微修复学组, 中国修复重建外科专业委员会骨缺损及骨坏死学组.成人股骨头坏死诊疗标准专家共识（2012年版）[J].中华骨科杂志, 2012, 32 (11): 606-610.

[33] 李丹.成人髋臼发育不良影像学研究进展[J].中国医学影像技术, 2018, 34 (10): 1585-1589.

[34] 李欣, 史淼, 滕剑波.类风湿关节炎治疗及影像学疗效评估进展[J].医学影像学杂志, 2022, 32 (5): 853-857.

[35] 何东仪, 程鹏, 汪荣盛, 等.强直性脊柱炎中西医结合诊疗指南[J].上海医药, 2023, 44 (13): 23-30, 43.

[36] 姜泉.国际中医临床实践指南类风湿关节炎（2019-10-11）[J].世界中医药, 2020, 15 (20): 3160-3168.

[37] L. A. Hackney, M. H. Lee, G. B. Joseph, 等.股骨头的软骨下不全骨折：相关影像表现和临床进展的预测指标[J].国际医学放射学杂志, 2016, 39 (04): 463-464.

[38] 程少容, 张伶, 阳昱恒, 等.髋关节色素沉着绒毛结节性滑膜炎的MRI诊断[J].放射学实践, 2011, 26 (11): 1208-1210.

[39] 杜天会, 杨东奎, 郑雷, 等.股骨头邻关节骨囊肿影像分析[J].河北医药, 2013, 35 (1): 69-70.

[40] 李乾, 江中潮, 王帅, 等.髋关节骨髓水肿综合征的临床研究进展[J].医学信息, 2015, (11): 357-357.

[41] 陈钧兴.髋关节滑膜骨软骨瘤病的X线与CT诊断[J].中国中医药现代远程教育, 2012, 10 (9): 101-102.

[42] 黄耀华, 刘晓辉.髋关节滑膜骨软骨瘤病影像学诊断[J].中华实用诊断与治疗杂志, 2011, 25 (07): 693-695.

[43] 于泰隆.股髋撞击综合征的影像学诊断与治疗新进展[J].医学综述, 2016, 22 (16): 3231-3234.

[44] 邵丽娜, 翟俊娜.髋关节撞击综合征诊断及治疗研究进展[J].当代体育科技, 2021, 11 (22): 22-25.

[45] 柳方, 颜方方, 陈梦宇, 等.股骨粗隆软骨母细胞瘤的影像学特征和诊断[J].中国医学计算机成像杂志, 2021, 27 (03): 247-252.

[46] 中华人民共和国卫生部医政司.核医学诊断与治疗规范[M].北京：科学出版社, 1997.

[47] 胡平, 梁宏.临床核素影像诊断学[J].广州：广东科技出版社, 2003.

[48] 王辉.核医学[M].2版.北京：人民卫生出版社, 2014.

[49] 北京协和医院.北京协和医院医疗诊疗常规：核医学科诊疗常规[M].北京：人民卫生出版社, 2012.

[50] 潘中允.实用核医学[M].北京：人民卫生出版社, 2014.

第五章

股骨头坏死的影像学解读

第一节　股骨头坏死常用影像学方法概述

股骨头坏死常规诊疗常用的检查主要为髋关节X线平片、CT、MRI检查，由于股骨头坏死一半以上为双侧病变，而早期病变可能无临床症状，因此，推荐进行双侧髋关节检查。

一、X线平片检查

X线平片为基于X线的检查，基于X线的穿透性及人体组织间密度和厚度的差异进行成像。X线检查目前多为数字X线成像，能将通过人体的X线影像信息转换成数字信号，该数字化的信号经转换器转换，在荧屏上可显示出人眼可见的灰度图像，可供直接观察分析。

双侧髋关节X线平片检查通常包括正位及蛙式位检查。推荐扫描参数为，管电压77 kV，电流时间乘积正位13～14 mAs、蛙式位9～11 mAs。正位检查时患者仰卧，双下肢伸直，双足轻度内旋、互相靠拢，球管中心线垂直于腹股沟平面投照，摆位及X线正位图像见图5-1-1。蛙式位检查时患者仰卧，双侧髋关节与膝关节同时屈曲，双足靠拢，双大腿外展、外旋与台面成30°，球管中心线对准双侧股骨头连线中点垂直投照，摆位及X线蛙式位图像见图5-1-2。

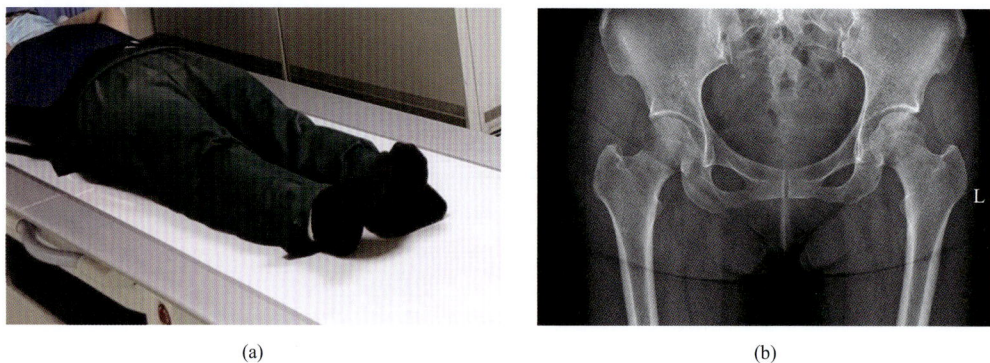

(a)

(b)

图 5-1-1　髋关节 X 线正位摆位及影像图示

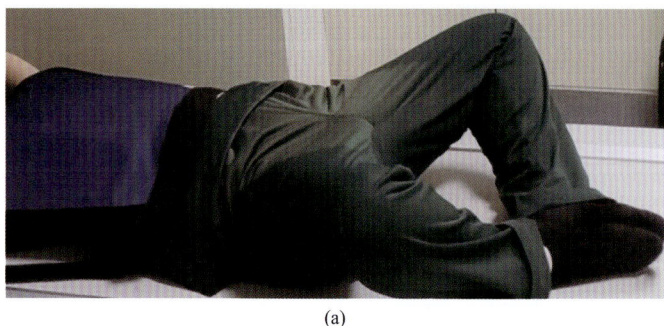

(a)

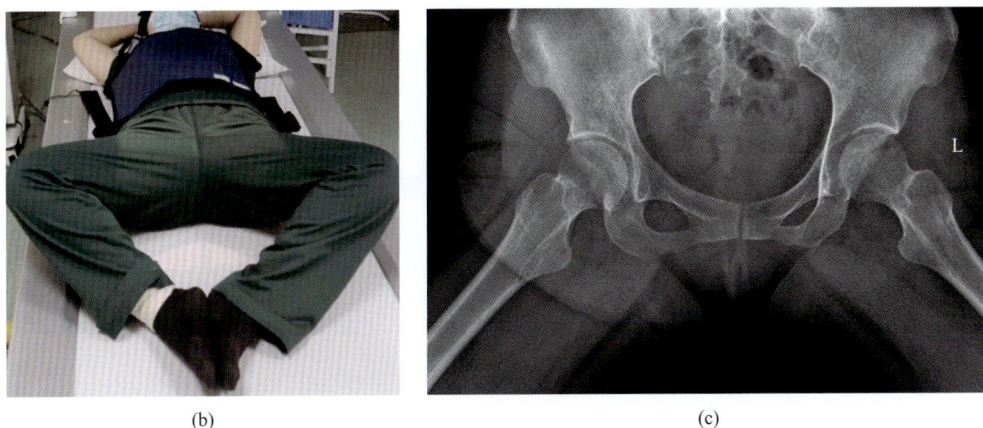

图 5-1-2　髋关节 X 线蛙式位摆位及影像图示

X 线平片为诊断股骨头坏死最基本的方法，通常采取前后位结合蛙式位进行检查及评估，这是由于蛙式位股骨头与髋臼缘的重叠较少，可以更好显示软骨下骨折及关节面轻微塌陷。但在股骨头坏死早期，X 线平片不能显示病变，或者仅能显示轻微的骨质异常，敏感性低于 CT、MRI 检查及核素扫描。

二、髋关节 CT 检查

CT 检查与 X 线平片类似，亦为基于 X 线的检查，但其为断层成像，其所含信息量明显增多，成像过程也更为复杂，成像时用 X 线对检查部位进行扫描，由探测器接收透过该层面的 X 线，此 X 线带有物体内部的衰减信息及部分空间定位信息，将其转变为可见光后，由光电转换器转变为电信号，再经模拟／数字转换器转为数字信号，输入计算机处理，即形成 CT 图像。

进行双侧髋关节 CT 检查时患者取仰卧位，双足处于自然中立位或轻度内旋，双侧髋关节同时扫描，扫描范围从髋臼顶部到股骨小转子，髋关节 CT 检查摆位及冠状位重建图像见图 5-1-3。推荐扫描参数如下：管电压 130～140 kV，自动调节管电流 70～130 mA，扫描层厚 0.75 mm，DFOV（显示野）38.0 cm×38.0 cm。建议使用骨算法重建（B60 s、锐利、3 mm）冠状位图像，如有必要，可补充重建髋关节矢状位图像。

X 线的波长短、能量大，决定了它除了具有电磁波特性外，还有很高的穿透性和电离作用。当 X 线穿透人体时，与体内物质作用产生"次级粒子"，使物质电离，这一现象就叫做电离辐射。因此 X 线平片与 CT 检查均为有辐射的检查，但相对 CT 检查，平片检查辐射要小得多，更适用于临床常规随访。X 线图像为二维重叠影像，对影像上的细节及细微变化观察欠满意，而 CT 为断层图像，密度分辨率相对更高，能提供更细节的图像信息，比如骨质坏死区及硬化边的情况，低密度区为液体填充的囊变还是肉芽组织等。但是，在股骨头坏死早期，硬化边出现之前，CT 也可表现为正常，其敏感性仍低于 MRI 及核素扫描。因此，在髋关节诊疗及随访过程中，平片、CT 图像不能解释病情变化时，通常建议结合 MRI 检查进一步评估。

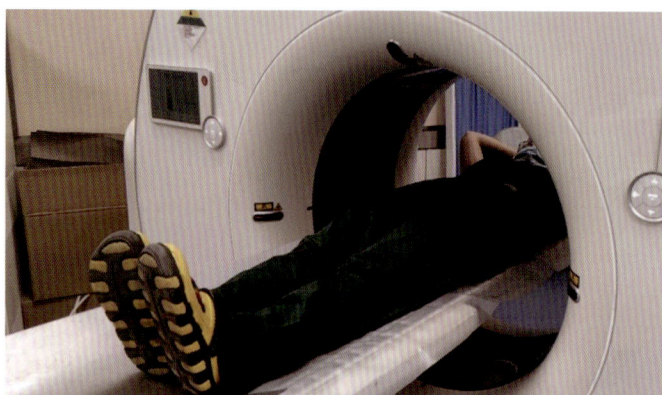

(a)

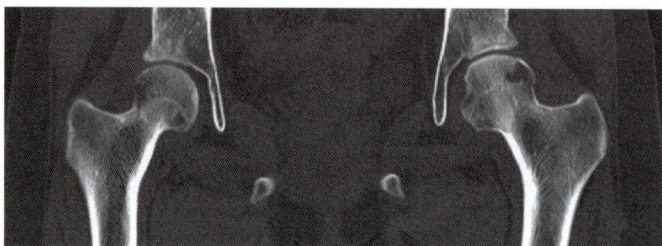

(b)

图 5-1-3 髋关节 CT 检查摆位及冠状位重建图像图示

三、髋关节 MR 检查

MR 检查即磁共振检查，磁共振成像是将被检查者置于一个人为制造的磁场中，主要通过改变人体内含量最大的氢质子方向及能量状态进行成像，经过一系列的射频脉冲激发、采集、转换信号，最终得到图像。

在 MR 检查过程中，人体会受到两大刺激。一是磁场，磁场强度的单位一般用特斯拉（Tesla，T）表示，临床常用的磁共振主要是 1.5T 和 3.0T，在外加磁场的作用下，人体会感生出一个微弱磁场。二是射频脉冲，射频脉冲本身是一种电磁波，通过射频脉冲继发氢质子，进而采集信号，进行数据分析。MR 的"辐射"是电磁辐射，属于非电离辐射，与 CT 及X 线检查不同，对人体并无危害，但是安全起见，不建议孕早期人员进行 MR 检查。

MR 可以进行多方位、多序列检查，它的敏感性很强，可以敏感、准确发现早期股骨头坏死病变，并可准确评估伴随的骨髓水肿；另外，它软组织分辨率高，可以准确评估髋关节周围肌肉、肌腱损伤及关节积液、滑膜囊积液。因此，MR 为早期股骨头坏死诊断的首选检查，可早期、准确诊断，避免病情贻误；在临床诊疗随访中，如平片及 CT 检查难以解释病情变化时，亦推荐行 MR 检查。需要注意的是 MR 检查扫描时间长、噪声较大、检查空间相对较小，部分患者难以忍受；另外，并非所有人均可进行 MR 检查，体内有铁磁性植入物、妊娠三个月内的早期妊娠者及重度高热患者属于 MR 检查禁忌。

推荐在 3T 或 1.5T 磁共振成像仪上进行双侧髋关节检查，使用相控阵线圈。受试者仰卧位，头先进，推荐双足中立位或足尖稍内旋并拢，可在小腿部压沙袋固定。双侧髋关节同时扫描，常规扫描序列包括：T_1加权成像（T_1 weighted image，T_1WI）快速自旋回波序列（turbo spin echo，TSE）轴位、冠状位、矢状位，T_2WI TSE压脂轴位，质子密度加权成像（proton density weighted image，PDWI）TSE水相/脂相冠状位。双侧髋关节MR检查摆位及常用扫描序列图示见图5-1-4。MR扫描参数见表5-1-1。

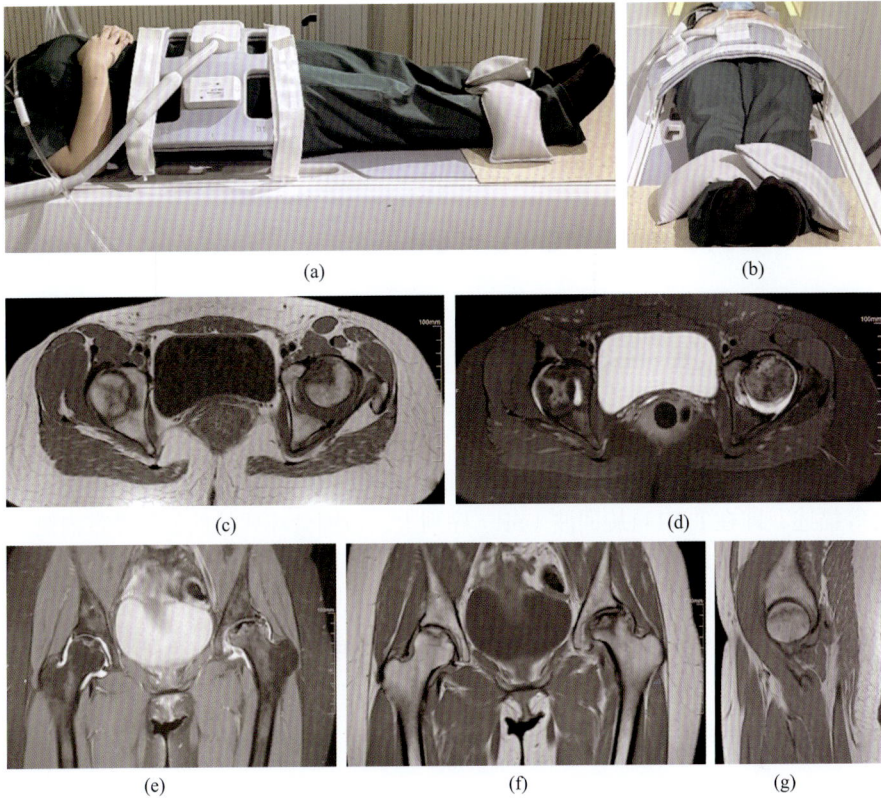

(a)

(b)

(c)

(d)

(e)

(f)

(g)

图5-1-4 双侧髋关节MR检查摆位及常用扫描序列图示

图（a）和图（b）为MR检查摆位图示。图（c）～图（g）为MR常规检查序列图像，其中图（c）为T_1WI轴位图像，图（d）为T_2WI压脂轴位图像，图（e）为PDWI水相冠状位图像，图（f）为T_1WI冠状位图像，图（g）为T_1WI矢状位图像

表5-1-1 髋关节MR扫描参数

扫描参数	轴位T_1WI	轴位T_2WI	冠状位PDWI	冠状位T_1WI	矢状位T_1WI
TR/ms	731	3600	2500	700	818
TE/ms	10	77	35	10	10
FOV/mm	380×519	380×519	350×478	350×478	218×350
激励次数	1	1	1	1	1
层厚/mm	4	4	4	4	3
层间隔/mm	1.2	0.8	0.8	0.8	0.6
带宽/kHZ	250	246	257	224	225
扫描时间	1分4秒	2分4秒	3分9秒	1分46秒	2分33秒

MRI为诊断股骨头坏死最准确的方法，特别是在股骨头坏死早期，MRI诊断股骨头坏死准确率达90%以上。因此，临床怀疑早期股骨头坏死强烈推荐行MR检查明确，因为X线平片与CT对于早期股骨头坏死，如ARCO 1期及ARCO 2期早期病例，可能难以显示，或者影像征象不够典型而难以诊断，易漏诊或误诊。另外，MR可对关节软骨进行评估，借助软骨3D成像序列及T_1 map、T_2 mapping及T_2^* mapping等序列可对软骨的形态及内部结构进行评估。但MR对关节面轻微塌陷及坏死区骨折的显示不如CT。

（史　珊）

第二节　股骨头坏死X线、CT、MR表现

一、股骨头坏死典型影像表现

股骨头坏死早期典型MR表现为"双线征"（double-line sign），双线征最早在1987年由Mitchell等描述，即在T_2WI自旋回波（SE）序列上，包围骨坏死灶的低信号带内侧出现高信号带。"双线征"代表活骨与死骨反应界面，低信号带代表硬化骨，高信号带代表肉芽组织，其出现率达80%，是股骨头坏死的特异征象（见图5-2-1）。股骨头坏死异常信号好发于负重区，即股骨头的前部、中外侧柱区域。除双线征外，在MR上，还可见骨髓水肿、髋关节积液，疾病进行性发展，可见股骨头关节面塌陷、继发髋关节骨关节炎，如骨质增生、关节间隙狭窄、关节软骨变薄等表现。

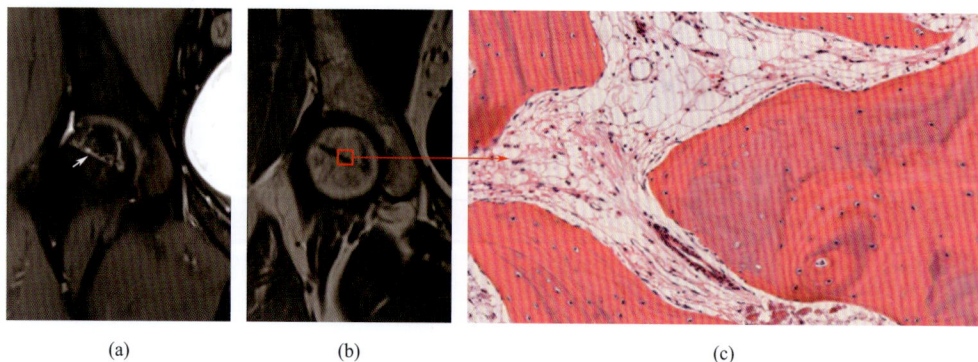

(a)　　　　　　　　　　(b)　　　　　　　　　　(c)

图5-2-1　股骨头坏死双线征

图（a）为PDWI压脂图像，白箭头所指为双线征，近白箭头处见条状低信号，低信号内侧为条带状高信号；在图（b）（T_1WI图像）中双线征对应区域表现为低信号；图（c）为双线征对应的病理改变，表现为血管增生、骨小梁增粗[1]

---

[1] 本章节作者非常感谢以下专家提供的帮助：中国人民解放军总医院第一医学中心骨科医学部研究所彭江教授和第四医学中心骨科医学部关节外科柴伟教授提供的人股骨头坏死病理切片。

早期股骨头坏死在X线和CT上可能无任何征象，随着病情进展，可见局部骨质密度增高，骨小梁模糊，此为骨坏死区，是在周围活性骨骨质疏松衬托下的相对骨质密度增高。随病情发展，上述相对骨质密度增高区周边会出现弯曲走行的更高密度硬化边，此为股骨头坏死特征性表现。病灶形态多样，可为三角形、椭圆形或楔形；部分病灶内可见条带状、类圆形、椭圆形或不规则低密度区。病情继续发展，可见"新月征"，即股骨头关节面下的新月形透明带，为软骨下骨折所致，预示股骨头即将塌陷或已塌陷，X线平片结合蛙式位更易于显示。病情进一步发展，股骨头进行性塌陷，呈现台阶状改变，而后继发关节缘骨质增生、关节间隙狭窄，出现骨关节炎的表现，即为本病的终末期。

二、股骨头坏死 ARCO 分期及 Steinberg 分期影像学特征

股骨头坏死分期有多种，本医疗机构研究中常用的为2019版ARCO分期（表5-2-1）和Steinberg分期标准（即宾夕法尼亚大学分期，见表5-2-2），以下进行详细介绍。

表 5-2-1 2019 版 ARCO 分期影像学特征

ARCO 分期	影像学表现	影像学特征
Ⅰ	X线正常，MRI异常	MRI：带状低信号包绕坏死区，骨扫描中有冷区
Ⅱ	X线和MRI均异常	骨硬化、局灶性骨质疏松或股骨头囊性改变等细微表现，无软骨下骨折、坏死区骨折或股骨头塌陷
Ⅲ	X线或CT示软骨下骨折	软骨下骨折、坏死区骨折和（或）股骨头塌陷
ⅢA		股骨头塌陷≤2 mm
ⅢB		股骨头塌陷>2 mm
Ⅳ	X线示骨关节炎表现	关节间隙变窄，髋臼改变和关节破坏

表 5-2-2 股骨头坏死 Steinberg 分期标准（宾夕法尼亚大学分期）

分期	影像学表现
0期	骨扫描与磁共振正常
Ⅰ期	X线平片正常，骨扫描或/和磁共振出现异常 A轻度：股骨头病变范围<15% B中度：15%～30% C重度：>30%
Ⅱ期	股骨头出现囊变和硬化改变 A轻度：<15% B中度：15%～30% C重度：>30%
Ⅲ期	软骨下塌陷（新月征），股骨头没有变扁 A轻度：<关节面长度的15% B中度：关节面长度的15%～30% C重度：>关节面长度的30%

分期	影像学表现
Ⅳ期	股骨头变扁 A轻度：＜15% 关节面或塌陷＜2 mm B中度：15%～30% 关节面或塌陷2～4 mm C重度：30% 关节面或塌陷＞4 mm
Ⅴ期	关节狭窄或髋臼病变 A轻度 B中度 C重度
Ⅵ期	严重退行性改变

根据临床实践，所有股骨头坏死分期都认为Ⅰ、Ⅱ期不出现临床症状。因此如患者出现髋部疼痛，尤其是腹股沟部疼痛，通常提示坏死进展到围塌陷期。

2019版ARCO分期化繁为简，尤其简化了ARCOⅢ期亚分期，由于股骨头塌陷程度已被反复证明是影响各种保髋手术预后的一个重要因素，因此根据塌陷程度（≤2 mm或＞2 mm）将Ⅲ期分为ⅢA早期和ⅢB晚期，在多项手术预后研究中，股骨头塌陷≤2 mm预后明显好于＞2 mm者。虽没有使用坏死灶面积、部位作为分期标准，更加简明实用，但不使用坏死面积和部位标准，造成对塌陷预测和治疗指导的功能降低。

ARCOⅣ期股骨头坏死影像上已呈现出重度髋关节骨关节炎，出现间隙变窄、髋臼改变和关节破坏，较易诊断。

Steinberg分期，也即宾夕法尼亚大学分期，共分7期，为0～Ⅵ期，分期以股骨头坏死病灶的大小、形态及大体变化为基础，同时结合平片、骨显像及MR进行分期。其中0期为可疑股骨头坏死，但不能确诊，平片正常，MRI和骨显像为正常或不能诊断，此为2019版ARCO分期中所没有的。Steinberg分期较细，Ⅰ～Ⅴ期依据其具体的病变范围或程度又具体细分为A、B、C，即轻、中、重度。较细的分期及分度能更客观、精确反映股骨头坏死的程度，与患者预后有很好的相关性；在随访过程中也能更及时、客观地反映疾病发展及疗效变化。股骨头坏死2019版ARCO分期与Steinberg分期比较详见表5-2-3。

表5-2-3 股骨头坏死2019版ARCO分期与Steinberg分期比较

内容	2019版ARCO分期	Steinberg分期
临床前期、平片前期		0
MR可见	Ⅰ	Ⅰ
X线可见	Ⅱ	Ⅱ
软骨下骨折无塌陷	ⅢA	Ⅲ
0＜股骨头塌陷＜2 mm	ⅢA	ⅣA
股骨头塌陷=2 mm	ⅢA	ⅣB

内容	2019版ARCO分期	Steinberg 分期
2＜股骨头塌陷≤4 mm	ⅢB	ⅣB
股骨头塌陷＞4 mm	ⅢB	ⅣC
关节间隙变窄或髋臼改变	Ⅳ	Ⅴ
晚期骨关节病	Ⅳ	Ⅵ

ARCO各分期及对应的Steinberg分期图示如下（图5-2-2～图5-2-8）。

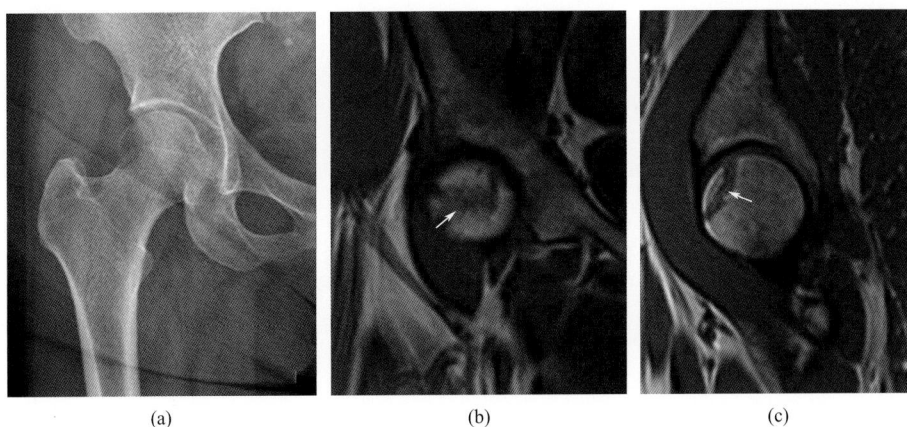

(a)　　　　　　(b)　　　　　　(c)

图 5-2-2　右髋关节 ARCO Ⅰ期（Steinberg ⅠA 期）病例
右髋关节X线平片（图a）未见异常，右髋关节MR T₁WI冠状位（图b）及矢状
位（图c）图像可见股骨头坏死病变，白箭头所指为低信号的增生反应带

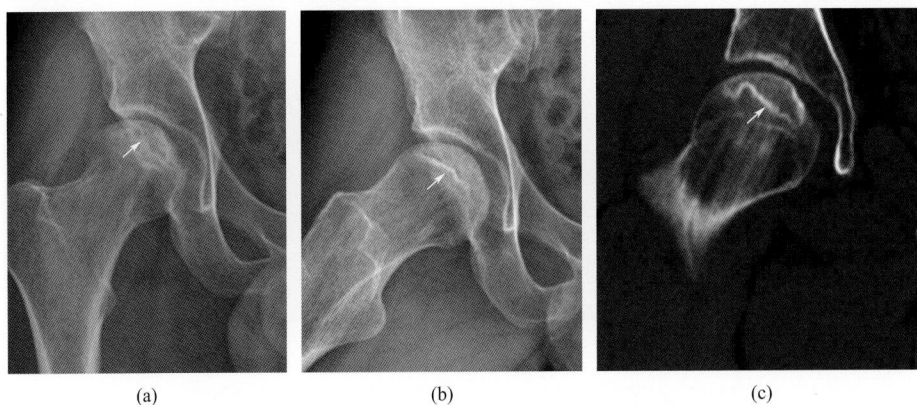

(a)　　　　　　(b)　　　　　　(c)

图 5-2-3　右髋关节 ARCO Ⅱ期（Steinberg ⅡB 期）病例
右髋关节X线平片正位（图a）及蛙式位（图b）见骨质坏死区域及周围硬化边（白箭头所指），右髋关
节CT冠状位（图c）可见股骨头坏死区及周围硬化边（白箭头），坏死范围介于15%～30%之间

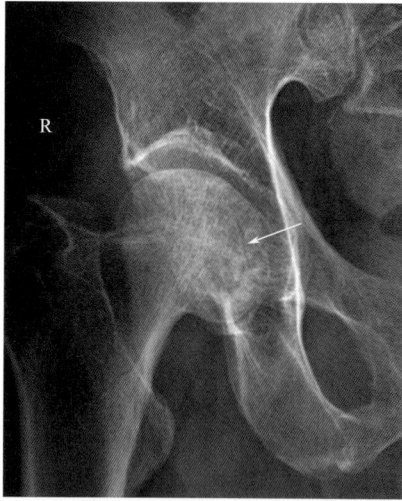 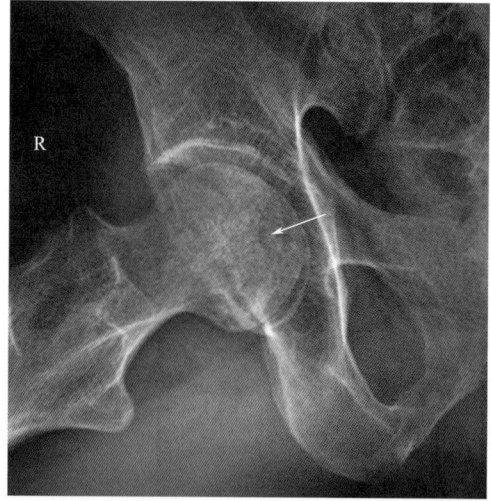

(a)　　　　　　　　　　　　　　　　(b)

图 5-2-4　右髋关节 ARCO ⅢA（Steinberg ⅢC 期）期病例

右髋关节 X 线平片正位（图 a）及蛙式位（图 b）见软骨下骨折（白箭头），股骨头未见塌陷，新月征占关节面范围略大于 30%

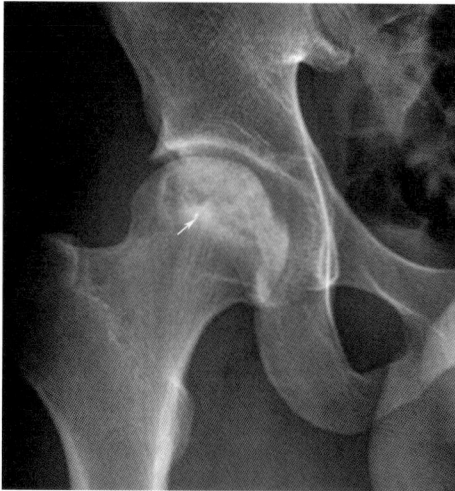 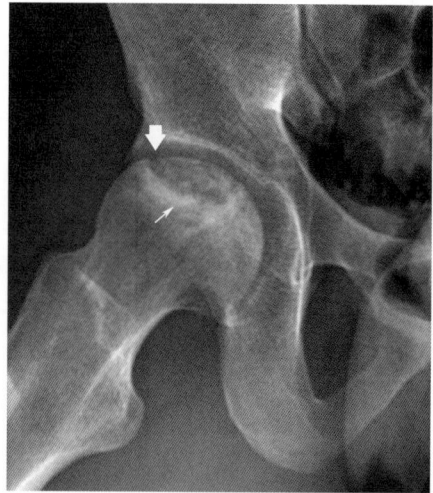

(a)　　　　　　　　　　　　　　　　(b)

图 5-2-5　右髋关节 ARCO ⅢA（Steinberg ⅣB 期）期病例

右髋关节 X 线平片正位（图 a）及蛙式位（图 b）见骨质坏死区域（白箭头），正位股骨头略显变扁，蛙式位可
见股骨头轻微塌陷（塌陷 1mm），局部骨质不连（白箭头），股骨头坏死范围介于 15% ～30% 之间

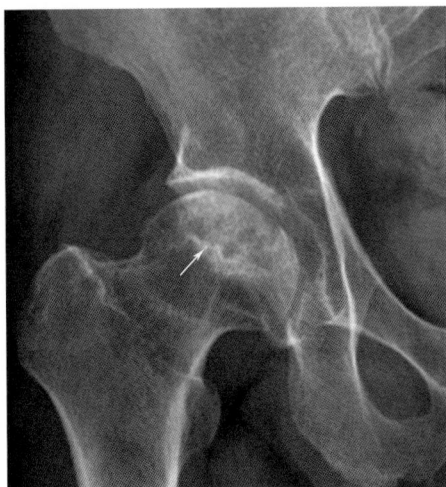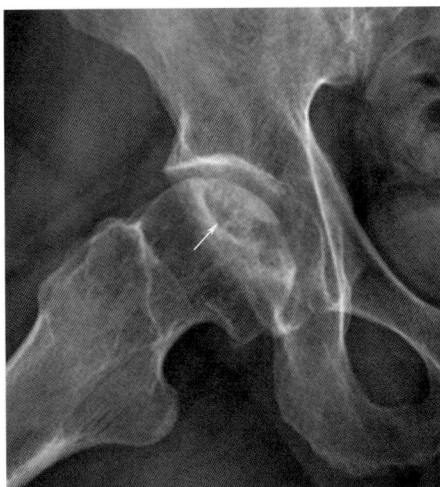

(a)　　　　　　　　　　　　　(b)

图 5-2-6　右髋关节 ARCO ⅢB 期（Steinberg ⅣC 期）病例
右髋关节 X 线平片正位（图 a）及蛙式位（图 b）见骨质坏死区域（白箭头所
指），股骨头明显变扁（塌陷 4 mm），股骨头坏死范围＞30%

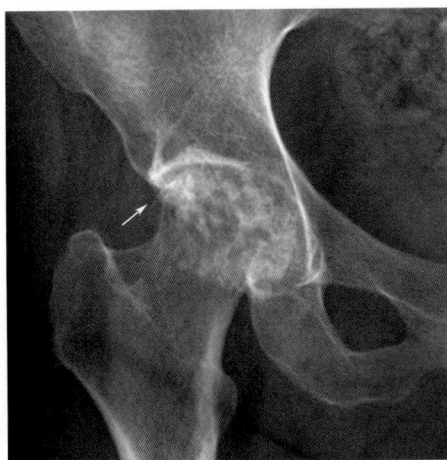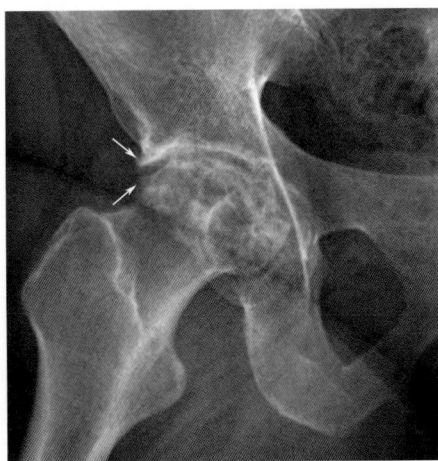

(a)　　　　　　　　　　　　　(b)

图 5-2-7　右髋关节 ARCO Ⅳ期（Steinberg ⅤC 期）病例
右髋关节 X 线平片正位（图 a）及蛙式位（图 b）见股骨头缘及髋臼缘明显骨质增
生（白箭头），股骨头明显变扁（塌陷 6 mm），右髋关节间隙不均匀狭窄

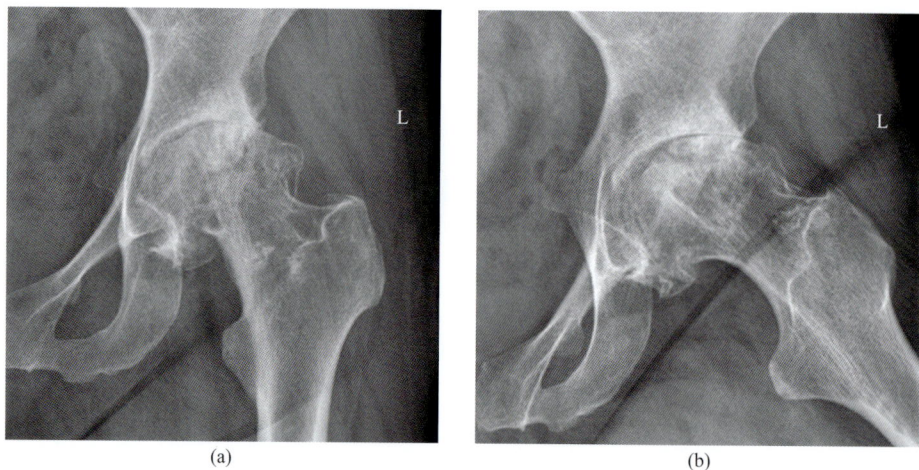

图 5-2-8 左髋关节 ARCO Ⅳ期（Steinberg Ⅵ期）病例

左髋关节X线平片正位（图a）及蛙式位（图b）见股骨头缘及髋臼骨质增生、关节面
下骨质密度增高（白箭头），股骨头明显变扁，左髋关节间隙明显狭窄

（史　珊）

第三节　股骨头坏死常见影像学表现及意义

　　股骨头坏死影像上除了典型的硬化带或双线征之外，还可伴有坏死区混杂信号或密度，常见的影像征象有：硬化带、骨质吸收区、新月征、增生反应带、骨髓水肿和关节积液等。

一、硬化带

　　硬化带的形成是股骨头坏死修复的表现，是增生反应界面近端周围新骨形成所致，对软骨下骨有支撑作用，可阻止或延缓股骨头塌陷。

　　于潼等运用股骨头坏死区近端硬化带占坏死区近端的比值预测股骨头塌陷（图5-3-1），研究发现选择30%作为塌陷预测参考值，敏感性为97.30%，特异性为87.5%，准确率为94.01%。因此当近端硬化带占比≥30%时，塌陷风险较低；当占比＜30%时，塌陷风险较高，应给予有效机械支撑。

　　坏死区近端硬化带是股骨头坏死后骨修复所形成的，于潼等通过有限元模型分析，发现随着坏死组织近端硬化带比值的增加，股骨头总变形量、纵向压缩方向变形量、最大主应力和最小主应力的拉伸应力及压缩应力均减小；同时，坏死股骨头整体抗变形能力和股骨头等效刚度增加、变形减少，导致应变降低，从而使应力降低、股骨头的结构应力耐受性增强。因此坏死区近端硬化带可对股骨头及坏死组织起到有效支撑作用，能够承受应力载荷，增加股骨头的结构耐受力及抗变形能力，在坏死组织表面形成了"力学保护伞"，改善股骨头的应力传导和分布，从而预防或延缓股骨头塌陷。因此保护坏死组织近端硬化带有助于防止股骨头塌陷。需要注意的是，此坏死区近端硬化带须为连续分布，若为不连续分布，股骨头仍有较大可能发生塌陷。

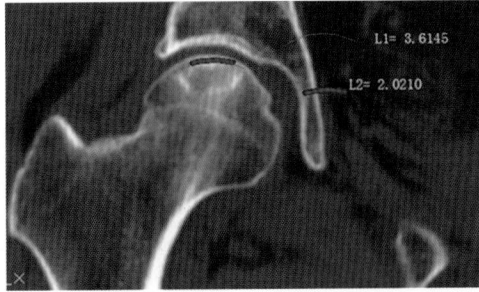

图 5-3-1　股骨头坏死区近侧硬化带比值测量图示

二、骨质吸收区

在股骨头坏死修复过程中，破骨细胞过度活动，吸收坏死区骨小梁，并对骨质进行纤维替代，即形成骨质吸收区，表现为X线或CT上低密度无骨小梁的透亮区，内部为纤维肉芽组织，通常与坏死区相连，在MR图像上T_1通常为不均匀稍高信号，T_2或PD压脂相为混杂或不均匀高信号（图5-3-2）。但与软骨下骨折或骨质塌陷引起的骨质缺损不同，通常不会表现为条状低密度影，大部分为类圆形、类椭圆形或不规则形。骨质吸收最早出现于塌陷前期，是ARCO 2期的影像表现之一，亦可见于股骨头塌陷后。

研究发现骨质吸收区多分布在股骨头的中间及外侧柱和股骨头前部。各个研究对骨质吸收分布的机理认识较为一致，均认为其与应力分布有关。在应力集中区，当股骨头骨小梁承受的应力超过其最大承受强度时会引发骨小梁的微骨折，持续的应力作用或高负荷会使微骨折反复发生，微骨折产生的小骨折碎片被破骨细胞吸收并被肉芽组织替代，则形成骨质吸收区。

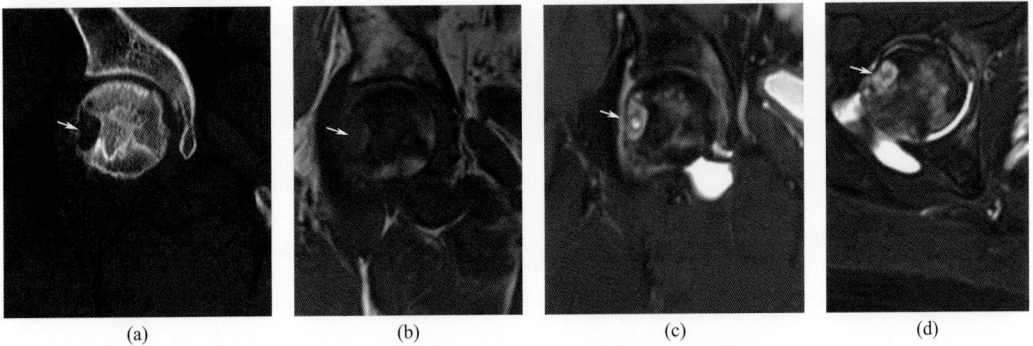

(a)　　　　　　　　(b)　　　　　　　　(c)　　　　　　　　(d)

图 5-3-2　右髋关节 ARCO 3A 期骨质吸收区图示

CT示股骨头关节面塌陷，并见低密度的骨质吸收区（图a，白箭头），在MR上表现为T_1不均匀稍高信号（图b，信号强度以肌肉为参照），PD压脂混杂高、较高信号（图c，信号强度以肌肉为参照），T_2不均匀高信号（图d，信号强度以肌肉为参照）

三、新月征——软骨下骨折

软骨下骨折在X线及CT上表现为股骨头负重区关节软骨下骨质中1～2 mm宽的弧形透明带，与股骨头关节面相平行或凸向股骨头关节面，延伸至股骨头边缘，即"新月征"，最早见于ARCO 3期。在MR T_2WI 或PDWI序列上一般表现为股骨头关节面下条带状高信号（图5-3-3及图5-3-4）。

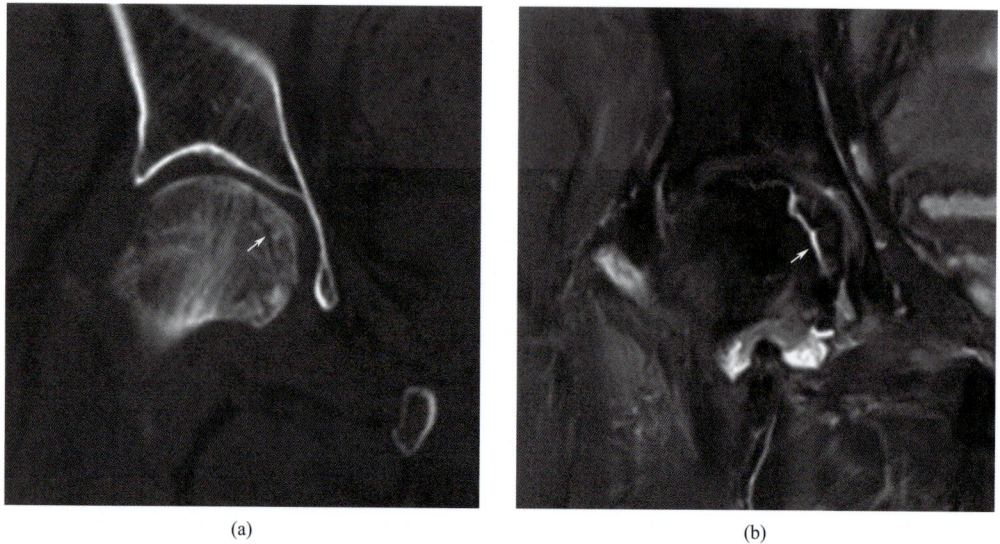

(a)　　　　　　　　　　　　　(b)

图 5-3-3　股骨头坏死中的软骨下骨折

CT上白箭头所指右侧股骨头透亮线为右侧股骨头软骨下骨折（图a），即新月征，在MR PD压脂序列上表现为条状高信号（图b）

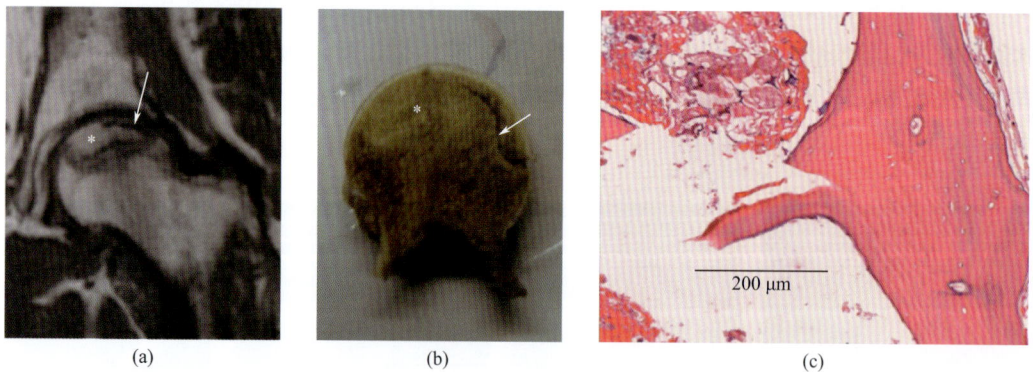

(a)　　　　　　　(b)　　　　　　　(c)

图 5-3-4　股骨头坏死中的软骨下骨折

左髋关节MR T_1WI 显示股骨头软骨下骨折表现为弧形平行于关节面的 T_1 低信号（图a，白箭头），*区域为骨质坏死区，表现为 T_1 类似于骨髓的高信号；置换术后，大体标本可见软骨下骨折（图b，白箭头），其周围为骨质坏死区（图b，*）；图c为坏死区病理切片，可见骨小梁断裂、空骨陷窝和髓腔红染的坏死脂肪组织❶

---

❶　本章节作者非常感谢以下专家提供的帮助：中国人民解放军总医院第一医学中心骨科医学部研究所彭江教授和第四医学中心骨科医学部关节外科柴伟教授提供的人股骨头坏死病理切片。

四、增生反应带的形态

增生反应带位于骨质坏死区与正常骨质的交界处，即CT所见股骨头坏死区边缘的硬化边（图5-3-5），在T_2WI上表现为"双线征"，在T_1WI上表现为低信号，以下所指增生反应带位于骨质坏死区与正常骨质交界处的远端。

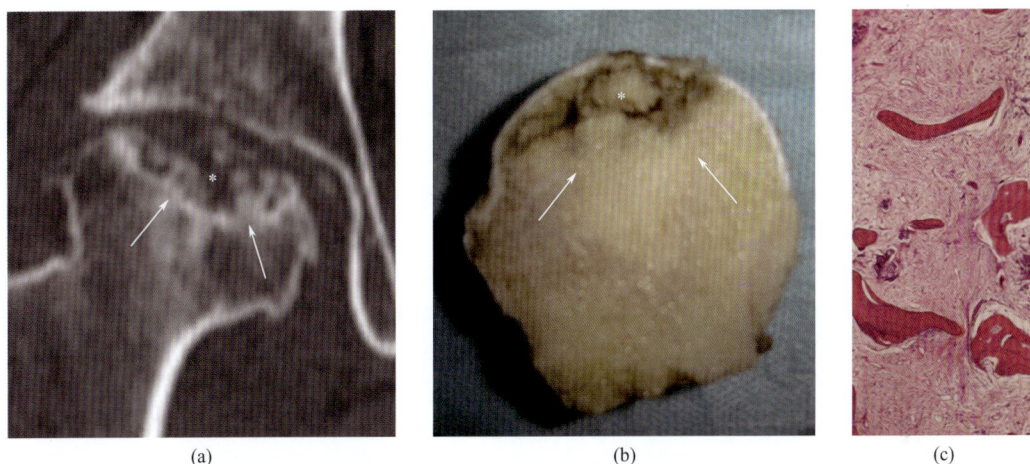

(a)　　　　　　　　　　　　　　(b)　　　　　　　　　　　　　　(c)

图 5-3-5　增生反应带 CT 及病理表现

右侧股骨头坏死，坏死区于CT上表现为混杂密度（图a，*），右侧股骨头明显塌陷；增生反应带表现为坏死区周围条状高密度影（图a，白箭头）；髋关节置换术后，大体病理（图b）可见对应的坏死区（图b，*）及增生反应带（图b，白箭头）；病理切片（图c）显示增生反应带骨小梁增粗、血管增生

WU等将股骨头坏死增生反应带的形态分为四型：Ⅰ型，横向型；Ⅱ型，Ⅴ字形（图5-3-6）；Ⅲ型，"之"字形或锯齿形；Ⅳ型，闭合型。研究评估了不同形态下股骨头的塌陷速率和塌陷时间，结果显示在2年随访时间内，发生塌陷的病例绝大多数为Ⅰ型和Ⅱ型，Ⅲ型仅少数发生塌陷，Ⅰ型的塌陷率显著高于Ⅱ型和Ⅲ型，塌陷时间明显缩短；Ⅳ型随访中无塌陷。

当增生反应带呈横向时，坏死区的应力来自同一个方向，类似于斜坡，界面会因为下方的硬化边而产生应力遮蔽效应，并导致应力集中在脆弱区域，很容易导致微骨折。疲劳引起的微骨折累积效应将导致股骨头塌陷。因此，横向型的塌陷率高于其他三种类型。

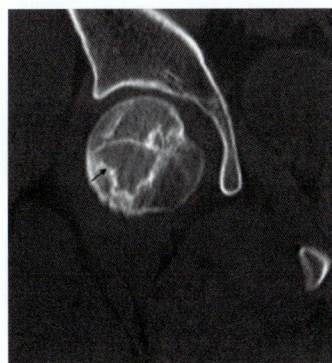

图 5-3-6　股骨头坏死的增生反应带

增生反应带（黑箭头所指）呈"Ⅴ字形"，为高密度影

Ⅱ型为锥形结构，会引起两个相反方向的力，形成应力拮抗，将应力分散在增生反应带周围，避免应力过度集中在薄弱区，从而使生物力学的内部环境更加稳定。因此，Ⅱ型的塌陷率低于Ⅰ型。Ⅲ型的应力分散情况比Ⅱ型好得多。Ⅲ型的界面形状有两个以上突起，股骨头内坏死区与正常区交错，应力传播方向特别无序，使应力分散，在界面周围难以形成应力集中点。相比之下，Ⅲ型抗应力能力优于Ⅱ型，因此塌陷率更低。Ⅳ型的形态类似于圆形，可通过股骨头内应力传递在其周围产生相互作用力，形成一个近乎完美的应力拮抗内部环境。

由于增生反应带被正常组织所包围，坏死区尚未占据骨皮质，正常松质骨可补偿部分应力传递，有效分散髋部应力，因此，Ⅳ型的塌陷风险是最低的。

因此，股骨头塌陷风险受增生反应带形态的影响。当增生反应带呈横向时，提供有效的机械支撑预防股骨头塌陷是必要的。

五、增生反应带的宽度

增生反应带连接坏死区和正常骨髓，其主要成分是肉芽组织、纤维组织、新骨沉积物和死骨。在修复过程中，死骨、充血、水肿、炎症细胞浸润、新生骨并存。既往研究发现 T_1WI 图像上测量的 ARCO 3A 期增生反应带最大宽度显著大于 ARCO 2 期增生反应带（图5-3-7），推测由于承重骨小梁被破坏导致软骨下微骨折，充血水肿反应相对严重，因此增生反应带更宽。

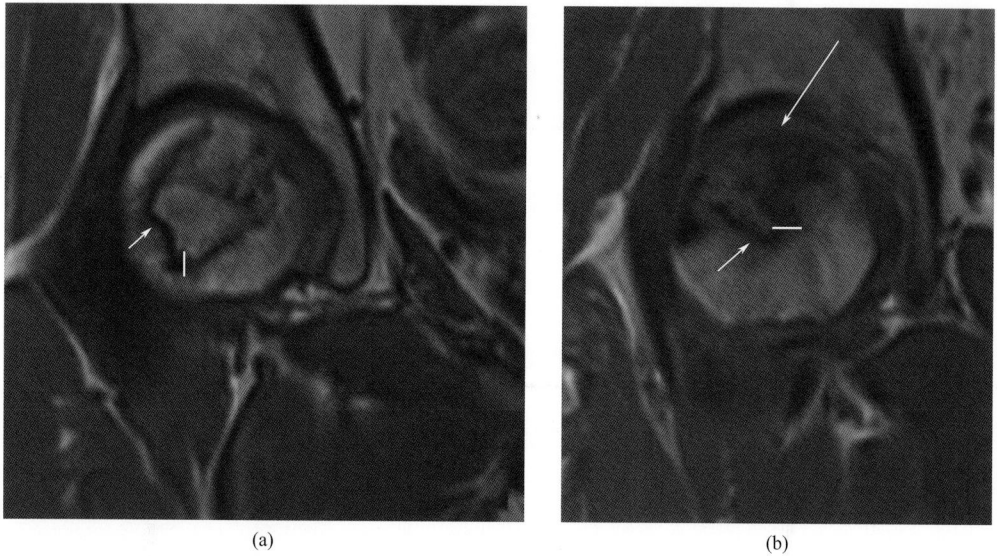

(a)   (b)

图 5-3-7　ARCO 2 期与 3A 期增生反应带宽度比较

ARCO 2 期（图 a）增生反应带（白箭头）宽度（短竖线）小于 ARCO 3A 期（图 b）增生反应带（白箭头）宽度（短横线）

六、骨髓水肿

骨髓水肿最常见于 ARCO 3 期，与疼痛相关。骨髓水肿的体积与髋关节疼痛有关，是髋关节疼痛恶化的重要危险因素，与股骨头坏死病程进展高度相关。此外，它可能是隐匿性骨折或软骨下骨折的征象，提示 ARCO 3 期病变。另外，也可能与骨髓内静脉瘀滞相关。骨髓水肿于 X 线平片及常规 CT 检查上难以显示，在 MR 上表现为 T_1 稍低 T_2/PD 较高信号（图5-3-8）。

骨髓水肿常用的半定量评分方法：评分从 1 到 3 分，1 代表骨髓水肿仅累及股骨头，2 代表累及股骨头、颈部，如果股骨头、颈部和转子间区域均被累及，则评为 3（图5-3-9）。

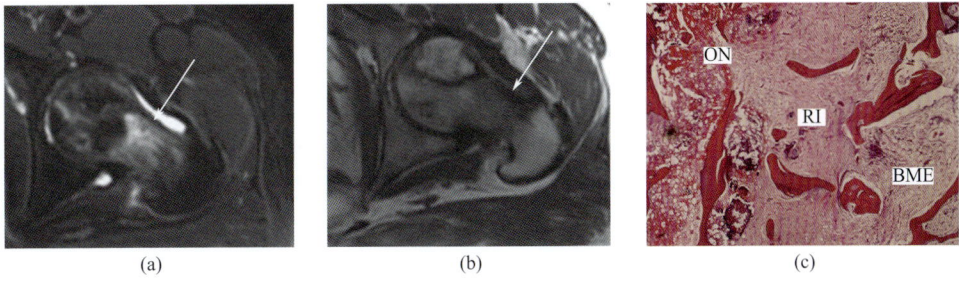

(a)　　　　　　　　　　(b)　　　　　　　　　　(c)

图 5-3-8　骨髓水肿 MR 表现及病理图示

左侧股骨头坏死伴股骨头、颈部骨髓水肿，以股骨颈部为著，表现为T₂压脂较高信号（图a，白箭头）及T₁稍低信号（图b，白箭头），病理切片（图c）显示骨髓水肿（BME）位于坏死区（ON）及增生反应带（RI）外侧，水肿区炎症细胞浸润

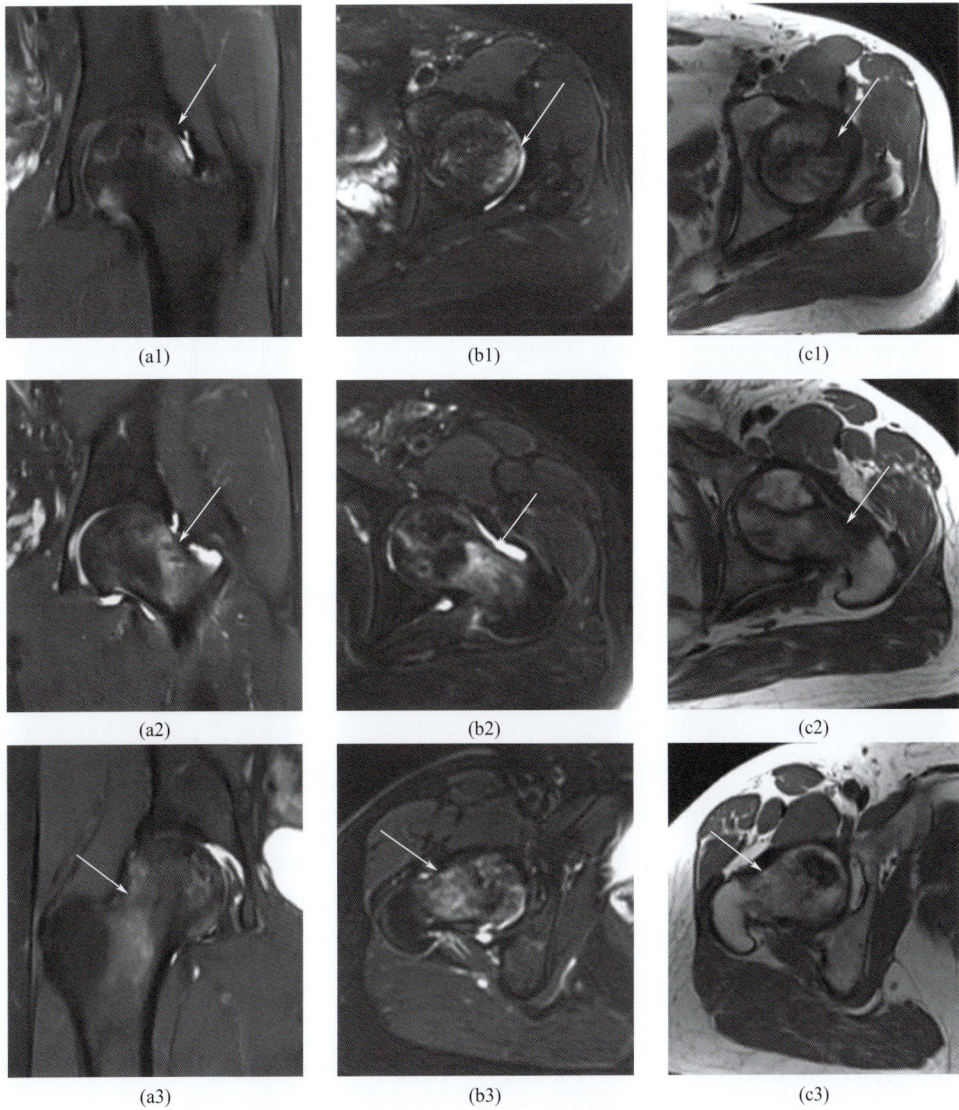

(a1)　　　　　　　　　　(b1)　　　　　　　　　　(c1)

(a2)　　　　　　　　　　(b2)　　　　　　　　　　(c2)

(a3)　　　　　　　　　　(b3)　　　　　　　　　　(c3)

图 5-3-9　骨髓水肿分度图示

自上而下分别为骨髓水肿评分1、2、3分，见箭头所指，每行图像为一组，
（a）为质子相水相冠状位，（b）为T₂WI轴位压脂图像，（c）为T₁WI轴位图像

七、关节积液

关节积液最常见于 ARCO 3 期，表现为关节腔内水样信号，在 CT 及 MR 图像均可显示，但在 MR 图像上显示更为清晰，表现为关节囊内水样信号，与疼痛的相关性仅次于骨髓水肿。可能由于关节积液使髋关节压力增高，同时积液中可能含有骨质坏死释放的炎症因子，两者共同作用引起疼痛。❶

（史　珊　于　潼）

第四节　股骨头坏死常用塌陷预测指标

股骨头坏死主要累及中青年人群，是由于股骨头血流中断或血供障碍而使骨细胞及骨髓成分死亡的病理过程。股骨头塌陷是病情进展的重要标志，若不加干预，则多数病例进行性发展，需手术治疗甚至是髋关节置换，给患者带来巨大经济及精神压力。近年研究发现在股骨头塌陷进程中，除股骨头坏死的位置及范围外，骨质吸收区的大小和位置亦起着重要作用。在股骨头塌陷预测中，多项研究根据股骨头坏死及囊变的大小和位置进行分型，不同分型对股骨头坏死塌陷亦有良好的预测价值。另外，在股骨头坏死病程中，修复的作用也至关重要，其中软骨下骨的厚度及完整性对塌陷亦有重要预测价值。

一、骨质坏死的范围、位置对塌陷预测价值

研究发现骨坏死范围及位置对股骨头塌陷进程均有重要影响。其中对骨质坏死范围方面的研究多采用对骨坏死的角度、比例、指数、面积或体积进行定量测量，部分研究结合 MR 信号特点联合进行塌陷预测。

Kerboul 等提出通过测量前后位及侧位片上股骨头受累面的弧度，以两者之和体现坏死区域大小的方法，研究发现当骨质坏死受累面的弧度大于 200° 时，坏死范围较大，预后不好，股骨头易于塌陷，若小于 160°，则坏死范围较小，预后较好。Ha 等将 Kerboul 的弧度和法应用于 ONFH MRI 图像的定量分析，提出了 MRI 计算坏死角的方法，即测量正中冠状位图像上坏死部分的角度（A）和正中矢状位图像上坏死部分的角度（B），通过把二者相加得出坏死角，即坏死角 =A+B，研究结果表明坏死角 ≤190° 为塌陷低风险，坏死角为 190°～240° 为塌陷中风险，而坏死角 ≥240° 的为塌陷高风险。

Koo 等在 T_1 图像的正中冠状位及矢状位测量股骨头坏死角度，分别用 A、B 来表示，并以此来计算坏死指数 Z=（A/180）×（B/180）×100%，发现坏死指数小于 30% 时，均未发生塌陷，是发生股骨头塌陷的低风险组；而大于 40% 时均发生塌陷，是发生股骨头塌陷的

❶ 本章节作者非常感谢航空总医院骨科医学中心石少辉及中国中医科学院广安门医院骨科张智海提供的人股骨头坏死影像及病理图片。

高风险组；介于30%～40%者，有一半发生塌陷，是发生股骨头塌陷的中风险组；并指出该指数与塌陷风险率的相关性很强，是预测塌陷的重要变量。谢道海等运用坏死指数法，对43例（57髋）初诊均为ARCO Ⅰ、Ⅱ期的ONFH进行研究，发现当坏死指数小于30%时，无一例发生塌陷；而坏死指数大于42%时，其塌陷率达100%；坏死指数为30%～42%时，其塌陷率为50%，3组之间有显著性差异（P均<0.01）。但有学者提出此方法的可重复性并不理想，主要是如何选择正中冠状位和正中矢状位层面的问题。Cherian等对此法进行改良，改为选择病灶累及范围最大的冠状面和矢状面层面进行测量，认为改良后的坏死指数可重复性和可靠性较高。

Beltran等提出结合冠状位和横断位测定负重区内坏死灶所占的百分比，发现负重区内坏死灶小于25%者均未发生塌陷；负重区内坏死灶占25%～50%者，有43%发生塌陷；负重区内坏死灶大于50%者则塌陷率明显增加，达87%。还有学者提出通过计算MRI坏死面积比例定量骨坏死范围。一般认为股骨头呈光滑球形，股骨头与股骨颈的交界为球颈交界处，即股骨头球形曲线的折点。每一层股骨头都可看作球冠或球带，测量每一层面的坏死角度α及该层面股骨头所对应的圆心角度β，再根据球冠或球带的面积计算公式$S=2\pi rh$，即可计算出该层面MRI（冠状面T_1）所对应的面积，$S_{坏死}=\alpha/2\pi rh$，$S_{股骨头}=\beta/2\pi rh$。坏死面积比例等于总坏死面积除以总股骨头面积再乘以100%。r为股骨头的半径，h为MRI两层面的距离。坏死面积比例＝（$\alpha_1/360\times2\pi rh+\cdots+\alpha_n/360\times2\pi rh$）/（$\beta_1/360\times2\pi rh+\cdots+\beta_n/360\times2\pi rh$）×100%＝（$\alpha_1+\cdots+\alpha_n$）/（$\beta_1+\cdots+\beta_n$）×100%。刘又文等运用MRI上测量坏死面积比例的方法，对32例（47髋）ONFH患者进行24个月的随访，并与患者同期X线片进行图像分析处理对比，结果发现在塌陷组中，坏死面积比例为（58.7±14.4）%；在未塌陷组中，坏死面积的比例为（17.3±11.9）%，两者相比有显著性差异（P<0.05）；研究者认为：股骨头坏死面积比例小于30%时为低风险组，30%～42%时为中风险组，大于43%时为高风险组。MRI上坏死面积比例的计算能较精确地反映ONFH的范围。

Shimizu等提出用T_1WI SE序列冠状位预测股骨头塌陷，从坏死范围、位置、信号特点3个方面进行评价。坏死范围分3度，A度，坏死灶到股骨头边缘的最大辐射距离小于股骨头直径的1/4；B度，坏死灶到股骨头边缘的最大辐射距离为股骨头直径的1/4～1/2；C度，坏死灶到股骨头边缘的最大辐射距离大于股骨头直径的1/2。位置分3型，a型为坏死灶小于承重区的1/3，b型为坏死灶占承重区的1/3～2/3，c型为坏死灶大于承重区的2/3。信号特点分3类，α类为高信号，β类为混合，γ类为低信号。结果：随访32个月后范围超过1/4（B度和C度）并且坏死灶波及承重区2/3以上（c型）的病灶，74%的股骨头发生塌陷。信号为β类（混合信号）的病灶塌陷率最高，α类次之，而γ类最低。

随着计算机技术在医学领域的广泛应用，Hernigou等使用特殊软件测量坏死病灶的面积，乘以MRI扫描的层厚，即为每一层坏死部位的体积，所有层面计算的结果相加，得出ONFH病灶的体积，为应用MRI图像测量ONFH病灶体积准确性提供了理论基础。Takashi等通过计算机软件计算出坏死灶的体积，将其分为A、B、C 3组，A组坏死体积小于15%，B组为15%～30%，C组大于30%，结果：A组中6%发生股骨头塌陷，B组中42%发生股骨头塌陷，C组中80%发生股骨头塌陷，提示坏死病灶体积大小与股骨头塌陷的危险性密切相关，当坏死病灶的体积＞30%时，ONFH的塌陷率高达80%，3组间塌陷率有显著性差异。史振才等利用现有的医学特殊软件，对29例（38髋）ONFH患者的MRI冠状面T_1WI进行处理，依据坏死组织与正常组织不同的灰度值，重构出股骨头三维模型，读取股骨头及其坏死病灶的体积。使用移水法测出大体股骨头及其坏死病灶的体积，模拟人体载荷计算机有限元分析，准确快捷地计算出ONFH病灶体积及占整个股骨头的百分比，用于预测股骨头塌陷的危险性，认为当坏死体积占股骨头体积＞30%时，股骨头具有很高的塌陷危险性，与Takashi等所得出的结论相符。

二、骨质吸收区的范围、位置对塌陷预测价值

Baba等发现在ARCO 3A、3B、3C期病例中，骨质吸收体积比（由7个层面上骨质吸收区与相应层面股骨头面积的比值计算得出）与疾病分期呈显著正相关，随分期的升高而增大，并与塌陷进度相关。Shi等研究发现若ARCO 2/3A期初次骨质吸收区冠状位最大面积大于49 mm^2，且位于股骨头的前外部及外侧柱，则塌陷快速进展的可能性高。Hamada等用micro-CT（小动物计算机体层显像仪）发现ARCO 3A或3B期股骨头坏死在塌陷早期，最初的骨折线出现在股骨头前上部分离的骨质吸收区之间；在塌陷后期，可见硬化边旁坏死骨骨折和沿硬化边坏死侧分布的纤维肉芽状低密度组织，因此推测修复区周围的骨质吸收区可引发软骨下骨折；另外，还发现在股骨头前上部的骨质吸收区可能导致骨折范围扩大，并增加大面积塌陷的可能性。

各研究均认为骨质吸收区会加速股骨头塌陷进程，最可能的原因有以下几点。

（1）骨质吸收区的位置被认为是加速塌陷的重要因素。Gao等通过观察ARCO 3期病例轴位及冠状位CT图像，发现骨质吸收区主要位于股骨头前部（65%）、外侧柱和中间柱（68%），因此认为骨质吸收区加速股骨头塌陷进程的可能原因是它破坏了髋关节正常的应力传导路径，从而降低了股骨头内主要压力组骨小梁的应力传导效率，使股骨头承重能力下降，同时增加了股骨头内的平均应力，从而加速了股骨头塌陷。Kubo等发现，当坏死灶累及股骨头前部较多时，股骨头有较高塌陷率，推测与股骨头前部负重多有关。因此若骨质吸收区主要位于股骨头前部，会进一步降低股骨头的机械强度及负重能力并加速塌陷进程。

（2）刘光波等通过有限元方法分析发现股骨头内坏死区的平均应力、最大应力以及骨质吸收区周围1 mm区域内最大应力值与骨质吸收区的直径呈线性正相关，因此认为骨质吸收区可增加坏死区的平均应力和最大应力，骨质吸收区越大则应力增加越明显，从而使股骨头塌陷进程加快。

（3）Yu等统计发现，塌陷组股骨头坏死区近端硬化边长度所占坏死区近端长度的比例多在30%以下，由此推断硬化边可为股骨头提供机械支撑从而防止或延缓股骨头塌陷。由于骨质吸收区多数与硬化边相连，不同程度地破坏了硬化边的完整性，从而降低了硬化边的机械支撑作用，因而增加了股骨头塌陷的风险。

三、股骨头坏死不同分型对塌陷预测价值

Ohzono等根据坏死的位置将股骨头坏死分为三型。Ⅰ型，硬化线清晰，股骨头的坏死区达关节面并与髋臼相接触，根据硬化带外侧带与负重区的位置关系进一步分为3个亚型。Ⅰ A型，指硬化线外侧端不超出股骨头负重区内侧1/3；Ⅰ B型，指硬化线外侧端在股骨头

负重区中1/3处；ⅠC型，指硬化线外侧端达股骨头负重区外1/3处。Ⅱ型，坏死区硬化线边缘模糊不清，股骨头负重区轻度变平。Ⅲ型，坏死区内可见囊变，并根据囊变位置分为2个亚型。ⅢA型，囊变在股骨头前或内侧，有关节软骨下骨包绕，离负重面远；ⅢB型，囊变区紧靠负重区外侧2/3部分。研究人员根据该分型法研究发现，ⅠA、ⅠB及ⅢA型塌陷率较小，而ⅠC、Ⅱ及ⅢB型塌陷率较前者明显增高。

1994年Sugano等根据MRI正中冠状位T_1WI坏死灶与负重区的位置关系将股骨头坏死分为三型，A型为坏死区不超过负重区内侧1/3，B型为不超过内侧2/3，C型为超过负重区内侧2/3；并对60例放射性检查正常、应用激素的患者进行前瞻性研究，其中有9例（16髋）患者MRI出现坏死征象，A型6髋，B型2髋，C型8髋，随访平均5年，结果A型6髋至随访结束始终维持在Ⅰ期，C型中6髋在2~5年内发生股骨头塌陷。

Min等报道JIC分型分为A、B、C1和C2型，即将Sugano分型方法中的C型根据坏死区域是否超过髋臼缘分为C1和C2型，四型的塌陷率分别为0、0、13%和86%。

中日友好医院李子荣等基于三柱理论，依据坏死灶占据三柱结构的位置将股骨头坏死分为五型。M型（内侧型），坏死灶占据内侧柱。C型（中央型），坏死灶占据中央柱和内侧柱。L型（外侧型），坏死灶占据内、中、外三柱，但有不同情况，可分为三个亚型：L1型（次外侧型），坏死灶占据外、中及内侧柱，但外侧柱部分存留，至少应有皮质存留；L2型（极外侧型），坏死灶仅占据外侧柱或另加一部分中央柱，中央柱另一部分和内侧柱全部存留；L3型（全股骨头型），坏死灶穿透整个股骨头的外、中、内三柱的皮质及骨髓。M、C、L三型股骨头塌陷率不同，分别为3.9%、10.8%和67.8%，L型的三型中L3型塌陷率94.4%，L2型塌陷率100%，均高于L1型的42.6%。

张振南等选择冠状位股骨头坏死面积最大层面，由外向内按照3：4：3的直径比将股骨头最大横径分成A、B、C三柱，依据坏死灶中三柱的受累情况进行分型。不同分型塌陷率依次为：A-C（88.6%）>AB（74.1%）>BC（52.4%）>A（50%）>B（9.5%）>C（0）。统计分析表明塌陷风险与塌陷率呈显著正相关。因此A-C型和AB型有较高的塌陷风险，而B型和C型预后良好。

四、股骨头坏死软骨下骨修复对塌陷预测价值

苏敬阳等应用兔股骨头观察股骨头骨缺损表面积比与股骨头软骨塌陷的关系，发现股骨头缺损坏死表面积比小于12.5%时软骨下骨有很强的修复能力，有毛细血管及成骨细胞形成；而大于19.0%时有明显空骨陷窝存在，在软骨表面无软骨样化生，易发生软骨塌陷和坏死。刘朝晖等研究发现，T_1低信号带与软骨下骨不相交，即包含型者，预后相对较好，可能是由于软骨下骨的存活和完整性较好。郭东辉提出，软骨下骨厚度与股骨头坏死塌陷密切相关，当软骨下骨厚度小于3 mm时股骨头塌陷风险高，考虑为股骨头发生坏死后软骨下骨承载力下降所致。Ficat等通过对骨坏死病理组织学的研究发现，当软骨下骨被坏死灶波及时会出现破骨细胞吸收、软骨下骨变薄的现象；当坏死灶内有硬化带形成时，在靠近硬化带位置出现坏死灶囊性变是塌陷的危险信号。刘朝晖等根据坏死灶的CT表现将其分为四型：①A型，坏死灶在软骨下骨下形成连续的硬化带；②B型，在软骨下骨下形成硬化带，但为不连续的硬化带；③C型，软骨下骨下硬化带的形成不明显；④D型，坏死灶无明显硬化带

形成，表现为均匀中密度影。研究结果为A型塌陷率0，B型塌陷率63%，C型塌陷率76%，D型塌陷率100%。研究者认为在软骨下骨出现均匀增厚或明显"焊接"现象可延迟塌陷；而软骨下骨形成不连续硬化带，或无明显硬化带形成，正常骨小梁结构消失，坏死灶呈现均匀中低密度影，是塌陷危险因素。

（史　珊　于　潼　张振南）

第五节　衍射增强成像在股骨头坏死软骨下骨塌陷诊断中的应用

衍射增强成像（diffraction-enhanced imaging，DEI）方法是一种基于相位衬度机理的成像方法，通过单色器产生一个特定能量的准平面波穿过样品，在样品中折射率的变化将对平面波的波前产生扰动，使波前相位发生改变，相位的改变与样品中电子对射线的散射作用有关。其辐射光具有较强的穿透性、较高的空间分辨率和较好的相干性，其衬度分辨率比常规X线吸收的密度分辨率高出1000倍，可记录低吸收物体内部不同组织结构信息，呈现出清晰的X线二维照相术或三维CT微图像，包含以前传统吸收成像未记录到的信息内容。

当X线穿过物体时会发生吸收、散射（包括相干散射和非相干散射）、折射等物理过程。传统医学X线成像主要利用物体不同部分对X线吸收不同所造成的光强变化，使得在观察主要由轻元素构成的人体内病变组织时，很难获得足够的吸收衬度，因而大大限制了X线影像技术在医学和生物学的应用。近几年X线相位衬度成像在医学方面被广泛应用。目前使用的相位衬度技术分为三类：干涉法、DEI和类同轴全息法。自Chapman等于1997年把DEI应用于医学领域以来，该技术在医学上逐渐发展并应用起来。DEI显示股骨头软骨组织结构影像最清晰，且伪像少；MRI需要较长扫描时间才能得到与DEI显示相似的影像学改变，而CT影像学资料不能显示出关节软骨，传统的MRI显示股骨头坏死标本信息有限，股骨头坏死标本结构虽简单，但其生物学结构复杂，在DEI表现较为复杂信号。DEI虽不能把矿物质从软组织分开，但可清晰显示软骨下骨；同一部位软骨在MRI厚度约为DEI厚度的一半，这是由于关节液及关节软骨内含较多水与脂肪组织，导致关节软骨MRI成像时与关节液及软骨下骨界限不清。但由于装置和束线所需的建设费用较高，目前在各个同步辐射装置上开展的医学应用项目仅局限于研究阶段，研究对象目前限于关节置换后取下的股骨头标本（图5-5-1和图5-5-2）。

标本取自股骨头坏死患者全髋关节置换后的股骨头，用手术电锯以坏死为中心冠状面正中切开，用生理盐水冲洗骨面，去除血液及骨髓组织，置13%中性福尔马林固定液中。标本固定7 d后，用钢锯将其沿剖面切开，每层厚度为0.5 cm，取中间一层用于衍射增强同步辐射成像。

在衍射增强相位衬度成像中，典型的衍射增强成像系统由光源、单色器、样品、分析晶体和探测器组成（图5-5-3）。利用同步辐射装置（BSRF）4W1A，光束提供的同步辐射硬X

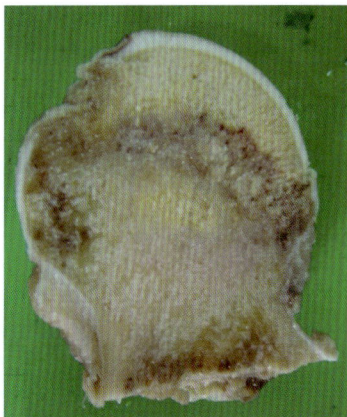

图 5-5-1　股骨头冠状面切片

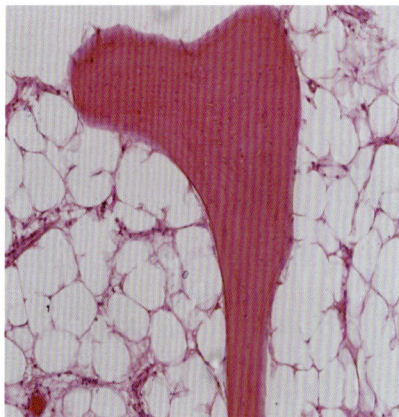

图 5-5-2　病理 HE 染色示正常髓腔内骨小梁

线单色光，采用衍射增强法对股骨头标本进行观察。所用电子储存环能量为 2.2GeV，束流强度 40～70 mA，单 X 线能量 16 keV。用 Si（111）单块晶体作单色器，两种样品成像的最适条件为电子束流强度 60～100 mA，曝光时间为 3～4 s，同步辐射光经两块晶体折射后，投照到标本上，透过标本后，照射在后方的探测器上成像，胶片记录的像用光学显微镜采集。

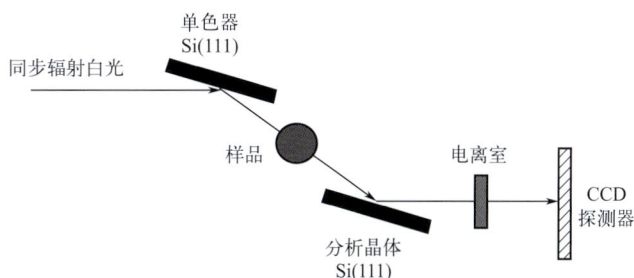

图 5-5-3　典型的衍射增强成像系统

　　股骨头坏死标本衍射增强同步辐射成像可清晰见到股骨头骨小梁及软骨全层（图 5-5-4）。骨小梁结构清晰，股骨头坏死区骨小梁结构紊乱（图 5-5-5）。股骨头坏死关节软骨塌陷前坏死区与正常软骨交界处可看见交接区软骨下骨骨折塌陷，股骨头软骨下骨折，而此影像学表现在以往普通 X 线及 CT 中无法显现；以及负重区软骨与软骨下骨分离；上述影像学改变，无论在 X 线、二维 CT 还是 MRI 都不能显示（图 5-5-6～图 5-5-9）。

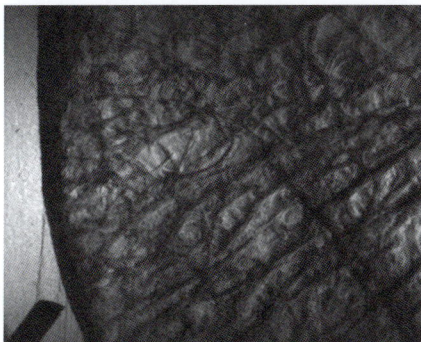

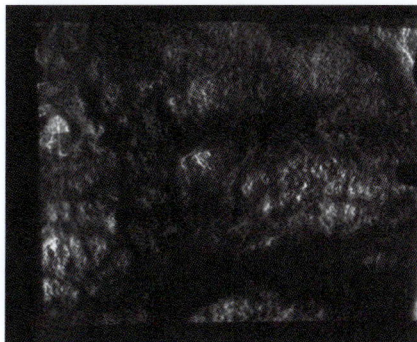

图 5-5-4　正常骨小梁及关节软骨（骨小梁结构清晰）　　图 5-5-5　股骨头坏死区（骨小梁结构紊乱）

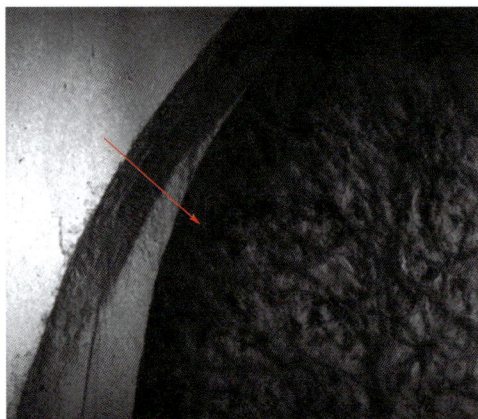

图 5-5-6　同步辐射硬 X 线相衬成像，
关节软骨与软骨下骨分离

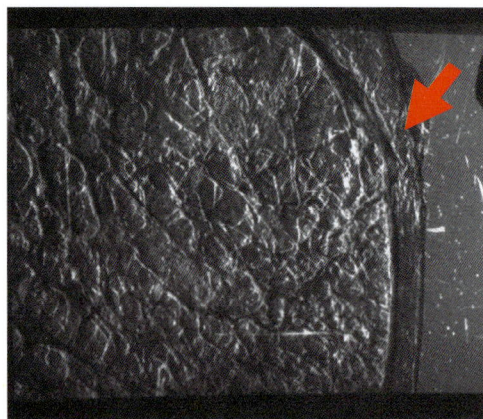

图 5-5-7　同步辐射硬 X 线相衬成像，关节软骨坏
死塌陷前坏死区与正常软骨交界处，
此处可看见交接区软骨下骨板塌陷

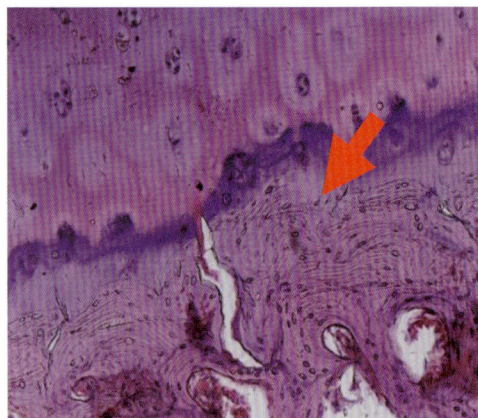

图 5-5-8　股骨头病理切片 HE 染色，可看见交接区
软骨下骨板塌陷

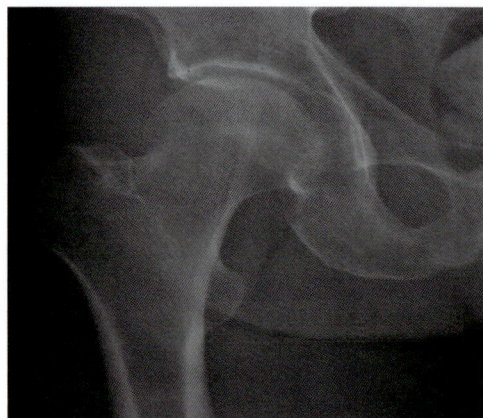

图 5-5-9　关节置换前髋关节 X 线图像

（石少辉　张智海）

【参考文献】

[1] 范晓东.数字化X线成像的原理及技术分析[J].中国实用医药，2009，4（31）：233-235.

[2] 汤光宇，李懋.磁共振成像技术与应用[M].上海：上海科学技术出版社，2022：7-9.

[3] Mitchell D G，Rao V M，Dalinka M K，et al. Femoral head avascular necrosis：correlation of MR imaging，radiographic staging，radionuclide imaging，and clinical findings[J]. Radiology，1987，162（3）：709-715.

[4] 韩萍，于春水.医学影像诊断学[M].4版.北京：人民卫生出版社，2016：570-571.

[5] 孙伟，李子荣.2019国际骨循环研究协会股骨头坏死分期[J].中华骨科杂志，2020，40（13）：889-892.

[6] Yoon B H，Mont M A，Koo K H，et al. The 2019 Revised Version of Association Research Circulation Osseous Staging System of Osteonecrosis of the Femoral Head[J]. J Arthroplasty，2020，35（4）：933-940.

[7] Zuo W，Sun W，Zhao D，et al. Investigating Clinical Failure of Bone Grafting through a Window at the Femoral Head Neck Junction Surgery for the Treatment of Osteonecrosis of the Femoral Head[J]. PLoS One，2016，11（6）：e0156903.

[8] Chen C C，Lin C L，Chen W C，et al. Vascularized iliac bone-grafting for osteonecrosis with segmental collapse of the femoral head[J]. J Bone Joint Surg Am，2009，91（10）：2390-2394.

[9] Yu T，Xie L，Zhang Z，et al. Prediction of osteonecrosis collapse of the femoral head based on the proportion of the proximal sclerotic rim[J]. Int Orthop，2015，39（6）：1045-1050.

[10] Yu T，Xie L，Chu F. A sclerotic rim provides mechanical support for the femoral head in osteonecrosis[J]. Orthopedics，2015，38（5）：e374-e379.

[11] Plenk H Jr，Gstettner M，Grossschmidt K，et al. Magnetic resonance imaging and histology of repair in femoral head osteonecrosis[J]. Clin Orthop Relat Res，2001，（386）：42-53.

[12] Liu G B，Li R，Lu Q，et al. Three-dimensional distribution of cystic lesions in osteonecrosis of the femoral head[J]. J Orthop Translat，2019，22：109-115.

[13] 刘光波，马海洋，卢强，等.股骨头骨坏死囊性变位置分布特征[J].解放军医学院学报，2019，40（12）：1109-1113，1137.

[14] Shi S，Luo P，Sun L，et al. Prediction of the progression of femoral head collapse in ARCO stage 2-3A osteonecrosis based on the initial bone resorption lesion[J]. Br J Radiol，2021，94（1117）：20200981.

[15] Baba S，Motomura G，Ikemura S，et al. Quantitative evaluation of bone-resorptive lesion volume in osteonecrosis of the femoral head using micro-computed tomography[J]. Joint Bone Spine，2020，87（1）：75-80.

[16] Wu W，He W，Wei Q S，et al. Prognostic analysis of different morphology of the necrotic-viable interface in osteonecrosis of the femoral head[J]. Int Orthop，2018，42（1）：133-139.

[17] Shi S，Luo P，Sun L，et al. Analysis of MR Signs to Distinguish Between ARCO Stages 2 and 3A in Osteonecrosis of the Femoral Head[J]. J Magn Reson Imaging，2022，55（2）：610-617.

[18] Koo K H，Ahn I O，Kim R，et al. Bone marrow edema and associated pain in early stage osteonecrosis of the femoral head：prospective study with serial MR images[J]. Radiology，1999，213（3）：715-722.

[19] Ito H，Matsuno T，Minami A. Relationship between bone marrow edema and development of symptoms in patients with osteonecrosis of the femoral head[J]. Am J Roentgenol，2006，186（6）：1761-1770.

[20] Iida S，Harada Y，Shimizu K，et al. Correlation between bone marrow edema and collapse of the femoral head in steroid-induced osteonecrosis[J]. Am J Roentgenol，2000，174（3）：735-743.

[21] Meier R，Kraus T M，Schaeffeler C，et al. Bone marrow oedema on MR imaging indicates ARCO stage 3 disease in patients with AVN of the femoral head[J]. Eur Radiol，2014，24（9）：2271-2278.

[22] Huang G S，Chan W P，Chang Y C，et al. MR imaging of bone marrow edema and joint effusion in patients with osteonecrosis of the femoral head：relationship to pain[J]. Am J Roentgenol，2003，181（2）：545-549.

[23] Kerboul M，Thomine J，Postel M，et al. The conservative surgical treatment of idiopathic aseptic necrosis of the femoral head[J]. J Bone Joint Surg Br，1974，56（2）：291-296.

[24] Ha Y C，Jung W H，Kim J R，et al. Prediction of collapse in femoral head osteonecrosis：a modified Kerboul method with use of magnetic resonance images[J]. J Bone Joint Surg Am，2006，88 Suppl 3：35-40.

[25] Koo K H，Kim R，Ko G H，et al. Preventing collapse in early osteonecrosis of the femoral head. A randomised clinical trial of core decompression[J]. J Bone Joint Surg Br，1995，77（6）：870-874.

[26] 谢道海，董天华，郭亮. 成人股骨头无菌型坏死塌陷的MRI测量[J]. 中国医学影像技术，2006，22（4）：594-596.

[27] Cherian S F，Laorr A，Saleh K J，et al. Quantifying the extent of femoral head involvement in osteonecrosis[J]. J Bone Joint Surg Am，2003，85（2）：309-315.

[28] Beltran J，Knight C T，Zuelzer WA，et al. Core decompression for avascular necrosis of the femoral head：correlation between long-term results and preoperative MR staging. Radiology，1990，175（2）：533-536.

[29] Ito H，Matsuno T，Kaneda K. Prognosis of early stage avascular necrosis of the femoral head[J]. Clin Orthop Relat Res，1999，（358）：149-157.

[30] 刘又文，高书图，张宏军，等. 股骨头缺血坏死的塌陷预测分析[J]. 医药论坛杂志，2008，29（2）：1-3，6.

[31] Shimizu K，Moriya H，Akita T，et al. Prediction of collapse with magnetic resonance imaging of avascular necrosis of the femoral head[J]. J Bone Joint Surg Am，1994，76（2）：215-223.

[32] Hernigou P，Lambotte J C. Volumetric analysis of osteonecrosis of the femur. Anatomical correlation using MRI[J]. J Bone Joint Surg Br，2001，83（5）：672-675.

[33] Nishii T，Sugano N，Ohzono K，et al. Significance of lesion size and location in the prediction of collapse of osteonecrosis of the femoral head：a new three-dimensional quantification using magnetic resonance imaging[J]. J Orthop Res，2002，20（1）：130-136.

[34] 史振才，李子荣，孙伟，等. 计算机处理MR图像股骨头坏死体积测定与初步力学测验[J]. 中华放射学杂志，2006，40（3）：288-292.

[35] Hamada H，Takao M，Sakai T，et al. Subchondral fracture begins from the bone resorption area in osteonecrosis of the femoral head：a micro-computerised tomography study[J]. Int Orthop，2018，42（7）：1479-1484.

[36] Gao F，Han J，He Z，et al. Radiological analysis of cystic lesion in osteonecrosis of the femoral head[J]. Int Orthop，2018，42（7）：1615-1621.

[37] Kubo Y，Motomura G，Ikemura S，et al. The effect of the anterior boundary of necrotic lesion on the occurrence of collapse in osteonecrosis of the femoral head[J]. Int Orthop，2018，42（7）：1449-1455.

[38] 刘光波，梅玉倩，马海洋，等. 股骨头坏死骨吸收区对股骨头内应力分布及疾病进展的影响[J]. 中华骨科杂志，2020，40（7）：408-416.

[39] Ohzono K，Saito M，Takaoka K，et al. Natural history of nontraumatic avascular necrosis of the femoral head[J]. J Bone Joint Surg Br，1991，73（1）：68-72.

[40] Sugano N，Ohzono K，Masuhara K，et al. Prognostication of osteonecrosis of the femoral head in patients with systemic lupus erythematosus by magnetic resonance imaging[J]. Clin Orthop Relat Res，1994，（305）：190-199.

[41] Min B W，Song K S，Cho C H，et al. Untreated asymptomatic hips in patients with osteonecrosis of the femoral head[J]. Clin Orthop Relat Res，2008，466（5）：1087-1092.

[42] 李子荣，刘朝晖，孙伟，等. 基于三柱结构的股骨头坏死分型——中日友好医院分型[J]. 中华骨科杂志，2012，32（6）：515-520.

[43] Zhang Z，Yu T，Xie L，et al. Biomechanical bearing-based typing method for osteonecrosis of the femoral head：ABC typing[J]. Exp Ther Med，2018，16（3）：2682-2688.

[44] 苏敬阳，侯勇，曹斌，等. 股骨头骨缺损表面积比与股骨头塌陷预测的动物模型制备[J]. 河北医药，2011，33（21）：3215-3217.

[45] 刘朝晖，李子荣，孙伟，等. 基于MRI、CT不同层面和位像形态学依据回顾性分析双侧股骨头坏死塌陷的危险因素[J]. 中国组织工程研究与临床康复，2008，12（22）：4249-4252.

[46] 郭东辉. 股骨头软骨下骨厚度与塌陷的相关性研究[D]. 石家庄：河北医科大学，2009.

[47] Ficat R P. Idiopathic bone necrosis of the femoral head. Early diagnosis and treatment[J]. J Bone Joint Surg Br，1985，67

（1）：3-9.

[48] Frazier A A. Patterns of osteonecrosis in the femur[J]. Radiographics，2014，34（4）：1002.

[49] Beltran L S，Rosenberg Z S，Mayo J D，et al. Imaging evaluation of developmental hip dysplasia in the young adult[J]. Am J Roentgenol，2013，200（5）：1077-1088.

[50] Roemer F W，Hunter D J，Winterstein A，et al. Hip Osteoarthritis MRI Scoring System（HOAMS）：reliability and associations with radiographic and clinical findings[J]. Osteoarthritis Cartilage，2011，19（8）：946-962.

[51] Ikemura S，Yamamoto T，Motomura G，et al. MRI evaluation of collapsed femoral heads in patients 60 years old or older：Differentiation of subchondral insufficiency fracture from osteonecrosis of the femoral head[J]. Am J Roentgenol，2010，195（1）：W63-W68.

[52] Ikemura S，Yamamoto T，Motomura G，et al. The utility of clinical features for distinguishing subchondral insufficiency fracture from osteonecrosis of the femoral head[J]. Arch Orthop Trauma Surg，2013，133（12）：1623-1627.

[53] Ikemura S，Mawatari T，Matsui G，et al. The depth of the low-intensity band on the T_1-weighted MR image is useful for distinguishing subchondral insufficiency fracture from osteonecrosis of the collapsed femoral head[J]. Arch Orthop Trauma Surg，2018，138（8）：1053-1058.

第六章

股骨头坏死的
风险评估与治疗策略

第一节　概述

　　股骨头坏死（osteonecrosis of the femoral head，ONFH）为骨科领域的世界性难题和挑战，好发于青壮年，严重影响人类健康，仅在美国每年就有大约1万到2万例新增病例，至2015年，我国非创伤性股骨头坏死患者已累计达到812万。塌陷与否是影响股骨头坏死预后转归的重要决定性因素，因此，如何选择合理有效的治疗措施，延缓或预防股骨头塌陷始终为本病研究热点、难点。如可在股骨头坏死发病早期，根据不同的影像学特点，选择合适的方式方法准确评估预测股骨头坏死塌陷风险，根据其结果指导选择合适的临床治疗方法，有可能提高股骨头坏死临床疗效，减少股骨头塌陷的发生。目前股骨头坏死的治疗主要可分为保髋治疗和关节置换两大类，早期股骨头坏死以保髋治疗为主。保髋治疗方法主要包括生活干预、药物治疗、生物治疗、生物力学支撑这几大类别。生活干预包括髋关节的限制性负重及功能锻炼等。药物治疗包含中药治疗、降脂药物治疗、抑制骨吸收、改善微循环等。生物治疗包括干细胞、富血小板血浆（PRP）、自体骨髓移植、松质骨移植、髂骨移植、BMP治疗等。该类方法具有操作简便、创伤小、手术时间短、出血量少，即使手术失败对其他手术治疗亦无较大影响等诸多优点，能改善股骨头血液循环，促进坏死病灶的修复。但其也存在着自身的不足之处，如单纯髓芯减压术、干细胞移植、PRP移植等治疗方法对股骨头并无有效支撑作用。力学支撑的主要方法有各种植骨材料打压植骨、腓骨移植、截骨、钽棒植入等，该类方法优势在于重建了坏死股骨头的力学稳定性，为股骨头的再塑和修复提供有力的支撑，该类方法可以一定程度改善坏死股骨头的受力情况，其中使用骨形态发生蛋白（BMP）等植骨材料可促进股骨头的修复，以期逆转病变。上述股骨头坏死的治疗方法基于不同的理论及原理，各有利弊和相应的适应证。由于目前没有合适的股骨头坏死风险评估体系指导治疗方案的选择，导致临床治疗方法的选择依据存在一定不足，疗效参差不齐，差异较大，因此，如果可将股骨头坏死塌陷风险的多种危险因素综合评估，在生物力学研究基础上，结合影像学特征对临床病例进行观察分析，建立早期股骨头坏死风险评估体系以更为科学精准地评估塌陷风险，可以帮助指引临床制定合理的个体化治疗方案，使治疗方法的选择有据可循，趋于规范化，从而有望缩短疗程，加速康复，提高疗效，节约医疗资源，减轻社会负担。

（于　潼　谢利民）

第二节　股骨头坏死分期的意义

　　股骨头坏死的分期对选择股骨头坏死的治疗原则有重要指导意义，通过分期可大致了解股骨头坏死所处的病理状态及阶段，根据该阶段的病理特点指导治疗原则。国际上常用的股骨头坏死分期方法包括Ficat分期、Steinberg分期及ARCO分期。在1960年Ficat和Alert创立了第一个股骨头坏死的分期方法，将股骨头坏死分为三期，后在1970年改良为0~Ⅳ期

（表6-2-1）。1984年美国宾夕法尼亚大学的Steinberg分期将股骨头坏死分为0~Ⅵ期（表5-2-2），该分期方法在根据股骨头坏死病理发展过程分期的同时综合考虑各时期的特点提出各期的亚型，融入了股骨头坏死定量诊断。1994年国际骨循环学会的ARCO分期将股骨头坏死分为0~Ⅳ期（表6-2-2），其中Ⅰ期、Ⅱ期、Ⅲ期根据坏死的不同程度又可划分为轻、中、重三度。2018年10月，ARCO成立了一个工作组修订股骨头坏死的分期系统。应用德尔菲法通过4轮的讨论归纳总结，修订了1994年的股骨头坏死分期标准，仍分为4期（表5-2-3），但修订后的分期系统删减了先前的定量分级，专家组商议日后建立专门的预测股骨头坏死进展的分型系统。此外，由中华医学会骨科学分会关节外科学组召集相关专家及相关学科医师以Steinberg分期系统为基础，讨论修正补充，形成了2015年ONFH的中国分期，将股骨头坏死分为Ⅰ~Ⅴ期（表6-2-3）。

表6-2-1 股骨头坏死 Ficat 分期

分期	分期（改良）	临床表现	影像学表现	血流动力学	骨显像	不经穿刺活检确定诊断
早期	0临床前期	0	0	+	摄取减少	不能
	Ⅰ影像学前期	+	0	++	摄取增加	不能
	Ⅱ股骨头扁平或死骨形成期	+	散在的硬化和囊性变	++	+	很大可能
转变期			股骨头扁平或新月征			
晚期	Ⅲ 塌陷期	++	股骨头轮廓改变	+/正常	+	确诊
	Ⅳ 骨关节炎期	+++	股骨头扁平，关节间隙正常/股骨头塌陷，关节间隙减小	+	+	关节炎

表6-2-2 股骨头坏死 ARCO 分期（1994 年国际骨循环学会）

分期	影像学表现
0期	骨的组织学检查可见缺血性坏死，但其他所有的检查结果均为阴性
Ⅰ期	放射线片上无坏死骨的特殊征象，但组织学、磁共振或（和）骨扫描有特殊发现。据病损范围可分为3个亚级 ⅠA：病变范围小于股骨头的15% ⅠB：病变范围占股骨头的15%~30% ⅠC：病变范围大于股骨头的30%
Ⅱ期	出现放射学影像异常，如硬化或囊性变形成等，无股骨头塌陷迹象 次级分类同Ⅰ期
Ⅲ期	可见新月征，或股骨头塌陷变扁，但无关节间隙变窄。据新月体的长度占整个股骨头关节面的比例及塌陷距离分为3级 ⅢA：正、侧位X线片上新月征长度小于股骨头关节面15%或塌陷小于2 mm ⅢB：正、侧位X线片上新月征长度占股骨头关节面15%~30%或塌陷在2~4 mm ⅢC：正、侧位X线片上新月征长度大于股骨头关节面30%或塌陷大于4 mm
Ⅳ期	可见骨性关节炎改变。关节间隙变窄，髋臼受累，出现硬化骨、囊性变及骨赘，关节破坏

表 6-2-3　股骨头坏死的中国分期

分期	临床表现	影像学表现	病理改变
Ⅰ（临床前期，无塌陷） 依坏死面积 Ⅰa 小<15% Ⅰb 中15%～30% Ⅰc 大>30%	无	MRI（+） 核素（+） X线片（-） CT（-）	骨髓组织 坏死 骨细胞坏死
Ⅱ（早期，无塌陷） 依坏死面积 Ⅱa 小<15% Ⅱb 中15%～30% Ⅱc 大>30%	无或轻微	MRI（+） X线片（±） CT（+）	坏死灶吸收 组织修复
Ⅲ（中期，塌陷前期） 依新月征占关节面长度 Ⅲa 小<15% Ⅲb 中15%～30% Ⅲc 大>30%	疼痛起始 跛行明显 疼痛中重度 内旋活动受限 内旋痛	MRI T$_2$WI抑脂序列示骨髓水肿 CT示软骨下骨折 X线片示股骨头外轮廓中断 新月征形成	软骨下骨折 或经坏死骨 骨折
Ⅳ（中晚期，塌陷期） 依股骨头塌陷程度 Ⅳa 轻<2 mm Ⅳb 中2～4 mm Ⅳc 重4 mm	疼痛较重 跛行加重 内旋活动受限 内旋痛加重 外展、内收活动稍受限	X线片示股骨头塌陷， 但关节间隙正常	股骨头塌陷
Ⅴ（晚期，骨关节炎）	疼痛重 跛行严重 所有活动（屈曲、外展、内旋、 外旋、内收）均受限	X线片示股骨头变扁 关节间隙变窄 髋臼囊性变或硬化	软骨受累 骨关节炎

　　根据股骨头坏死的病理特点结合各个分期体系，股骨头坏死可分为塌陷前期（早期）、塌陷期（中期）、塌陷后期（晚期）三个时期。①塌陷前期，股骨头解剖形态良好，主要的病理变化发生在股骨头内部，此时的治疗原则应是预防股骨头塌陷，促进骨坏死修复，如果可有效预防塌陷，维持股骨头正常形态，则预后较好。此时期，相当于Ficat Ⅰ期、Ⅱ期，Steinberg Ⅰ期、Ⅱ期、Ⅲ期，ARCO Ⅰ期、Ⅱ期、Ⅲ A期及中国分期的Ⅰ期、Ⅱ期、Ⅲ期。②塌陷期，即股骨头的大体解剖形态遭受破坏，股骨头塌陷变形，股骨头一旦发生塌陷，此时的治疗当以矫正塌陷及/或预防进一步塌陷为原则，尽量保护关节软骨面，恢复股骨头的正常力学结构，改善预后。此时期，相当于Ficat Ⅲ期，Steinberg Ⅳ期，ARCO Ⅲ B期及中国分期的Ⅳ期。③塌陷后期，当疾病进展至塌陷后，股骨头变扁，关节软骨已被破坏，髋关节

解剖形态发生变化，此时的治疗则以改善症状、提高生活质量为原则，对年龄较大的患者可以考虑人工关节置换。此时期，相当于Ficat Ⅳ期，Steinberg Ⅴ期、Ⅵ期及ARCO Ⅳ期和中国分期的Ⅴ期（表6-2-4）。

表6-2-4　股骨头坏死三期分期简表

简明分期	病理分期	Ficat分期	Steinberg分期	ARCO 1994	ARCO 2019	中国分期
早期	塌陷前期	1	1	1	1	1
		2	2	2	2	2
			3	3A	3A	3
中期	塌陷期	3	4	3B	3A+3B	4
晚期	塌陷后期	4	5	4	4	5
			6			

（于　潼　谢利民）

第三节　股骨头坏死分型及意义

通过股骨头坏死的分期可以了解股骨头当时所处的病理阶段，然而对其进一步的发展及预后转归往往判断不足。因此，科学合理的股骨头坏死分型方法可以进一步评估预测股骨头坏死塌陷风险，对本病治疗方案的选择有重要意义。股骨头坏死塌陷主要与坏死后骨强度下降，不能负担承载局部载荷有关，如当坏死发生在负重区时，力学强度下降，塌陷风险高，治疗上在避免关节负重的同时，应及时给予有效力学支撑，以预防塌陷。目前，股骨头坏死的常用分型方法包括日本厚生省骨坏死研究会（Japanese Investigation Committee，JIC）分型、中日友好医院（CJFH）提出的CJFH分型、2021版ARCO分型等。

JIC分型将髋臼负重区分为内、中、外三等份，按坏死对应的髋臼负重区划分（图6-3-1）。其中C2型（坏死超出髋臼缘）坏死塌陷率最高，预后最差；C1型（坏死不超出髋臼缘）次之；B型（坏死不超出中1/3）及A型（坏死不超出内1/3）坏死塌陷率低，预后较好。

2021版ARCO分型：根据坏死灶大小和位置对ONFH分型。该方法将ONFH病变分为三型：1型是小病变，局限于股骨头顶端内侧；2型为中等大小病变，坏死部分的外侧边缘位于股骨头顶端和髋臼外侧边缘之间；3型是较大病变，向外侧延伸至髋臼外侧边缘（图6-3-2）。

CJFH分型以股骨头三柱结构为基础，依坏死灶占据的三柱结构情况，选用MRI或CT扫描冠状位正中层面分型（图6-3-3）。L2（极外侧型、累及外侧柱）及L3型（全股骨头型）塌陷风险高。

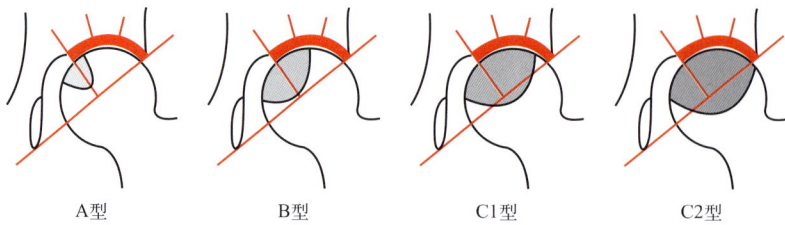

A型　　　　　B型　　　　　C1型　　　　　C2型

图 6-3-1　JIC 分型示意图

引自李子荣，刘朝晖，孙伟，等.基于三柱结构的股骨头坏死分型——中日友好
医院分型[J].中华骨科杂志，2012，32（6）：515-520.

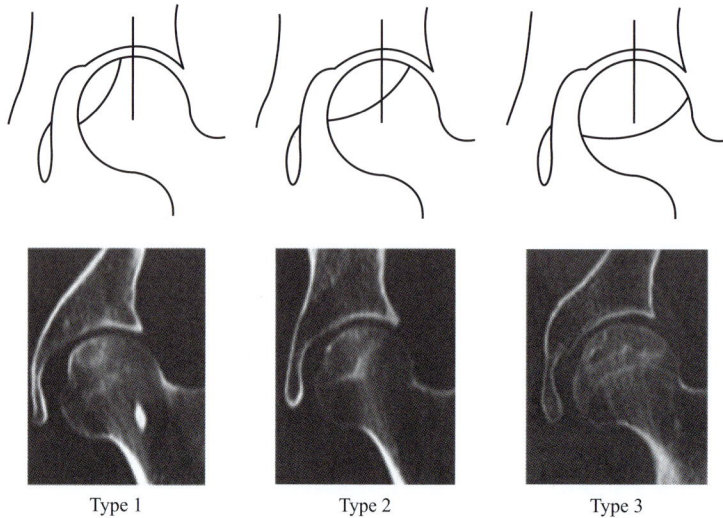

Type 1　　　　　Type 2　　　　　Type 3

图 6-3-2　2021 版 ARCO 分型

引自 Koo K H，Mont M A，Cui Q，et al. The 2021 Association Research Circulation
Osseous Classification for Early-Stage Osteonecrosis of the Femoral Head to Computed
Tomography-Based Study[J]. J Arthroplasty，2022，37（6）：1074-1082.

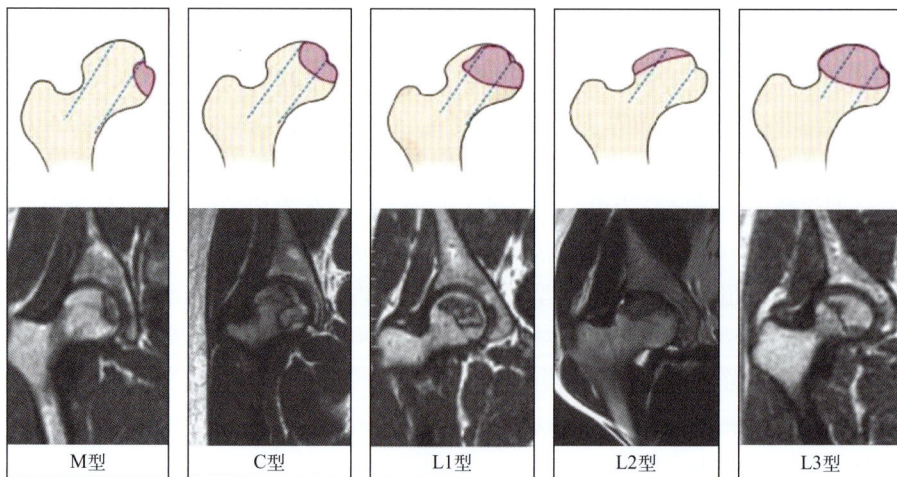

M型　　　　　C型　　　　　L1型　　　　　L2型　　　　　L3型

图 6-3-3　CJFH 分型

引自李子荣，刘朝晖，孙伟，等.基于三柱结构的股骨头坏死分型——中日友好
医院分型[J].中华骨科杂志，2012，32（6）：515-520.

JIC分型基于股骨头的坏死部位与髋臼负重区的相对位置进行分型，其分型结果易受到髋关节解剖形态变异和图像采集过程中体位差异的影响，从而影响分型的准确性。而CJFH分型对坏死区直接进行划定，不受髋臼等解剖因素的影响，预测塌陷的误差相对其他方法较小，便于临床应用。然而CJFH分型亦存在一定的局限性，一方面就CT或MRI层面选取而言，CJFH分型取CT或MRI冠状位正中层面，一般认为股骨头的正中层面可能是承载应力最大的层面，但股骨头坏死范围最大区域更能体现股骨头坏死的实际情况，也是股骨头坏死后的力学薄弱点，是最容易塌陷的部位，对于判断股骨头坏死预后可能具有更高的准确性。其次，对一些坏死病灶偏前或偏后而不累及正中层面的病例，则无法使用CJFH分型进行评估，使它的适用性受到影响。再者该方法对其三柱结构的力学基础和具体划分方法没有明确阐述，使得临床实际应用时，不同医生对股骨头内三柱结构划分的一致性难以保证，从而增加了预测结果的不确定性。

基于力学承载的三柱分型——ABC分型，该分型方法以生物力学理论为基础，参照股骨头骨小梁的分布特点，对股骨头三柱结构分布进行了研究。第一，明确了三柱结构的划分方法及依据，使得三柱结构的划分有据可循，且结果可重复性好；第二，选取最易发生塌陷的坏死灶最大层面为分型层面，可适用于所有股骨头坏死患者，适用性更强，也更符合生物力学原理。在此基础上，以生物力学理论为依据，结合Herring对Legg-Perthes病的三柱概念，根据股骨头骨小梁的分布特点，提出股骨头三柱结构的划分依据及方法，建立了基于力学承载的股骨头坏死分型方法——ABC分型，具体方法如下。

三柱划分方法：依照Wolff定律，骨小梁的结构总是为适应外源应力而自身调整的。股骨头内部，骨小梁以主要压力组及主要张力组为主要分布，而对股骨近端的应力试验发现在生理载荷下，主要压力组为主要应力集中区，提示主要压力组为股骨头内的主要力学支撑部位，在三柱划分时可以主要压力组的分布为界限，主要压力组所在部分为主要压力承载区域，两侧为次要压力承载区，分别称为中间柱、外侧柱和内侧柱，为方便描述，将股骨头力学承载三柱由外向内简称为A柱、B柱和C柱。对100髋正常股骨头测量的结果为外侧柱：中间柱：内侧柱比例为3：4：3。据此，可以在CT冠状位上按3：4：3比例划分出股骨头的外侧柱、中间柱和内侧柱（图6-3-4）。

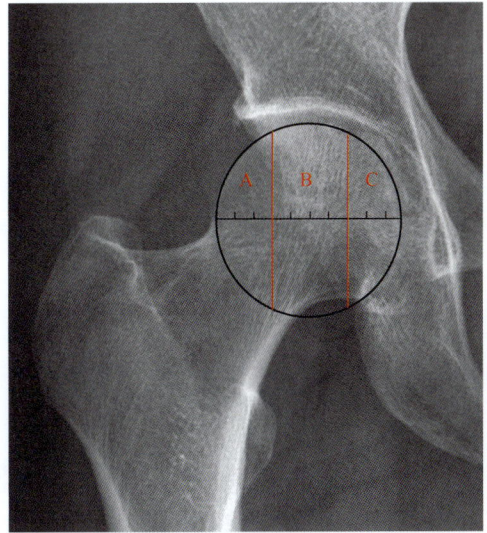

图6-3-4　ABC三柱划分方法

ABC分型方法：选取CT冠状位坏死灶最大层面，根据坏死灶累及股骨头三柱的情况，将股骨头坏死分为6型（图6-3-5）。

A型（外侧型）：坏死灶仅累及外侧柱，中间柱和内侧柱存留。

B型（中间型）：坏死灶仅累及中间柱，外侧柱和内侧柱存留。

C型（内侧型）：坏死灶仅累及内侧柱，中间柱和外侧柱存留。

AB型（外侧双柱型）：坏死灶累及外侧柱和中间柱，内侧柱存留。

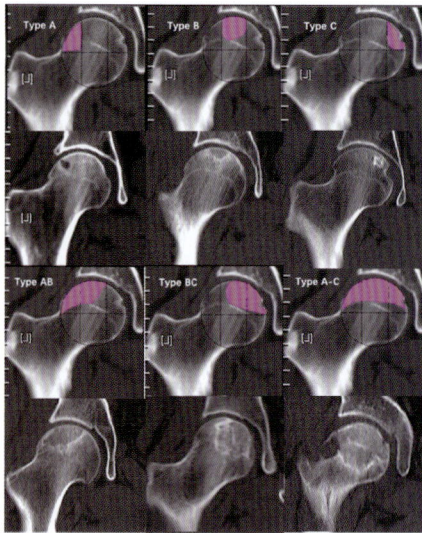

图 6-3-5　ABC 分型示意图

BC 型（内侧双柱型）：坏死灶累及中间柱和内侧柱，外侧柱存留。

A-C 型（三柱型）：坏死灶累及外侧柱、中间柱和内侧柱。

C 型为无塌陷风险型，B 型为低塌陷风险型，A 型、BC 型为中塌陷风险型，AB 型、A-C 型为高塌陷风险型。

前期应用 ABC 分型对中国中医科学院广安门医院收集的 132 例（223 髋）股骨头坏死病例进行塌陷预测，比较塌陷组与未塌陷组股骨头坏死 ABC 分型的差异。223 髋股骨头坏死中，塌陷组共计 166 髋，未塌陷组 57 髋。塌陷组的 166 髋中 A 型 1 髋（0.6%）、B 型 2 髋（1.2%）、C 型 0 髋（0）、AB 型 20 髋（12.1%）、BC 型 11 髋（6.6%）、A-C 型 132 髋（79.5%），未塌陷组 57 髋中 A 型 1 髋（1.85%）、B 型 19 髋（33.3%）、C 型 3 髋（5.3%）、AB 型 7 髋（12.3%）、BC 型 10 髋（17.5%）、A-C 型 17 髋（29.8%），两组 ABC 分型存在差异。各型的股骨头坏死塌陷率排序为 A-C 型（88.6%）> AB 型（74.1%）> BC 型（52.4%）> A 型（50%）> B 型（9.5%）> C 型（0）。由此可见，病灶累及的柱数越多（面积越大）越容易塌陷，即 3 柱 > 2 柱 > 1 柱；病灶越靠近外侧越容易塌陷，即 A 型 > B 型 > C 型，AB 型 > BC 型，与股骨头上外侧区骨小梁稀疏的解剖特点有关。由此可见，ABC 分型与股骨头坏死塌陷风险具有良好相关性，其中 A-C 型及 AB 型塌陷率高，B 型、C 型的塌陷率低，预后较好。

股骨头坏死塌陷后分型：参照 Steinberg 分期按塌陷程度分为 3 型，A 型塌陷 < 2 mm，B 型塌陷 2～4 mm，C 塌陷 > 4 mm；再依据正位和蛙式位 X 线片上 ≥ 2 mm 台阶的个数添加 + 号数量。例如股骨头塌陷 3 mm，且有 2 个 ≥ 2 mm 台阶，即可分型为 B++，以此类推。

（于　潼　张振南　谢利民）

第四节　股骨头坏死风险评估体系的建立

在前期研究的基础上，将股骨头坏死分期、力学承载分型及支撑强度评估等与塌陷相关的多种危险因素综合分析，以生物力学研究为依据，结合对临床病例的影像学特征分析，建立全面系统的早期股骨头坏死风险评估预测体系，为股骨头坏死治疗方案的选择提供参考依据。首先应用 Steinberg 分期方法评估疾病所处的总体病理阶段，再根据各阶段影像学表现特点，结合力学承载的 ABC 分型和/或近端硬化带比例进一步预测塌陷风险。

一、总体风险评估——Steinberg 分期

Ⅰ期为放射学前期，患者往往无症状，总体定义为低风险，Ⅱ期股骨头尚未发生塌陷，症状较轻，总体定义为中风险，而Ⅲ期虽未塌陷，但软骨下骨已骨折，塌陷风险较高。当分期为Ⅰ期时，主要是骨组织的代谢发生改变，股骨头密度及骨小梁结构尚未发生改变，股骨头力学承载能力尚未受到明显影响，此时股骨头发生塌陷的概率要小于股骨头骨小梁已发生变化的Ⅱ～Ⅲ期，故而在分型相同情况下，Ⅰ期所需的治疗梯级也要低于Ⅱ～Ⅲ期。故而，首先应用Steinberg分期初步评估总体风险。

二、塌陷风险评估——ABC 分型

选取CT（或MRI）冠状位坏死范围最大层面，将股骨头最大横径按照3∶4∶3划分为外侧柱、中间柱和内侧柱。根据坏死灶累及股骨头三柱的情况，将股骨头坏死分为6型：A型（外侧型），B型（中间型），C型（内侧型），AB型（外侧双柱型），BC型（内侧双柱型），A-C型（三柱型）。详见上节内容。

三、支撑强度评估——近端硬化带

在CT冠状位扫描层面中选取坏死范围最大层面及其前后各1层共3个层面为近端硬化带比例（proportion of the proximal sclerotic rim，PPSR）测量层面；分别测量坏死灶近端硬化带及坏死灶上半部分弧长L1、L2，计算近端硬化带的比值=L1/L2（图6-4-1）。分别在3个层面上测量近端硬化带比值，取3者均值即为近端硬化带比例。按近端硬化带比例，＜1/3的为1型，＞1/3的为2型。

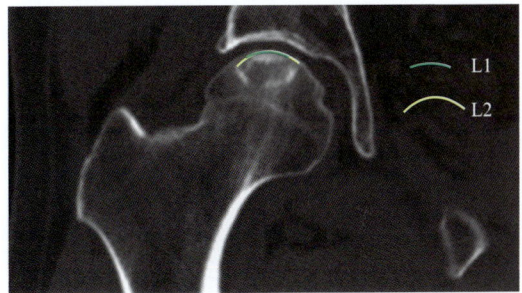

图 6-4-1　近端硬化带比例测算方法示意图（绿色弧线为L1，黄色弧线为L2）

四、风险评估流程

Steinberg分期中的Ⅰ期为放射学前期，此时仅可在骨扫描或MRI上观察到异常表现，CT尚未见坏死表现，无法测算硬化带比例，此阶段应用ABC分型预测风险，C型为极低风险，B型为低风险，A型和BC型为中风险，A-C和AB型为高风险。Steinberg分期的Ⅱ～Ⅲ期的CT检查图像可清晰显示股骨头坏死病变信息，则先进行硬化带分型，若为2型则可判断为低风险，无需ABC分型；若为1型，则再进一步进行ABC分型，C型可判断为极低风险，B型为低风险型，A型和BC型为中风险型，A-C型和AB型为高风险（表6-4-1）。

表 6-4-1　早期股骨头坏死风险评估体系

分期	硬化带	ABC 分型	风险
Ⅰ期	—	C 型	几无
		B 型	低
		A/BC 型	中
		A-C/AB 型	高
Ⅱ～Ⅲ期	2 型	—	低
	1 型	C 型	几无
		B 型	低
		A/BC 型	中
		A-C/AB 型	高

依据此预测体系，应用回顾性分析方法，对前期在中国中医科学院广安门医院骨科就诊的 188 例（301 髋）股骨头病例预测塌陷风险，结果为 301 髋病例中 206 髋发生塌陷（塌陷率 68.44%）。极低风险组，1 髋中 0 髋发生塌陷，塌陷率 0；低风险组，91 髋中 9 髋发生塌陷，塌陷率 9.89%；中风险组，19 髋中 12 髋发生塌陷，塌陷率 63.16%；高风险组，190 髋中 185 髋发生塌陷，塌陷率 97.37%；不同风险组间差异明显。该体系预测价值较高，不同医生间及同一医生前后两次预测结果一致性良好；提示早期股骨头坏死风险评估预测体系根据不同病理阶段的影像学特点选择不同方法预测塌陷风险，结合多风险因素综合评估，适用范围广泛，操作简捷，便于临床应用。

（于　潼　张振南　谢利民）

第五节　股骨头坏死围塌陷期的治疗原则

一、股骨头坏死塌陷前期的治疗原则

塌陷前期定义为股骨头坏死的早期，对应于 Ficat Ⅰ期、Ⅱ期，Steinberg Ⅰ期、Ⅱ期、Ⅲ期，ARCO Ⅰ期、Ⅱ期、ⅢA 期及中国分期的Ⅰ期、Ⅱ期、Ⅲ期。

X 线片可显示正常（此时 MRI 检查可出现异常信号，如 T_1 相呈现低信号带，T_2 相呈现双线征等）或股骨头内密度的改变，如局部密度增高或减低区、囊变等，股骨头形态正常。此时治疗原则为预防股骨头塌陷。具体的治疗措施包括患肢保护性负重，使用活血化瘀、健脾化痰的中药内服外用，可结合体外冲击波、磁疗等促进病灶区修复的物理疗法，病灶坏死范围较大者需要密切观察疾病进展，在必要时及时给予力学支持的手术干预措施以提高股骨头坏死的保髋成功率。

二、股骨头坏死塌陷期的治疗原则

股骨头坏死塌陷期定义为股骨头坏死中期，相当于Ficat分期Ⅲ期，Steinberg分期Ⅳ期，ARCO分期Ⅲ B期及中国分期的Ⅳ期。

X线片可见股骨头轮廓的改变，如股骨头表面形成"台阶征"或股骨头出现"变扁"等。进入此期则以塌陷的矫正为主，修复完成的结果直接决定了本病的预后，故而修复塌陷的过程应注意尽量恢复股骨头的正常形态。此时单纯的药物或物理治疗已经难以恢复其形态，故具体的治疗方法应选择以恢复股骨头形态+力学支撑的手术为主，如打压植骨+干细胞移植术，股骨头内成形术等，同时配合益气活血、健脾补肾的中药促进坏死骨清除吸收、新生骨生长。此期，患肢应在严格保护下负重，一旦进入塌陷后期，股骨头将发生不可逆的变化，最终导致关节疼痛及功能丧失。

三、股骨头坏死塌陷后期的治疗原则

股骨头坏死塌陷后期定义为股骨头坏死晚期，相当于Ficat分期Ⅳ期，Steinberg分期Ⅴ期、Ⅵ期，ARCO分期Ⅳ期及中国分期的Ⅴ期。

此时，股骨头形态明显改变，久之关节软骨受损，甚至累及髋臼，关节间隙变窄，骨关节炎发生。治疗原则为减轻症状，改善患肢功能。年龄在60岁以上，患肢疼痛、功能障碍，严重影响正常生活者，在身体条件允许的情况下应考虑行人工髋关节置换术；而年龄较轻者应尽可能为其推迟行关节置换术的时间，采取保护性负重，中药补肾壮骨，康复锻炼等治疗，减少软骨进一步损伤，提高生活质量，回归社会；针对年龄较大，合并疾病较多，身体条件不能耐受手术者，可采取姑息疗法，予以对症处理，以改善患肢的功能，适应患者生活需要为主要治疗目的。

（于 潼 谢利民）

第六节　早期股骨头坏死阶梯式保髋治疗策略

股骨头坏死早期（塌陷前期），股骨头解剖形态良好，主要的病理变化发生在股骨头内部，此时的治疗原则应是预防股骨头塌陷，促进骨坏死修复，如果可有效预防塌陷，维持股骨头正常形态，则预后较好。早期股骨头坏死风险评估体系，综合了股骨头坏死分期、力学承载分型及硬化带比例等影响股骨头塌陷的多种风险因素，根据不同时期影像学特点选择不同方法预测塌陷风险，操作简捷，并可根据风险预测结果指导临床制定合理化、个性化的治疗方案，为临床治疗原则和方案的选择提供了参考依据。如近端硬化带形成数目少则提示股骨头坏死的修复能力不足，应通过药物及生物治疗等方式提高坏死后的修复能力；坏死范围大，坏死位于负重区则提示股骨头的力学支撑强度不足，需要及时给予力学支撑的治疗方式。该体系根据股骨头塌陷风险将股骨头坏死分为无风险组、低风险组、中风险组及高风险组，各组治疗方案如下：无风险组，随访观察即可；低风险组，随访观察＋生活干预＋药物治疗；中风险组，生活干预＋生物治疗＋力学支撑＋药物治疗；高风险组，必须给予有效力学支撑（表6-6-1）。

表6-6-1 股骨头坏死阶梯化治疗策略

分期	硬化带	ABC分型	风险	随访观察	药物治疗	生活干预	生物治疗	力学支撑	THA
塌陷前期	1型	C型	几无	+					
		B型	低	+	+				
		A/BC型	中	+	+	+	±		
		A-C/AB型	高	+	+	+	+	+	
	2型	—	低	+	±				
塌陷期	A型：塌陷＜2 mm			+	+	+	±		
	B型：塌陷2～4 mm			+	+	+	±	+	
	C型：塌陷＞4 mm			+	+	+	±	+	±
塌陷后期	＜55岁，Harris评分＞80，不接受THA			+	+	+			±
	＞60岁，Harris评分＜60，接受THA								+

股骨头坏死的中晚期对应股骨头坏死的塌陷期及塌陷后期，治疗原则主要是预防塌陷进一步加重，避免或推迟人工关节置换时间。进入到股骨头坏死中期（塌陷期）时，股骨头发生塌陷，形态学发生变化，此时的治疗应当以矫正塌陷及预防进一步塌陷为原则，尽量保护关节软骨面，维持髋关节正常力学结构，改善预后。参照Steinberg分期Ⅳ期的分度标准，根据股骨头塌陷程度，分为A、B、C度，也可以称为轻、中、重3度：A型为轻度塌陷，塌陷＜2 mm；B型为中度塌陷，塌陷2～4 mm；C型为重度塌陷，塌陷＞4 mm。而进入到股骨

头坏死晚期（塌陷后期）则可根据患者的年龄、髋关节功能及患者生活需求来选择：年龄在55岁以下，Harris评分（HHS）＞80分，不愿意接受人工全髋关节置换（THA）者，此时治疗以缓解患者髋关节疼痛僵硬等不适症状及改善髋关节功能为主要原则，随访观察＋药物治疗＋生活干预，若能满足患者生活工作需求，可暂不行人工关节置换手术，若不能满足，则可选择人工关节置换手术；年龄在60岁以上，Harris评分＜60分，可以接受人工全髋关节置换者，则可以直接选择人工关节置换手术。

随访观察：每间隔3个月复查一次。

生活干预：保护性负重、功能锻炼。

药物治疗：降脂药物治疗、抑制骨吸收、改善微循环、中医中药治疗。

生物治疗：干细胞、PRP、自体骨髓、松质骨移植，髂骨移植，BMP、高能震波、脉冲电磁场、高压氧治疗，CD（髓芯减压）术等。

力学支撑：打压植骨、腓骨移植、截骨、钽棒植入等。

前期对在中国中医科学院广安门医院就诊的股骨头坏死患者应用早期股骨头坏死风险评估体系评估股骨头坏死风险并根据评估结果选择相应治疗方案。其中，生活干预为保护性负重＋功能锻炼。药物治疗为应用以"病证结合"辨治诊疗思想为指导，以健脾利湿、补肾生髓、活血通络为法的健脾补肾方内服。主要药物组成有茯苓、白术、牛膝、杜仲、菟丝子、元胡、红花、甘草等。每日1剂，分2次服用，疗程依硬化带和囊变区修复情况而定，为3个月至2年。生物治疗为自体骨髓干细胞移植。力学支撑为自体＋异体松质骨打压植骨。观察股骨头塌陷及髋关节功能情况。

结果为：229例（331髋）得到随访，随访时间平均28个月（12～42个月）。其中Ⅰ期13髋，Ⅱ期258髋，Ⅲ期60髋。229例中男性154例，女性75例；单髋发病127例，双髋发病102例。患者平均年龄40岁（19～64岁）；病程平均5个月（1～24个月）。其中酒精性股骨头坏死74例，激素性股骨头坏死102例，激素＋酒精21例，其他32例。至随访结束时塌陷112髋，塌陷率33.84%：低风险组，134髋中3髋发生塌陷，塌陷率2.24%；中风险组，22髋中3髋发生塌陷，塌陷率13.64%；高风险组，175髋中106髋发生塌陷，塌陷率60.57%。治疗后Harris评分（85.69±12.29）高于治疗前Harris评分（77.84±12.96），优于既往文献报告的结果。提示早期股骨头坏死风险评估体系根据不同时期塌陷风险选择具体治疗原则和方案，使得治疗方法的选择有据可循，趋于规范化，应用该体系指导早期股骨头坏死治疗的股骨头塌陷率低于股骨头坏死自然病程和文献报告的塌陷率。对于无风险和低风险患者可避免一些不必要的治疗，同时对塌陷风险高的患者提早做出判断，给予积极合理的干预措施，避免或减轻、延缓股骨头塌陷，为众多股骨头坏死患者减轻身心压力，减少经济负担。

综上所述，在股骨头坏死塌陷前期应用早期股骨头坏死风险评估体系指导选择治疗策略，以促进骨坏死修复，预防股骨头塌陷，维持股骨头形态为治疗原则；塌陷期以矫正塌陷及预防进一步塌陷为原则，尽量保护关节软骨面，维持髋关节正常力学结构，改善预后。当疾病进展至塌陷后期时，股骨头变扁，表面软骨已被破坏，髋关节解剖形态发生变化，此时的治疗则可以考虑人工关节置换。

（于　潼　谢利民）

【参考文献】

[1] W Chen, Li J, Guo W, et al. Outcomes of surgical hip dislocation combined with bone graft for adolescents and younger adults with osteonecrosis of the femoral head: a case series and literature review[J]. BMC Musculoskelet Disord, 2022, 23 (1): 499.

[2] D Petek, Hannouche D, Suva D. Osteonecrosis of the femoral head: pathophysiology and current concepts of treatment[J]. EFORT Open Rev, 2019, 4 (3): 85-97.

[3] 陈长军, 赵鑫, 罗月, 等. 股骨头坏死保头治疗现状及预后影响因素的研究进展[J]. 中华骨科杂志, 2021, 41 (1): 49-57.

[4] 中国医师协会骨科医师分会骨循环与骨坏死专业委员会, 中华医学会骨科分会骨显微修复学组, 国际骨循环学会中国区. 中国成人股骨头坏死临床诊疗指南（2020）[J]. 中华骨科杂志, 2020, 40 (20): 1365-1376.

[5] 郭发启, 高彦军, 邓敏. 2008—2018年中国股骨头缺血性坏死及其保髋治疗研究现状刊文分析[J]. 中国骨与关节损伤杂志, 2021, 36 (12): 1342-1344.

[6] Osawa Y, Seki T, Takegami Y, et al. Do femoral head collapse and the contralateral condition affect patient-reported quality of life and referral pain in patients with osteonecrosis of the femoral head?[J]. Int Orthop, 2018, 42 (7): 1463-1468.

[7] Houdek M T, Wyles C C, Collins M S, et al. Stem Cells Combined With Platelet-rich Plasma Effectively Treat Corticosteroid-induced Osteonecrosis of the Hip: A Prospective Study[J]. Clin Orthop Relat Res, 2018, 476 (2): 388-397.

[8] Mohanty S P, Singh K A, Kundangar R, et al. Management of non-traumatic avascular necrosis of the femoral head-a comparative analysis of the outcome of multiple small diameter drilling and core decompression with fibular grafting[J]. Musculoskelet Surg, 2017, 101 (1): 59-66.

[9] 赵德伟, 谢辉. 成人股骨头坏死保髋手术治疗的策略及探讨[J]. 中国修复重建外科杂志, 2018, 32 (7): 792-797.

[10] Saur A, Stenger F, Pfefferle V, et al. Operative Therapie kongenitaler Nävi mittels Power-Stretching-Technik an der Stirn[J]. J Dtsch Dermatol Ges, 2022, 20 (11): 1526-1529.

[11] Morita D, Hasegawa Y, Okura T, et al. Long-term outcomes of transtrochanteric rotational osteotomy for non-traumatic osteonecrosis of the femoral head[J]. Bone Joint J, 2017, 99-B (2): 175-183.

[12] Lakhotia D, Swaminathan S, Shon W Y, et al. Healing Process of Osteonecrotic Lesions of the Femoral Head Following Transtrochanteric Rotational Osteotomy: A Computed Tomography-Based Study[J]. Clin Orthop Surg, 2017, 9 (1): 29-36.

[13] Mont M A, Cherian J J, Sierra R J, et al. Nontraumatic Osteonecrosis of the Femoral Head: Where Do We Stand Today? A Ten-Year Update[J]. J Bone Joint Surg Am, 2015, 97 (19): 1604-1627.

[14] Van der Jagt D, Mokete L, Pietrzak J, et al. Osteonecrosis of the femoral head: evaluation and treatment[J]. J Am Acad Orthop Surg, 2015, 23 (2): 69-70.

[15] Steinberg M E, Hayken G D, Steinberg D R. A quantitative system for staging avascular necrosis[J]. J Bone Joint Surg Br, 1995, 77 (1): 34-41.

[16] Gardeniers J W M. ARCO committee on terminology and staging. Report on the committee meeting at Santiago de Compostela[J]. ARCO Newsletter, 1993, 5 (2): 79-82.

[17] Yoon B H, Mont M A, Koo K H, et al. The 2019 Revised Version of Association Research Circulation Osseous Staging System of Osteonecrosis of the Femoral Head[J]. J Arthroplasty, 2020, 35 (4): 933-940.

[18] 李子荣. 2015年股骨头坏死中国分期与分型解读[J]. 临床外科杂志, 2017, 25 (8): 565-568.

[19] Ohzono K, Saito M, Takaoka K, et al. Natural history of nontraumatic avascular necrosis of the femoral head[J]. J Bone Joint Surg Br, 1991, 73 (1): 68-72.

[20] Sugano N，Ohzono K，Masuhara K，et al. Prognostication of osteonecrosis of the femoral head in patients with systemic lupus erythematosus by magnetic resonance imaging[J]. Clin Orthop Relat Res，1994，（305）：190-199.

[21] Koo K H，Mont M A，Cui Q，et al. The 2021 Association Research Circulation Osseous Classification for Early-Stage Osteonecrosis of the Femoral Head to Computed Tomography-Based Study[J]. J Arthroplasty，2022，37（6）：1074-1082.

[22] 李子荣，刘朝晖，孙伟，等.基于三柱结构的股骨头坏死分型——中日友好医院分型[J].中华骨科杂志，2012，32（6）：515-520.

[23] 张振南，谢利民，于潼.不同层面三柱结构股骨头坏死分型的差异比较研究[J].中国中医骨伤科杂志，2017，25（10）：28-31，37.

[24] 张振南，谢利民，于潼，等.股骨头力学承载三柱结构的划分及测量[J].中国中医骨伤科杂志，2023，31（1）：51-55.

[25] Zhang Z，Yu T，Xie L，et al. Biomechanical bearing-based typing method for osteonecrosis of the femoral head：ABC typing[J]. Exp Ther Med，2018，16（3）：2682-2688.

[26] Yu T，Xie L，Zhang Z，et al. Prediction of osteonecrosis collapse of the femoral head based on the proportion of the proximal sclerotic rim[J]. Int Orthop，2015，39（6）：1045-1050.

[27] 于潼，谢利民，张振南，等.早期股骨头坏死塌陷风险预测评估体系的临床研究[J].中国骨伤，2021，34（7）：617-622.

[28] Zhang Z N，Yu T，Xie L M，et al. A risk assessment system for early osteonecrosis of the femoral head[J]. Acta Medica Mediterranea，2022，38（6）：3707-3713.

第七章

股骨头坏死
手术保髋治疗

第一节　概述

　　股骨头坏死（osteonecrosis of the femoral head，ONFH）是一种多因素所致股骨头血供中断或受损，造成股骨头缺血，引起骨内活性细胞及骨髓坏死的疾病，随着疾病进展，股骨头出现变形及塌陷，最终导致髋关节功能严重障碍。该病发病率较高，据估计，全世界发病人口约2000万，美国每年ONFH新发病例在（1~2）万人。中国由于人口基数大，患者绝对数量较多，每年新发病例（10~20）万，非创伤性ONFH患者约812万人，这些患者多为20~50岁的青壮年，如果没有及时有效干预，约80%的患者在2年内出现股骨头塌陷，进展为骨关节炎，最终不得不接受人工全髋关节置换（total hip arthroplasty，THA）。虽然目前THA技术成熟，效果满意，但考虑到人工关节假体寿命、年轻患者的运动要求等因素，THA在年轻，特别是早期患者中并非首选，因此选择合适的保髋治疗，推迟或避免THA是非常必要的。

　　ONFH保髋治疗的主要目的是缓解疼痛、重建髋关节功能，避免或延迟行人工全髋关节置换，目前保髋治疗主要分为非手术治疗和手术治疗两大类。其中非手术治疗包括药物治疗和物理治疗。药物治疗包括破骨细胞抑制剂如阿仑膦酸钠、脂代谢异常调节药物如阿托伐他汀、抗凝类药物如低分子肝素、中药等，物理治疗包括体外冲击波治疗、电磁脉冲治疗、高压氧治疗等，这些治疗在临床中取得了一些效果，但缺乏较高等级的证据，认可度不足，仍处于进一步深入研究阶段。

　　在ONFH的发病过程中，由于缺血引起骨细胞凋亡，导致股骨头内高压，进一步引起骨坏死，启动周围区域破骨细胞的吸收，导致骨小梁破坏，最终造成股骨头塌陷，因此保髋的手术需要兼顾血运改善和力学稳定两方面，其主要原则是：减轻骨内压，清除死骨，改善坏死区血运，防止坏死区塌陷，促进坏死区骨质修复重建。目前的保髋手术治疗多是在此原则基础上发展起来的，主要有髓芯减压术、植骨术、截骨术、钻孔减压+PRP、减压植骨+结构性支撑术等，虽然目前各种术式均在临床上取得了令人振奋的结果，但各种术式的适应证并未完全统一，且各种手术技术及临床结果报道也不一致，因此探讨各种术式的适应证，规范手术技术，正确评估手术效果，及时处理并发症，是目前的重要课题。

　　保髋手术效果如何，不但与术式选择有关，也与ONFH疾病本身的特点比如坏死区的部位、面积大小有关，如坏死区位于负重区，面积较大，则后期塌陷的可能性较大，保髋成功率下降；此外，年龄、是否去除如激素等风险因素也会影响保髋手术的效果，因此在手术前需要评估股骨头坏死的部位（分型）、坏死面积及有无塌陷、塌陷程度（分期），甚至需要了解患者的年龄、活跃程度、运动能力要求、骨质疏松程度等，因此从这个角度来说，ONFH的保髋手术治疗是一项综合、系统工程，本章介绍的是临床常用的保髋术式。

（李　兵）

第二节　髓芯减压术治疗股骨头坏死

目前股骨头坏死的确切病因和病理并未完全清楚，研究发现早期患者由于存在股骨头内高压状态，对静脉回流造成压力阻碍，进而引发骨髓水肿，而水肿又会导致髓内压继续增大，形成恶性循环，导致股骨头及其骨髓组织发生缺血性坏死。在此过程中会激活坏死区周围区域的修复过程，成骨细胞修复形成新生骨质，破骨细胞将坏死的骨小梁清除，但是由于成骨能力有限，成骨往往仅限于坏死区周围，形成硬化带，阻碍新生骨的进一步修复，而破骨细胞的作用，会引起坏死区骨小梁断裂，力学环境变差，最终塌陷。所以保髋围绕着两个主要方面：①改善坏死区血运，促进骨坏死区修复；②保持坏死区力学环境稳定，防止塌陷。髓芯减压术（core decompression，CD）是早期股骨头坏死常用的保髋手术方法，其原理是通过使用适当大小的环钻在大转子部位进行钻孔，穿过股骨颈进入坏死区域，并刮除其中的坏死骨组织，以缓解骨内高压，同时刺激减压通道周围的微循环重建，减轻髋部疼痛，促进坏死骨的再生和修复重建。

一、CD 的起源和发展

Ficat 和 Arlet 于 1964 年为诊断股骨头坏死而对股骨头钻孔取样，意外发现一部分患者取样后髋部疼痛有所减轻。他们以这一操作为基础，首次采用 CD 治疗股骨头坏死，明显缓解患者疼痛症状，该术式自此迅速流行起来。然而，在 1986 年，Camp 和 Coiwell 对该术式提出了质疑，他们认为 CD 是无效的且有可能加速股骨头塌陷。对此，Ficat 和 Arlet 于 1990 年作出回应，他们指出髓芯减压失败的主要原因是：首先是医生的诊断错误，对非股骨头坏死患者施行了 CD；其次，手术操作者技术不够熟练，可能导致股骨头骨折和损伤关节软骨；最后，手术并未达到坏死区域或减压的目标。Camp 和 Coiwell 对 Ficat 和 Arlet 的回应并未做出有力反驳，随后关于 CD 应用于早期股骨头坏死治疗的报道逐渐增多。其操作简便、创伤小，并且不良反应较少，对后续治疗的不利影响较小，因此近年来国内外学者应用该术式并配合其他手段治疗股骨头坏死的尝试越来越多，并且大多数都取得了良好的成效。

二、CD 的适应证

由于 CD 仅仅通过坏死区减压、改善血运、促进骨修复改善临床症状，并不能直接促进坏死区的力学稳定，而坏死区的部位、大小、塌陷与否，直接与坏死区的力学稳定性相关，因此术前要严格判断股骨头坏死的分期、分型。目前大多数学者认为 CD 的适应证为：①根据 ARCO 分期，Ⅰ、Ⅱ、ⅢA 期；②按 CJFH 分型，C 和 L1 型效果较好；③结合年龄，小于50 岁的 L2 型、小于 40 岁的 L3 型。

三、CD 的手术方法

（一）单通道 CD

患者平卧于牵引手术床上，患肢牵引中立位，以"C"型臂或"G"型臂透视，明确股骨头坏死的部位，术中由股骨大转子下方前皮质处，紧贴前皮质沿股骨颈前方向坏死区方向插入标记针，该标记针可以明确打入导针的冠状位和矢状位角度，由大转子下方按标记针的方向，向坏死区打入导针，沿导针打入 10 mm 空心钻头，钻头进入坏死区域后至软骨下骨下方 5 mm（图 7-2-1）。减压后，可以采用刮匙或铰刀，清除部分坏死区死骨。单通道 CD 虽然操作简单，但仍需注意：①对于骨质较硬的患者，在钻孔时，需要不断对钻头降温，防止热损伤；②对于骨质疏松的患者，尽可能一次将通道打好，防止反复钻孔导致股骨颈骨折；③空心钻通过硬化带时会有明显阻力，一旦进入坏死区，会有突破感，此时需要注意，防止钻头进入过深引起股骨头软骨和软骨下骨损伤；④术中需要透视证实钻孔的方向和深度；⑤单通道 CD 通常采用直径大于 6 mm 的钻头，以便减压彻底。对于早期股骨头坏死，CD 是有效干预手段，可有效缓解疼痛，恢复髋关节功能，提升患者生活质量。然而，在大量临床实践中单纯的 CD 暴露出其不足与并发症，例如减压的位置不够多导致无法准确定位到坏死部位，股骨近端及股骨头内的生物力学强度会因为环钻或钻头的直径过大而降低，导致在股骨近端的钻孔处出现医源性骨折。2002 年 Lieberman 等在肯定单纯的 CD 可以改善股骨头坏死部位的血液循环、促进坏死区域骨质修复的同时，也指出股骨头内结构会因 CD 的介入而改变，内侧支撑会因此变得薄弱，股骨头的塌陷风险会因此增加。故而，目前单纯的单通道 CD 会比较少出现在临床操作中，更多的是采取改良的方式或与其他治疗方法联合应用。

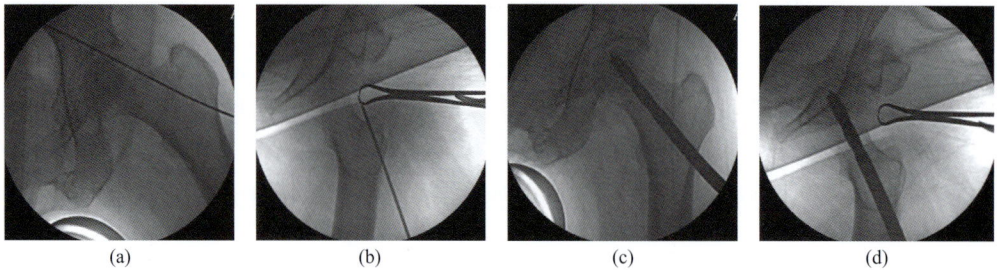

(a)   (b)   (c)   (d)

图 7-2-1　单通道髓芯减压示意图

（a）（b），在股骨大转子下方前皮质，沿股骨颈前方，向坏死区方向插入标记针，该标记针可以明确打入导针的冠状位和矢状位角度；（c）（d），沿导针打入 10 mm 空心钻头，钻头进入坏死区域后至软骨下骨下方 5 mm

（二）多通道 CD

许多专家就传统单通道 CD 的缺点进行改良，将单通道发展为多通道，蜂窝状结构是多通道 CD 的特点（图 7-2-2）。该结构使得钻孔隧道间的壁得以保留，既有支撑作用，又能够充分减压，能够有效防止股骨头塌陷，对血运重建具有积极影响。早在 2007 年 Song 等就对早期至中期的股骨头坏死患者使用了小直径多孔道减压，5 年后随访结果显示 Ficat Ⅰ 期患者的保髋率为 79.5%，Ⅱ 期为 77%，并且所有治疗有效患者都没有进行进一步手术。

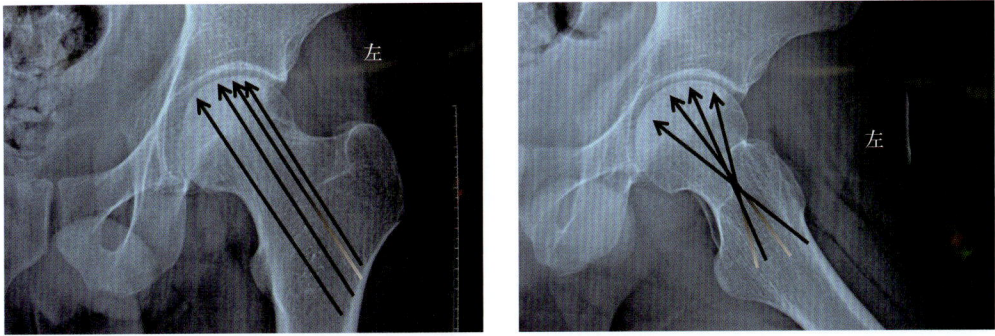

图 7-2-2　多通道髓芯减压术操作示意图

引自Song W S，Yoo J J，Kim Y M，et al. Results of multiple drilling compared with those of conventional methods of core decompression[J]. Clin Orthop Relat Res，2007，454：139-146.

在2016年余振阳等在股骨外侧大转子下皮质厚薄交界处，将细针在同一进针点以不同方向钻入，在股骨头软骨下将坏死的骨组织清除，这是对多通道CD的一种改良。他们将该改良方法与单通道CD对比，发现改良多通道CD具有手术时间短、术中出血量少、住院天数少的优势。在随后的3、6、12个月随访中发现使用改良方法的患者的髋关节Harris评分和影像学表现要优于单通道CD。任政等对多通道CD进行另一种改良，他们将钻孔点选在距股骨大转子远端5 cm处，钻孔呈"品"字型，目的为多点减压。他们开展了一项为期5年的髋关节置换率随访，发现"品"字型改良组的髋关节置换率不仅明显低于使用药物及综合治疗的对照组，疼痛症状的缓解、步行能力的提高和患肢功能的改善均有明显优势，尤其适用于ARCO Ⅰ～Ⅱ期的股骨头坏死患者。王志强等则选择用细克氏针取代传统钻头，对Ficat分期为Ⅰ～Ⅱ期的缺血性坏死股骨头以多方向多孔道到达目标骨坏死区域，形成一个扇面，此时再联合关节镜进行坏死组织清理。他们改良的多孔道减压方式在改变了总减压面积的同时达到了减压效果，术后随访结果显示该方法提高了手术成功率，总体为84.0%，其中Ficat Ⅰ期患者的成功率为100%。张国梁等使用有限元分析的方法对蜂窝式CD和单通道CD进行力学建模（图7-2-3），施加荷载后分析股骨头的应力，结果显示，无论是Ficat Ⅰ期还是Ⅲ期的股骨头坏死，使用了蜂窝式CD的患者其股骨头应力和形变均优于使用单通道CD的患者，这从生物力学角度验证了多孔道CD的力学优势，明确了其稳定性和安全性。所以目前普遍认为多孔道CD减压效果确切，手术安全性良好，术后股骨头坏死区及股骨颈更容易维持稳定性。

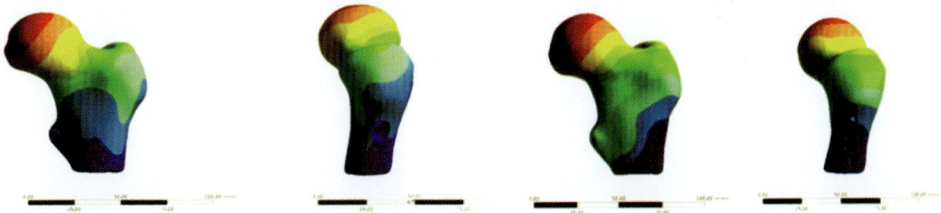

图 7-2-3　有限元分析下单通道和蜂窝式减压应力云图对比（左2为单通道，右2为蜂窝式）

引自张国梁，王跃文，刘瑞，等.蜂巢式髓芯减压术治疗早中期股骨头缺血性坏死的有限元分析[J].生物骨科材料与临床研究，2015，12（06）：10-14，后插2-后插4.

（三）髓芯减压联合治疗

1. 髓芯减压联合植骨 虽然多通道CD相较于单通道CD具有清除坏死组织更充分、股骨头塌陷风险更小的优势，但股骨头负重区在CD操作后支撑力会减弱，尤其在减压面积过大时，还是会有骨折和股骨头塌陷发生，所以学者们选择通过CD通道内植骨的方式以模拟生理结构状态，用以增加股骨头强度和改变负重区载荷，试图达到降低股骨头塌陷风险的目的，同时植骨还有促进新骨生长和坏死区修复的作用。Wei等对162名ARCO Ⅱ～Ⅲ期患者施行CD联合打压植骨术治疗，并开展了为期24个月的随访，结果显示Ⅱ期有效率为93.3%，Ⅲ期有效率为87%（图7-2-4），提示CD联合植骨在股骨头塌陷前期有积极的治疗意义，在本章其他部分还会有详细介绍。

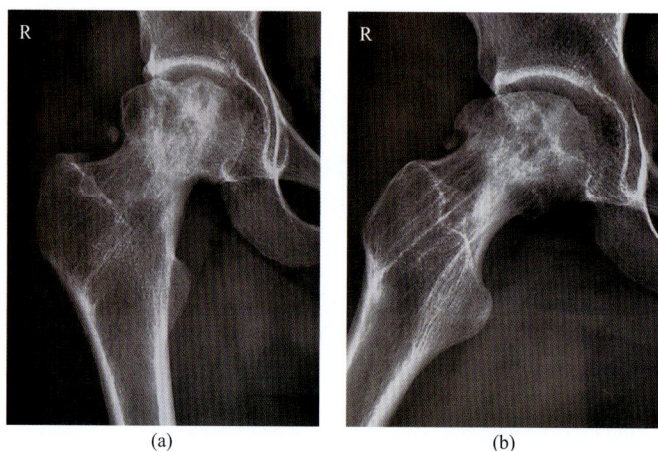

(a)　　　　　　　　　　(b)

图7-2-4　CD联合打压植骨治疗ARCO Ⅲ期患者，术后12年股骨头塌陷无明显进展

2. 髓芯减压联合钽棒植入 为预防股骨头塌陷，许多学者提出在隧道内植入兼备生物兼容性和力学特性的材料，以期为股骨头软骨下骨负重区提供强有力的支撑。钽金属的弹性模量、结构和力学特性与股骨头内松质骨相似，又因其具有类似蜂窝状的立体结构，可提供强大的支撑力，故而钽棒被应用于股骨头坏死保髋手术中。当CD联合钽棒植入时，钽棒可以同时起到帮助重建坏死区域血运和提供坚强支撑的作用（图7-2-5）。

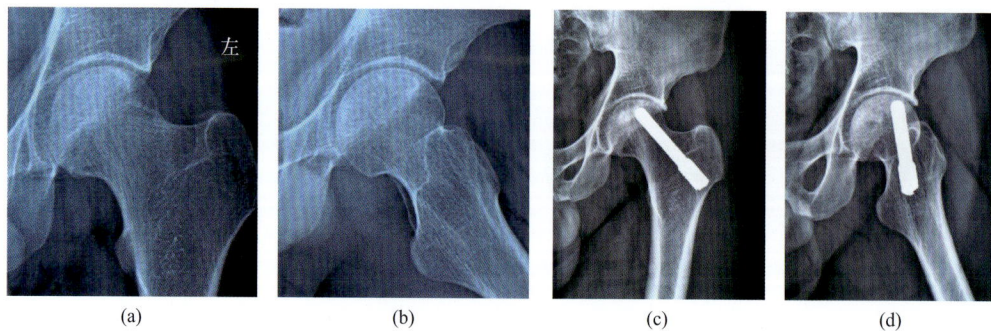

(a)　　　　　　(b)　　　　　　(c)　　　　　　(d)

图7-2-5　CD联合钽棒植入术后随访

（a）（b）30岁男性，左侧股骨头坏死，ARCO Ⅱ期，术前正侧位片；
（c）（d）CD联合多孔钽棒治疗，术后10年，股骨头形态无明显改变

Liu等对149例（168髋）ONFH患者进行CD联合多孔钽棒植入治疗（图7-2-6），选取其中130例（138髋）随访观察。结果显示，在最后一次随访时仅有31.16%的患者有进一步手术指征，其中处于ARCO Ⅱ期的患者治疗的有效率为74%，ARCO Ⅲ期患者的有效率为61%。

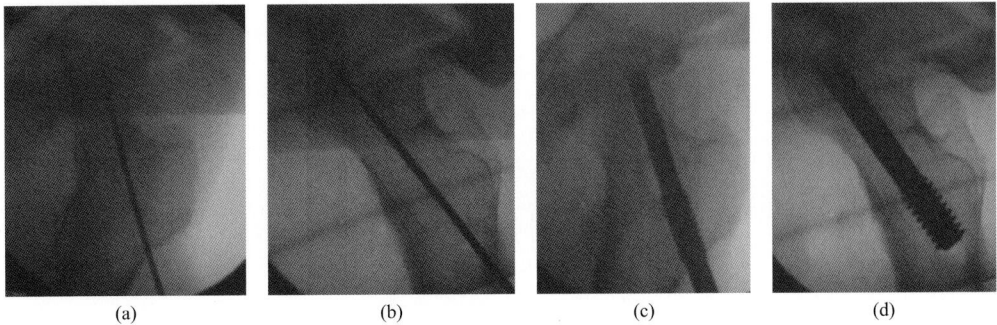

图7-2-6　CD联合多孔钽棒植入术操作示意图
（a）（b）在透视下，由股骨大粗隆向股骨头坏死区打入导针，至关节面下方5mm处；
（c）（d）沿导针使用铰刀钻孔减压后，将多孔钽棒植入直至间断到达关节面下方5mm处，支撑坏死区

郭伟华等纳入13例处于Steinberg Ⅰ期和Ⅱ期，进行CD联合钽棒植入治疗的ONFH患者，术后12个月随访的X线片显示，所有患者的股骨头形态与术前无明显差异，钽棒在孔道内位置稳定且与周围骨组织融合良好。张谦等开展一项随机对照试验并随访4年，设置单纯CD、CD联合异体腓骨植入和CD联合钽棒植入三组对比，结果显示术后1年三组患者的Harris评分均有提高，但是CD联合异体腓骨植入和CD联合钽棒植入组评分提高幅度明显高于单纯CD组，而术后第4年三组Harris评分均有下降，但是CD联合钽棒植入组评分降低最少。研究者认为，钽棒的支撑作用较异体骨牢靠，无应力遮挡更有利于血管再生和血管化，为新骨的长入提供条件。

3. 髓芯减压联合中医药　ONFH的中医病名为"骨蚀""痹证"等，暴力损伤、六淫所伤、毒邪所伤、先天禀赋不足、后天失养、劳伤过度等为中医病因，证型为气滞血瘀、筋骨劳损、寒湿凝滞、气血亏虚和肝肾亏虚等，其中气滞血瘀证在临床最为常用，通络活血化瘀是主要的治疗法则。临床上采用CD联合中医药治疗，取得了显著疗效。姚晨等将CD联合自体骨植入＋口服补肾活血汤的方法与CD联合自体骨植入在ARCO ⅡA～ⅡC的ONFH患者中对比，结果显示在治疗后12个月时，在两组并发症无明显差异的情况下，口服补肾活血汤组患者的Harris评分高于对照组（图7-2-7）。刘知泉等将78例Ficat Ⅰ～Ⅱ期的ONFH患者分为两组，其中39例采用CD联合植骨术＋口服活血汤治疗，39例采用CD联合植骨术。结果显示，口服中药组的总有效率、影像学分期和髋关节功能评分明显优于对照组。吴建勋等对34例ONFH患者进行了CD联合植骨术＋中医辨证治疗，其中证属于气滞血瘀型的患者治疗以活血止痛药方为主，寒湿阻滞证治疗以健脾利湿的薏苡仁汤为主，肝肾亏虚证治疗以滋补肝肾、活血壮腰膝药方为主，并与实施单纯CD联合植骨的22例患者比较，结果显示中医治疗组的股骨头死骨区塌陷、骨坏死和增生硬化方面的改善情况以及髋关节功能优于对照组。徐国华等选用口服中成药仙灵骨葆胶囊结合CD进行早期股骨头坏死的治疗，结果为56髋中48髋有效，总有效率达到85.71%。高宏阳等将52例ACRO Ⅰ～Ⅱ期的ONFH患者随机分为两组，分别使用仙灵骨葆胶囊联合CD治疗（治疗组）与单纯CD治疗（对照组），比较

结果显示，1年后两组患者的Harris评分无明显差异，但两组在股骨头塌陷程度方面，治疗组的优良率要高于对照组。

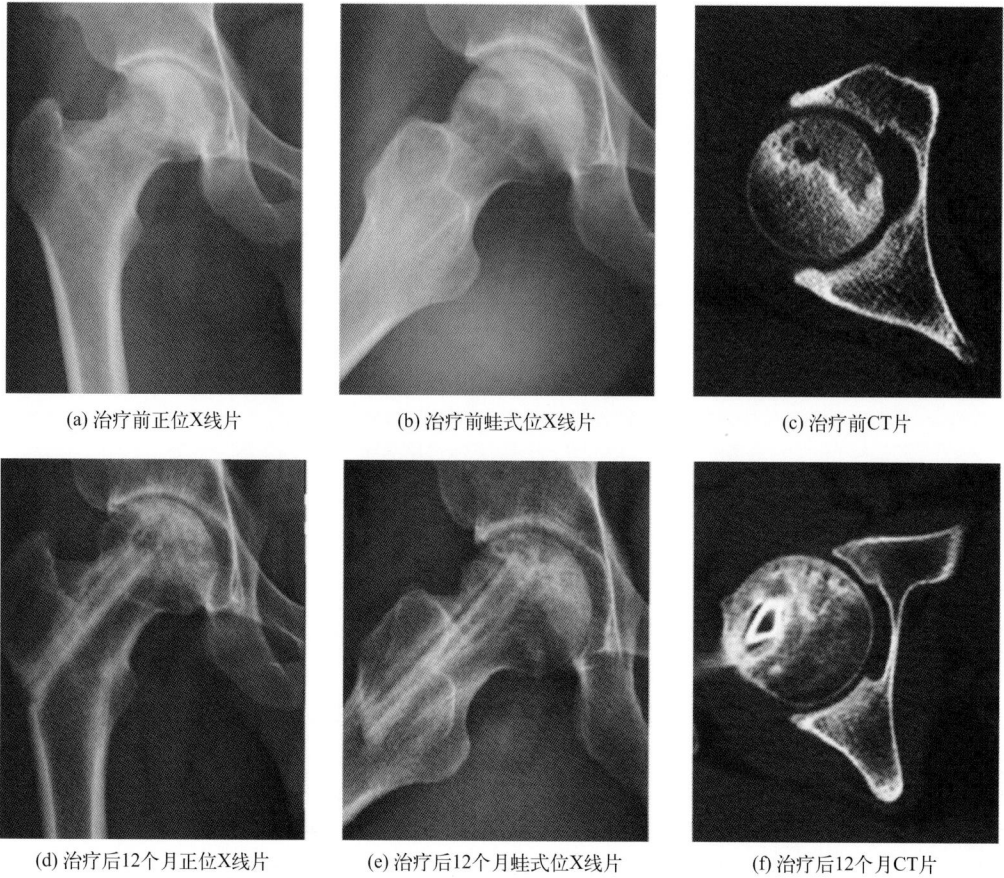

(a) 治疗前正位X线片   (b) 治疗前蛙式位X线片   (c) 治疗前CT片

(d) 治疗后12个月正位X线片   (e) 治疗后12个月蛙式位X线片   (f) 治疗后12个月CT片

患者，男，36岁，激素性股骨头坏死ⅡB期，采用口服补肾活血汤联合微创保髋术治疗

图 7-2-7　CD 联合自体骨植入 + 口服补肾活血汤术后随访
引自姚晨，沈计荣，杜斌，等.口服补肾活血汤联合微创保髋术治疗股骨头坏死肾
虚血瘀证的临床研究[J].中医正骨，2016，28（11）：7-12.

4. 髓芯减压联合其他治疗　体外冲击波可产生透过皮肤表面的扭拉力，将硬化骨质破坏，释放因微骨折和微血肿产生的细胞因子，如 BMP、PDGF（血小板衍生生长因子）、TGF-β 等，促进血管再生，并参与骨重建。曹佳等的研究表明，冲击波联合 CD 治疗组患者在6、12个月的Harris评分优于使用单纯 CD 的对照组。王帅等对20例（28髋）早期 ONFH 患者采取多孔道 CD 联合冲击波的治疗方法，并进行为期3.5年的随访，结果显示患者Harris评分术前为（69.79±6.18）分，在术后12个月增长到（88.46±5.42）分，且影像学上进展率仅为17.86%。

杨建平等采用多孔道 CD 联合骨髓间充质干细胞移植技术对22例 ARCO Ⅰ～Ⅲ期 ONFH患者进行治疗，3个月随访时发现，仅有2名Ⅲ期患者出现了股骨头塌陷，但值得注意的是，激素型股骨头坏死组治疗前后股骨头坏死的体积差值小于外伤及酗酒组，即干细胞移植技术可能对激素型股骨头坏死的治疗效果不够理想。12个月随访时所有患者的Harris评分均有显著提高，肯定了该治疗手段的效果（图7-2-8）。

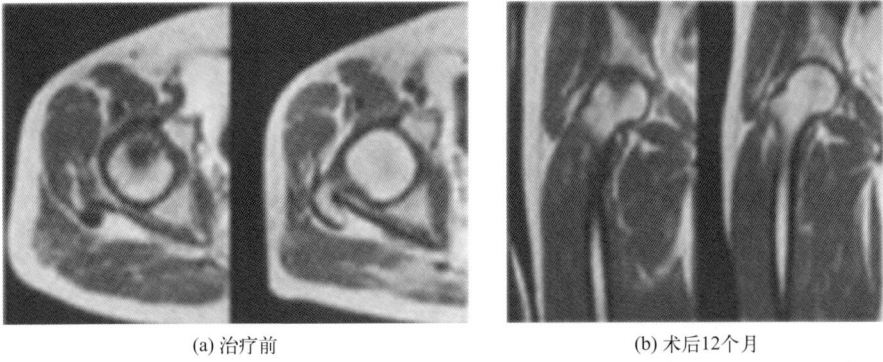

(a) 治疗前   (b) 术后12个月

同一患者使用CD联合干细胞移植术治疗前及术后12个月MRI图像

图 7-2-8   多孔道 CD 联合干细胞移植术后随访

引自杨建平，王黎明，徐燕，等.多孔髓芯减压联合干细胞移植治疗股骨头坏死的早期随
访结果[J].中国组织工程研究与临床康复，2007, 11（20）: 3936-3939.

　　类似的结果也被Sen等在CD联合骨髓干细胞移植术中观察到。他们认为，与单纯CD相比，联合干细胞移植能更好地延缓病变进展，改善关节功能，并提高股骨头的存活率，是一种安全有效治疗ONFH的选择（图7-2-9）。

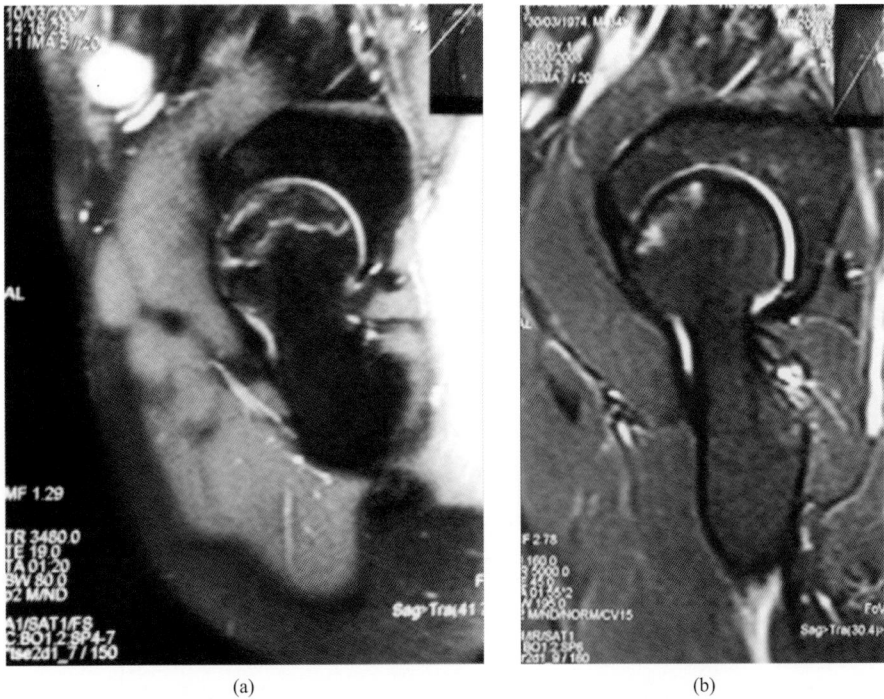

(a)   (b)

32岁男性患者髋关节骨坏死面积在CD和单个核细胞(MNC)注射后缩小[(a) 术前图像；(b) MNC注射1年后图像]

图 7-2-9   多孔道 CD 联合干细胞移植术后坏死面积随访

引自Sen R K，Tripathy S K，Aggarwal S，et al. Early results of core decompression and
autologous bone marrow mononuclear cells instillation in femoral head osteonecrosis: a
randomized control study[J]. J Arthroplasty, 2012, 27（5）: 679-686.

张峰恺在髋关节镜辅助下对股骨头进行钻孔减压，力求准确地定位坏死部位和范围，同时他在此术式的基础上联合口服仙灵骨葆胶囊治疗。半年后与未服用仙灵骨葆胶囊的对照组比较，服用仙灵骨葆胶囊组的有效率远高于对照组，为96.67%。卓乃强等人在关节镜辅助下采用CD联合自体松质骨复合BMP植骨治疗早期股骨头坏死，三年后随访观察到的有效率为95.24%，远高于行单纯CD的对照组（图7-2-10）。关节镜的加入使得CD具有更精准的定位，可以将坏死组织清除得更彻底，对关节功能改善和减缓股骨头坏死进展有着十分重要的作用。

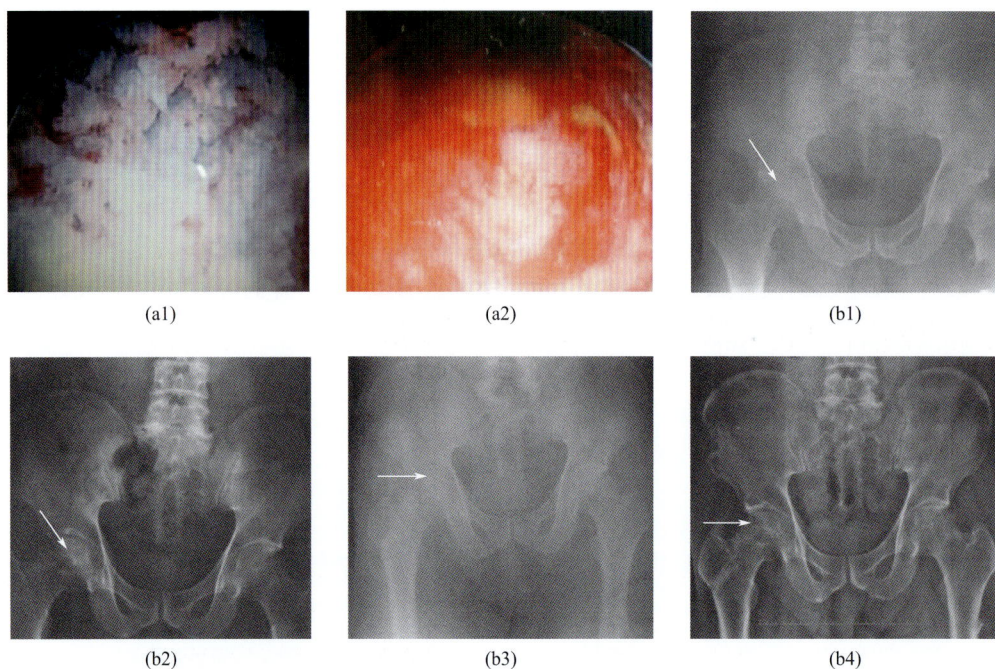

图(a1~a2)关节镜下观察：(a1)坏死骨区域；(a2)正常骨区域
图(b1~b4)试验组患者，男，45岁，右髋酒精性股骨头缺血性坏死(Ficat I 期)X线片，箭头示病变区域：(b1)术前；(b2)术后即刻；(b3)术后6个月；(b4)术后2年6个月

图7-2-10 关节镜辅助下采用CD联合自体松质骨复合BMP植骨随访
引自卓乃强，万永鲜，鲁晓波，等.关节镜下微创综合治疗早期股骨头缺血性坏死[J].中国修复重建外科杂志，2012，26（09）：1041-1044.

Gupta等认为，关节镜辅助CD治疗ONFH的技术优点不仅在以上几点，还包括可以评估是否存在关节软骨损伤、软骨下塌陷，可以对病情有更好的了解，对患者预后做出更好判断。

陈黔等在多孔道CD联合骨水泥植入后引入超选动脉灌注术，将罂粟碱、尿激酶、奥扎格雷和前列地尔交叉灌入闭孔动脉和旋股内外动脉的开口处，并以此联合术式为试验组，多孔道CD联合骨水泥植入为对照组，对71例处于Ficat I～Ⅲ期的ONFH患者进行治疗。术后6个月的磁共振图像显示试验组的坏死区域缩小率明显高于对照组，研究人员认为CD联合超选动脉灌注术的远期疗效值得期待（图7-2-11）。

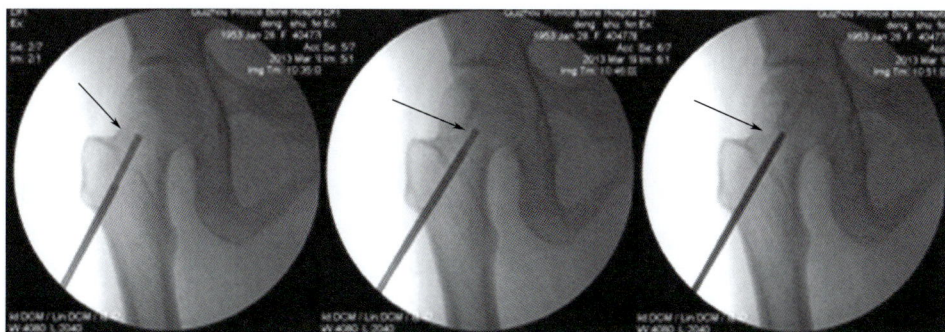

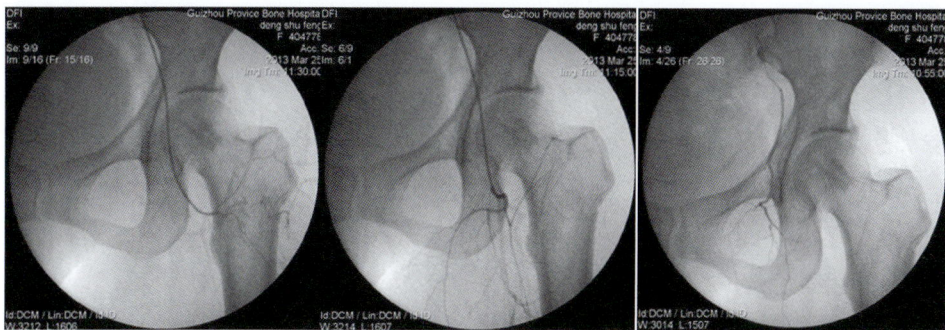

(a)髓芯减压术中影像；(b1~b3)超选动脉灌注术中影像；(b1)旋股外侧动脉；(b2)旋股内侧动脉；(b3)闭孔动脉

图 7-2-11　多孔道 CD 联合骨水泥植入后引入超选动脉灌注术后随访
引自陈黔，钱黎，张亮，等.髓芯减压联合超选动脉灌注术治疗非创伤性股骨头坏死的
近期疗效观察 [J].中国矫形外科杂志，2014，22（18）：1703-1706.

近来，随着数字化影像技术和骨科机器人在临床中的应用，CD 的使用走向了数字化、精准化道路，田润等的研究表明应用骨科机器人的 CD 组较传统 CD 组手术时间少、透视次数少、术后随访 VAS（视觉模拟评分法）评分改善更明显、末次随访股骨头塌陷率更低，其差异具有统计学意义（图 7-2-12）。

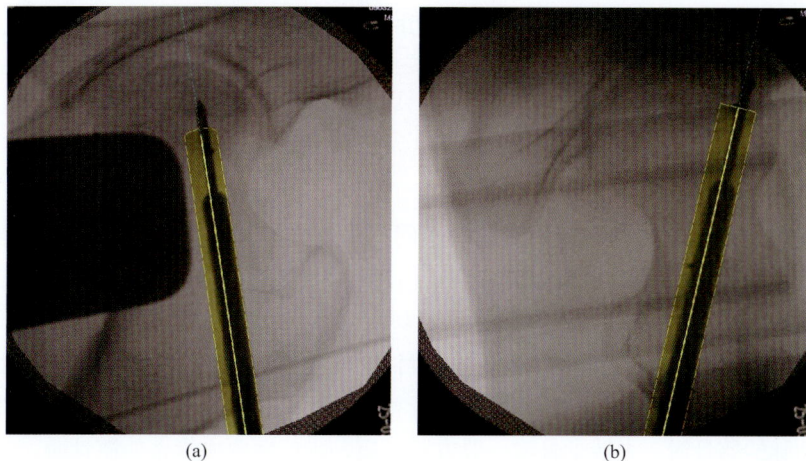

图 7-2-12　导航辅助 CD 术前计划及术中操作

四、总结及展望

CD治疗的目标是坏死区减压、改善外周阻力，为毛细血管的再生和成骨创造有利条件，重建骨小梁结构，逐渐取代原有的坏死组织，实现"保髋"的最终目的。因此在最终成骨前，坏死区一定要有可靠的力学支撑，防止过早塌陷，因此CD已经比较少单独使用，更多的是与其他手术技术、材料联合使用，在选择手术方案时，医生要充分评估患者的基本情况，包括年龄、发病速度、诱因、分期、分型等多种因素，正确掌握各种CD组合的适应证，将CD更加灵活地运用于ONFH患者身上，最大限度地为ONFH患者争取"保髋"条件与时间。未来其发展需要与其他领域相结合：①随着数字化技术在影像学中的应用，可更好地分析坏死区范围、负重区大小和力学薄弱区，可以更好地引导CD，防止减压过度导致术后力学支撑薄弱，也可以避免减压或坏死骨清除不足，导致术后血运改善不佳，成骨不佳；②随着显微技术和生物医学材料的发展，可降解骨替代材料、能提供坚强支持的材料、具有骨诱导作用的各种细胞因子联合应用为新骨的生长提供了条件；③传统中医药在临床上已经被证实具有一定疗效，其和CD的联合应用将会是更具中国特色的治疗方法。

（李　兵　马青山）

第三节　植骨术在股骨头坏死中的应用

股骨头缺血性坏死是多种病因引起、发病机制不明，与多种因素相关的骨关节疾病，主要病理表现是股骨头坏死区血供障碍、骨细胞坏死、骨小梁破坏，虽然坏死区周围区域有血供，但对坏死区的修复能力较弱，通常只能形成一个硬化带包裹坏死区，无法完全修复坏死区域，最终导致负重区塌陷，引起疼痛、功能障碍等一系列临床症状，目前针对股骨头坏死的保髋治疗，主要目标是清除坏死区死骨、改善血供、促进成骨、预防塌陷。在所用保髋术中，植骨术是一类应用广泛、效果确切的方法，本节重点介绍植骨术在股骨头坏死中的应用。

一、常用植骨术的种类

根据植骨材料力学特性和使用目的的不同，主要分为非结构性植骨和结构性植骨两大类，非结构性植骨主要目的是填充坏死病灶清理后的腔隙，部分支撑软骨下骨，通过骨诱导、骨传导或骨形成的方式，促进新骨生成修复坏死区，主要的植骨材料包括自体松质骨、异体松质骨、骨替代材料。结构性植骨主要目的是支撑负重区，强化力学稳定性，防止塌陷，主要的植骨材料有无血运的异体腓骨和骨替代材料，也有具有血管蒂的髋周骨瓣，如带旋股外侧动脉的髂骨瓣、大转子骨瓣、股方肌骨瓣，带旋髂深血管蒂的髂骨瓣，此外还有带血管蒂的自体游离腓骨移植，具有血管蒂的骨瓣或游离腓骨移植，不仅有支撑作用，还可改善股骨头内循环、提供有活力的成骨细胞，起到骨诱导和骨发生的作用。

二、各种植骨术的适应证

非结构性植骨由于支撑力较弱，可用于ARCO Ⅰ、Ⅱ期患者，对于ARCO Ⅲ早期、有轻微塌陷的患者，该植骨术可支撑复位后的塌陷病灶。非结构性植骨可单独应用，也可与其他治疗方法联合应用。结构性植骨支撑力较强，可用于ARCO Ⅰ、Ⅱ期患者，也可以与非结构型植骨配合用于ARCO Ⅲ期患者。

三、植骨术的手术技术

目前的植骨方式多采用经大转子减压植骨、头颈交界开窗灯泡状病灶清除打压植骨、外科脱位技术+头颈开窗植骨等。

1. 经大转子减压植骨　采用腰硬联合麻醉，取仰卧位平卧于牵引床，于股骨大转子下方中部大腿外侧做2～3 cm长的纵行切口，分离皮下组织、髂胫束及股外侧肌至股骨外侧壁，在"C"型臂引导下进行定位，于大转子下2 cm处股骨外侧向坏死区方向钻入直径2 mm的克氏针至股骨头软骨下骨下方5 mm处，以10 mm环形钻头或空心钻沿导针钻入坏死区，取出松质骨备用，使用刮匙伸入骨隧道达坏死区内搔刮，彻底清除死骨，将非结构性的植骨成分（自体松质骨、异体骨颗粒、人工骨等）通过骨隧道用植骨器植入股骨头坏死区，并用10 mm钻头反向转动压实，保证坏死区软骨下骨至少5 mm厚度，充分植骨，尽可能充填坏死区，可以根据情况植入结构性植骨材料（异体腓骨、人工骨棒等）支撑负重坏死区，防止负重区塌陷（图7-3-1）。该术式具有损伤小、出血少、术后康复快等优点，但是也有不足：

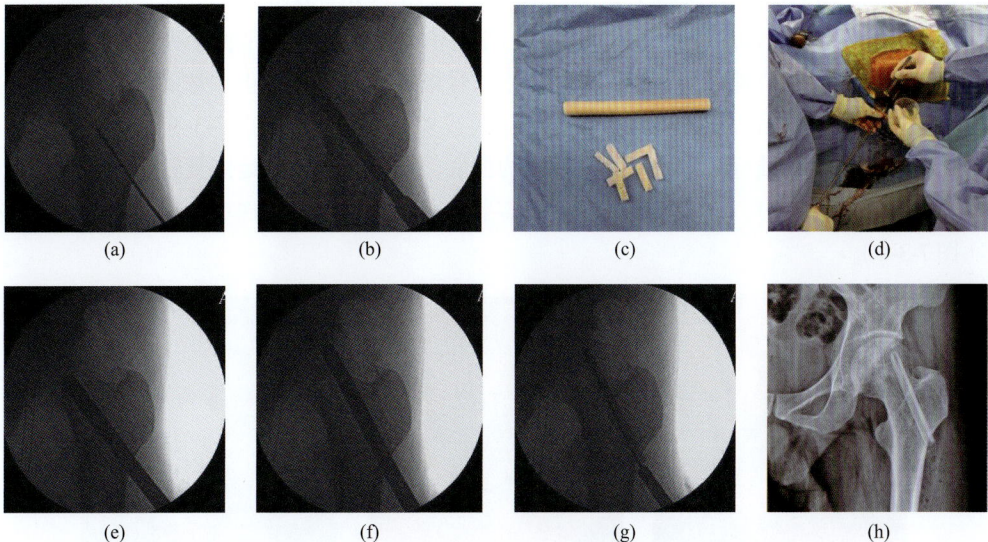

图 7-3-1　经大转子减压植骨

（a）透视下沿股骨大转子外侧向股骨头坏死区打入2.0 mm克氏针；（b）10 mm空心钻头沿克氏针方向向股骨头坏死区打入；（c）（d）（e）清除死骨后，将异体骨颗粒向坏死区植入并压紧；（f）（g）向股骨头坏死负重区植入异体腓骨，支撑外侧柱，防止股骨头塌陷；（h）减压植骨术后X光片

①整个操作均在透视下进行，死骨区的清除不能在直视下操作，因此死骨清除不彻底，也很难做到坏死区充分植骨；②坏死区打压植骨时可能导致结构性植骨材料断裂（图7-3-2a），过度的打压还可能导致股骨头骨折（图7-3-2b）；③对于骨质疏松的患者，过粗的骨隧道可能引起股骨颈骨折（图7-3-2c）。

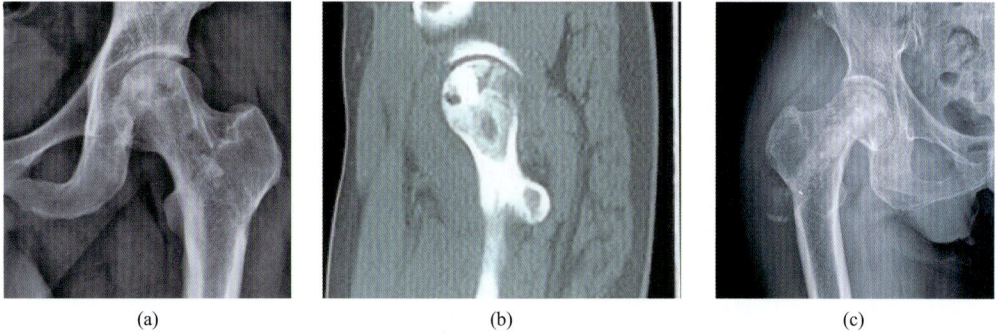

图 7-3-2　经大转子减压植骨的并发症
（a）植入的异体腓骨断裂；（b）打压植骨用力过度，股骨头负重区出现骨折；（c）骨质疏松患者，过粗的骨隧道导致股骨颈力学强度下降，打压植骨术后出现股骨颈骨折

2. 头颈交界开窗灯泡状病灶清除打压植骨　患者取侧卧位，患侧朝上，向背侧倾斜45°～50°，自髂前上棘至股骨大转子尖端前沿做长5～7 cm的纵行切口，切口距离髂前上棘约3 cm，切开阔筋膜，于臀中、小肌与阔筋膜张肌间隙结扎旋股外侧动、静脉的升支，显露并纵行切开髋关节前外侧关节囊，注意勿损伤髋臼盂唇及股骨转子部动脉环，显露股骨头、颈交界，在股骨颈上、下侧放入窄的Hohmann拉钩。在股骨颈偏上方（下肢放置在中立或稍内旋位）开窗，上方达股骨头中部，下方达股骨颈基底，开窗大小以1.5 cm×1.5 cm左右为宜，深度0.5～1.0 cm。在透视引导下，用刮匙将坏死区死骨及周围部分硬化带清除，保留软骨下骨距离关节面约0.5 cm，使病灶清除后呈灯泡状，周围硬化带使用克氏针进行钻孔直至渗血，将非结构性植骨材料如自体或异体松质骨植入并压实，防止软骨下骨存在空隙，将开窗的骨块或结构性植骨材料回填开窗处，压实或采用螺钉固定（图7-3-3）。该植骨方式的优势是能够在直视下进行植骨，死骨清理较为彻底，周围硬化带血运恢复较好。但是存在的不足是，视野较为有限，对于坏死区的定位需要术中透视，可能出现定位错误，导致植骨失败（图7-3-4）。

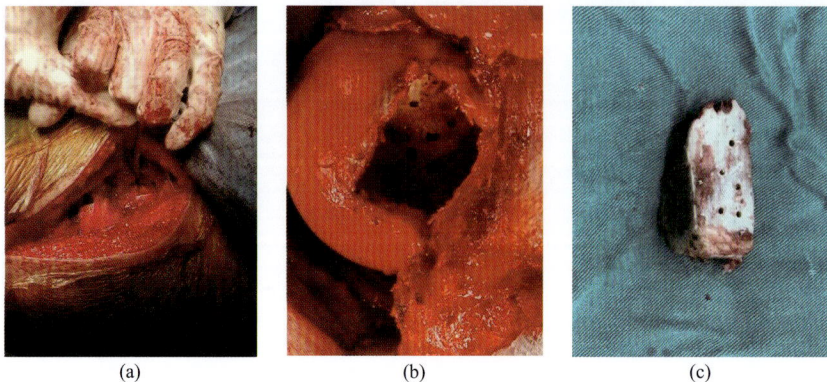

(a)　　　　　　　　(b)　　　　　　　　(c)

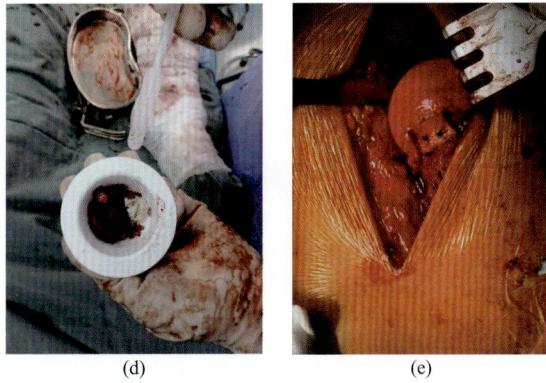

(d)　　　　　　　　　　　　(e)

图 7-3-3　头颈开窗灯泡植骨

（a）肌间隙入路，切开髋关节前外侧关节囊，显露股骨头颈交界处；（b）头颈开窗，清除死骨及部分周围硬化带，使坏死区呈现灯泡状，周围硬化带使用克氏针进行钻孔直至渗血；（c）按坏死区的大小，取髂骨块作为支撑材料备用；（d）取自体松质骨和人工骨植入髂骨块和坏死区的缝隙中；（e）植骨后，将头颈开窗处骨块回植，并使用螺钉固定骨块和植骨材料

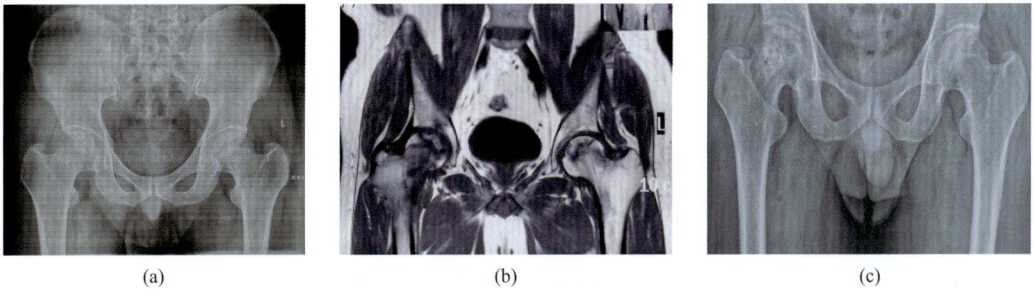

(a)　　　　　　　　　　(b)　　　　　　　　　　(c)

图 7-3-4　头颈交界开窗灯泡状病灶清除打压植骨术中坏死区定位错误

（a）（b）双侧股骨头坏死患者，术前X线及磁共振图像；（c）经头颈开窗灯泡植骨，术中坏死区定位错误，植骨材料未进入坏死区，植骨失效

3. 外科脱位技术 + 头颈开窗植骨　　Ganz等的研究表明股骨头的血液供应主要来自旋股内侧动脉，其供给股骨头外侧2/3～3/4的血液，基于该解剖研究，他们于2001年提出了外科脱位技术，该技术在显露股骨头时，基本不影响血运，因此能够充分显露坏死区，在股骨头坏死及髋关节撞击综合征的治疗上，有重要意义。

　　患者取健侧卧位，于股骨大转子中部行纵行切口，切开臀大肌、阔筋膜张肌筋膜，显露股骨大转子，分离滑囊，注意保护旋股内侧动脉分支，在大转子处由后向前截骨，保留骨块厚度约1 cm，将骨块连带臀中肌向前牵引开，显露前方关节囊，沿髋臼盂缘"Z"字形切开关节囊，外旋髋关节将股骨头由前方脱出，此时股骨头充分暴露，在头颈交界处开窗，明视下清除坏死区死骨，并将硬化带打开至渗血，在大转子截骨端取部分松质骨移植于坏死区，打压紧实，避免留空腔，将开窗骨块回植，根据坏死区塌陷情况，也可取同侧髂骨块植于开窗区，以螺钉固定。将股骨头复位，闭合关节囊，将臀中肌连带的大转子骨块复位，并用螺钉固定。该术式的优势在于明视下死骨清除彻底，打压植骨充分，股骨头型保持良好，基本不损伤血运，但是技术水平要求高，损伤较大，大转子截骨端固定不牢固时有不愈合的风险（图7-3-5）。

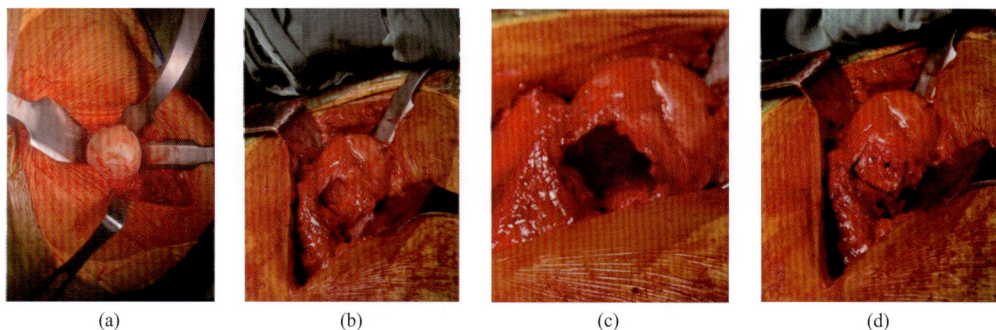

(a)   (b)   (c)   (d)

图 7-3-5　外科脱位技术＋头颈开窗植骨

（a）外科脱位后的股骨头，显露充分；（b）在明视下行头颈开窗，显露坏死区；（c）彻底清除坏死骨，形成"灯泡状"；（d）打压植骨后将同侧髂骨块移植于开窗处，并以螺钉固定（福州市第二医院王武炼提供照片）

4. 其他植骨技术　除了以上常见的植骨技术，临床上还经常使用带血管蒂的腓骨移植，从股骨大转子减压后，将腓骨植入，并将血管蒂与旋股外侧动脉的分支进行吻合，该技术的优势在于在植骨的同时保留了移植骨的血运，有利于术后坏死区成骨，但对显微外科技术要求高，不利于大范围推广。另外有髋关节周围带血管蒂骨瓣的移植，优势在于带血运，不需要太多显微外科技术，可以根据术者的具体技术情况选择。

5. 总结和展望　植骨术可以通过骨传导、骨诱导、骨形成的方式，促进新骨生成修复坏死区，同时可以作为支撑防止坏死区塌陷，达到保髋目的，经临床多中心长期随访，被证实有着满意的疗效，已经成为治疗股骨头坏死的基础方法。其适应证是 ARCO Ⅰ、Ⅱ期及 ARCO Ⅲ 早期，对于年轻的 ARCO Ⅲ 晚期患者，可以根据患者坏死区部位、塌陷程度，选择合适的植骨方式，但成功率会下降。目前常用的植骨方式是大转子减压植骨、头颈交界开窗灯泡状病灶清除打压植骨、外科脱位技术＋头颈开窗植骨等，根据患者的塌陷程度及术者的显微外科技术水平也可采用带血管蒂的游离腓骨移植或髋周带血管蒂骨瓣移植。未来植骨术治疗股骨头坏死的方向：①手术微创化，减免对股骨头血运的损伤；植骨精准化，彻底替代死骨，同时又有良好的力学支撑。②具有含骨诱导因子、弹性模量接近原有骨质、无排斥反应、有骨传导结构等特性的植骨替代材料的发展，将会使股骨头坏死保髋植骨有更多选择和更好的临床效果。

（李　兵）

第四节　富血小板血浆治疗早期股骨头坏死

股骨头坏死的机制虽然尚不清楚，但目前血供减少和细胞凋亡学说被较多人接受，有研究表明相较正常人群，股骨头坏死患者外周血中内皮祖细胞数量减少，衰老增加，迁徙能力、变形能力和成血管能力均下降，而内皮祖细胞参与了血管修复及新生血管的再生，与股骨头坏死关系密切。激素的使用会引起细胞凋亡，导致骨丢失及血管损伤。因此，能够促进血管修复、再生，促进骨细胞分化、增殖，防止骨细胞凋亡的治疗方法，理论上能够治疗股骨头坏死。

富血小板血浆（platelet rich plasma，PRP）是指通过离心的方法，从患者自体血中提取出血小板浓缩物，其中的成分和比例与全血相近，但是浓度是全血的5～7倍，能高效地促进细胞增殖、血管生长、损伤修复和组织愈合。PRP的制作原理分为三大类：第一类是细胞分离技术，需要特殊的机器，用血量大，制作过程需要在监护下进行，目前极少采用；第二类是采用一次离心技术进行分离，但由于血小板回收率低，浓度较低，无法达到有效的治疗浓度，因此使用也较少；第三类是采用二次离心技术进行分离，回收血小板的量和浓度均较高，是目前的主流制备方法，如Landesberg法（相同离心力、离心时间，两次离心）、Aghaloo法（采用不同离心力、相同离心时间分两次离心）。临床上各家医院采用的PRP制备方法、离心力、离心时间并未统一，一些PRP生产厂家提供的商品化采集套装、采集方案也不尽相同，因此通常根据套装的说明进行制备。

一、PRP 治疗股骨头坏死的机制

1. **支架作用**　PRP内的纤维蛋白原活化后可以产生纤维蛋白，形成凝胶状物，为细胞增殖和组织修复提供支架结构，使增殖分化的组织细胞、细胞外基质及大量活性生长因子附着于支架结构，并向修复部位迁移，为组织修复的重要结构基础。

2. **促进成骨和血管再生**　血小板内存在α颗粒，当细胞膜受体通过信号通路将其激活后，通过胞吐作用释放出多种不同种类和浓度的细胞因子，主要包括血管内皮生长因子（vascular endothelial growth factor，VEGF）、转化生长因子（transforming growth factor，TGF）、血小板衍生内皮细胞生长因子（platelet-derived endothelial cell growth factor，PD-ECGF）、胰岛素样生长因子（insulin-like growth factor，IGF）、碱性成纤维细胞生长因子（basic fibroblast growth factor，bFGF）、内皮生长因子（endothelial growth factor，EGF）等，这些细胞因子通过与靶细胞的跨膜受体结合，激活细胞内信号通路，诱导基因表达，促进细胞增殖、分化和骨基质合成、分泌，产生成骨和血管再生效应，从而修复骨坏死区域。

3. **抑制炎症**　股骨头坏死和滑膜炎密切相关，研究表明在滑膜和坏死区均有炎症细胞和炎症因子，促炎性细胞因子伴随自身免疫细胞渗入滑膜，形成慢性炎症，继而导致关节损害，其中白细胞介素-1β（interleukin-1β，IL-1β），白细胞介素-6（IL-6），肿瘤坏死因子-α（tumor necrosis factor-α，TNF-α），白细胞介素-17（IL-17）被认为和股骨头坏死发病有关。有研究表明PRP内含有白细胞介素-4（IL-4）、白细胞介素-10（IL-10）、TGF-β1等抗炎细胞因子，有助于减轻坏死微环境的炎症级联反应，有效抑制IL-1β及基质金属蛋白酶（matrix metalloproteinase，MMP）等炎症介质的表达，起到抑制炎症反应、减轻组织破坏的作用。

4. **抑制糖皮质激素诱导的细胞凋亡**　股骨头坏死与糖皮质激素诱导的内质网应激所介导的骨细胞和血管内皮细胞凋亡有关，这种凋亡会引起骨丢失和血管生成障碍。PRP中的外泌体（PRP derived exosome，PRP-Exos）可对糖皮质激素-内质网应激诱导细胞凋亡的过程产生抑制作用。在内质网应激状态下，PRP-Exos激活Akt/Bad/Bcl-2/Caspase-3信号通路，将CHOP（CCAAT-enhancer-binding protein homologous protein，CCAAT指增强子结合蛋白同源蛋白）介导的Bcl-2蛋白表达抑制阻断，避免了细胞凋亡。

5. 促进软骨修复　PRP中有多种高浓度的生长因子，可促进骨软骨细胞增殖和软骨基质分泌，诱导软骨再生，加速软骨形成。PRP还可以刺激间充质干细胞迁移、增殖、分化为关节软骨细胞，使受损关节软骨修复和再生，以及促进关节软骨的润滑。

6. 镇痛作用　PRP可以清除有害炎症因子，阻断炎症损伤过程，达到缓解疼痛的效果。PRP通过释放其富含的生长因子来清除有害炎症因子，这些生长因子具有抗炎、促进组织修复和再生的功能，可以帮助调节炎症过程并促进受损组织恢复。

二、PRP 治疗股骨头坏死的适应证

PRP单独用于治疗股骨头坏死的临床效果并不确切，目前多采用PRP联合髓芯减压及其他治疗方法共同使用，因此其适应证多为股骨头坏死早期，即ARCO Ⅰ、Ⅱ期，一旦进入Ⅲ期，保髋成功率会明显下降。

三、PRP 治疗股骨头坏死的临床应用、方法及效果

（一）PRP 联合髓芯减压

CD通常用于股骨头坏死早期，通过股骨头减压、局部血管再生、改善局部血运，为成骨前体细胞迁移、归巢和分化创造条件，促进成骨，虽然临床上有不少成功的报道，但是目前对于其治疗效果仍有争议，主要表现在坏死区减压后的骨重建通常不完全，修复性成骨不足，特别是使用大剂量类固醇激素后的股骨头坏死患者。PRP中浓缩血小板活化释放多种生长因子，可刺激新生血管生成，对间充质干细胞有趋化作用，促使成骨前体细胞的增殖，所以理论上两种方法联合使用，可能会对早期股骨头坏死的保髋产生有利作用。

术中患者硬膜外麻醉后，仰卧于牵引床上，"C"型臂透视确定股骨大转子和股骨头坏死部位，在大转子下方水平行3～5 mm切口，分离皮下组织、肌肉直至骨质，在透视引导下，按照髓芯减压的术前计划，将克氏针由大转子下方外侧骨皮质向股骨头坏死区打入，直至软骨下骨5 mm处，沿导针使用环钻收获具有活性的皮质骨和松质骨柱，之后使用直径10 mm空心钻钻入坏死区，清除死骨，术中如骨坏死的范围较大，可以采取较细直径的空心钻在主通道内通过改变方向向坏死区打入额外的减压隧道，去除坏死区域。之后使用硬膜外穿刺针将制备后的PRP通过骨隧道注入坏死区，将先前取出的骨柱或自体腓骨、异体腓骨充填隧道外口，防止PRP溢出（图7-4-1）。

Marco等人的前瞻性非对照研究中纳入22例（30髋）股骨头坏死患者，随访2年后，HHS评分由术前平均64分上升到84分。随访5年，Ficat Ⅰ期患者生存率为100%，ⅡA期67%，ⅡB期为0%；特发性股骨头坏死患者的生存率为68%，激素性股骨头坏死患者的生存率32%。他们的结论是对于早期、非激素性股骨头坏死，CD+PRP治疗效果满意。Aggarwal等开展了一项前瞻性随机对照研究，纳入40例（共53髋）股骨头坏死患者，术后进行63～65个月的随访。结果显示，试验组的HHS评分改善率明显优于对照组，试验组Ⅱ期患者的病情进展率为24%，明显低于对照组的43%，表明PRP不仅可以显著减轻股骨头坏死患者疼痛症状，更能改善患者预后，减少行THA概率（图7-4-2）。

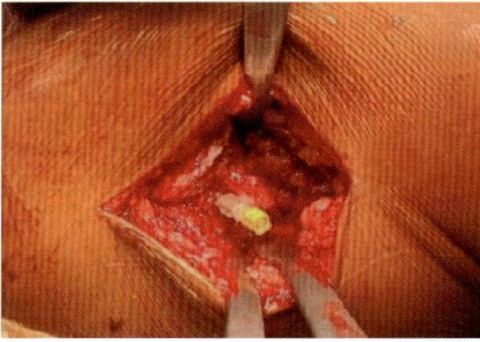 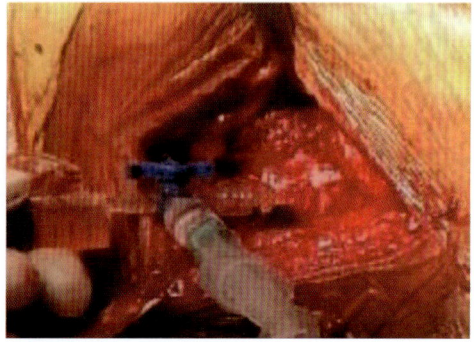

(a)　　　　　　　　　　　　　　　　　　(b)

图 7-4-1　PRP 在减压术中的应用

（a）将硬膜外穿刺针由骨隧道插入坏死区；（b）将制备好的PRP通过穿刺针注入坏死区

引自Aggarwal A K，Poornalingam K，Jain A，et al. Combining Platelet-Rich Plasma Instillation With Core Decompression Improves Functional Outcome and Delays Progression in Early-Stage Avascular Necrosis of Femoral Head：a 4.5- to 6-Year Prospective Randomized Comparative Study[J]. J Arthroplasty，2021，36（1）：54-61.

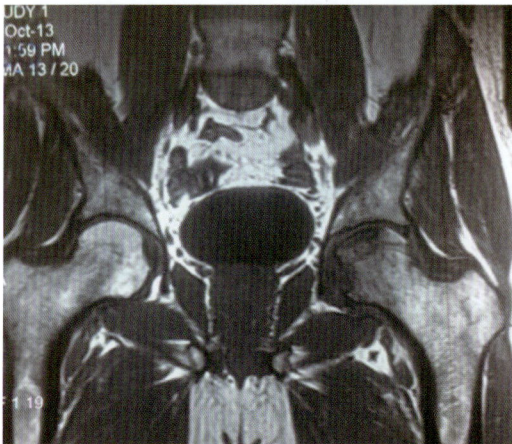 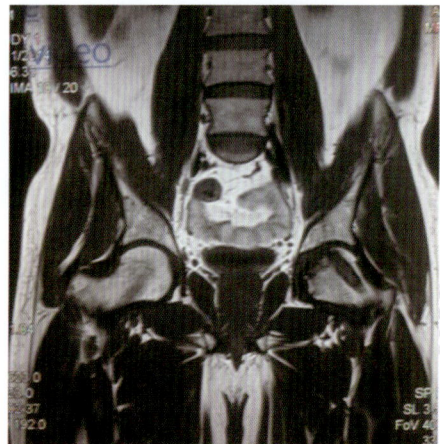

(a)　　　　　　　　　　　　　　　　　　(b)

图 7-4-2　PRP 在保髋中的效果

（a）术前MRI显示左侧股骨头Ⅱ期骨坏死；（b）经CD+PRP治疗术后59个月，股骨头坏死无明显进展

引自Aggarwal A K，Poornalingam K，Jain A，et al. Combining Platelet-Rich Plasma Instillation With Core Decompression Improves Functional Outcome and Delays Progression in Early-Stage Avascular Necrosis of Femoral Head：a 4.5- to 6-Year Prospective Randomized Comparative Study[J]. J Arthroplasty，2021，36（1）：54-61.

（二）PRP 联合 CD 及骨移植

由于PRP为液体，单纯在坏死区注射后，容易溢出，所以CD后，联合植骨材料植入坏死区，不但可以利用植骨材料的支撑和促进骨愈合作用，同时植骨材料又是PRP有效载体，使得PRP更容易在坏死区存留并发挥作用。

术中将植骨材料颗粒与PRP液体或凝胶混合后，通过减压隧道植入清除过死骨的坏死区，可采用自体、异体或人工材料支撑坏死负重区（图7-4-3）。

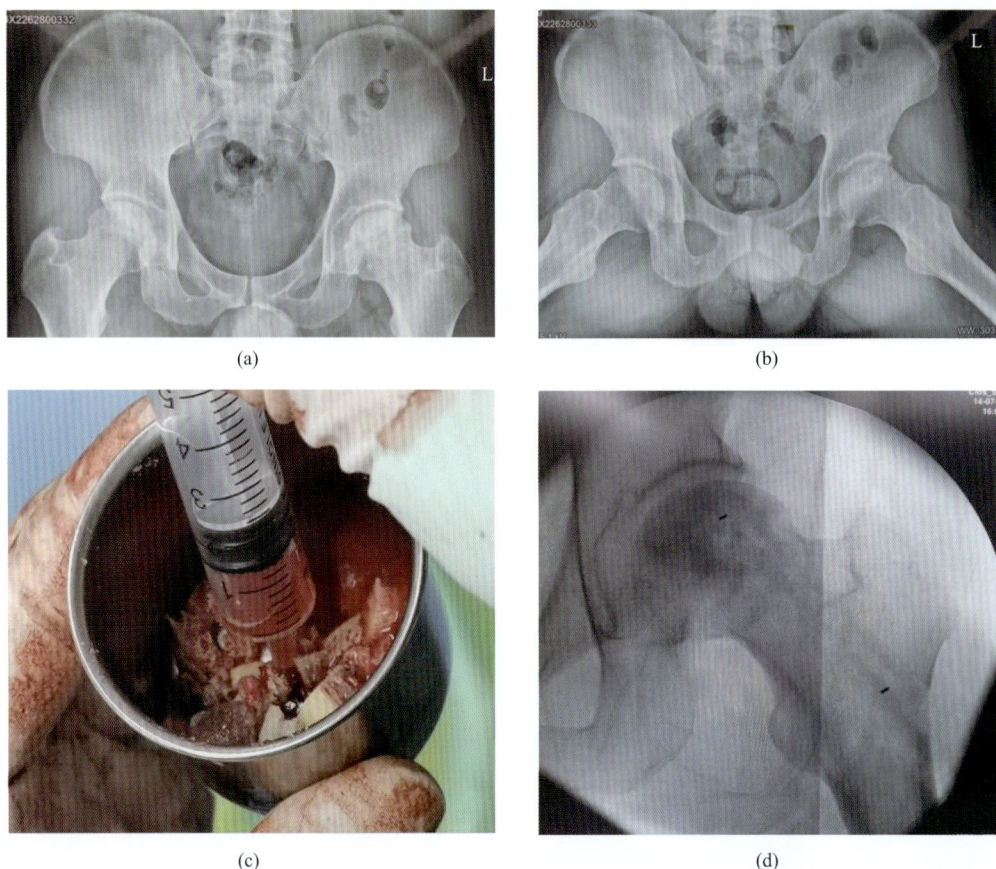

图 7-4-3 PRP 联合 CD 及骨移植

（a）（b）双侧股骨头坏死术前X线片，左侧ARCO Ⅲ期；（c）术中将异体骨颗粒与PRP混合；（d）将
PRP和异体骨颗粒混合物由减压隧道植入坏死区，并使用人工骨材料支撑坏死负重区

Xian 等选取 46 例创伤性股骨头坏死未塌陷患者，将 CD 后 PRP 联合颗粒骨移植的 24 例患者作为试验组（PRP组），而 CD 联合颗粒骨移植的 22 例患者作为对照组，随访 36 个月后，PRP组有 91.7% 获得临床及影像学改善，对照组这一比例仅为 68.2%。PRP组未再进行髋关节手术的患者比例为 87.5%，远高于对照组的 59.1%。Xian 等认为对于 Ⅱ、Ⅲ期创伤性股骨头坏死患者，CD 后 PRP 联合颗粒骨移植的治疗方式可改善患者疼痛症状和关节功能，延迟髋关节手术的介入，是一种有效且安全的方法。

Guadilla 等在关节镜辅助下，采用 CD 后联合 PRP 植骨的方式对 ⅡA 期（1例）和 ⅡB 期（3例）的股骨头坏死患者进行治疗，平均随访 14 个月，术后 5 个月时这 4 名患者的疼痛症状均有所改善，磁共振图像上显示坏死区域有明显减少，虽然该研究病历数较少，但是 CD 后联合 PRP 植骨仍然可能是一种有前景的治疗方法。

（三）CD 后 PRP 联合骨髓间充质干细胞移植

骨髓间充质干细胞（bone marrow stem cell，BMSC）具有易于体外扩增、免疫原性较低和多向分化潜能等特性，具备良好的成骨活性和促进软骨生成功能。PRP 富含大量生长因子，不仅能够促进骨愈合，还能为 BMSC 的组织修复、再生和分化提供良好环境。

术中通常于髂前上棘内外板间进行穿刺，抽吸骨髓血，经过离心后获得包含BMSC的单个核细胞的溶体，将其与PRP混合，通过减压隧道移植入坏死区（图7-4-4）。

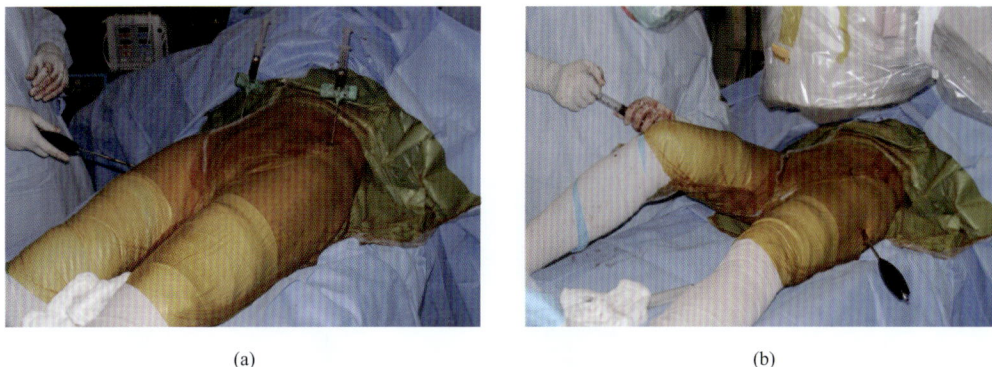

(a)　　　　　　　　　　　　　　　　　(b)

图 7-4-4　CD 后 PRP 联合骨髓间充质干细胞移植

（a）术中由髂前上棘内外板间进行穿刺，抽取适量的骨髓血，离心后制备成包含BMSC的单个核细胞的溶体；
（b）将其与PRP混合，通过减压隧道移植入坏死区

引自Martin J R，Houdek M T，Sierra R J. Use of concentrated bone marrow aspirate
and platelet rich plasma during minimally invasive decompression of the femoral head in
the treatment of osteonecrosis[J]. Croat Med J, 2013, 54（3）: 219-224.

Martin 等采用该方法治疗Ⅰ期、Ⅱ期的股骨头坏死患者73例（77髋），术后17个月时随访，85%患者的髋部疼痛明显缓解，16髋症状进展需要行关节置换。Liang 等的研究中纳入了44例（44髋）处于ARCOⅡ和ⅢA期的患者，24例采用CD+PRP+BMSC的病例作为治疗组，20例采用CD治疗的病例作为对照组，术后至少随访36个月，治疗组的HHS、VAS评分均较对照组明显提高，治疗组达到临床和影像学缓解的失败率分别为12.5%、20.8%，较对照组的40.0%、50.0%明显降低。可见CD后PRP联合BMSC的方法在治疗早期股骨头坏死上具有确切疗效，可以减轻患者症状，提高保髋成功率。

（四）CD 后 PRP 联合脂肪来源间充质干细胞

Pak 等使用CD+PRP+脂肪来源间充质干细胞（adipose tissue-derived stem cells，ADSCs）为一名43岁的Ⅰ期股骨头坏死患者进行治疗，术中在超声引导下，以骨穿针由髋关节前方进入股骨头坏死区，并将PRP+ADSCs注射进坏死区，之后每周注射PRP，持续4周。治疗后3个月随访时发现患者的髋关节疼痛明显缓解，磁共振图像显示坏死区域较治疗前有明显缩小。治疗后第18个月和21个月随访时，发现患者疼痛消失，磁共振图像显示坏死区域消失。虽然只有一例患者，但是这是首例采用该方法治疗早期股骨头坏死后症状完全消失、影像学改变完全恢复的病例，具有重要意义，但是其效果仍需要更多病例和随访时间来证实。

（五）髋关节外科脱位后植骨联合 PRP

CD优点是微创、简便、易于操作，但局限性也比较突出，主要表现在：①适用于头坏死早期，一旦坏死区塌陷，治疗效果较差；②在"C"型臂透视下进行操作，无法明视操作，因此减压部位可能有偏差；③死骨的清理不彻底，对周围硬化带的处理不到位。Ganz等在股骨头血运研究基础上提出的髋关节外科脱位技术完美解决了这些问题，因此该技术目

前在股骨头坏死保髋治疗中应用广泛。

　　术中通过外科脱位，可以清楚看到股骨头全貌及软骨损伤情况，结合头颈开窗，可在明视下看到股骨头坏死区的范围，彻底清除坏死区死骨，硬化带钻孔至渗血，改善局部血运，之后将植骨材料和 PRP 植入坏死区内，支撑负重区，既可以将塌陷部位顶起，也可以防止坏死区进一步塌陷，而 PRP 和植骨材料的混合植入可以促进局部成骨和血管再生，对保髋治疗有积极意义（图 7-4-5）。

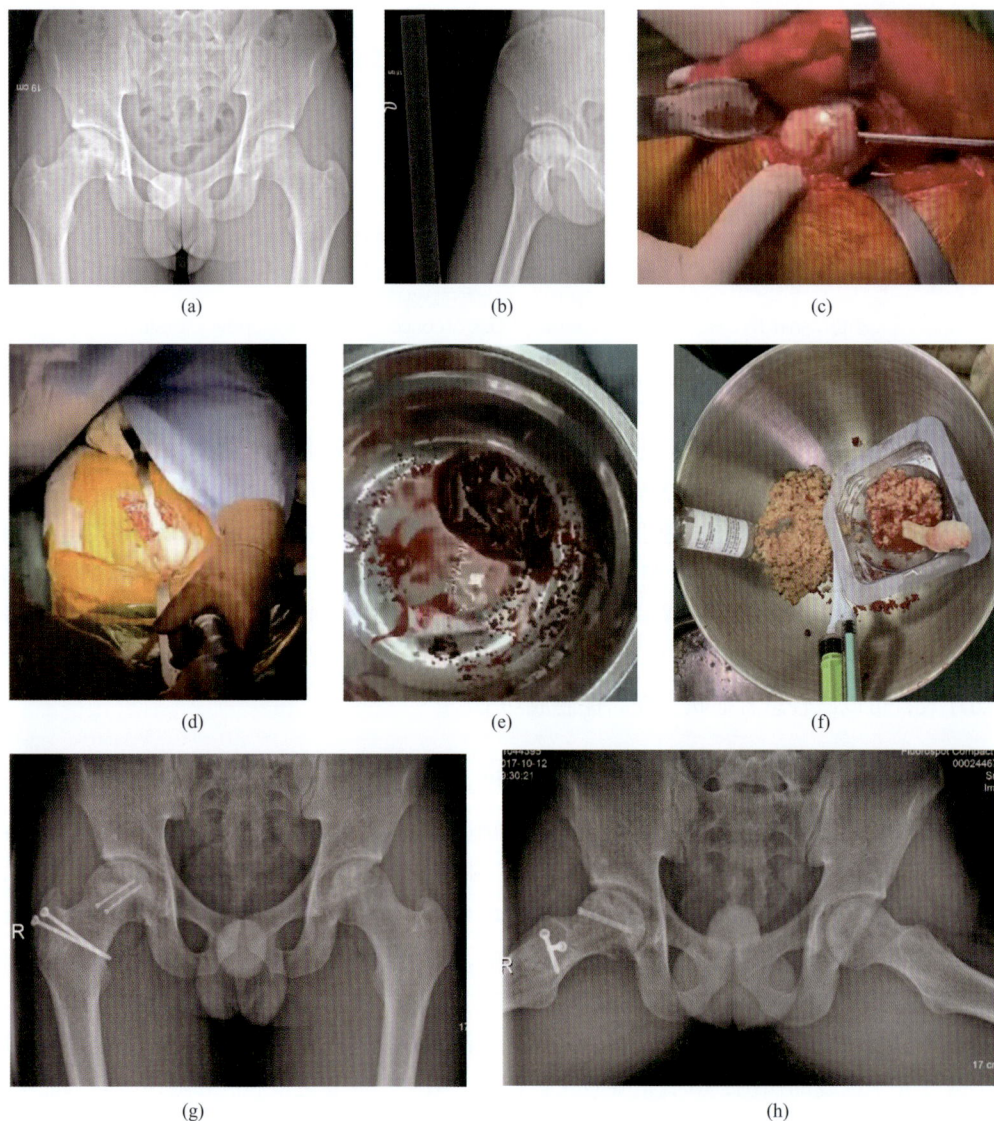

图 7-4-5　髋关节外科脱位后植骨联合 PRP[1]

（a）（b）右侧股骨头坏死ⅢC期，术前正侧位X线片；（c）术中通过外科脱位暴露股骨头，在股骨头、颈处开窗，清除死骨；（d）将坏死区周围硬化带钻孔至渗血，改善坏死区周围血运；（e）（f）术中制备的PRP凝胶，将其与颗粒骨混合；（g）（h）术后3个月正侧位X线片

---

[1]　福州市第二医院王武炼提供图片。

Samy 报道了一种改良的外科脱位术式，没有进行股骨大转子截骨，在臀中肌前缘切断部分肌纤维，暴露臀小肌在大转子的止点，保留止点近端约 0.5 cm 的腱性部分以便之后缝合，使用骨撬将臀肌向外上方牵拉开，股直肌和髂腰肌向内侧牵拉，暴露关节囊，倒"T"字形切开，显露股骨头，前脱位完全暴露股骨头，确认坏死区，并由受损的软骨进入坏死区，刮除死骨，在坏死区表面以 4.5 mm 钻头钻孔，将 PRP 和颗粒骨混合物充填入孔洞，用猪皮Ⅰ型胶原膜制成的胶原片覆盖表面，之后复位股骨头，缝合臀中、小肌（图 7-4-6）。他的这项前瞻性研究中共纳入 30 例（40 髋）病例，均为 Ficat ⅡB 和Ⅲ期患者，平均随访 41.4 个月，平均 HHS 评分由术前 46 提高到 90.28，平均 VAS 评分由术前 78 下降到 35，改善幅度达 43 分。

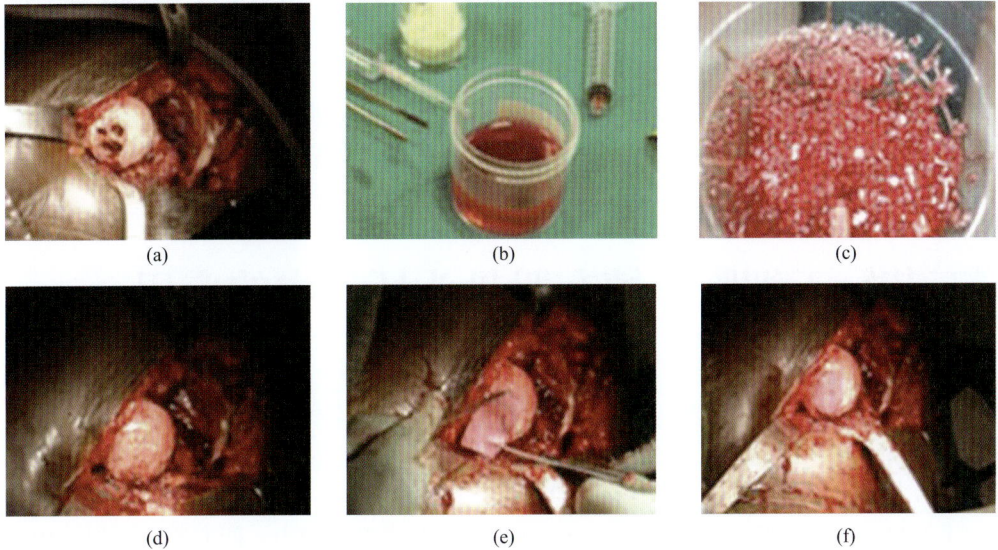

图 7-4-6　髋关节外科脱位植骨联合 PRP 的过程
（a）髋关节脱位暴露股骨头后，刮除死骨，并以 4.5 mm 钻头钻孔，清除死骨减压；（b）制备的 PRP；
（c）PRP 与颗粒骨混合；（d）将混合植骨材料移植入坏死区，并压实；
（e）（f）将胶原膜用纤维蛋白胶固定在关节表面，覆盖植骨区
引自 Samy A M. Management of osteonecrosis of the femoral head：A novel technique[J]. Indian J Orthop，2016，50（4）：359-365.

倘艳锋等采用外科脱位，股骨头凹处清除死骨后移植骨髓浓集液、PRP 和自体髂骨植骨治疗 23 例（26 髋）患者，其中 ARCO Ⅱb 期 5 髋，Ⅱc 期 12 髋，Ⅲa 期 5 髋，Ⅲb 期 3 髋，Ⅲc 期 1 髋，平均随访 36.6 个月，1 例 1 髋由于病情进展行髋关节置换，其余 25 髋均在术后 1～1.5 年完成植骨区骨质重建，HHS 评分由术前平均 58.92 提高到 87.38，VAS 评分由术前平均 7.42 下降到 2.58。

髋关节脱位的术式，能够直视坏死区，清除坏死区彻底，硬化带的处理比较到位，血供改善较好，PRP 和植骨材料有较好的成骨环境，并且支撑材料的放置对于Ⅲ期患者负重区稳定性也有较大的帮助，因此是一种理想的术式。

四、总结与展望

PRP 是将自体血液进行离心，把富含各种生长因子、高密度血小板及纤维蛋白等的血

小板浓缩液提取出来并注射入目标区域的技术，PRP可促进新骨生成及血管新生，抑制炎症反应，抑制糖皮质激素引起的细胞凋亡，通过调节关节软骨的再生和镇痛来修复坏死的股骨头，但是单纯使用PRP对股骨头坏死的疗效并不理想，目前临床上多采用联合的保髋方法治疗早期股骨头坏死，如髓芯减压术或外科脱位术，结合间充质干细胞、骨移植等方法。虽然临床治疗取得了一些令人鼓舞的结果，但仍有一些问题需要解决：①PRP的制备方法和流程未标准化；②PRP的注射浓度、注射体积、注射次数未统一，其远期的安全性有待研究；③对于患有血液性疾病的患者，PRP的有效性尚待验证；④对于中、晚期股骨头坏死，PRP的治疗效果仍不明确；⑤贫白细胞PRP和富白细胞PRP的治疗效果仍有争议；⑥无统一的术后康复计划。总之，PRP制备简单，无免疫原性，术中操作简便，安全可靠，是一种比较有前途的股骨头坏死治疗方法。

（李　兵　马青山）

第五节　干细胞移植在股骨头坏死中的应用

一、概述

　　干细胞已被证明具有自我更新和分化成多种细胞类型的能力。间充质干细胞（MSCs）是最常用的干细胞亚群之一，广泛分布于各种组织中，如骨髓、外周血、脂肪、脐带等。干细胞可分化为成骨细胞和内皮细胞，影响骨修复和血管生成，并可产生生长因子，通过旁分泌效应促进坏死区域的血液供应。此外，干细胞不仅在疾病发展中起着非常重要的作用，而且是再生治疗种子细胞的主要来源。此外，股骨头坏死的发病机制被认为与骨髓来源的间充质干细胞功能有关，包括细胞凋亡、细胞数量减少和成骨分化潜力下降。目前干细胞治疗应用于股骨头坏死已经超过20年。随着细胞生物技术和组织工程的快速发展，干细胞疗法又有了新的发展。

二、干细胞来源

　　间充质干细胞是最常用的再生医学材料，根据组织来源，间充质干细胞被命名为骨髓来源的间充质干细胞，脂肪来源的间充质干细胞，外周血来源的间充质干细胞和脐带来源的间充质干细胞。骨髓是股骨头坏死治疗中最常用的干细胞来源。骨髓来源的间充质干细胞的临床应用主要包括3种形式，骨髓浓缩物、骨髓培养细胞和骨髓抽吸物；最常用的形式是骨髓浓缩物。脂肪组织是治疗股骨头坏死的另一种可靠干细胞来源。脂肪来源间充质干细胞具有一些优点，例如易于获取、生产率更高，以及与BMSC相似的分化潜力。外周血也是间充质干细胞的来源之一，被认为优于骨髓。与骨髓来源间充质干细胞相比，外周血来源间充质干细胞具有许多优点，例如易于获取，效益更高，肿瘤细胞污染风险更低。脐带来源间充质干细胞具有明显的干细胞属性和较低的免疫原性，脐带来源间充质干细胞在体外也更容易分离和扩增，并且具有显著促进组织再生的潜力。人尿来源间充质干细胞也是干细胞重要的来源，这种间充质干细胞可以从人尿液中分离出来，可通过安全、无创、简单、快速和低成本的方法收获大量干细胞。人尿来源间充质干细胞具有较少的伦理学争议，且具有开发成为治疗股骨头坏死干细胞制剂的前景。

三、干细胞移植方法

髓芯减压通道灌注法：髓芯减压是股骨头坏死早期治疗最经典的手术之一，可降低骨内压，去除坏死组织，刺激新骨形成。然而，髓芯减压的疗效参差不齐，仅在小坏死病变患者中观察到良好的结局。因此，髓芯减压与间充质干细胞移植相结合已成为股骨头坏死治疗的常用方法。这种方法利用髓芯减压通道，将干细胞注入股骨头坏死区域，利用干细胞的再生能力及分泌的细胞因子和外泌体等治疗股骨头坏死。

间充质干细胞动脉灌注：间充质干细胞动脉灌注是股骨头坏死的另一种治疗方法，其目的是改善股骨头血液供应。一般通过数字减影血管造影评估血供状况，然后利用介入方法将干细胞注入需要治疗的动脉。

细胞因子预处理或基因修饰的间充质干细胞移植：这种技术目前仅限于科学研究。目前的研究表明，许多细胞因子参与促进间充质干细胞的成骨和血管生成，目前用于间充质干细胞预处理的细胞因子包括BMP-2、VEGF、bFGF等。这些细胞因子处理过的间充质干细胞表现出更好的活性或治疗效果。

基因修饰的间充质干细胞也是提供种子细胞治疗的另一种方法。目前有研究的是VEGF165和BMP-2基因修饰、转染BMP-2和bFGF基因、FGF-2和XACB组合、bFGF-2和XACB组合、VEGF和BMP-6组合等。在动物模型中这些基因修饰也表现出了较好的治疗效果，因而具有进一步向临床转化的潜力。

组织工程技术与干细胞移植技术相结合是近几年研究的热点。应用β-磷酸三钙、双相磷酸钙、聚丙交酯-乙交酯等作为支架，植入后可以观察到骨再生，新材料有更好的生物相容性或者更好的生物力学特性，结合干细胞移植技术可以为股骨头坏死的保髋治疗提供新思路。

四、临床研究

近年来一些研究陆续发表，从多个角度证实了干细胞移植对股骨头坏死的作用。Li在一项为期10年的前瞻性研究中，对比单纯使用髓芯减压和髓芯减压结合干细胞移植治疗的临床效果，结果证明，联合干细胞移植治疗组主观评分较高、患者平均生存时间较长、病情进展风险较低。Hernigou等进行了干细胞移植较大样本的对照研究，仅接受髓芯减压的患者，进行髋关节置换的概率是进行髓芯减压通道移植干细胞患者髋关节置换率的3倍。Mao等研究了细胞集落刺激因子和外周血干细胞对钽棒支撑治疗的强化作用，对比单纯使用钽棒支撑组，联合治疗组髋关节留存率较高，Harris髋关节评分较好，病情进展风险也较低。一项前瞻性研究，评估了自体造血骨髓和浓缩生长因子移植及髓芯减压对股骨头缺血性坏死患者的有效性，VAS、WOMAC（西安大略大学和麦克马斯特大学骨关节炎指数）、MRI 显示改善显著。结果表明，自体造血骨髓和浓缩生长因子移植联合髓芯减压对早期股骨头坏死有益。Rocchi 报道髓芯减压、同种异体骨移植、纤维蛋白富血小板血浆和浓缩自体间充质干细胞联合治疗股骨头坏死的效果优于文献报道单纯使用髓芯减压的效果。但是对于干细胞移植是否可以减缓股骨头坏死病情进展目前仍存在争议，一些研究者对此持否定观点。Ying 对外周血干细胞治疗的适应证进行了探讨，对于有帽状分离的疼痛性股骨头坏死，外周血干细胞治疗并不能改善 Harris 髋关节评分，和对照组相比，炎症因子表达、RANKL/OPG 比值也相似，说明外周血干细胞对有帽状分离的疼痛性股骨头坏死无效。Hauzeur 研究了干细胞移植对 ARCO Ⅲ 期股骨头坏死的治疗作用，结果显示髓芯减压通道的干细胞移植并不会对股骨头坏死进展产生任何改善。一项回顾性研究对 61 例使用髓芯减压通道移植干细胞的股骨头坏死患者的生存期和影像学表现进展进行观察，结果表明与单纯进行髓芯减压组相比，髓芯减压通道干细胞移植无显著改善。一项研究对比了干细胞移植和成骨细胞移植的效果，研究结果显示两组在 36 个月时，在任何研究终点中均未发现临床重要差异，疼痛评分无临床重要差异，没有发现 WOMAC 或 Lequesne 指数的差异，接受 THA 的比例没有差异。

新材料和新技术的应用被证明可以提高干细胞治疗的效果，Li 前瞻性研究了干细胞和血管传导生物陶瓷棒混合物结合髓芯减压与 β-磷酸三钙结合髓芯减压治疗股骨头坏死的效果，研究结果证明使用干细胞和血管传导生物陶瓷棒混合物组术后功能评分、术后 Harris 髋关节评分及股骨头的留存率高于另一组。Hernigou 等观察了计算机辅助技术应用在髓芯减压通道干细胞移植的效果，研究结果证实应用计算机辅助技术找到了更理想的移植位置，通过计算机导航提高精度可减少塌陷和达成更好的修复量。

也有学者对干细胞移植的标志物进行了探讨。Granchi 对干细胞移植临床效果的标志物进行研究，结果显示 Ⅰ 型胶原蛋白的 C-前肽和 C-端肽可随临床结果而显著变化，因此能够以良好的诊断准确性区分愈合患者和无反应患者。

新的干细胞提取技术也有可能提高干细胞移植的疗效。一项小样本的临床研究中，CD133$^+$ 骨髓干细胞被用于治疗股骨头坏死。结果所有受试者在 12 个月内 VAS、HHS、WOMAC 和行走距离评分都有显著改善。

五、基础研究

多种新型材料被用于干细胞移植，并提升了干细胞移植的临床疗效。Xu 等开发了一种羧甲基壳聚糖/藻酸盐/骨髓间充质干细胞/内皮祖细胞负荷支架，该支架通过促进成骨和血管生成，并减少脂肪生成，促进了类固醇诱导的股骨头坏死修复。Zhang 等在间充质干细胞中上调了 Parkin（帕金森病蛋白，PARK）通路并下调了 P53，发现可以减少间充质干细胞的线粒体自噬，减少细胞中受损线粒体的积累，有效抵抗应激诱导的间充质干细胞凋亡和衰老，并改善了干细胞移植的治疗效果。Nan 研究了通过间充质干细胞外泌体提高干细胞移植疗效的方法，研究显示 miRNA-378 修饰的脂肪来源的干细胞外泌体通过靶向 miRNA-378 负调节抑制因子来增强血管生成和成骨，从而预防糖皮质激素诱导的股骨头坏死。Zhang 等将过表达 PARK7 的间充质干细胞移植到早期激素诱导股骨头坏死的大鼠中，发现 PARK7 促进了骨坏死区间充质干细胞的存活，提高了间充质干细胞对早期激素诱导股骨头坏死的治疗效果。

新材料和干细胞结合一直以来都是研究的热点，Yuan等开发了一种可注射的羟丙基-β-环糊精水凝胶。这种水凝胶作为间充质干细胞的支架，可以加速间充质干细胞分化成骨。动物试验中，新生血管密度和平均血管直径以及成骨均增加。Wang等将骨髓间充质干细胞与纳米羟基磷灰石/Ⅰ型胶原蛋白/聚乳酸（nHAC/PLA）支架结合，研究结果显示干细胞结合支架组的毛细血管和新的类骨组织更多，显微CT显示干细胞结合支架组的新骨覆盖率和植入材料降解程度均比单纯使用支架组高。Lu使用天然丝素蛋白混合壳聚糖与镁替代品结合，开发出新型的可注射水凝胶，这种水凝胶可以促进固定重组人骨形态发生蛋白-2和大鼠骨髓来源间充质干细胞的受控递送，具有更高的细胞包封效率、相容性和成骨分化效率。体内动物研究的结果显示，在植入可注射水凝胶支架后可表现出更好的骨诱导效应、骨矿物质密度和骨形成率。

中药提取物也可以帮助提高间充质干细胞移植的疗效，丹参可以增加间充质干细胞在坏死区域的聚集，间充质干细胞向坏死区域的迁移增加可能是由于趋化因子MCP-1和SDF-1的表达上调。且丹参联合间充质干细胞治疗可增加股骨头VEGF和BMP-2的表达，促进血运重建。

研究者们发现干细胞预处理或进行基因表达调控后可以提高该干细胞的治疗效果。Zhao发现用血管紧张素Ⅱ预处理间充质干细胞和血管内皮细胞混合物移植物可以治疗兔早期股骨头坏死，股骨头中Ⅰ型胶原蛋白、Runt相关转录因子2（RUNX2）、骨钙素和血管内皮生长因子的表达均升高，骨化和血运重建得到增强。Zhang等研究了过表达HIF-1α的骨髓间充质干细胞治疗小鼠股骨头缺血性骨坏死的效果，结果显示，过表达HIF-1α的骨髓间充质干细胞减少了骨坏死区域并增强了骨修复，从而更大程度地保留了股骨头结构的完整性。Maruyama等建立了IL4基因过表达的骨髓间充质干细胞，在兔模型上发现IL4过表达加速了MSCs的增殖并降低了股骨头中空骨陷窝的百分比。间充质干细胞重编程技术也被用于股骨头坏死的治疗，Zhong等将间充质干细胞重编程为多能干细胞，在大鼠模型中，重编程的干细胞增殖能力较强，可有效促进股骨头坏死区的骨修复和血管生成。

有学者对不同来源干细胞治疗股骨头坏死的效果进行研究。Zhang以动物和患者为研究对象，观察了脂肪来源间充质干细胞和骨髓来源间充质干细胞从旋股内侧动脉自体灌注的区别，结果显示旋股内侧动脉自体脂肪来源间充质干细胞灌注治疗的患者HHS显著改善，血管生成因子VEGF、FGF-2、VEC、TGF-β水平显著高于自体骨髓来源间充质干细胞灌注。脂肪来源间充质干细胞含有独特的CD44$^+$、CD34$^+$、CD31$^-$因子，与骨髓来源间充质干细胞相比，脂肪来源间充质干细胞显示出更高更显著的血管生成潜力，说明旋股内侧动脉自体脂肪来源间充质干细胞灌注优于自体骨髓来源间充质干细胞灌注。

新的干细胞来源被进行了更深入的研究，Zhang等研究了人尿来源间充质干细胞外泌体对股骨头坏死的治疗作用，研究结果显示人尿来源间充质干细胞外泌体逆转了激素诱导的血管生成抑制和细胞凋亡活化。激素损伤下恶性脑肿瘤缺失蛋白1（DMBT1）和组织金属蛋白酶抑制物1（TIMP1）在人尿来源外泌体中富集，对激素诱导的股骨头坏死血管生成抑制和细胞凋亡起到改善作用。

六、总结

干细胞治疗是目前临床上探讨较多的保髋治疗方法，目前常用的治疗方法是通过髓芯减压通道进行的骨髓浓缩物治疗。单纯髓芯减压联合干细胞移植治疗的疗效目前受到质疑，可能对中晚期股骨头坏死疗效不理想。新的技术如计算机技术、基因编辑技术、新材料的应用可能强化干细胞的治疗作用，因而有可能在未来取得更好的疗效。

（张　悦）

第六节　钻孔减压及人工材料结构性支撑治疗股骨头坏死

股骨头坏死的发病过程中，由于缺血坏死区及周围的骨髓高压、骨细胞坏死，骨小梁结构的崩解，坏死区力学强度下降，最终在负重受力的状态下出现塌陷。因此手术治疗的一般思路一方面包括减压，改善血运，促进骨修复；另一方面是给予坏死区一定的力学支撑，防止坏死区骨修复前塌陷。所以本节重点讨论钻孔髓芯减压+人工材料结构性支撑治疗股骨头坏死。

一、术式来源和发展

Ficat和Arlet在1964年对股骨头坏死的患者钻孔取标本时，无意中发现术后患者疼痛症状明显减轻，据此研究，他们提出了钻孔髓芯减压治疗股骨头坏死的思路，1971年他们的文章表明采用这种方法治疗股骨头坏死，临床效果满意。目前的研究表明钻孔减压确实能够减轻股骨头水肿，降低髓内压，改善血运，对于早期的股骨头坏死保髋治疗是有利的。但是该方法并不能增加坏死区的力学强度，甚至可能由于坏死区钻孔，进一步降低了力学强度，因此仅仅适用于股骨头外形完整、没有塌陷的早期股骨头坏死。

股骨头坏死患者保髋治疗的效果，与股骨头形态的完整性有着重要关系，因此增强坏死区的力学稳定性成为一个重要课题，结构性的支撑是其中重要的方法，近年来很多学者将以上两种方案结合起来，通过对坏死区钻孔减压并植入结构性的支撑材料进行微创保髋治疗，取得了良好的效果，本节重点介绍这种方法。

二、适应证

由于该术式可以通过钻孔改善血运，同时结构性支撑能够加强股骨头的力学稳定性，因此适用于ARCO Ⅰ期、Ⅱ期和Ⅲ期早期，对于Ⅲ期晚期的年轻患者，如果保髋意愿特别强烈，也可以尝试。

三、手术方案

1. 术前计划　术前需要根据股骨头坏死的部位、范围、塌陷程度做出详细的术前计划，由于股骨头外侧柱直接关系到力学稳定性，与之后是否塌陷相关，因此结构性植骨支撑的时候，需要根据坏死区的部位，保护或加强外侧柱。根据中日友好医院股骨头坏死分型：M、C型的股骨头坏死，钻孔减压后结构性支撑在坏死区部位即可；对于L1型，冠状位需要尽可能支撑在坏死区外侧边缘和正常骨交界的部位，一方面可将外侧边缘硬化带打开，改善局部血运，促进骨质修复，另一方面可以加固外侧柱死骨区，同时还可以保护原有外侧柱的活骨区域，防止股骨头塌陷；对于L2和L3型，本身外侧柱均有坏死，塌陷的可能性较大，因此冠状位支撑部位应尽可能偏外侧柱，矢状位尽可能偏坏死区前方，加固股骨头负重区，以延缓股骨头塌陷的速度（图7-6-1）。

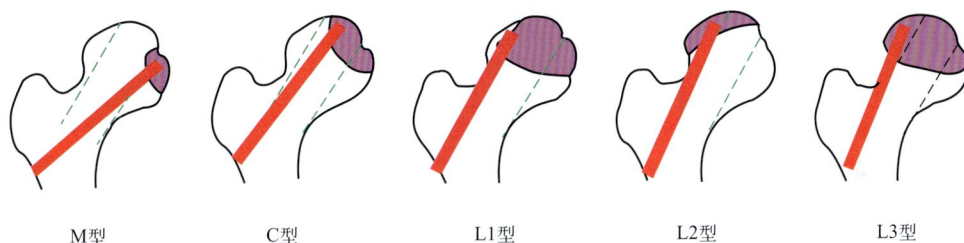

M型	C型	L1型	L2型	L3型

图 7-6-1　术前计划

根据中日友好医院股骨头坏死分型，M、C型，结构性支撑在坏死区；L1型，支撑尽可能在外侧柱正常骨和坏死骨交界部位；L2、L3型，支撑部位尽可能在外侧柱。

2. 手术步骤　患者平卧于牵引床上，患肢旋转中立位，健侧肢体屈髋外展外旋位，将C型臂或G型臂放置于患肢侧，在患髋前方体表放置一根克氏针，透视确认克氏针方向，即沿股骨大转子下方2 cm处指向股骨头需要支撑的坏死区，沿克氏针尾端在体表划线，与股骨近端侧方中线部位形成交点，以此交点为中点，在股骨近端中线部位体表划出约2 cm切口线，消毒铺单后，在切口线前方经皮向股骨头方向紧贴股骨颈前皮质插入一根克氏针指示方向，在冠状位与原体表克氏针的指向平行，水平位上由于紧贴股骨颈前皮质，所以以与股骨颈前倾角平行。沿切口线切开皮肤和皮下组织，切开阔筋膜张肌腱膜，钝性分离肌肉直至股骨外侧壁，沿股骨大转子下方约2 cm处，经股骨外侧壁前后缘中央部位向股骨头坏死区打入导针，保持导针方向在冠状位、矢状位均与前方导针平行，以空心钻沿导针扩孔，直至坏死区软骨下骨下方5 mm处，以刮匙清除坏死区部分死骨，植入异体或自体颗粒骨，并反向转动压实，测量骨隧道深度，选择合适长度的结构性支撑材料沿骨隧道植入，对于钽金属棒、人工骨棒，由于设计尾端有螺纹，通常在前方推入骨隧道后，后侧拧紧即可，而对于异体腓骨棒，由于前后直径不一致，因此需要测量最大直径，可以通过摆动锯切除部分多余骨质，使异体腓骨直径与骨隧道直径相匹配，也可以适当将隧道直径扩大，但是在打入时要注意沿骨隧道方向在透视下轻轻锤击，防止将腓骨砸断，直至股骨头软骨下骨下方5 mm处（图7-6-2）。

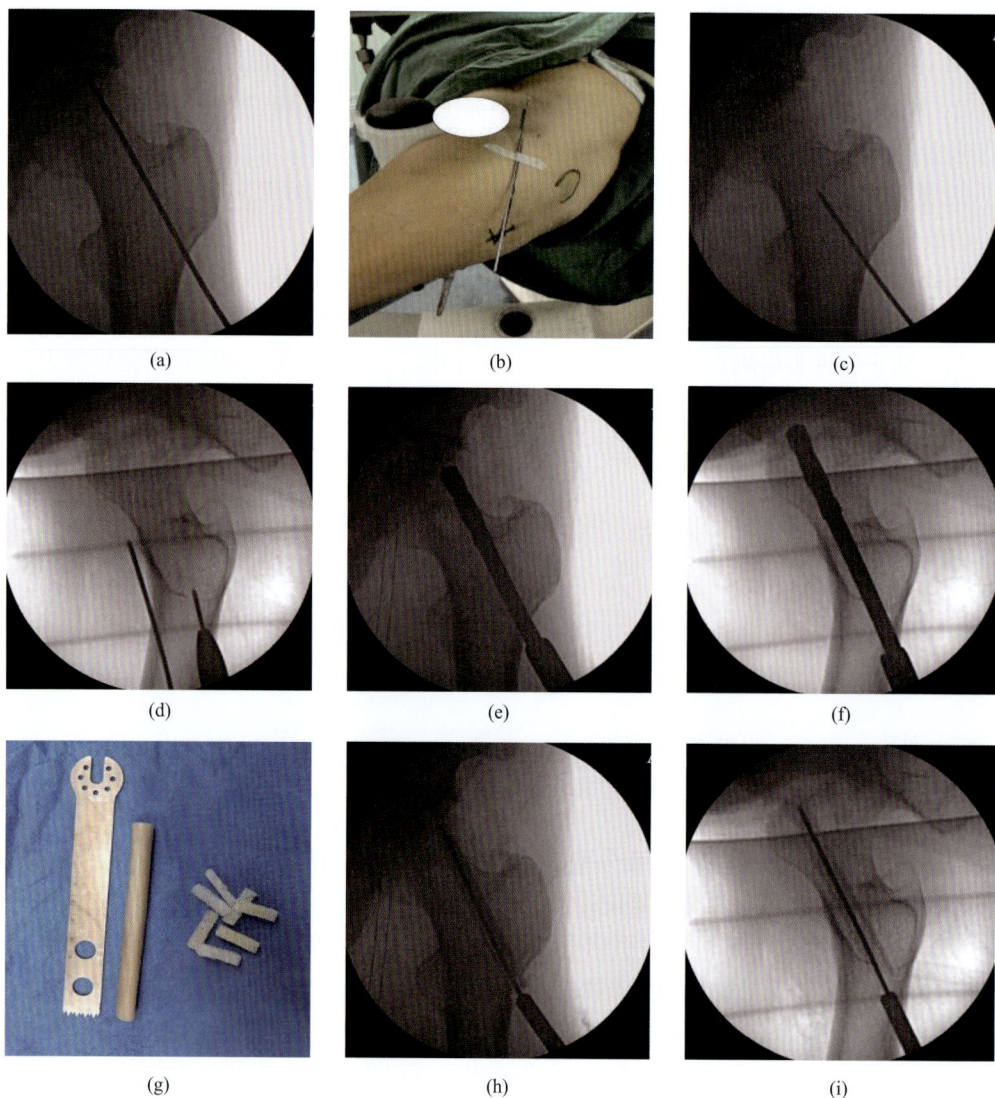

图 7-6-2　手术步骤

（a）（b）经体表向股骨头坏死拟支撑区放置克氏针，并沿克氏针在体表画线，与股骨近端中部轴线相交，以此交点为中心，上下约2cm为切口线；（c）（d）沿股骨近端紧贴股骨颈前缘向股骨头拟支撑区插入指示针，在股骨大转子下方2cm处打入导针，使导针在冠状位、矢状位均与指示针平行；（e）（f）沿导针使用扩髓钻，直至软骨下骨下方约5mm；（g）减压区可植入异体颗粒骨，并反向转动压实，异体骨可使用摆动锯修整至直径与骨隧道直径一致；（h）（i）沿骨隧道将需要植入的结构性支撑材料植入，使其顶端至股骨头软骨下骨下方5mm处

四、各种支撑材料的优势、不足及展望

钻孔减压及结构性骨支撑在早期股骨头坏死保髋治疗中取得了较为满意的效果，但是各种支撑材料又有各自的特点。钽金属棒具有与骨质相似的弹性模量，不会导致支撑部位应力过度集中，且其孔隙率与松质骨较为类似，便于骨长入，临床中使用较为广泛。但是Pacos等的研究显示，49例（58髋）患者使用钽棒结合自体骨髓及植骨保髋治疗，随访5年股骨头留存率为93.1%，对4例接受全髋关节置换术的患者取出的钽棒进行组织学分析，发

现并没有大量新生骨长入钽棒，而且对软骨下骨的力学支撑也不足。一旦保髋失败，由于取出困难，也会增加全髋关节置换术的难度，残留的钽金属颗粒会导致假体界面磨损和假体周围骨溶解，可能会影响全髋关节假体的留存率，因此近年来钽金属棒在临床中的使用逐渐减少。异体腓骨虽然支撑效果确切，保髋失败后人工全髋关节置换术中取出简单，但是由于整体上直径不一致，需要修整，且质地较脆，在修整和打入的过程中，容易断裂，影响支撑效果，并且皮质骨较为致密，新生骨很难长入，此外存在排斥反应的可能，一旦出现感染或排斥反应，极难取出。目前临床上有部分结构性人工骨，弹性模量介于皮质骨和松质骨之间，具有一定的孔隙率，而且含有羟基磷灰石，因此可以促进骨长入，临床使用也取得了不错的效果，但是植入体内后，由于羟基磷灰石的吸收，其支撑强度下降，而且一旦保髋失败，取出也比较困难。

理想的结构性骨支撑材料需要具有以下特性：①来源广泛；②无明显抗原性；③与人体骨骼相似的弹性模量；④具有合理的孔隙率，有骨传导作用，有利于新骨长入；⑤包含细胞因子，具有骨诱导作用，或是能够负载细胞因子，产生骨诱导作用；⑥植入体内不会很快由于吸收导致力学强度不足，引起支撑效果下降；⑦具有与股骨头坏死负重区软骨下骨相似的曲率半径，使支撑区域由点支撑变为面支撑。除了开发新的支撑材料，利用数字化技术、3D打印导板、导航、机器人等设备，精确地将支撑材料植入坏死负重区，也将是重点的研究方向。

（李　兵）

第七节　截骨术治疗股骨头坏死

一、手术原理和目的

股骨截骨术治疗股骨头坏死的目的是将坏死区域移出负重区域，从而改善髋关节的负重。ONFH治疗的股骨截骨术可分为成角截骨术和旋转截骨术。在旋转经转子旋转截骨术中，股骨头、颈部的坏死区沿股骨颈轴线向前或向后旋转以卸载坏死区负重。在内翻成角截骨术中，坏死病变向内侧移动，股骨头外侧（通常是非坏死区）部在移位后成为新的负重区。

1. 优势
（1）手术髋关节脱位可完全进入髋臼和股骨头。
（2）坏死区域的直接治疗可以通过刮除术、植骨术和软骨病变的治疗进行。
（3）可同时进行移位矫正、盂唇治疗或股骨扭转矫正等操作。
（4）内翻或屈曲成角截骨术可降低坏死区的负荷并帮助骨骼愈合。

2. 劣势
（1）术后需要至少8周的有限负重。

（2）手术技术要求高。

（3）髋关节解剖结构改变伴杠杆臂变化，肌肉张力和腿的长度因内翻截骨变短而可能导致跛行。

（4）转子螺钉或转子板可能需要二次手术移除。

3. 适应证

（1）股骨头局限性骨坏死。

（2）无晚期退行性体征（常规 X 线片显示 Tönnis ≤ 1 级）。

（3）相对年轻的患者（年龄 < 50 岁）。

4. 禁忌证

（1）晚期放射影像学检查示关节退行性变（> Tönnis 1 级）。

（2）广泛性骨坏死（Kerboul 角 ≥ 240°）。

（3）晚期病变（ARCO 分期晚于 III B 期）。

（4）老年患者（≥ 50 岁）。

二、主要术式

最常见的截骨术为经转子旋转截骨术、内翻截骨术和半楔形截骨术。在经转子旋转截骨术中，股骨头沿纵轴向前或向后旋转。内翻截骨术在大转子和小转子之间进行弧形截骨，随后，将近端骨块旋转成内翻，以减少坏死区域的负荷。半楔形截骨术需要进行两种不同的截骨术，第一种是小转子水平的横向截骨术，第二种是小转子的楔形截骨术，这两种截骨术的结果是将股骨头颈轴内翻。

三、研究进展

作为一项并不少见的股骨头坏死治疗技术，截骨术治疗股骨头坏死的临床效果在近些年得到了进一步验证。Kawano 通过超过 10 年的随访观察了经转子前旋转截骨术治疗股骨头坏死后的长期髋关节留存率，结果提示经转子旋转截骨术显著提高了髋关节的留存率。截骨术治疗股骨头坏死在不同人种之间可能存在治疗效果的差异。两项荟萃分析发现，经转子旋转截骨术对于亚洲患者有令人满意的股骨头留存率，在非亚洲人群中留存率相对可以接受。不同国家对于股骨头坏死的保髋治疗方法也存在明显不同。Kuroda 研究了不同国家治疗股骨头坏死手术治疗策略的差异，结果发现，在美国一线关节保留手术是髓芯减压术，在日本则是截骨术，这两个手术在另一个国家则很少进行。Xia 对比了植骨术和旋转截骨术治疗 ARCO III 期患者的效果，结果显示，旋转截骨术短期疗效优于植骨术。张建研究了基底部旋转截骨术与股骨头清理植骨术治疗 CJFH 分型 L2 型股骨头坏死的效果，研究结果显示截骨组 Harris、VAS 和 WOMAC 评分及影像学改变均显著优于植骨组。截骨术可能对青少年股骨头坏死有更好的疗效。Chochola 观察了股骨转子间外翻截骨术治疗青少年股骨颈骨折后股骨头缺血性坏死的效果，经过 6 年随访发现可以改善青少年股骨颈骨折继发股骨头坏死后的远期髋关节功能，但不能完全恢复股骨头的原始形状和结构。计算机辅助技术等新技术的发展也推动了截骨术的发展。Xu 通过三维模拟技术研究经转子后旋转截骨术治疗股骨头坏死后的股骨近端形态，研究结果表明，大角度经转子后旋转截骨术有利于股骨颈、干内翻重新对齐，但不利于保留股骨前倾角。施乐研究了虚拟现实技术在经转子间弧形内翻截骨术治疗股骨头坏死中的应用，研究显示虚拟现实技术的应用减少了手术误差，且在术后可以获得较好的Harris评分改善。Kalenderer观察了3D打印模型对制定股骨头截骨术前计划的帮助，发现通过3D打印模型可以缩短手术时间和减少手术出血量。Shoji通过模拟技术研究了经转子旋转截骨术对全髋关节置换术中股骨植入物转换撞击和接触状态的影响，结果为，经转子旋转截骨术组骨撞击病例数显著增加，屈曲、内旋、外旋活动范围显著减少；较大的转子宽度与内旋运动范围之间存在显著的负相关关系。此外，新的治疗方法也可以提高截骨术治疗股骨头坏死的疗效，如Motomura研究了如何使用磷酸钙水泥填充物对经转子旋转截骨术治疗股骨头坏死塌陷区域再球形化的治疗效果，术后股骨头平均塌陷水平从术前的4.1 mm下降到2.0 mm。

四、总结

作为两种应用最广泛的保髋手术之一，截骨术治疗股骨头坏死的效果被不断证实。计算机辅助技术、3D打印技术可以增加股骨头坏死截骨的准确度，降低了截骨术的手术难度。相对于其他保髋手术，截骨术在新材料的应用和结合其他技术综合治疗方面的研究仍较少，是未来的研究方向。

（张　悦）

第八节　带血管（蒂）骨移植术治疗股骨头坏死

一、概述

Phemister于1930年首次描述了使用骨移植来治疗股骨头坏死。Urbabiak教授于1979首次使用带血管腓骨移植治疗股骨头坏死，并提出这种术式除了可以提供机械支撑外还能帮助股骨头恢复血运。临床报道带血管骨移植临床效果优于非血管化骨移植。后面观察发现，带血管骨移植可以显著改善股骨头坏死的治疗效果。如Kim等人比较了接受带血管的腓骨移植的19名患者（23个髋关节）与接受非血管化腓骨移植的19名患者（23个髋关节），根据Steinberg分期评估了患者术前病变，并根据病变大小和塌陷程度进行了匹配，经过平均4年的随访后，接受带血管腓骨移植的患者的得分显著提高（增加70%，而非血管化腓骨移植组仅为35%），并且血管化组在术后髋臼凹陷和坍塌率方面与非血管化组相比也显著降低。带血管骨移植的优势理论上在于术式可以建立新鲜的血液供应，使移植物的功能不仅限于支撑塌陷部分。骨的直接再血管化使祖细胞激活，使曾经坏死的区域重新活化，从而恢复健康的关节。

1. 手术指征 带血管骨移植目前没有公认手术指征。根据一些研究成果可以推断出一些需遵循的指征以提高手术干预成功率。

2. 年龄 和大多数保髋手术一样，带血管骨移植适合年轻患者，主要目标是推迟关节置换时间。不同研究的年龄标准不一，有研究认为45岁以下行带血管骨移植的成功率较高。随着手术技术不断提高，有研究者认为50岁也可以进行带血管骨移植，但需进行术前全面评估。

3. 病变严重程度 病变的严重程度也必须考虑，通常通过病变大小和有无软骨塌陷来定义。一般来说，理想的手术指征患者应该表现为较小病变，在普通X线片、CT、磁共振检查没有关节面塌陷表现。2007年，Kawate等人得出结论，对于Steinberg Ⅰ或Ⅱ期病变患者，正位和侧位普通X线片上的病变包围角度之和＜300°定义为较小病变，此类患者是带血管骨移植术理想候选者。病变角度大于300°患者应考虑进行全髋关节置换术。

用于评估关节表面病变的分期系统，如Ficat分期或Steinberg分期，也是手术指征评估内容之一，比病变大小具有更好的预测作用。2006年，Aldridge等人发现在Ficat Ⅰ期和Ⅱ期的患者中，带血管（蒂）骨移植的成功率为88%，而在Ⅲ期和Ⅳ期患者中成功率降低。

髋臼覆盖率的影响也是进行植骨需要考虑的指征。Roush对200例髋部带血管骨移植患者的术后髋关节留存率与中心边缘角（CEA）的关系进行了相关研究，结果发现与CEA＜30°的患者相比，CEA＞30°的患者出现塌陷较少，最终转为全髋关节置换术（THA）的比例显著降低。

二、带血管骨移植种类

带蒂髂骨瓣移植：带蒂髂骨瓣移植是治疗股骨头坏死较为成熟的移植方法。为了获取移植物，患者被置于仰卧位，沿髂嵴行一条弯曲切口，切口延伸至髂嵴下方小转子水平。通过在腹股沟韧带沿线解剖，可以找到和追踪髂动脉，直到进入髂骨。然后测量并取出所需的骨移植物。此时还可以从髂嵴处获取松质骨移植物。髂骨瓣移植可提供较大的移植材料，但同时也存在神经损伤风险。

带血管腓骨移植：最早由Urbabiak于1979年首先采用带血管腓骨移植治疗股骨头坏死，并提出腓骨移植既能为股骨头提供力学支撑，又能恢复血运。由于腓骨是长管状皮质骨，可提供较长的骨修复材料，又较为容易获得骨皮瓣的复合组织移植，为目前临床上应用最多的带血管骨移植技术。

带血管蒂大转子移植：带血管蒂大转子移植对技术要求相对较低，对比带血管腓骨移植，不会出现足部运动无力和感觉障碍等并发症，但使用此技术的医生较少，目前报道较少。

三、研究进展

研究者通过临床观察对带血管（蒂）骨移植治疗股骨头坏死的适应证、并发症及不同术式之间的区别等问题进行了进一步探讨。吴克亮在临床观察了带血管髂骨移植和非血管

化髂骨移植治疗中青年ARCO Ⅲ期股骨头坏死的效果，结果为带血管髂骨移植组ARCO Ⅲ期
B、C型患者术后髋关节Harris评分优于非血管化髂骨移植，并且保髋成功率较高，但术中
出血较多。Lau进行了一项长达17年的带血管髂骨移植治疗股骨头坏死的长期随访观察，研
究结果显示28例病例中56%的患者在随访期间髋关节留存，移植物的总体平均留存时间为
（12.2±7.8）年，激素和酒精诱导的骨坏死在移植失败组中更多。Richard研究带血管腓骨移
植治疗创伤后股骨头坏死的效果，研究结果显示最终随访时的移植物留存率（平均10.9年）
为64%，未留存的患者平均转化为THA的时间为8.4年（36%）。塌陷前（Ⅰ期和Ⅱ期）与即
将或塌陷后（Ⅲ期或Ⅳ期）的THA转化率没有差异。Xu通过有限元技术研究了股骨颈前外
侧骨道和大转子侧面骨道带血管腓骨移植治疗股骨头坏死的力学情况，结果显示在预防股
骨头塌陷方面，股骨颈前外侧骨道可能对JIC C2型股骨头坏死更有效，并且可能是大转子侧
面骨道的合适替代品，而对于JIC C1型股骨头坏死，大转子侧面骨道仍然是更好的选择。一
项回顾性研究比较了带血管腓骨移植治疗Steinberg Ⅱ期和Ⅲ期股骨头坏死的临床效果，在
平均随访时间的5.5年中，72.2%的股骨头留存。研究结果显示，与Ⅲ期股骨头坏死相比，
Steinberg Ⅱ期股骨头坏死患者的股骨头留存率更高。一项贝叶斯网络荟萃分析显示，在各种
股骨头坏死保髋手术和保守治疗中，带血管腓骨移植失败率最低。Jie对比了带血管腓骨移
植和同种异体骨移植，发现两种移植方法并没有显著差异，说明自体和同种异体腓骨移植
物在长期随访中可以获得同样好的临床结局和留存率，由于良好的骨结合和足够的机械支
撑，可以明显延缓THA。也有研究者发现，当患者超过37岁时，失败的比例会增加。Ryan
通过回顾研究288例THA患者，分析接受过带血管腓骨移植和没接受过带血管腓骨移植的患
者术后并发症发生率，研究结果显示既往接受过带血管腓骨移植的THA患者手术时间和失
血量明显增加，术后骨折较多。术后，带血管腓骨移植患者的输血量和血肿形成率明显高于
未进行过带血管腓骨移植的患者，住院时间、出院处置或静脉血栓栓塞无差异；然而，接受
THA的患者深部感染和再次手术的风险增加。Cao在一项随机临床试验里研究了髓芯减压和
带血管腓骨移植治疗股骨头坏死的效果，结果显示在36个月时髓芯减压组ARCO分期进展
比腓骨移植组更严重；在整个随访期间，减压组的平均HHS低于带血管腓骨移植组，两组
在36个月时进展为THA方面没有差异。Tu等使用荟萃分析的方法比较不同受体血管腓骨移
植治疗股骨头坏死的效果，结果显示使用不同受体血管的带血管腓骨移植对股骨头坏死结局
没有显著差异。Xie对带血管腓骨移植治疗股骨头坏死的效果进行了回顾研究，结果为患者
Harris评分较手术前有了很大的提高，患者生活质量有了很大改善，Ⅱ期和Ⅲ期之间的15年
留存率没有差异，而Ⅳ期患者的留存率低于Ⅱ期和Ⅲ期患者。糖皮质激素诱发股骨头坏死的
患者的留存率低于特发性、酒精性和创伤性股骨头坏死患者的留存率。随访期间术后并发症
发生率为4.5%，其中深静脉血栓形成23例，感觉异常16例，二期愈合47例。

　　一些研究提出了带血管（蒂）骨移植治疗股骨头坏死的改良方法，如李伯瑞使用有限
元方法分析带血管蒂髂骨瓣移植最佳的放置位置，经过研究分析，髂骨瓣修复股骨头坏死放
置最佳位置为骨瓣位于股骨头内部与冠状面向前成20°角的位置。谢辉等回顾性研究了自体
骨髓基质干细胞联合带血管蒂髂骨瓣转移多孔钽棒植入治疗股骨头坏死的长期疗效，研究结
果显示术后12个月随访患者髋关节功能显著改善，结果优良率90%，说明这种方法治疗股
骨头坏死有较好效果。Sun在一项随机对照研究中观察研究了可生物降解的镁螺钉和钛螺钉
直接包埋固定在带血管蒂髂骨移植治疗股骨头坏死中的效果。研究结果显示生物降解的镁螺

钉固定组术后髋关节功能和结局较好。镁螺钉生物相容性良好，且镁螺钉固定组未见镁螺钉骨折，肝、肾功能（包括血清镁）也均在正常范围内。可生物降解镁螺杆在3个月随访时的降解率约为10.32%，在6个月的随访中为13.72%，可得出结论可生物降解镁螺钉的固定在带血管蒂髂骨移植中可靠且安全。

亦有研究者对移植后移植物的生长情况进行了研究。Thou等研究带血管腓骨移植失败患者的组织病理学表现，结果显示腓骨移植物保持其完整性，作为有活性、血管化的皮质骨，与宿主骨很好地融合，并在移植物表面周围形成增厚的骨小梁。然而，在这些失败病例中，血管从腓骨移植物尖端扩散到软骨下坏死病变区域的血运重建没有显著改善。

一些研究对使用带血管骨移植的必要性提出质疑：Lakshminarayana研究了髓芯减压手术联合或不联合带血管腓骨移植治疗股骨头坏死的短期效果，研究结果显示两组在保留股骨头的球形度、延缓早期股骨头坏死进展方面无显著区别。

四、总结

带血管（蒂）骨移植治疗股骨头坏死可以恢复血供并对股骨头坏死塌陷部分提供支撑，是目前开展最多的术式，在治疗股骨头坏死方面展现出非常好的前景。虽然目前这种保髋手术的有效性还存在争议，但这种治疗方法仍是有希望缓解股骨头坏死的保髋手术之一。新材料的应用有希望进一步提高手术效果，不同血管似乎对手术结果影响不明显。随着手术技术的不断完善和手术患者的选择更加合理，带血管（蒂）骨移植技术会获得更多关注。

（张　悦）

【参考文献】

[1] 李子荣.股骨头坏死治疗方法选择的病理学基础[J].中华医学杂志，2007，87（29）：2.

[2] Leali A，Fetto J，Hale J J. Biostructural augmentation for the treatment of osteonecrosis：rationale，technique，and case example[J]. J South Orthop Assoc，2002，11（3）：167-171.

[3] Arlet J，Ficat P. Forage-biopsie de la tete femorale dans l'osteonecrose primative. Observations histo-pathologiques portant sur huit forages[J]. Rev Rhum，1964，31：257-264.

[4] Camp J F，Colwell C W Jr. Core decompression of the femoral head for osteonecrosis[J]. J Bone Joint Surg Am，1986，68（9）：1313-1319.

[5] Arlet J，Ficat C. Ischemic necrosis of the femoral head. Treatment by core decompression[J]. J Bone Joint Surg Am，1990，72（1）：151-152.

[6] 李子荣，刘朝晖，孙伟，等.基于三柱结构的股骨头坏死分型：中日友好医院分型[C]//中国康复医学会骨与关节及风湿病专业委员会，华中科技大学协和医院骨科疾病研究所，华中科技大学协和医院骨科.全国骨关节与风湿病暨第三届武汉国际骨科高峰论坛论文汇编.[出版者不详]，2012：51-60.

[7] 中国微循环学会骨微循环专业委员会，徐鑫，时利军，等.股骨头坏死临床诊疗技术专家共识（2022年）[J].中国修复重建外科杂志，2022，36（11）：1319-1326.

[8] Rajagopal M，Balch Samora J，Ellis T J. Efficacy of core decompression as treatment for osteonecrosis of the hip：a systematic review[J]. Hip Int，2012，22（5）：489-493.

[9] 姚国仕.单纯髓芯减压术对早期股骨头坏死患者疼痛及生活质量的影响[J].医学食疗与健康，2021，19（04）：215-216.

[10] Lieberman J R，Berry D J，Montv M A，et al. Osteonecrosis of the hip：management in the twenty-first century[J]. J Bone Joint Surg（Am），2002，84：834-853.

[11] Li H，Zhang J，He J W，et al. Symptomatic osteonecrosis of the femoral head after adult orthotopic liver transplantation[J]. Chin Med J（Engl），2012，125（14）：2422-2426.

[12] Song W S，Yoo J J，Kim Y M，et al. Results of multiple drilling compared with those of conventional methods of core decompression[J]. Clin Orthop Relat Res，2007，454：139-146.

[13] 余振阳，蔡谱，谷旺.改良多孔道髓芯减压术与传统钻孔减压术治疗早期股骨头缺血坏死的疗效观察[J].解放军医学院学报，2016，37（11）：1148-1151.

[14] 任政，刘修信，沈志敏.改良多孔髓芯减压修复早期股骨头缺血性坏死：髋关节置换率5年随访[J].中国组织工程研究，2014，18（53）：8529-8535.

[15] 王永杰，叶永杰，孙官军，等.小直径多孔道髓芯减压联合髋关节镜清理术治疗早期股骨头缺血坏死疗效分析[J].现代医药卫生，2016，32（17）：2700-2702.

[16] 张国梁，王跃文，刘瑞，等.蜂巢式髓芯减压术治疗早中期股骨头缺血性坏死的有限元分析[J].生物骨科材料与临床研究，2015，12（06）：10-14，后插2-后插4.

[17] Bednarek A，Atras A，Gagala J，et al. Operative technique and results of core decompression and fifilling with bone grafts in the treatment of osteonecrosis of femoral head[J]. Ortop Traumatol Rehabil，2010，12（6）：511-518.

[18] 方志，陈曦，刘树平.髓芯减压结合自体皮质支撑骨及松质颗粒骨植骨治疗成人股骨头缺血性坏死[J].中国修复重建外科杂志，2010，24（03）：266-269.

[19] 蔡树鹏，刘尚礼，唐勇，等.微创髓芯减压植骨支撑治疗非塌陷性股骨头无菌性坏死的疗效观察[J].中国临床解剖学杂志，2013，31（02）：217-219.

[20] Wei B F，Ge X H. Treatment of osteonecrosis of the femoral head with core decompression and bone grafting[J]. Hip Int，2011，21（2）：206-210.

[21] Varitimidis S E，Dimitroulias A P，Karachalios T S，et al. Outcome after tantalum rod implantation for treatment of femoral head osteonecrosis：26 hips followed for an average of 3 years[J]. Acta Orthop，2009，80（1）：20-25.

[22] Liu G, Wang J, Yang S, et al. Effect of a porous tantalum rod on early and intermediate stages of necrosis of the femoral head[J]. Biomed Mater, 2010, 5 (6): 065003.

[23] Liu Z H, Guo W S, Li Z R, et al. Porous tantalum rods for treating osteonecrosis of the femoral head[J]. Genet Mol Res, 2014, 13 (4): 8342-8352.

[24] 郭伟华, 李保良, 王虎, 等. 微创髓芯减压联合钽棒植入术治疗早期股骨头坏死[J]. 广东医学院学报, 2013, 31 (02): 193-195.

[25] 张谦, 刘虎, 龙玉斌, 等. 金属骨小梁植入治疗早期股骨头坏死的早期中期报道[J]. 河北医科大学学报, 2017, 38 (05): 601-604.

[26] 姚晨, 沈计荣, 杜斌, 等. 口服补肾活血汤联合微创保髋术治疗股骨头坏死肾虚血瘀证的临床研究[J]. 中医正骨, 2016, 28 (11): 7-12.

[27] 刘知泉, 李光胜, 胡敏, 等. 中药结合髓芯减压植骨术治疗早期股骨头坏死疗效分析[J]. 四川中医, 2015, 33 (02): 91-92.

[28] 吴建勋, 吴赛玉. 髓芯减压植骨加中医辨证治疗成人股骨头缺血性坏死的疗效观察[J]. 光明中医, 2013, 28 (01): 62-64.

[29] 徐国华, 田伟明, 柴仪, 等. 髓芯减压术配合仙灵骨葆胶囊治疗激素性早期股骨头坏死39例[J]. 上海中医药杂志, 2008, 42 (08): 48-49.

[30] 高宏阳, 李晓明, 郭东辉. 钻孔减压配合仙灵骨葆治疗早期股骨头坏死的临床疗效分析[J]. 世界最新医学信息文摘, 2015, 15 (51): 58-59.

[31] 李平. 体外冲击波疗法对激素性股骨头缺血坏死中血管内皮细胞因子及骨形态发生蛋白的影响[J]. 中华临床医师杂志, 2014, 8 (13): 81-91.

[32] 曹佳, 李平, 韩永斌, 等. ESWT联合髓芯减压治疗早期股骨头缺血坏死临床疗效分析[J]. 中国医药科学, 2016, 6 (04): 15-17.

[33] 王帅, 张宏军, 张延召, 等. 细针多孔道钻孔减压术联合体外冲击波治疗早期股骨头坏死疗效观察[J]. 风湿病与关节炎, 2015, 4 (01): 41-43.

[34] 杨建平, 王黎明, 徐燕, 等. 多孔髓芯减压联合干细胞移植治疗股骨头坏死的早期随访结果[J]. 中国组织工程研究与临床康复, 2007, 11 (20): 3936-3939.

[35] Sen R K, Tripathy S K, Aggarwal S, et al. Early results of core decompression and autologous bone marrow mononuclear cells instillation in femoral head osteonecrosis: a randomized control study[J]. J Arthroplasty, 2012, 27 (5): 679-686.

[36] Hernigou P, Poignard A, Zilber S, et al. Cell therapy of hip osteonecrosis with autologous bone marrow grafting[J]. Indian J Orthop, 2009, 43 (1): 40-45.

[37] Persiani P, De Cristo C, Graci J, et al. Stage-related results in treatment of hip osteonecrosis with core-decompression and autologous mesenchymal stem cells[J]. Acta Orthop Belg, 2015, 81 (3): 406-412.

[38] 张峰恺. 髋关节镜下钻孔减压术联合仙灵骨葆治疗股骨头坏死的临床效果[J]. 中医临床研究, 2017, 9 (16): 110-111.

[39] 卓乃强, 万永鲜, 鲁晓波, 等. 关节镜下微创综合治疗早期股骨头缺血性坏死[J]. 中国修复重建外科杂志, 2012, 26 (09): 1041-1044.

[40] Gupta A K, Frank R M, Harris J D, et al. Arthroscopic-assisted core decompression for osteonecrosis of the femoral head[J]. Arthrosc Tech, 2014, 3 (1): e7-e11.

[41] 陈黔, 钱黎, 张亮, 等. 髓芯减压联合超选动脉灌注术治疗非创伤性股骨头坏死的近期疗效观察[J]. 中国矫形外科杂志, 2014, 22 (18): 1703-1706.

[42] 田润, 杨佩, 王春生, 等. 机器人辅助髓芯减压联合植骨治疗早期股骨头坏死[J]. 中华骨科杂志, 2023, 43 (1): 16-22.

[43] 郭晓忠, 李兵, 岳聚安, 等. 髓芯减压植骨加异体腓骨支撑治疗早期股骨头缺血性坏死的单中心长期临床疗效研究[J]. 中华骨与关节外科杂志, 2018, 11 (12): 904-909.

[44] Xiao Xin, Wang Wei, Liu Dong, et al. The promotion of angiogenesis induced by three-dimensional porous beta-tricalcium phosphate scaffold with different interconnection sizes via activation of PI3K/Akt pathways[J]. SCI REP-UK,

2015, 5（1）: 9409.

[45] Civinini R, De Biase P, Carulli C, et al. The use of an injectable calcium sulphate/calcium phosphate bioceramic in the treatment of osteonecrosis of the femoral head[J]. Int Orthop, 2012, 36（8）: 1583-1588.

[46] 李辉, 张塑, 郝阳泉, 等. 机器人辅助髓芯减压植骨治疗 ARCO Ⅱ 期股骨头坏死[J]. 中国组织工程研究, 2023, 27（004）: 547-551.

[47] Pierce T P, Elmallah R K, Jauregui J J, et al. A current review of non-vascularized bone grafting in osteonecrosis of the femoral head[J]. Curr Rev Musculoskelet Med, 2015, 8（3）: 240-245.

[48] Zhao D, Xiaobing Y, Wang T, et al. Digital subtraction angiography in selection of the vascularized greater trochanter bone grafting for treatment of osteonecrosis of femoral head[J]. Microsurgery, 2013, 33（8）: 656-659.

[49] Wang B, Zhao D, Liu B, et al. Treatment of osteonecrosis of the femoral head by using the greater trochanteric bone flap with double vascular pedicles[J]. Microsurgery, 2013, 33（8）: 593-599.

[50] Urbaniak J R, Coogan P G, Gunneson E B, et al. Treatment of osteonecrosis of the femoral head with free vascularized fibular grafting. A long-term follow-up study of one hundred and three hips[J]. J Bone Joint Surg Am, 1995, 77（5）: 681-694.

[51] Gao Y S, Chen S B, Jin D X, et al. Modified surgical techniques of free vascularized fibular grafting for treatment of the osteonecrosis of femoral head: results from a series of 407 cases[J]. Microsurgery, 2013, 33（8）: 646-651.

[52] Ünal M B, Cansu E, Parmaksızoğlu F, et al. Treatment of osteonecrosis of the femoral head with free vascularized fibular grafting: Results of 7.6-year follow-up[J]. Acta Orthop Traumatol Turc, 2016, 50（5）: 501-506.

[53] 中华老年骨科与康复电子杂志编辑委员会. 股骨头坏死保髋治疗指南（2016版）[J]. 中华老年骨科与康复电子杂志, 2016, 002（002）: 65-70.

[54] Ding H, Gao Y S, Chen S B, et al. Free vascularized fibular grafting benefits severely collapsed femoral head in concomitant with osteoarthritis in very young adults: a prospective study[J]. J Reconstr Microsurg, 2013, 29（6）: 387-392.

[55] Zhang C Q, Sun Y, Chen S B, et al. Free vascularised fibular graft for post-traumatic osteonecrosis of the femoral head in teenage patients[J]. J Bone Joint Surg Br, 2011, 93（10）: 1314-1319.

[56] Aldridge J M 3 rd, Berend K R, Gunneson E E, et al. Free vascularized fibular grafting for the treatment of postcollapse osteonecrosis of the femoral head. Surgical technique[J]. J Bone Joint Surg Am, 2004, 86-A Suppl 1: 87-101.

[57] 孙伟, 李子荣, 高福强, 等. 磷酸三钙多孔生物陶瓷修复股骨头坏死[J]. 中国组织工程研究, 2014, 18（16）: 6.

[58] Gautier E, Ganz K, Krügel N, et al. Anatomy of the medial femoral circumflex artery and its surgical implications[J]. J Bone Joint Surg Br, 2000, 82（5）: 679-683.

[59] Moya-Angeler J, Gianakos A L, Villa J C, et al. Current concepts on osteonecrosis of the femoral head[J]. World J Orthop, 2015, 6（8）: 590-601.

[60] Ficat P, Arlet J, Vidal R, et al. Therapeutic results of drill biopsy in primary osteonecrosis of the femoral head（100 cases）[J]. Rev Rhum Mal Osteoartic, 1971, 38（4）: 269-276.

[61] Kim S Y, Kim Y G, Kim P T, et al. Vascularized compared with nonvascularized fibular grafts for large osteonecrotic lesions of the femoral head[J]. J Bone Joint Surg Am, 2005, 87（9）: 2012-2018.

[62] Pierce T P, Elmallah R K, Jauregui J J, et al. A current review of non-vascularized bone grafting in osteonecrosis of the femoral head[J]. Curr Rev Musculoskelet Med, 2015, 8（3）: 240-245.

[63] Veillette C J, Mehdian H, Schemitsch E H, et al. Survivorship analysis and radiographic outcome following tantalum rod insertion for osteonecrosis of the femoral head[J]. J Bone Joint Surg Am, 2006, 88 Suppl 3: 48-55.

[64] Pakos E E, Megas P, Paschos N K, et al. Modified porous tantalum rod technique for the treatment of femoral head osteonecrosis[J]. World J Orthop, 2015, 6（10）: 829-837.

[65] 郭晓忠, 岳聚安, 王冉东, 等. 经大粗隆单一入路双孔道减压植骨＋异体腓骨支撑治疗早期股骨头坏死的疗效分析[J]. 中华损伤与修复杂志（电子版）, 2020, 15（2）: 96-102.

[66] 李子荣, 王卫国, 张启栋, 等. 基于三柱结构的股骨头坏死分型——中日友好医院分型[J]. 中华骨科杂志, 2012, 032（006）: 515-520.

[67] Tanzer M, Bobyn J D, Krygier J J, et al. Histopathologic retrieval analysis of clinically failed porous tantalum osteonecrosis implants[J]. J Bone Joint Surg Am, 2008, 90（6）: 1282-1289.

[68] Yue J, Guo X, Wang R, et al. Single approach to double-channel core decompression and bone grafting with structural bone support for treating osteonecrosis of the femoral head in different stages[J]. J Orthop Surg Res, 2020, 15（1）: 198.

[69] Feng Y, Yang S H, Xiao B J, et al. Decreased in the number and function of circulation endothelial progenitor cells in patients with avascular necrosis of the femoral head[J]. Bone, 2010, 46（1）: 32-40.

[70] Ding P, Zhang W, Tan Q, et al. Impairment of circulating endothelial progenitor cells（EPCs）in patients with glucocorticoid-induced avascular necrosis of the femoral head and changes of EPCs after glucocorticoid treatment in vitro[J]. J Orthop Surg Res, 2019, 14（1）: 226.

[71] Jilka R L, Weinstein R S, Bellido T, et al. Increased bone formation by prevention of osteoblast apoptosis with parathyroid hormone[J]. J Clin Invest, 1999, 104（4）: 439-446.

[72] Plotkin L I, Manolagas S C, Bellido T. Glucocorticoids induce osteocyte apoptosis by blocking focal adhesion kinase-mediated survival. Evidence for inside-out signaling leading to anoikis[J]. J Biol Chem, 2007, 282（33）: 24120-24130.

[73] 袁霆, 张长青. 骨组织及软组织修复作用中富血小板血浆的制作及其原理[J]. 中国临床康复, 2004, 8（35）: 7939-7941.

[74] Landesberg R, Roy M, Glickman R S. Quantification of growth factor levels using a simplified method of platelet-rich plasma gel preparation[J]. J Oral Maxillofac Surg, 2000, 58（3）: 297-300, discussion 300-301.

[75] Aghaloo T L, Moy P K, Freymiller E G. Investigation of platelet-rich plasma in rabbit cranial defects: A pilot study[J]. J Oral Maxillofac Surg, 2002, 60（10）: 1176-1181.

[76] Mei-Dan O, Laver L, Nyska M, et al. Platelet rich plasma——a new biotechnology for treatment of sports injuries[J]. Harefuah, 2011, 150（5）: 453-457, 490.

[77] Lang S, Loibl M, Herrmann M. Platelet-Rich Plasma in Tissue Engineering: Hype and Hope[J]. Eur Surg Res, 2018, 59（3-4）: 265-275.

[78] Yang C, Yang S, Du J, et al. Vascular endothelial growth factor gene transfection to enhance the repair of avascular necrosis of the femoral head of rabbit[J]. Chin Med J（Engl）, 2003, 116（10）: 1544-1548.

[79] Yamaguchi R, Kamiya N, Adapala N S, et al. HIF-1-Dependent IL-6 Activation in Articular Chondrocytes Initiating Synovitis in Femoral Head Ischemic Osteonecrosis[J]. J Bone Joint Surg Am, 2016, 98（13）: 1122-1131.

[80] Kamiya N, Yamaguchi R, Adapala N S, et al. Legg-Calvé-Perthes disease produces chronic hip synovitis and elevation of interleukin-6 in the synovial fluid[J]. J Bone Miner Res, 2015, 30（6）: 1009-1013.

[81] Tong S, Yin J, Liu J. Platelet-rich plasma has beneficial effects in mice with osteonecrosis of the femoral head by promoting angiogenesis[J]. Exp Ther Med, 2018, 15（2）: 1781-1788.

[82] Ma Y W, Jiang D L, Zhang D, et al. Radial Extracorporeal Shock Wave Therapy in a Person With Advanced Osteonecrosis of the Femoral Head[J]. Am J Phys Med Rehabil, 2016, 95（9）: e133-139.

[83] Zou D, Zhang K, Yang Y, et al. Th17 and IL-17 exhibit higher levels in osteonecrosis of the femoral head and have a positive correlation with severity of pain[J]. Endokrynol Pol, 2018, 69（3）: 283-290.

[84] Adapala N S, Yamaguchi R, Phipps M, et al. Necrotic Bone Stimulates Proinflammatory Responses in Macrophages through the Activation of Toll-Like Receptor 4[J]. Am J Pathol, 2016, 186（11）: 2987-2999.

[85] Rozpedek W, Pytel D, Mucha B, et al. The Role of the PERK/eIF2 α/ATF4/CHOP Signaling Pathway in Tumor Progression During Endoplasmic Reticulum Stress[J]. Curr Mol Med, 2016, 16（6）: 533-544.

[86] Han J, Gao F, Li Y, et al. The Use of Platelet-Rich Plasma for the Treatment of Osteonecrosis of the Femoral Head: A Systematic Review[J]. Biomed Res Int, 2020: 2642439.

[87] Tao S C, Yuan T, Rui B Y, et al. Exosomes derived from human platelet-rich plasma prevent apoptosis induced by glucocorticoid-associated endoplasmic reticulum stress in rat osteonecrosis of the femoral head via the Akt/Bad/Bcl-2 signal pathway[J]. Theranostics, 2017, 7（3）: 733-750.

[88] Ibrahim V, Dowling H. Platelet-rich plasma as a nonsurgical treatment option for osteonecrosis[J]. PM R, 2012, 4（12）: 1015-1019.

[89] Cavallo C, Filardo G, Mariani E, et al. Comparison of platelet-rich plasma formulations for cartilage healing: an in vitro study[J]. J Bone Joint Surg Am, 2014, 96（5）: 423-429.

[90] Wu W, Zhang J, Dong Q, et al. Platelet-rich plasma - A promising cell carrier for micro-invasive articular cartilage repair[J]. Med Hypotheses, 2009, 72（4）: 455-457.

[91] Aggarwal A K, Poornalingam K, Jain A, et al. Combining Platelet-Rich Plasma Instillation With Core Decompression Improves Functional Outcome and Delays Progression in Early-Stage Avascular Necrosis of Femoral Head: a 4.5- to 6-Year Prospective Randomized Comparative Study[J]. J Arthroplasty, 2021, 36（1）: 54-61.

[92] Phemister D B. Treatment of the necrotic head of the femur in adults[J]. J Bone Joint Surg Am, 1949, 31A: 55-66.

[93] Hong Y C, Zhong H M, Lin T, et al. Comparison of core decompression and conservative treatment for avascular necrosis of femoral head at early stage: a meta-analysis[J]. Int J Clin Exp Med, 2015, 8（4）: 5207-5216.

[94] Pierce T P, Jauregui J J, Elmallah R K, et al. A current review of core decompression in the treatment of osteonecrosis of the femoral head[J]. Curr Rev Musculoskelet Med, 2015, 8（3）: 228-232.

[95] Weinstein R S, Nicholas R W, Manolagas S C. Apoptosis of osteocytes in glucocorticoid-induced osteonecrosis of the hip[J]. J Clin Endocrinol Metab, 2000, 85（8）: 2907-2912.

[96] Blair P, Flaumenhaft R. Platelet alpha-granules: basic biology and clinical correlates[J]. Blood Rev, 2009, 23（4）: 177-189.

[97] Grassi M, Salari P, Massetti D, et al. Treatment of avascular osteonecrosis of femoral head by core decompression and platelet-rich plasma: a prospective not controlled study[J]. Int Orthop, 2020, 44（7）: 1287-1294.

[98] Xian H, Luo D, Wang L, et al. Platelet-Rich Plasma-Incorporated Autologous Granular Bone Grafts Improve Outcomes of Post-Traumatic Osteonecrosis of the Femoral Head[J]. J Arthroplasty, 2020, 35（2）: 325-330.

[99] Guadilla J, Fiz N, Andia I, et al. Arthroscopic management and platelet-rich plasma therapy for avascular necrosis of the hip[J]. Knee Surg Sports Traumatol Arthrosc, 2012, 20（2）: 393-398.

[100] Martin J R, Houdek MT, Sierra R J. Use of concentrated bone marrow aspirate and platelet rich plasma during minimally invasive decompression of the femoral head in the treatment of osteonecrosis[J]. Croat Med J, 2013, 54（3）: 219-224.

[101] Liang D, Pei J, Zhang X, et al. Clinical outcomes of autologous platelet-rich plasma and bone marrow mononuclear cells grafting combined with core decompression for Association Research Circulation Osseous Ⅱ-ⅢA stage non-traumatic osteonecrosis of the femoral head[J]. Int Orthop, 2023, 47（9）: 2181-2188.

[102] Ganz R, Gill T J, Gautier E, et al. Surgical dislocation of the adult hip a technique with full access to the femoral head and acetabulum without the risk of avascular necrosis[J]. J Bone Joint Surg Br, 2001, 83（8）: 1119-1124.

[103] Samy A M. Management of osteonecrosis of the femoral head: A novel technique[J]. Indian J Orthop, 2016, 50（4）: 359-365.

[104] 倘艳锋, 李红军, 杨玉霞, 等. 外科脱位入路头凹植骨联合自体骨髓浓集液和富血小板血浆凝胶治疗非创伤性股骨头坏死的疗效分析[J]. 中华解剖与临床杂志, 2020, 25（3）: 7.

[105] Pho R. Free vascularised fibular transplant for replacement of the lower radius[J]. The Journal of Bone & Joint Surgery British Volume, 1979, 61（3）: 362-365.

[106] Aldridge J M, Urbaniak J R. Avascular necrosis of the femoral head: role of vascularized bone grafts[J]. Orthopedic Clinics, 2007, 38（1）: 13-22.

[107] Millikan P D, Karas V, Wellman S S. Treatment of osteonecrosis of the femoral head with vascularized bone grafting[J]. Current reviews in musculoskeletal medicine, 2015, 8: 252-259.

[108] Judet H, Gilbert A. Long-term results of free vascularized fibular grafting for femoral head necrosis[J]. Clinical Orthopaedics and Related Research, 2001, 386: 114-119.

[109] Louie B E, McKee M D, Richards R R, et al. Treatment of osteonecrosis of the femoral head by free vascularized fibular grafting: an analysis of surgical outcome and patient health status[J]. Canadian journal of surgery, 1999, 42（4）:

274.

[110] Dewei Z, Xiaobing Y. A retrospective analysis of the use of cannulated compression screws and a vascularised iliac bone graft in the treatment of displaced fracture of the femoral neck in patients aged < 50 years[J]. The Bone & Joint Journal, 2014, 96-B (8): 1024-1028.

[111] Urbaniak J R, Harvey E J. Revascularization of the femoral head in osteonecrosis[J]. JAAOS-Journal of the American Academy of Orthopaedic Surgeons, 1998, 6 (1): 44-54.

[112] Kawate K, Yajima H, Sugimoto K, et al. Indications for free vascularized fibular grafting for the treatment of osteonecrosis of the femoral head[J]. BMC musculoskeletal disorders, 2007, 8 (1): 1-8.

[113] Lieberman J R, Berry D J, Mont M A, et al. Osteonecrosis of the hip: management in the 21 st century[J]. Instructional course lectures, 2003, 52: 337-355.

[114] Roush T F, Olson S A, Pietrobon R, et al. Influence of acetabular coverage on hip survival after free vascularized fibular grafting for femoral head osteonecrosis[J]. JBJS, 2006, 88 (10): 2152-2158.

[115] Zhao D, Wang B, Guo L, et al. Will a vascularized greater trochanter graft preserve the necrotic femoral head?[J]. Clinical Orthopaedics and Related Research, 2010, 468 (5): 1316-1324.

[116] 吴克亮, 冯文俊, 李杰, 等. 游离髂骨瓣联合带血管蒂大转子骨瓣移植对中青年ARCO Ⅲ期股骨头坏死患者的保髋作用[J]. 中国组织工程研究, 2019, 23 (31): 4921-4926.

[117] Lau H W, Wong K C, Ho K, et al. Long-term outcome of vascularized iliac bone grafting for osteonecrosis of femoral head: a retrospective study with 17-year follow-up[J]. Journal of Orthopaedic Surgery (Hong Kong), 2021, 29 (1): 2309499021996842.

[118] Richard M J, DiPrinzio E V, Lorenzana D J, et al. Outcomes of free vascularized fibular graft for post-traumatic osteonecrosis of the femoral head[J]. Injury, 2021, 52 (12): 3653-3659.

[119] Xu J, Zhan S, Ling M, et al. Biomechanical analysis of fibular graft techniques for nontraumatic osteonecrosis of the femoral head: a finite element analysis[J]. Journal of Orthopaedic Surgery and Research, 2020, 15: 335.

[120] Ji W, Wang J, Zhang K, et al. Bayesian network meta-analysis of the effectiveness of various interventions for nontraumatic osteonecrosis of the femoral head[J]. BioMed Research International, 2018: 2790163.

[121] Jie K, Feng W, Li F, et al. Long-term survival and clinical outcomes of non-vascularized autologous and allogeneic fibular grafts are comparable for treating osteonecrosis of the femoral head[J]. Journal of Orthopaedic Surgery and Research, 2021, 16 (1): 109.

[122] Cao L, Guo C, Chen J, et al. Free vascularized fibular grafting improves vascularity compared with core decompression in femoral head osteonecrosis: a randomized clinical trial[J]. Clinical Orthopaedics and Related Research, 2017, 475 (9): 2230-2240.

[123] Tu Y, Chen Z, Lineaweaver W C, et al. Different recipient vessels for free microsurgical fibula flaps in the treatment of avascular necrosis of the femoral head: a systematic review and meta-analysis[J]. Annals of Plastic Surgery, 2017, 79 (6): 583-589.

[124] Xie H, Wang B, Tian S, et al. Retrospective long-term follow-up survival analysis of the management of osteonecrosis of the femoral head with pedicled vascularized iliac bone graft transfer[J]. The Journal of Arthroplasty, 2019, 34 (8): 1585-1592.

[125] 李伯瑞, 赵德伟, 覃开蓉, 等. 带血管蒂髂骨瓣移植治疗股骨头缺血性坏死填充位置的有限元分析[J]. 中华骨与关节外科杂志, 2021, 14 (4): 272-277.

[126] 谢辉, 王子华, 赵德伟, 等. 自体骨髓基质干细胞联合带血管蒂髂骨瓣转移多孔钽棒植入治疗股骨头缺血性坏死[J]. 中国组织工程研究, 2017, 21 (22): 3464-3469.

[127] Sun J, Li Z, Liu S, et al. Biodegradable magnesium screw, titanium screw and direct embedding fixation in pedicled vascularized iliac bone graft transfer for osteonecrosis of the femoral head: a randomized controlled study[J]. Journal of Orthopaedic Surgery and Research, 2023, 18 (1): 523.

[128] Lim T, Tang Q, Wang Q, et al. Histopathological findings of failed free vascularized fibular grafting for osteonecrosis of the femoral head after long-term follow-up[J/OL]. BioMed research International, 2020: 6493585.

[129] Lakshminarayana S, Dhammi I K, Jain A K, et al. Outcomes of core decompression with or without nonvascularized

fibular grafting in avascular necrosis of femoral head: short term followup study[J]. Indian Journal of Orthopaedics, 2019, 53 (3): 420-425.

[130] Afizah H, Hui J H P. Mesenchymal stem cell therapy for osteoarthritis[J]. Journal of Clinical Orthopaedics and Trauma, 2016, 7 (3): 177-182.

[131] Lee H S, Huang G T, Chiang H, et al. Multipotential mesenchymal stem cells from femoral bone marrow near the site of osteonecrosis[J]. Stem Cells, 2003, 21 (2): 190-199.

[132] Li C, Li G, Liu M, et al. Paracrine effect of inflammatory cytokine-activated bone marrow mesenchymal stem cells and its role in osteoblast function[J]. Journal of Bioscience and Bioengineering, 2016, 121 (2): 213-219.

[133] Haumer A, Bourgine P E, Occhetta P, et al. Delivery of cellular factors to regulate bone healing[J]. Advanced Drug Delivery Reviews, 2018, 129: 285-294.

[134] Wang A, Ren M, Wang J. The pathogenesis of steroid-induced osteonecrosis of the femoral head: a systematic review of the literature[J]. Gene, 2018, 671: 103-109.

[135] Hernigou P, Beaujean F. Treatment of osteonecrosis with autologous bone marrow grafting[J]. Clinical Orthopaedics and Related Research, 2002, (405): 14-23.

[136] Kolios G, Moodley Y. Introduction to stem cells and regenerative medicine[J]. Respiration, 2013, 85 (1): 3-10.

[137] Andriolo L, Merli G, Tobar C, et al. Regenerative therapies increase survivorship of avascular necrosis of the femoral head: a systematic review and meta-analysis[J]. International orthopaedics, 2018, 42: 1689-1704.

[138] Oedayrajsingh-Varma M J, Van Ham S M, Knippenberg M, et al. Adipose tissue-derived mesenchymal stem cell yield and growth characteristics are affected by the tissue-harvesting procedure[J]. Cytotherapy, 2006, 8 (2): 166-177.

[139] Wyles C C, Houdek M T, Crespo-Diaz R J, et al. Adipose-derived mesenchymal stem cells are phenotypically superior for regeneration in the setting of osteonecrosis of the femoral head[J]. Clinical Orthopaedics and Related Research, 2015, 473 (10): 3080-3090.

[140] Jansen J, Hanks S, Thompson J M, et al. Transplantation of hematopoietic stem cells from the peripheral blood[J]. Journal of Cellular and Molecular Medicine, 2005, 9 (1): 37-50.

[141] Lie A K, To L B. Peripheral blood stem cells: transplantation and beyond[J]. The Oncologist, 1997, 2 (1): 40-49.

[142] Han Z C. Umbilical cord mesenchymal stem cells (UC-MSC: biology, banking and clinical applications) [J]. Bulletin de l'Académie Nationale de Médecine, 2009, 193 (3): 545-547, discussion 547.

[143] Zhang D, Wei G, Li P, et al. Urine-derived stem cells: a novel and versatile progenitor source for cell-based therapy and regenerative medicine[J]. Genes & diseases, 2014, 1 (1): 8-17.

[144] Chen C Y, Du W, Rao S S, et al. Extracellular vesicles from human urine-derived stem cells inhibit glucocorticoid-induced osteonecrosis of the femoral head by transporting and releasing pro-angiogenic DMBT1 and anti-apoptotic TIMP1[J]. Acta Biomaterialia, 2020, 111: 208-220.

[145] Mont M A, Ragland P S, Etienne G. Core decompression of the femoral head for osteonecrosis using percutaneous multiple small-diameter drilling[J]. Clinical Orthopaedics and Related Research, 2004, (429): 131-138.

[146] Zhao L, Kaye A D, Kaye A J, et al. Stem cell therapy for osteonecrosis of the femoral head: current trends and comprehensive review[J]. Current Pain and Headache Reports, 2018, 22 (6): 41.

[147] Talathi N S, Kamath A F. Autologous stem cell implantation with core decompression for avascular necrosis of the femoral head[J]. Journal of Clinical Orthopaedics and Trauma, 2018, 9 (4): 349-352.

[148] Cai J, Wu Z, Huang L, et al. Cotransplantation of bone marrow mononuclear cells and umbilical cord mesenchymal stem cells in avascular necrosis of the femoral head[J]. Transplantation Proceedings, 2014, 46 (1): 151-155.

[149] Wang Z L, He R Z, Tu B, et al. Drilling combined with adipose-derived stem cells and bone morphogenetic protein-2 to treat femoral head epiphyseal necrosis in juvenile rabbits[J]. Current Medical Science, 2018, 38 (2): 277-288.

[150] Ma X W, Cui D P, Zhao D W. Vascular endothelial growth factor/bone morphogenetic protein-2 bone marrow combined modification of the mesenchymal stem cells to repair the avascular necrosis of the femoral head[J]. International Journal of Clinical and Experimental Medicine, 2015, 8 (9): 15528-15534.

[151] Peng W X, Wang L. Adenovirus-mediated expression of BMP-2 and BFGF in bone marrow mesenchymal stem cells

combined with demineralized bone matrix for repair of femoral head osteonecrosis in beagle dogs[J]. Cellular Physiology and Biochemistry, 2017, 43（4）: 1648-1662.

[152] Zhang F, Peng W X, Wang L, et al. Role of FGF-2 transfected bone marrow mesenchymal stem cells in engineered bone tissue for repair of avascular necrosis of femoral head in rabbits[J]. Cellular Physiology and Biochemistry, 2018, 48（2）: 773-784.

[153] Peng W, Dong W, Zhang F, et al. Effects of transplantation of FGF-2-transfected MSCs and XACB on TNF-α expression with avascular necrosis of the femoral head in rabbits[J]. Bioscience Reports, 2019, 39（4）: BSR20180765.

[154] Liao H, Zhong Z, Liu Z, et al. Bone mesenchymal stem cells co-expressing VEGF and BMP-6 genes to combat avascular necrosis of the femoral head[J]. Experimental and Therapeutic Medicine, 2018, 15（1）: 954-962.

[155] Kawate K, Yajima H, Ohgushi H, et al. Tissue-engineered approach for the treatment of steroid-induced osteonecrosis of the femoral head: transplantation of autologous mesenchymal stem cells cultured with beta-tricalcium phosphate ceramics and free vascularized fibula[J]. Artificial Organs, 2006, 30（12）: 960-962.

[156] Peng J, Wen C, Wang A, et al. Micro-CT-based bone ceramic scaffolding and its performance after seeding with mesenchymal stem cells for repair of load-bearing bone defect in canine femoral head[J]. Journal of Biomedical Materials Research Part B Applied Biomaterials, 2011, 96（2）: 316-325.

[157] Li M, Ma Y, Fu G, et al. 10-year follow-up results of the prospective, double-blinded, randomized, controlled study on autologous bone marrow buffy coat grafting combined with core decompression in patients with avascular necrosis of the femoral head[J]. Stem Cell Research & Therapy, 2020, 11（1）: 287.

[158] Hernigou P, Dubory A, Homma Y, et al. Cell therapy versus simultaneous contralateral decompression in symptomatic corticosteroid osteonecrosis: a thirty year follow-up prospective randomized study of one hundred and twenty five adult patients[J]. International Orthopaedics, 2018, 42（7）: 1639-1649.

[159] Mao Q, Wang W, Xu T, et al. Combination treatment of biomechanical support and targeted intra-arterial infusion of peripheral blood stem cells mobilized by granulocyte-colony stimulating factor for the osteonecrosis of the femoral head: a randomized controlled clinical trial[J]. Journal of Bone and Mineral Research: The Official Journal of the American Society for Bone and Mineral Research, 2015, 30（4）: 647-656.

[160] Yousif N G, Al Kilabi A E K, Hatem K K, et al. Autologous hematopoietic bone marrow and concentrated growth factor transplantation combined with core decompression in patients with avascular necrosis of the femoral head[J]. Journal of Medicine and Life, 2023, 16（1）: 76-90.

[161] Rocchi M, Del Piccolo N, Mazzotta A, et al. Core decompression with bone chips allograft in combination with fibrin platelet-rich plasma and concentrated autologous mesenchymal stromal cells, isolated from bone marrow: results for the treatment of avascular necrosis of the femoral head after 2 years minimum follow-up[J]. Hip International: The Journal of Clinical and Experimental Research on Hip Pathology and Therapy, 2020, 30（suppl 2）: 3-12.

[162] Ying J, Wang P, Ding Q, et al. Peripheral blood stem cell therapy does not improve outcomes of femoral head osteonecrosis with cap-shaped separated cartilage defect[J]. Journal of Orthopaedic Research, 2020, 38（2）: 269-276.

[163] Hauzeur J P, De Maertelaer V, Baudoux E, et al. Inefficacy of autologous bone marrow concentrate in stage three osteonecrosis: a randomized controlled double-blind trial[J]. International Orthopaedics, 2018, 42（7）: 1429-1435.

[164] Hoogervorst P, Campbell J C, Scholz N, et al. Core decompression and bone marrow aspiration concentrate grafting for osteonecrosis of the femoral head[J]. The Journal of Bone and Joint Surgery. American Volume, 2022, 104（Suppl 2）: 54-60.

[165] Hauzeur J-P, Lechanteur C, Baudoux E, et al. Did osteoblastic cell therapy improve the prognosis of pre-fracture osteonecrosis of the femoral head? A randomized, controlled trial[J]. Clinical Orthopaedics and Related Research, 2020, 478（6）: 1307-1315.

[166] Li Q, Liao W, Fu G, et al. Combining autologous bone marrow buffy coat and angioconductive bioceramic rod grafting with advanced core decompression improves short-term outcomes in early avascular necrosis of the femoral head: a prospective, randomized, comparative study[J]. Stem Cell Research & Therapy, 2021, 12: 354.

[167] Hernigou P, Thiebaut B, Housset V, et al. Stem cell therapy in bilateral osteonecrosis: computer-assisted surgery

versus conventional fluoroscopic technique on the contralateral side[J]. International Orthopaedics, 2018, 42（7）: 1593-1598.

[168] Granchi D, Ciapetti G, Gómez-Barrena E, et al. Biomarkers of bone healing induced by a regenerative approach based on expanded bone marrow-derived mesenchymal stromal cells[J]. Cytotherapy, 2019, 21（8）: 870-885.

[169] Emadedin M, Karimi S, Karimi A, et al. Autologous bone marrow-derived CD133 cells with core decompression as a novel treatment method for femoral head osteonecrosis: a pilot study[J]. Cytotherapy, 2019, 21（1）: 107-112.

[170] Xu H, Wang C, Liu C, et al. Cotransplantation of mesenchymal stem cells and endothelial progenitor cells for treating steroid-induced osteonecrosis of the femoral head[J]. Stem Cells Translational Medicine, 2021, 10（5）: 781-796.

[171] Zhang F, Peng W, Zhang J, et al. P53 and parkin co-regulate mitophagy in bone marrow mesenchymal stem cells to promote the repair of early steroid-induced osteonecrosis of the femoral head[J]. Cell Death & Disease, 2020, 11（1）: 42.

[172] Nan K, Zhang Y, Zhang X, et al. Exosomes from miRNA-378-modified adipose-derived stem cells prevent glucocorticoid-induced osteonecrosis of the femoral head by enhancing angiogenesis and osteogenesis via targeting miR-378 negatively regulated suppressor of fused（Sufu）[J]. Stem Cell Research & Therapy, 2021, 12（1）: 331.

[173] Zhang F, Yan Y, Peng W, et al. PARK7 promotes repair in early steroid-induced osteonecrosis of the femoral head by enhancing resistance to stress-induced apoptosis in bone marrow mesenchymal stem cells via regulation of the NRF2 signaling pathway[J]. Cell Death & Disease, 2021, 12（10）: 940.

[174] Yuan S, Han Y, Xiang D, et al. An injectable hydroxypropyl-β-cyclodextrin cross-linked gelatin-based hydrogel loaded bone mesenchymal stem cell for osteogenic and in vivo bone regeneration of femoral head necrosis[J]. Nanomedicine, 2022, 41: 102521.

[175] Lu X, Guo H, Li J, et al. Recombinant human bone morphogenic protein-2 immobilized fabrication of magnesium functionalized injectable hydrogels for controlled-delivery and osteogenic differentiation of rat bone marrow-derived mesenchymal stem cells in femoral head necrosis repair[J]. Frontiers in Cell and Developmental Biology, 2021, 9: 723789.

[176] Wu Y, Zhang C, Wu J, et al. Angiogenesis and bone regeneration by mesenchymal stem cell transplantation with danshen in a rabbit model of avascular necrotic femoral head[J]. Experimental and Therapeutic Medicine, 2019, 18（1）: 163-171.

[177] Zhao J, He W, Zheng H, et al. Bone regeneration and angiogenesis by co-transplantation of angiotensin Ⅱ-pretreated mesenchymal stem cells and endothelial cells in early steroid-induced osteonecrosis of the femoral head[J]. Cell Transplantation, 2022, 31: 9636897221086965.

[178] Maruyama M, Moeinzadeh S, Guzman R A, et al. The efficacy of lapine preconditioned or genetically modified IL4 over-expressing bone marrow-derived mesenchymal stromal cells in corticosteroid-associated osteonecrosis of the femoral head in rabbits[J]. Biomaterials, 2021, 275: 120972.

[179] Zhou M, Xi J, Cheng Y, et al. Reprogrammed mesenchymal stem cells derived from iPSCs promote bone repair in steroid-associated osteonecrosis of the femoral head[J]. Stem Cell Research & Therapy, 2021, 12（1）: 175.

[180] Zhang W, Zheng C, Yu T, et al. The therapeutic effect of adipose-derived lipoaspirate cells in femoral head necrosis by improving angiogenesis[J]. Frontiers in Cell and Developmental Biology, 2022, 10: 1014789.

[181] Leibold C S, Schmaranzer F, Siebenrock K A, et al. Femoral osteotomies for the treatment of avascular necrosis of the femoral head[J]. Operative Orthopädie und Traumatologie, 2020, 32（2）: 116-126.

[182] Quaranta M, Miranda L, Oliva F, et al. Osteotomies for avascular necrosis of the femoral head[J]. British Medical Bulletin, 2021, 137（1）: 98-111.

[183] Kawano K, Motomura G, Ikemura S, et al. Long-term hip survival and factors influencing patient-reported outcomes after transtrochanteric anterior rotational osteotomy for osteonecrosis of the femoral head: a minimum 10-year follow-up case series[J]. Modern Rheumatology, 2020, 30（1）: 184-190.

[184] Xu Y, Zeng P. A review and meta-analysis of the survival rate of adult with osteonecrosis of the femoral head treated with transtrochanteric rotational osteotomy[J]. Medicine, 2022, 101（47）: e31777.

[185] Kuroda Y, Okuzu Y, Kawai T, et al. Difference in therapeutic strategies for joint-preserving surgery for non-traumatic

osteonecrosis of the femoral head between the united states and japan: a review of the literature[J]. Orthopaedic Surgery, 2021, 13（3）: 742-748.

[186] Xia T, Liu J, Shi L, et al. Comparison of surgical dislocation and impacting bone graft and surgical dislocation and rotational osteotomy for the treatment of ARCO Ⅲ femoral head necrosis[J]. Medicine（Baltimore）, 2020, 99（20）: e20215.

[187] 张建，董跃福，何维栋，等. 两种保髋手术治疗股骨头坏死的短期疗效比较[J]. 中国矫形外科杂志，2021，29（3）: 224-228.

[188] Chochola A, Bartoníček J, Douša P, et al. Long-term results of valgus intertrochanteric osteotomy for partial avascular necrosis of the femoral head after femoral neck fracture in adolescents[J]. BMC Musculoskeletal Disorders, 2023, 24（1）: 460.

[189] Xu M, Motomura G, Ikemura S, et al. Proximal femoral morphology after transtrochanteric posterior rotational osteotomy for osteonecrosis of the femoral head: A three-dimensional simulation study[J]. Orthopaedics & Traumatology: Surgery & Research, 2020, 106（8）: 1569-1574.

[190] 施乐，樊燕鑫，张超，等. 虚拟现实技术术前规划在经转子间弧形内翻截骨术治疗成人股骨头缺血性坏死中的应用价值[J]. 中国修复重建外科杂志，2019，33（8）: 923-928.

[191] Kalenderer Ö, Erkuş S, Turgut A, et al. Preoperative planning of femoral head reduction osteotomy using 3D printing model: A report of two cases[J]. Acta Orthopaedica Et Traumatologica Turcica, 2019, 53（3）: 226-229.

[192] Shoji T, Yamasaki T, Ota Y, et al. Effect of transtrochanteric rotational osteotomy on impingement and contact state of a femoral implant in conversion total hip arthroplasty - Retrospective simulation study[J]. Clinical Biomechanics（Bristol, Avon）, 2020, 71: 68-72.

第八章

股骨头坏死
非手术保髋治疗

第一节　概述

股骨头坏死不仅引起髋关节疼痛和功能障碍，若未及时治疗，病情可能逐渐恶化，最终可能需要进行全髋关节置换手术。在病情初期，保守治疗是首选，旨在减缓病情进展，提高生活质量，并尽可能推迟或避免手术。保守治疗方法包括适度休息和限制活动，使用拐杖或手杖减轻患侧髋关节的负担，避免高强度和高冲击性运动。休息是股骨头坏死治疗的基础，有助于减轻患部压力，降低疼痛感，并为股骨头修复提供良好环境。然而减轻负荷的方法应个体化，需要结合患者的生活习惯和工作环境，避免过度依赖辅助工具，以免影响患者正常生活。

药物治疗方面，非甾体抗炎药（nonsteroidal anti-inflammatory drugs，NSAIDs）如布洛芬用于缓解炎症和疼痛；双膦酸盐类药物如阿仑膦酸钠（Alendronate Sodium）有助于减缓骨质流失，抑制破骨细胞活性。长期使用高剂量的NSAIDs可能增加发生心血管事件的风险，以及引起胃肠道不适，包括溃疡和出血，应根据患者基础病情况及用药情况进行调整。长期使用双膦酸盐类药物可能会引起一些不良反应，如颅内压增高和骨折，需在使用时慎重考虑。长期使用双膦酸盐类药物与肾功能损害的风险相关，需要在治疗期间监测患者的肾功能。一些研究提出抗凝药物可能通过改善血液循环，减轻股骨头缺血状况，从而有助于减缓坏死进展。抗凝药物的使用可能增加出血风险，包括胃肠道出血和其他内部出血，特别是对于长期使用的患者。在考虑抗凝药物治疗时，需要慎重选择患者，尤其需要评估患者的出血风险和血栓形成风险。

高压氧治疗（hyperbaric oxygen therapy，HBOT）也被认为存在治疗股骨头坏死的潜力。高压氧治疗提供了高浓度氧气，有助于改善组织缺氧状态，促进细胞代谢和愈合过程，高压氧环境下的氧气可以减轻炎症反应，有助于缓解与股骨头坏死相关的炎症症状。一些研究表明，HBOT可能会促进新血管生成，有助于改善血液循环，对于坏死区域的修复可能产生积极影响。目前有关HBOT在股骨头坏死中的疗效证据并不一致。一些小规模研究显示HBOT有一定的正面效果，但仍然缺乏更大规模和更高质量的研究，并且目前缺乏对于HBOT最佳治疗时间、频率和持续时间的一致性指导，使得临床应用时难以确定最佳方案。

富血小板血浆治疗，也被称为PRP治疗（platelet rich plasma treatment），是一种备受关注的股骨头坏死保守治疗方法。PRP中的生长因子和其他活性物质可能具有一定的抗炎作用，有助于减轻股骨头坏死区域的炎症。由于PRP是患者自身血浆，降低了排斥反应和感染风险，使得治疗相对安全。尽管有一些研究表明PRP治疗可能对股骨头坏死有一定益处，但整体疗效尚未得到一致的证据支持，研究结果存在差异，且疗效争议较大。PRP治疗的具体方案，包括PRP的制备方法、注射时间和频率等，缺乏统一的标准，这使得不同研究的结果难以标准化分析。

冲击波治疗可能对缓解疼痛产生积极效果，而大规模、高质量的研究对于冲击波治疗在股骨头坏死中的实际效果仍然存在争议，有些研究并未显示出冲击波治疗具有明显的治疗益处。且冲击波治疗可能引起局部疼痛、瘀伤，在极少数情况下，甚至可能导致骨折、软组织损伤等并发症。

运动锻炼涉及温和的被动和主动运动，以维持关节活动范围，增强周围肌肉力量，推荐患者选择低冲击运动如游泳或骑自行车。体重管理也是关键，通过饮食和运动控制体重，减轻髋关节压力。

外部支具如拐杖和护具，以及鞋垫或增高垫，有助于分散患侧髋关节的压力。

一些病例报告和小规模研究指出，目前股骨头坏死早期保守治疗由于缺乏高等级的循证医学证据，无法判断哪一种方法治疗效果更好，多种保守治疗方法共同使用是经常出现的情况。

（张　悦）

第二节　保护性负重

一、概述

保护性负重是缓解股骨头压力负荷最直接的方法，在临床上被医生和患者广泛接受，并在众多指南中被推荐。然而可能由于早期的研究并不支持保护性负重对缓解激素诱导股骨头坏死有效，这种方法没有得到足够重视。此外，人类是两足直立动物，受限于动物模型，通过小动物模拟两足直立动物髋关节负重情况非常困难，因此由于受限于模型的建立，而缺乏对保护性负重深入的基础研究。

由于目前缺乏对保护性负重收益的评价，大部分研究者将保护性负重看作减少术后并发症的一项措施。但在我国，因为中医药以及保守治疗被更广泛地接受，保护性负重在我国受到更多的重视，医生也倾向于采取更长时间的保护性负重。

二、保护性负重的定义

保护性负重至今没有统一的定义。早期研究将保护性负重定义为使用轮椅或者助行器。一些研究者将保护性负重定义为使用拐杖和手杖，或明确规定患者在行走一段时间后应减少患肢的负重。我国最新专家共识将保护性负重定义为，避免进行具有撞击、冲击性等的负荷活动，建议使用拐杖部分负重以减轻疼痛。也有研究将保护性负重定义为，建议患者用两根拐杖行走，以避免完全负重至少三个月，每天步行＜1000米。此外，患者还被要求减少日常活动以限制髋关节运动。目前保护性负重以使用拐杖为主，保护性负重的时间从几个月到几年不等，甚至有的研究者建议这种保护性负重贯穿治疗始终。

在保髋手术的研究中，可以看到另一种保护性负重，这种保护性负重一般在保髋手术后数周内，要求患者使用双拐或者助行器等，逐渐恢复完全负重。这种保护性负重仅作为围手术期管理的一部分，目的是避免手术并发症，这与前一种保护性负重有明显不同。长时间的保护性负重一般被看作是一项治疗措施，而短期保护性负重一般不作为单独的治疗手段，因此可以说前一种是"治疗性"的保护性负重，后一种属于术后康复性质的保护性负重。这里主要探讨的是单独作为一种治疗方式的保护性负重。此外，在一些研究（主要是保髋手术的研究）中，保护性负重也经常被用作对照组干预措施。

三、保护性负重对髋关节塌陷的作用

早期研究显示，髓芯减压可能可以缓解股骨头坏死症状，但在预防股骨头早期骨坏死塌陷方面，其价值并不比保护性负重治疗价值大。Tomaru等人通过研究发现，Ⅰ型股骨头坏死患者中使用拐杖保护性负重的患者的髋关节塌陷率显著低于自体骨髓移植的患者（39%比68%）。另一项研究显示，对于早期的股骨头坏死患者，保护性负重与自体骨髓穿刺移植相比，保护性负重的患者髋关节塌陷发生率较低，而对于晚期股骨头坏死患者，自体骨髓穿刺移植的髋关节塌陷发生率较低。在一项前瞻性的中药结合保护性负重防治股骨头坏死的研究中，研究者观察到53髋病例中有14髋发生塌陷（26.41%）。一项回顾性研究观察了202髋在保护性负重干预下2年塌陷率差异，根据坏死骨与活骨界面的形态将ONFH分为Ⅰ型（横向型）、Ⅱ型（V字形）、Ⅲ型（锯齿形）和Ⅳ型（闭合型），Ⅰ型ONFH的塌陷率显著高于Ⅱ型和Ⅲ型，且塌陷时间短。与Ⅱ型ONFH相比，Ⅲ型ONFH的塌陷率显著降低，生存时间更长。Ⅳ型ONFH的17髋均未发现股骨头塌陷。

四、保护性负重对疼痛改善的效果

保护性负重对疼痛改善有较为确切的效果。单纯保护性负重也可观察到明显的疼痛改善和Harris髋关节功能评分（Harris hip score，HHS）提高。有研究认为冲击波治疗结合使用拐杖的保护性负重6周可明显改善患者疼痛评分和髋关节功能。一项回顾性研究显示应用保护性负重患者HHS疼痛指数降低了44.79%。一项队列研究显示，单纯保护性负重患者VAS评分也有小幅度改善（4.620 ± 1.49降至3.38 ± 1.94）。一项前瞻性研究观察了体外冲击波（ESWT）结合保护性负重2个月治疗的临床效果，Ⅰ期ARCO患者的VAS评分结果明显优于治疗前（均$P < 0.001$）。在ARCO Ⅱ期和Ⅲ期患者中，仅在ESWT治疗后的12个月和24个月随访时表现为VAS显著降低。

五、保护性负重对髋关节功能评分改善作用

保护性负重对髋关节功能评分的改善也有一定作用。一项回顾性研究显示，应用保护性负重患者的Harris髋关节功能评分改善随时间变化，24个月以内有改善，但36个月以上时改善效果逐渐减弱，甚至低于初始Harris功能评分。观察体外冲击波结合保护性负重2个月治疗效果的前瞻性研究中，所有治疗组的HHS评分在治疗前后的不同随访时间点均显示出统计学上的显著改善。在一项为期30个月的前瞻性研究中，保护性负重取得了显著性效果，但效果不及臭氧治疗。

六、关节置换率

保护性负重是否能改变关节置换率仍存在争议。研究发现，对于 JIC Ⅰ型患者，与保护性负重相比，自体骨髓移植患者的髋关节置换率更高（33%对75%），但对于 JIC Ⅲ型患者，自体骨髓移植患者的髋关节置换率较低（40%对100%）。其他研究也持类似观点，在一项研究中应用保护性负重的 ARCO Ⅳ期患者 THA 置换率为75.00%，而 ARCO Ⅰ～Ⅲ期髋关节置换率为0.03%。说明对于某些特定类型的股骨头坏死，保护性负重可以起到一定效果。然而也有很多研究提出相反观点，如一项研究将 Ficat Ⅰ期或Ⅱ期患者应用保护性负重组和应用多孔钽棒植入术组进行对比，发现保护性负重组从第一次治疗到 THA 的平均延迟时间为（17.64±5.82）个月，钽棒植入组为（42.38±9.35）个月，两组差异有统计学意义，钽棒植入术组髋关节置换时间推后，说明即便是早期股骨头坏死，单纯的保护性负重可能也不是最佳治疗选择。

七、总结

作为临床上最常用的干预措施之一，保护性负重在股骨头坏死治疗中的临床价值仍存在争议，并且目前高质量、精细设计的临床研究也较少。目前研究结果似乎支持保护性负重对早期股骨头坏死患者在减轻疼痛或者改善髋关节功能方面有一定作用。保护性负重目前缺乏较高等级的临床证据支持，并且保护性负重目前的临床研究也存在一些困惑。第一是保护性负重的适应证，目前研究结果显示保护性负重对早期股骨头坏死的功能改善及疼痛缓解均有较好效果，但保护性负重对股骨头坏死中晚期患者是否有收益仍存在争议。第二是保护性负重和康复训练之间的关系，目前保护性负重是否需要对髋关节制动存在争议，有研究者要求保护性负重需要配合髋关节严格制动，而另一些研究要求患者保护性负重的同时早期积极活动，目前两种观点均为专家个人意见，并没有高等级循证医学证据支持。第三是保护性负重是否需要贯穿股骨头坏死治疗始终也存在争议。

（张　悦）

第三节　冲击波治疗股骨头坏死

冲击波是一种以不连续峰在介质中呈非线性传播为特征的声波。体外冲击波疗法利用冲击波作用于组织时释放不同大小的能量而发挥治疗作用。体外冲击波疗法（extracorporeal shock wave therapy，ESWT）是一种非侵入性治疗，目前已经广泛用于肌肉骨骼疾病的治疗，主要是用于体育相关的足底筋膜炎、肱骨外上髁炎、钙化性肌腱病变等。高能量冲击波于20世纪80年代首次被用于肾结石和胆囊结石的碎石治疗。在应用过程中，研究者发现碎石术中的冲击波导致盆腔骨密度增加，引起了人们对使用体外冲击波治疗骨疾病的兴趣。后来，在ESWT治疗的创伤后假关节（一种骨折没有正常愈合的骨骼异常运动）患者中观察到新骨形成，因此许多研究者希望这种疗法也可以刺激骨坏死新骨的形成。

一、设备

ESWT器件的发展与体外冲击波碎石术发展密切相关。最早进入市场的是电液装置，然后是压电和各种电磁装置（带扁平线圈或圆柱形线圈）。所有这些设备都可以产生聚焦压力脉冲。声场的质量存在相当大的差异，主要是聚焦区域差异很大，但是所有这些设备都可以在最高能量设置内产生冲击波。径向装置使用压缩空气或电磁力来加速装置中的"弹丸"，该弹丸在撞击时传递能量并将其施加到组织上。

二、并发症及禁忌

ESWT常见副作用主要是应用ESWT期间的疼痛。在设备对组织的高能量或高接触压力下，皮肤除了轻微发红外，还可能发生瘀点出血。应与患者讨论ESWT的耐受性，因为许多患者报告ESWT"令人不快但可耐受"。如果需要，当患者无法耐受更高的能量水平时，可以在ESWT机器上降低能流密度（energy flux density，EFD）。如果将ESWT用于治疗股骨头坏死，则必须对治疗的强度作限制，以确保治疗后的压力不会影响愈合过程。从作用机制可以看出，ESWT可以加速组织的愈合，但由于冲击波对组织有一定损伤，因而必须考虑骨组织是否具有足够的再生能力，有报道称过度治疗会造成股骨头坏死加重。冲击波可以破坏金属，因此应注意患者体内有无金属假体。由于冲击波主要将其能量释放到介质阻抗差异较大的环境中，因此所有具有非常不同的阻抗的组织，即特别高或特别低的密度的组织，都处于危险之中。大多数研究者均建议开展任何ESWT均应该遵循国际医学冲击波治疗学会主页上发布的ESWT指南，执行指南的要求有助于避免绝大多数并发症。

三、临床研究进展

近年来体外冲击波疗法治疗股骨头坏死研究进展体现在疗效评价、计算机辅助定位以及ESWT对治疗机制进行进一步探索等方面。Bi等提出一种基于自适应阈值迭代分类和贝叶斯判别分析的三维髋关节CT图像自动分割技术，通过CT图像观察冲击波对股骨头坏死的治疗效果，更好地对治疗效果进行评价。Ding等使用模拟软件对冲击波焦点进行引导，相对于常规体外冲击波治疗提高了股骨头坏死的改善率（77.78%对66.67%），但两组HHS及VAS评分无统计学差异。Zhu等观察阿仑膦酸钠结合塞来昔布或者ESWT临床治疗激素诱导股骨头坏死的效果，结果显示ESWT组疼痛治疗效率高于塞来昔布组。此外，与对照组相比冲击波治疗组的HHS、WOMAC和VAS评分在随访期间显著提高。Shi等通过定量MR观察ESWT治疗激素诱导股骨头坏死的软骨改变，通过观察治疗前后髋关节软骨T_2的变化，研究者发现ESWT治疗股骨头坏死患者在控制软骨退化方面也有收益。Zhao等通过回顾性研究发现，ESWT后，MRI显示骨髓水肿面积从（984.6±433.2）mm^2降低至（189.7±214.4）mm^2，HHS从（42.2±9.1）分增加到（77.7±10.8）分，Charnley髋关节功能分从7.3±1.4上升到

12.0 ± 1.7，说明 ESWT 可以有效治疗 ONFH 引起的骨髓水肿，并有助于 ONFH 患者的疼痛缓解和功能恢复。

四、基础研究进展

体外冲击波治疗激素诱导股骨头坏死的基础研究主要集中在对冲击波干预股骨头坏死相关细胞及通路的影响，有了更进一步的认识。Zhai 等对人骨髓间充质干细胞接受体外冲击波后变化的研究发现，中等强度的 ESW 有助于增强间充质干细胞的增殖，诱导间充质干细胞转化为成骨细胞，并抑制间充质干细胞分化为脂肪细胞。Chen 等通过股骨头坏死大鼠模型发现，ESWT 既可以保护骨小梁体积分数和厚度，也可以保护股骨头坏死模型动物的关节软骨。ESWT 可以降低 IL-1β 和 IL33、IL17A、IL17RA 水平并提高 IL33 受体 ST2 的表达水平，防止早期 AVNFH 关节软骨中细胞外基质的丢失。Wu 等通过体内和体外研究发现，ESWT 可以促进细胞增殖和迁移，增强血管生成并抑制细胞凋亡，这一作用是通过靶向叉头框蛋白质 O1（FOXO1）的 miR-135b 缓解类固醇诱导的 ONFH 的内皮损伤和功能障碍实现的。

五、总结

目前，ESWT 被认为是一种具有前景的保守治疗方式，研究结果支持 ESWT 在多个层面上有助于股骨头坏死的恢复。计算机辅助技术的应用进一步推动了 ESWT 的发展，尤其是在定位和疗效评价方面。然而，目前还缺乏关于 ESWT 在临床上对股骨头坏死最终结局的影响的报道，因此，我们还需要足够的证据来证明 ESWT 可以阻止股骨头坏死的发展。此外，ESWT 的治疗频率以及适用于股骨头坏死的阶段等问题仍没有统一的意见，这些都是需要进一步研究的领域。

（张　悦）

第四节　高压氧治疗股骨头坏死

尽管早期的基础研究显示高压氧疗法（hyperbaric oxygen therapy，HBO）对治疗股骨头坏死可能具有较好效果，但学术界曾经对高压氧治疗股骨头坏死呈非常保守的态度。近年来，高压氧疗法被用作股骨头坏死症状性塌陷前阶段的非侵入性关节保留治疗措施之一，并取得了有希望的结果。临床研究显示，HBO 治疗可以减少骨内高血压和骨水肿，恢复静脉引流并诱导血管生成，防止股骨头部塌陷，从而改善疼痛症状。

目前，欧洲指南对 HBO 治疗股骨头坏死的适应证和治疗方法建议如下：①建议将 HBO 用于非创伤性股骨头坏死的初始阶段治疗（弱推荐，B 级证据）。②在 ONFH 的初始阶段，建议每天治疗≥60 min，100% 氧气，每周 5～6 天，每个周期 4～5 周，剂量为 243～253 kPa

（弱推荐，B级证据）。③建议在HBO周期结束后3~4周进行MRI和骨科临床评估（弱推荐，C级证据）。④不建议将HBO作为一种孤立的治疗方法，而是将其整合到多学科方案中，包括尽量减少负重、减轻体重、物理治疗（如适用）和通过HBO疗程戒烟（强推荐，C级证据）。

一、研究现状

目前，HBO仍缺乏精细设计的对照研究。一项单臂临床试验表明，HBO的使用似乎可以减轻患者的疼痛，但与股骨头坏死患者生活质量的改善无关。Vezzani的临床研究表明，HBO可以显著增加患者血清的OPG浓度，并且在整个实验过程中保持这种水平，在停止治疗30天后，这种趋势似乎仍然存在，但RANKL激活剂的水平没有改变。Li等报道了1.6个大气压而不是2.4~2.5个大气压，也促进了一名激素诱导的股骨头坏死患者的病情明显改善，VAS评分从7分下降到2分，经过50次治疗后，她的症状几乎完全消失；通过计算机断层扫描（CT）和磁共振成像（MRI）检查在放射学上也观察到了显著的改善，这为HBO压力选择提供了新的思路。Liu等回顾性研究了阿仑膦酸盐、体外休克和高压氧联合治疗急性呼吸窘迫综合征（severe acute respiratory syndrome，SARS）后股骨头坏死12年后的效果，通过12年的随访，研究者观察到患者VAS和Harris评分有显著改善，且对于ARCO 3个阶段的有效率均有统计学意义，ARCO第1阶段的疗效最好。一项较新的研究成果表明，HBO可以使TNF-α和IL-6血浆水平显著降低，且患者自我感觉疼痛减轻。Wu等的一项蛋白质组学分析显示，ONFH患者的血清S100蛋白质A9（S100A9）水平以及血管内皮生长因子、可溶性血管细胞黏附分子-1、白细胞介素-6（IL-6）和抗酒石酸酸性磷酸酶5b水平升高。高压氧治疗后股骨头坏死患者的血清S100A9水平降低。另有两篇系统综述表明，高压氧对不同种族人群的疗效存在差异，亚裔HBO治疗组的临床效果有统计学意义，非亚裔亚人群HBO治疗组的临床效果与对照组相比差异较大，但无统计学意义，很可能是因为亚裔对HBO疗法更加敏感。

二、总结

高压氧治疗股骨头坏死虽然得到指南的支持，但是目前看来效果仅限于改善症状，似乎长期改变股骨头坏死结局仍缺乏证据支持。高压氧治疗股骨头坏死的基础研究也较为匮乏，说明目前对高压氧对股骨头产生影响的机理仍缺乏足够的认识。

（张　悦）

第五节　抗凝药物治疗股骨头坏死

股骨头坏死的最终共同病理过程是骨骼血液供应中断，传统理论认为缺血是主要病因。血液供应中断的最常见原因包括脂肪栓塞和凝血障碍。凝血异常在激素诱导的股骨头坏死中较为常见，其通过低纤维蛋白溶解和易栓症、内皮细胞功能障碍和损伤、内皮细胞凋亡等途径直接或间接导致凝血障碍，产生高凝状态。为了减轻凝血异常，减少血供障碍，各种抗凝药物被用于股骨头坏死的治疗和预防，以减轻凝血异常。

一、研究现状

一些研究支持抗凝药物治疗股骨头坏死有效。Fu 等的研究使用依诺肝素结合髓芯减压治疗，在 24 个月的随访中，76.3% 的患者未发现进展，且 HHS 评分有显著改善。Chotanaphuti 等的一项回顾性研究发现，接受低分子肝素治疗的股骨头坏死患者，其股骨头坏死进展为髋关节塌陷的概率显著降低。Glueck 的研究探讨了抗凝治疗干预家族性易栓症患者髋关节塌陷的效果，结果表明进行抗凝治疗可能会改变股骨头坏死的自然病程。Liu 等进行了一项前瞻性、随机、双盲研究，观察了 24 例早期糖皮质激素诱导股骨头坏死患者同时接受抗凝和血管扩张药物治疗的临床转归，结果表明抗凝和血管扩张药物可预防糖皮质激素诱导的股骨头坏死，减缓疾病进展或提高生活质量。Albers 等随访了 10 名患有塌陷前 ONFH 的患者（12 个髋关节），他们接受了阿司匹林治疗以防止疾病进展。在平均随访时间的 3.7 年内，服用阿司匹林的 12 名患者中有 1 名（8.33%）发生进展，而 45 名对照组中有 30 名（66.6%）发生进展（P =0.002）。服用阿司匹林的患者在治疗结束时也倾向于表现出股骨头受累减少，这项研究说明阿司匹林可能是延缓早期 ONFH 患者疾病进展的简单有效的治疗方法。Beckmann 研究了依诺肝素预防激素诱导的股骨头坏死的效果，结果显示使用依诺肝素患者的空骨陷窝及病理学特征与对照组无显著差异，这一发现表明依诺肝素有可能可以预防激素诱导的股骨头坏死。Cao 等研究了依诺肝素和银杏提取物联合治疗股骨头坏死的效果，结果表明联合治疗组的治疗效果优于单独使用肝素或银杏提取物。

二、总结

由于激素导致凝血异常的作用，抗凝药物可能对激素诱导的股骨头坏死或者与凝血异常相关的股骨头坏死具有更好的效果。现有的证据支持抗凝药物可以减缓股骨头坏死的进展，动物研究也证明抗凝药物预防激素诱导的股骨头坏死具有较好的效果。然而，在临床上，仍缺乏较大样本量的对照研究来证明抗凝药物对激素诱导的股骨头坏死的治疗效果。与其他保守治疗面临的困境相同，目前缺乏对抗凝药物治疗股骨头坏死的高质量临床研究。

（张　悦）

第六节 双膦酸盐类药物治疗股骨头坏死

双膦酸盐（bisphosphonates）是一类药物的总称，目前是股骨头坏死保守治疗中使用最广泛的药物。这类药物主要用于治疗骨质疏松症和其他由骨代谢异常引起的疾病。它们通过抑制骨吸收作用，可以增加骨密度、减少骨折风险，还可以用于治疗高钙血症和骨骼转移性疾病。双膦酸盐结合体外冲击波治疗，被认为是目前最有可能取得较好疗效的保守治疗方案之一。常见的双膦酸盐类药物主要为阿仑膦酸钠（alendronate）、伊班膦酸盐（ibandronate）、利塞膦酸盐（Risedronate）、帕米膦酸钠（pamidronate）、唑来膦酸（zoledronic acid）等。其中阿仑膦酸钠最常用于治疗股骨头坏死。

临床研究显示，对于一些特定类型的股骨头坏死，双膦酸盐治疗可以有非常好的效果。例如，唑来膦酸可以治疗妊娠相关股骨头坏死，患者使用后迅速减少股骨头坏死面积。一例Legg-Perthes病男童使用帕米膦酸钠治疗股骨头坏死，在11年的随访期间，患者显示出出色的功能和影像学结果，股骨头和髋臼之间一致，无残留骨坏死，股骨头球形度损失非常小。

根据临床试验结果，双膦酸盐结合保髋手术也取得了良好的效果。一项前瞻性研究中，研究人员将富集骨髓单个核细胞和唑来膦酸盐一起注射到坏死区域，然后进行核心减压。所有患者平均随访时间为（69.1±20.5）个月（范围为18～95个月）。术前影像学检查发现处于ARCO Ⅱ期的有6个髋关节（20%），ⅢA期的有14个髋关节（46.75%），ⅢB期的有10个髋关节（33.3%）。在这些保留髋关节的患者中，46.7%的髋关节显示出放射学进展，而20%的髋关节接受了全髋关节置换。以全髋关节置换为终点的5年累积留存率为80%。HHS从术前的63.3±8.7改善到术后的74.6±20.6。然而，放射学进展与ARCO分期、JIC分型和皮质类固醇应用有关，但与已知的危险因素无关。在随访期间，没有报告重大并发症。从2003年8月至2015年6月，共有5例（10髋）患者接受了股骨头坏死联合药物治疗，治疗方案包括脂质前列腺素E1、依诺肝素和阿仑膦酸钠片，结果显示，这5例（10髋）从诊断到最终随访时间的Harris评分为100，影像学检查结果无塌陷征象，坏死病灶得到修复，ARCO分期为ⅠC至ⅡB，表明这套方案很可能减缓了股骨头坏死的进展。双膦酸盐治疗新型冠状病毒感染后股骨头坏死似乎也取得一定疗效，Agarwala给予新型冠状病毒感染后股骨头坏死患者静脉注射唑来膦酸（5 mg），每周两次口服阿仑膦酸钠，使得患者疼痛改善。在平均10个月的随访中，84例（95.5%）患者的髋关节显示出良好的临床结果，只有4例（4.5%）患者的髋关节需要手术干预。

在基础研究方面，随着研究的深入，我们对双膦酸盐调控的关键通路和机制有了更多的发现。在大鼠模型上，阿仑膦酸钠的应用部分逆转了BMP2、EIF2AK3（真核翻译起始因子2α激酶3）、EIF2A（真核翻译起始因子2α）、ATF4（转录激活因子4）表达的抑制，这表明阿仑膦酸盐可能通过靶向BMP2/EIF2AK3/EIF2A/ATF4途径来治愈股骨头坏死。此外，Sheng的研究发现，阿仑膦酸钠联合特异性铁螯合剂比单独使用阿仑膦酸钠更能有效地治疗股骨头坏死。尽管单独使用阿仑膦酸盐患者的破骨细胞数量较多，但其OCN和VEGF水平较低，同时p-AKT（磷酸化Akt蛋白）、HIF-1α、RANKL和NFATc1（活化T细胞核因子1）的表达也有所降低；然而，阿仑膦酸钠与特异性铁螯合剂联合使用时，不仅改善了骨体积、骨小梁数、骨小梁分离度和骨小梁厚度，而且骨细胞空隙与破骨细胞数之比降低，OCN和

VEGF的表达升高，HIF-1α和β-连环蛋白信号因子上调，同时RANKL和NFATc1的表达降低。这些结果进一步支持了阿仑膦酸盐在治疗股骨头坏死中的作用，并为其临床应用提供了更多的理论依据。

Aruwajoye探讨了双膦酸盐与骨形态发生蛋白（bone morphogenetic protein，BMP）联合使用治疗股骨头坏死的可能性。研究基于猪股骨头坏死模型，结果显示：与正常组相比，伊班膦酸钠（IB）治疗组和BMP+IB治疗组碳酸钠相对含量显著增加，BMP组与正常组之间未发现显著差异；IB组骨纳米压痕模量较正常组显著增加，与正常组相比，BMP组和BMP+IB组之间未观察到显著差异，与BMP和BMP+IB组相比，IB组的纳米压痕硬度测量值也显著提高。研究结果表明，用BMP或BMP+IB处理的小梁骨具有与正常骨相当的材料特性，而IB组中的骨保留了坏死骨中增加的矿物质含量和纳米压痕硬度。因此，BMP或BMP + IB比单独使用IB处理更能恢复ONFH后的正常矿物质含量和纳米力学性能。

双膦酸盐是目前最具潜力的治疗股骨头坏死的保守治疗方法之一。然而，在双膦酸盐治疗股骨头坏死取得较为良好效果的同时，也不能回避双膦酸盐类药物相关副作用，如双膦酸盐相关性颌骨坏死等。此外，对于不同类型和不同阶段的股骨头坏死，双膦酸盐不一定均能收获很好的效果，并且目前普遍认为股骨头坏死是多因素疾病，虽然抑制破骨可以提高骨密度，增强骨机械强度，但一些研究者认为应追求更接近于自然状态的骨机械力学强度。单纯抑制破骨可能不如抑制破骨+促进成骨，或者抑制破骨+抗凝。综上所述，双膦酸盐类药物在治疗股骨头坏死方面具有较高的研究价值，我们需要对双膦酸盐的应用适应证以及与其他治疗方法的组合疗法进行深入的研究和探讨，以期形成更有效的治疗方案。

（张　悦）

第七节　他汀类药物治疗股骨头坏死

他汀类药物（statins）是一类常用于降低胆固醇和脂蛋白水平的药物，也是股骨头坏死保守治疗的常用药物。这些他汀类药物通过抑制胆固醇合成酶，减少肝脏内胆固醇的产生，从而降低总胆固醇和低密度脂蛋白（LDL）胆固醇的水平，同时提高高密度脂蛋白（HDL）胆固醇水平。常见他汀类药物主要为阿托伐他汀（atorvastatin）、辛伐他汀（simvastatin）、罗伐他汀（lovastatin）、氟伐他汀（fluvastatin）、瑞舒伐他汀（rosuvastatin）、匹伐他汀（pitavastatin）。近年来，有文献主要探讨他汀类药物和保髋手术联合治疗股骨头坏死的效果。Yin等对36名患者的58个髋关节进行了回顾性分析，随访时间为36个月，他们对比了核心减压联合或不联合辛伐他汀对激素诱导股骨头坏死的影响。结果显示，联合辛伐他汀组的32个髋关节中有27个（84%）取得了成功的临床结果，而不联合组的26个髋关节中有15个（58%）取得较为成功的临床结果，这说明辛伐他汀可以增强多髓芯减压在预防股骨头坏死进展和降低股骨头塌陷中的效果。

在基础研究方面，我们对他汀类药物治疗股骨头坏死的机制进行了更深入的探讨。Yu

等的研究发现，辛伐他汀可以通过糖皮质激素受体和缺氧诱导因子来维持激素诱导股骨头坏死软骨的稳态。Liao等的研究表明，普伐他汀可以通过肝激酶B1依赖性方式，通过AMPK-mTOR信号通路降低地塞米松诱导的自噬，从而保护内皮祖细胞。Ren通过代谢组学方法，对洛伐他汀干预的兔模型进行了代谢组学分析，通过与人代谢组数据库、梅特林数据库、脂质图谱和化学蜘蛛数据库进行比较，共鉴定出11种潜在的生物标志物，这些生物标志物的变化表明，洛伐他汀预防股骨头坏死可能影响甘油磷脂代谢、亚油酸代谢、鞘脂代谢、α-亚麻酸代谢、嘧啶代谢和花生四烯酸代谢。Zhang等的研究发现，阿托伐他汀可以通过上调miR-186和抑制TLR4/MAPK/NF-κB通路来减少细胞凋亡并促进破骨细胞自噬。miR-186和TLR4介导的MAPK/NF-κB途径可以缓解诱导的股骨头坏死。此外，猪模型的研究证实，辛伐他汀和双膦酸盐可以预防股骨头坏死。

　　尽管他汀类药物在治疗股骨头坏死方面的应用较为广泛，但目前仍缺乏足够的研究来证实其有效性，甚至有一些研究提出了相反的观点，认为他汀类药物并不一定能发挥治疗股骨头坏死的作用。因此，关于他汀类药物治疗股骨头坏死的研究仍然集中在其是否有效，特别是单独使用他汀类药物能否起到缓解股骨头坏死进展的作用，是否能够改善股骨头坏死的临床症状，这些问题仍然需要进一步讨论。

（张　悦）

第八节　血管扩张剂治疗股骨头坏死

　　血管扩张剂可以改善组织血供，在早期的研究中，有专家试图探索血管扩张剂对股骨头坏死的治疗效果。他们认为，激素可能导致股骨头静脉收缩和血流灌注减少，因此，血管扩张剂可能对股骨头坏死有所帮助。后来的动物研究证实了这一猜测。例如，Song观察了西地那非对激素诱导的股骨头坏死的效果，发现西地那非可以通过激活PKG途径上调VEGF，从而增加股骨头的血流灌注。有研究者在大鼠模型中发现，西地那非可以增加VEGF信号传导和骨桥蛋白表达，从而促进骨组织再生，临床研究也支持这一观点。Liu观察了抗凝剂和血管扩张剂干预股骨头坏死的随机对照试验研究，对80例患者进行了评估，结果发现，对照组和预防组的股骨头坏死发生率、股骨头留存率、HHS评分比较差异有统计学意义。总的来说，血管扩张剂对股骨头坏死的治疗效果是值得进一步研究和探索的。

（张　悦）

第九节　地舒单抗在股骨头坏死中的应用

　　长期服用激素会使机体发生许多变化，其中很多因素可能导致患者股骨头坏死。例如，激素会降低骨小梁的应力，使骨密质减少、变薄，导致骨量减少至骨质疏松；同时，激素会增强内皮素-1介导的股骨头骺外侧动脉收缩，从而减少负重区的血供；此外，激素还会使血液处于高凝状态，容易形成微小血栓；激素还可能导致高脂血症，形成小动脉脂肪栓塞。在股骨头坏死的治疗中，髋关节置换术是患者恢复关节功能的主要手段。然而，对于合并骨质疏松症的患者，假体固定的稳定性降低，术后容易出现假体周围骨折，导致患者难以达到关节适配度，关节功能恢复有限。有研究人员对65岁以上的成人椎体术后5年随访变量进行分析，发现糖尿病、骨质疏松症、吸烟会增加翻修手术的风险，术后5年的翻修手术率为18.5%。

　　随着患者数量的增加，目前关节置换术的围手术期及术后长期应用抗骨质疏松药物治疗已经得到越来越多骨科医生的重视。抗骨质疏松药物是一种常见且有效的治疗策略，其主要通过靶向抑制破骨细胞降低骨吸收率。目前治疗骨质疏松症使用最广泛的药物是双膦酸盐（BPs），然而，由于该药物吸收不良、可引起颌骨坏死和胃肠道不良事件等，相对影响药物的使用。地舒单抗（Dmab）是第一个被批准用于治疗绝经后女性骨质疏松症骨折高风险患者的抗RANKL单克隆抗体药物，可以显著降低绝经后妇女椎体、非椎体和髋部骨折的风险。Dmab与RANKL直接相关，通过抑制破骨细胞的成熟及功能，从而减少骨吸收，提高骨量。Dmab在连续10年的临床观察中，能够持续增加BMD并且无平台期、降低骨折发生率，显示其长期疗效和安全性。该药使用方法为每6个月皮下注射，使用方便，因此Dmab在临床应用中更为普遍。

　　在抗骨质疏松药物治疗中，由于副作用和并发症的限制，每种药物都有一定的疗程，尚无可贯穿始终的药物，因此长程序贯治疗是目前的用药策略。对于高风险或极高风险骨折的骨质疏松症患者，应制定个体化方案，选择BPs、Dmab、特立帕肽（TPTD）、阿巴拉肽等药物序贯治疗。在更换药物过程中，地舒单抗的优势更为明显。BPs通常会增加骨质疏松症患者的BMD，但随着时间的延长，会出现平台期，甚至出现BMD下降的情况，尤其是腰椎和髋部BMD均显著下降，表明BPs对BMD的有效性随着时间的延长而降低。在从BPs到Dmab转换的研究中，已经被BPs抑制的骨转换标记物在Dmab的作用下进一步显著降低。地舒单抗有效地减少骨吸收，同时增加骨矿物质密度，已被FDA批准用于治疗骨折高危女性绝经后骨质疏松症，以及对其他可用疗法无反应或不耐受的患者。根据研究，Dmab比BPs增加BMD值的效果更明显，这些结果表明，在BPs治疗后，即使在BPs无反应的骨质疏松症病例中，Dmab也会增加BMD值。因此，已经表现出对BPs治疗反应减弱的患者应立即改用Dmab。

　　在Park C H的研究中，短期使用TPTD治疗后改用Dmab，尽管可以改善腰椎BMD，但在1年的随访中，髋关节BMD并没有显著的统计学差异。相比于Dmab或TPTD单药治疗，TPTD与Dmab的联合使用在第一年使腰椎、胸椎、股骨和桡骨远端BMD有所增加，并且在第二年继续保持，但这种差异并没有统计学意义。然而，这种联合治疗在改善骨微结构和强度方面优于任何一种单一疗法，显著增加了皮质骨的厚度和强度。在DATA-Switch研究中，

TPTD在2年治疗随访中的效果在高骨折风险组中是令人满意的。当TPTD转为Dmab时，会明显增加BMD，而当Dmab转为TPTD时，会出现一过性的骨丢失。在停止使用Dmab后，必须序贯应用其他抗骨质疏松药物。目前，大多数国家还没有批准两种药物联合治疗。

由于BPs可能导致胃肠道毒性，如吞咽困难、食管炎和胃炎、胃溃疡，以及骨、关节或肌肉疼痛，因此患者的依从性较低。而Dmab不会引起任何胃肠道不良反应，对患者的肾脏功能无要求。其最常见的不良反应包括背痛、四肢疼痛、肌肉骨骼疼痛和膀胱炎，严重但罕见的不良反应包括严重感染、皮肤病学改变和低钙血症。值得注意的是，在接受免疫抑制治疗或感染风险高的患者中应避免使用。

因此，抗骨质疏松药物在预防股骨头坏死和手术治疗中都有重要作用。在序贯治疗中，对于无法耐受双膦酸盐、有依从性问题或对其他疗法有禁忌证的患者，推荐使用Dmab治疗。目前，国家医保政策的实施使得Dmab的价格大幅降低，各地医保也逐步将Dmab纳入医保药物目录，越来越多的患者将在Dmab的应用中受益。

（包少瑜　张智海）

第十节　中药复方及中草药活性成分治疗股骨头坏死

一、概述

因为缺乏特异性药物，股骨头坏死患者通常采用补充和替代医学治疗。根据世界卫生组织2001年的报告，中药复方在我国医疗消费总量中占比30%至50%。中草药治疗股骨头坏死的历史已有100年，国内几乎所有类型股骨头坏死患者都可应用中草药治疗。随着临床应用的广泛开展，对中药复方和中草药活性的研究也在不断深入。

二、单纯使用中药复方

在我国，中药是股骨头坏死患者的一种重要医疗选择，许多患者在进行髋关节置换手术前，主要采用中药复方进行保守治疗。然而，不同的研究者在使用中药方面存在很大的差异，目前中药治疗股骨头坏死并没有形成统一的处方和分期治疗方法。在股骨头坏死的中草药处方中，当归是使用最频繁的药物，而当归、牛膝、丹参是最常用的药物组合。尽管对股骨头坏死的辩证缺乏共识，但大多数研究者都认同"血瘀"在骨坏死的病理机制中起着至关重要的作用。目前，几乎所有报道的用于治疗股骨头坏死的中药复方都含有活血化瘀的成分。

一些研究者在动物模型上对中药复方治疗股骨头坏死的机制进行了深入探讨。例如，刘锌等发现右归饮可以通过调控间充质干细胞的自噬，从而治疗激素诱导的股骨头坏死。朱磊则发现骨蚀宁胶囊Ⅰ号和Ⅱ号可以通过调控家兔模型的CD34、CYR61、CTGF表达来治疗股骨头坏死。Zhang等的研究发现，右归片可以通过激活兔模型的β-catenin来治疗股骨头坏死。罗丹等的研究则表明，骨病回生丸可以通过调控大鼠血清中的TLR4、TNF-α、IL-6以及组织中的TLR4、NF-κB、TNF-α、IL-6及p-NF-κB的蛋白表达水平来治疗股骨头坏死。Wu在兔模型上的研究证实，桃红四物汤可以通过调节缺氧诱导因子1α（HIF-1α）通路影响激素诱导的股骨头坏死。Song等基于兔模型的研究则观察到温阳补肾汤对激素诱导的股骨头坏死的影响，他们发现温阳补肾汤可以有效地促进激素诱导的股骨头坏死中骨细胞、成骨细胞和软骨细胞的生长，防止细胞凋亡。此外，他们还发现温阳补肾汤可以剂量依赖性地减少激素造成的OPG和VEGF的mRNA和蛋白表达水平的升高，同时降低ANK和RANKL的水平。中药复方治疗股骨头坏死的体外研究也有了新的进展，例如吴忠书的研究发现，活血通络胶囊可以通过调控ERα-Wnt/β-catenin通路来调控骨髓间充质干细胞的成骨分化，同时也可以调控ALP、RUNX2、OCN等基因的表达，以及下调lncRNA-MIAT。梁学振的研究则发现，补肾活血胶囊可以通过调控干预大鼠骨髓间充质干细胞的RUNX2、COL1A1、Shh、GLI1、PPARγ及C/EBPα来治疗激素诱导的股骨头坏死。徐腾腾的研究发现，健脾活骨方可以通过调控人脐静脉内皮细胞（HUVEC）的PI3K、p-Akt、p-JNK、p-ERK等基因来改善股骨头坏死的微循环损伤。最后，Kong等的研究发现，活骨方可以通过调控大鼠原代骨髓间充质干细胞的RUNX2、ALP、OCN、OSX、BMP2、β-catenin等基因来调控间充质干细胞的氧化应激及细胞凋亡。

在临床研究方面，一项前瞻性研究观察了活血通骨胶囊治疗55例（59髋）无关节塌陷股骨头坏死患者的临床效果，患者年龄为（36.4±10.1）岁，治疗期间平均随访4.38年。研究结果显示，服用活血通骨胶囊的59名患者中，有5名（8.5%）髋关节发生初始疼痛，而81名对照组中有31名（38.3%）（P＜0.001）。此外，服用活血通骨胶囊的59名患者中有13名（22.0%）发生关节塌陷，而81名对照组中有26名（32.1%）发生关节塌陷。这些结果表明，活血通骨胶囊是缓解无症状ONFH患者髋部疼痛和预防关节塌陷的有效药物。燕勇的临床研究发现，仙灵骨葆可以改善患者血清VEGF、TGF-β1、PINP水平及坏死体积。Huang使用活骨方治疗股骨头坏死取得了较好疗效，根据平均14年的随访（范围为6至16年），66髋中有38髋（57%）发生明确的骨关节炎，53髋塌陷前股骨头坏死中有14髋（26%）（ARCO Ⅰ期或Ⅱ期）进展为股骨头塌陷（ARCO Ⅲ期或Ⅳ期）。只有5髋接受了全髋关节置换术，根据Kaplan-Meier分析，平均髋关节留存时间超过15年。研究者观察到平均Harris髋关节评分为63分，这意味着疼痛评分的储备率为55%，身体功能评分为70%。研究发现，腹股沟疼痛的严重程度与骨关节炎的严重程度无关。一项补肾健脾方联合保护性负重治疗股骨头坏死的研究显示，对比单纯保护性负重，使用中药组塌陷率显著降低，髋关节功能评分也有显著改善。

三、中药复方联合其他保守治疗

中药复方联合其他保髋治疗在我国是一种常见的治疗模式，然而研究和报道主要以中文期刊为主。较多的研究是配合中药的保守治疗，如阿仑膦酸钠和冲击波。

通常，研究方会将中药联合其他保守治疗与单独应用其他保守治疗进行对照。然而，从目前的临床观察来看，区别主要还是疼痛的改善。有报道称，中药和针灸联合保守治疗股骨头坏死，其结果显示治疗有效率、Harris 评分及松质骨密度水平高于单纯使用中药保守治疗组，并获得血液循环指标的改善。还有报道发现，中药联合阿仑膦酸钠治疗可以提高患者生活质量，但与对照组相比，最终关节陷塌比例无显著区别。除了临床研究之外，也有一些探索性的基础研究。例如，Kong 等在家兔模型上观察活骨Ⅱ方联合重组人粒细胞集落刺激因子治疗股骨头坏死。他们发现，活骨Ⅱ方组的 BMP2 mRNA、BrdU 和 SDF-1 表达显著增加，这种治疗方法为中药治疗股骨头坏死的进一步发展提供了思路。

四、中药复方联合保髋治疗

中药复方联合保髋治疗主要是在髓芯减压、病灶清除、钽棒植入、植骨支撑等方法的基础上配合中药治疗。中药复方联合保髋治疗的中文文献发表较多，但结论较为一致，中药复方可以进一步改善保髋治疗的功能，减少疼痛。有一些研究认为，保髋手术配合中药治疗可以减缓股骨头坏死进展。然而，总体来说，中药可以看作是提高保髋手术疗效的一种手段，在联合治疗中往往还是以手术治疗为主要治疗方法。

五、中药提取物

相较于中药复方的研究，中药提取物治疗股骨头坏死的研究更为丰富和深入。目前，研究较多的中药提取物包括丹参酮、银杏叶提取物、补碎骨总黄酮、淫羊藿苷等。

从机制上来看，中药提取物治疗股骨头坏死主要涉及以下几个方面。

1. 促进血管生成 研究结果显示，多种中药提取物有助于促进血管生成。为了探讨间充质干细胞和丹参提取物联合治疗促进股骨头缺血性坏死兔模型血管生成和骨再生的潜力，Wu 进行了相关研究。研究发现，在给予间充质干细胞和丹参后，股骨头的 VEGF 表达有所升高。此外，Cao 的研究探讨了依诺肝素和银杏提取物联合预防对兔模型激素诱导股骨头坏死的效果。研究结果显示，联合治疗组的凝血酶原时间（PT）和活化部分凝血活酶时间（APTT）延长，骨密度更高，结构更好；组织形态测定显示出更好的病理学改变；免疫组织化学染色显示 BMP-2 和 VEGF 的表达更高，表明银杏提取物组具有更好的成骨和血管生成活性。此外，Ye、Lv 等的研究发现，人参皂苷 Rb1 和骨碎补提取物可以逆转大鼠骨组织中 VEGF 的表达。Yu 等通过体内体外研究发现，淫羊藿苷可以减少激素损伤造成的血管内皮细胞功能障碍，增强血管内皮细胞 Bcl-2 的表达，降低了 Bax 的表达。Yue 等的研究发现，淫羊藿苷通过 miRNA-335 过表达调控血管凋亡和血管功能。Jiang 等的研究发现，川芎嗪可以预防类固醇诱导的股骨头坏死，并通过抑制类固醇对 VEGF/FLK1 信号通路的作用来增强股骨头血管形成。

2. 促进骨化 Wu 发现使用丹参提取物可以提高兔模型中 BMP-2 的表达。同时，Wu 和 Cao 均在兔模型上发现，银杏叶提取物能够提高 BMP-2 的表达。Huang 等在大鼠模型中发现，淫羊藿苷可以提高激素处理的 RUNX2、ALP、骨形态发生蛋白的表达，同时降低 PPARγ 的表达。Ye 等在激素诱导的股骨头坏死大鼠模型中发现，人参皂苷 Rb1 可以防止类固醇诱导的缺血性坏死，并抑制类固醇造成的血清骨钙素降低。人参皂苷 Rb1 显著逆转了碱性磷酸酶和骨钙素活性，并改善了RUNX2和BMP-2在大鼠骨组织中的表达。Jiang发现牛膝提取物可以治疗激素诱导的股骨头坏死，逆转OPG的下调、RANK和RANKL的上调，以及血清和坏死股骨头中RANKL与OPG比值的增加，这也有效抑制了RANKL诱导的破骨细胞分化，并调节了体外的RANKL和OPG表达。Lv等通过研究发现，骨碎补提取物可以减少激素诱导股骨头坏死大鼠的病理变化，抑制细胞凋亡，增加RUNX2、OPG和OCN的表达。Jiang发现葛根素可以抵消激素对家兔ALP、RUNX2、COL1A1和miR-34a表达的抑制作用，并增加成骨细胞活力。

3. 通过PI3K/AKT通路减少细胞凋亡　Cao等利用小鼠模型研究银杏叶片治疗激素诱导股骨头坏死的机制，发现银杏叶片提取物可以提高p-PI3K、p-AKT和p-eNOS这些蛋白质的表达水平，从而抑制细胞凋亡，恢复细胞功能，促进血管生成。Xue等发现红景天通过PI3K/AKT通路减缓成骨细胞凋亡。

4. 抑制干细胞向脂肪分化　Huang等在体外研究中证实，淫羊藿苷可以促进间充质干细胞的增殖，并改善其成骨分化能力，同时抑制其成脂分化。Duan等通过大鼠模型和体外间充质干细胞模型发现，C/EBPα通路可以通过靶向调控PPARγ信号通路，促进骨髓间充质干细胞的成脂分化。

5. 减轻炎症　Ye等的研究发现，在激素诱导的股骨头坏死大鼠模型中，人参皂苷Rb1可以有效减少大鼠模型中的炎症、氧化应激以及骨细胞的凋亡。

6. 减轻氧化应激　骨碎补提取物可以通过激活成骨细胞中的PI3K/AKT途径，促进其增殖，抑制细胞凋亡，并降低ROS（活性氧）水平。

六、总结

由于中草药治疗股骨头坏死的组方思想、辨证分型、用药习惯等在各地均有不同，因此目前还没有公认的中药配方。然而，从目前的临床报道来看，中药复方治疗股骨头坏死仍然是最有希望的改善病情进展的保守治疗方法之一。中药有效成分的基础研究已经较为深入，这对中药复方起效起到了积极作用，并为今后开发新的载体药物或者新的骨科材料提供了思路。中医药治疗股骨头坏死有较为良好的前景，在临床上应进行严谨设计的双盲对照研究，在基础研究领域应该筛选更具生物学活性的成分，不断优化，与外泌体激素、载体激素、生物医药工程相结合，开发出效果更好的治疗方法。

（张　悦）

【参考文献】

[1] Kuroda Y，Okuzu Y，Kawai T，et al. Difference in therapeutic strategies for joint-preserving surgery for non-traumatic osteonecrosis of the femoral head between the united states and japan：a review of the literature[J]. Orthopaedic Surgery，2021，13（3）：742-748.

[2] Malizos K N，Karantanas A H，Varitimidis S E，et al. Osteonecrosis of the femoral head：etiology，imaging and treatment[J]. European Journal of Radiology，2007，63（1）：16-28.

[3] Evans J T，Evans J P，Walker R W，et al. How long does a hip replacement last? A systematic review and meta-analysis of case series and national registry reports with more than 15 years of follow-up[J]. Lancet，2019，393（10172）：647-654.

[4] Zalavras C G，Lieberman J R. Osteonecrosis of the femoral head：evaluation and treatment[J]. The Journal of the American Academy of Orthopaedic Surgeons，2014，22（7）：455-464.

[5] Koo K H，Kim R，Ko G H，et al. Preventing collapse in early osteonecrosis of the femoral head. A randomised clinical trial of core decompression[J]. The Journal of Bone and Joint Surgery. British Volume，1995，77（6）：870-874.

[6] McGrory B J，York S C，Iorio R，et al. Current practices of AAHKS members in the treatment of adult osteonecrosis of the femoral head[J]. The Journal of Bone and Joint Surgery. American Volume，2007，89（6）：1194-1204.

[7] Mankin H J. Nontraumatic necrosis of bone（osteonecrosis）[J]. The New England Journal of Medicine，1992，326（22）：1473-1479.

[8] Miller L E，Martinson M S，Gondusky J S，et al. Ninety-day postoperative cost in primary total hip arthroplasty：An economic model comparing surgical approaches[J]. ClinicoEconomics and Outcomes Research：CEOR，2019，11：145-149.

[9] Huang Z Q，Fu F Y，Li W L，et al. Current treatment modalities for osteonecrosis of femoral head in mainland China：A cross-sectional study[J]. Orthopaedic Surgery，2020，12（6）：1776-1783.

[10] Ando W，Sakai T，Fukushima W，et al. Japanese orthopaedic association 2019 guidelines for osteonecrosis of the femoral head[J]. Journal of Orthopaedic Science，2021，26（1）：46-68.

[11] Zhao D，Zhang F，Wang B，et al. Guidelines for clinical diagnosis and treatment of osteonecrosis of the femoral head in adults（2019 version）[J]. Journal of Orthopaedic Translation，2020，21：100-110.

[12] Hernigou P，Habibi A，Bachir D，et al. The natural history of asymptomatic osteonecrosis of the femoral head in adults with sickle cell disease[J]. The Journal of Bone and Joint Surgery. American Volume，2006，88（12）：2565-2572.

[13] 肖涟波，梁倩倩. 股骨头坏死中西医结合诊疗专家共识[J]. 世界中医药，2023，（07）：901-910.

[14] Musso E S，Mitchell S N，Schink-Ascani M，et al. Results of conservative management of osteonecrosis of the femoral head. A retrospective review[J]. Clinical Orthopaedics and Related Research，1986，（207）：209-215.

[15] Mont M A，Carbone J J，Fairbank A C. Core decompression versus nonoperative management for osteonecrosis of the hip[J]. Clinical Orthopaedics and Related Research，1996，（324）：169-178.

[16] 徐小龙，苟文龙，王程，等. 局部应用唑来膦酸预防股骨头坏死塌陷[J]. 中国矫形外科杂志，2015，23（09）：844-849.

[17] Chen W，Guo W，Li J，et al. Application of protective weight-bearing in osteonecrosis of the femoral head：A systematic review and meta-analysis of randomized controlled trials and observational studies[J]. Frontiers in Surgery，2022，9：1000073.

[18] Fang Y，Ding C，Wang Y，et al. Comparison of core decompression and porous tantalum rod implantation with conservative treatment for avascular necrosis of the femoral head：a minimum 18 month follow-up study[J]. Experimental and Therapeutic Medicine，2020，20（1）：472-478.

[19] 邓浩. 健脾补肾方预防非创伤性股骨头坏死（痰瘀阻络证）塌陷的队列研究[D]. 北京：北京中医药大学，2018.

[20] Tomaru Y，Yoshioka T，Nanakamura J，et al. Concentrated autologous bone marrow aspirate transplantation versus

conservative treatment for corticosteroid-associated osteonecrosis of the femoral head in systemic lupus erythematosus[J]. Journal of Rural Medicine：JRM, 2021, 16（1）: 1-7.

[21] Huang Z, Fu F, Ye H, et al. Chinese herbal Huo-Gu formula for the treatment of steroid-associated osteonecrosis of femoral head：A 14-year follow-up of convalescent SARS patients[J]. Journal of Orthopaedic Translation, 2020, 23: 122-131.

[22] Wu W, He W, Wei Q S, et al. Prognostic analysis of different morphology of the necrotic-viable interface in osteonecrosis of the femoral head[J]. International Orthopaedics, 2018, 42（1）: 133-139.

[23] An J X, Wu G P, Niu K, et al. Treatment of femoral head osteonecrosis with ozone therapy：Pilot trial of a new therapeutic approach[J]. Pain Physician, 2022, 25（1）: E43-E54.

[24] Algarni A D, Al Moallem H M. Clinical and radiological outcomes of extracorporeal shock wave therapy in early-stage femoral head osteonecrosis[J]. Advances in Orthopedics, 2018, 7410246.

[25] Vulpiani M C, Vetrano M, Trischitta D, et al. Extracorporeal shock wave therapy in early osteonecrosis of the femoral head：Prospective clinical study with long-term follow-up[J]. Archives of Orthopaedic and Trauma Surgery, 2012, 132（4）: 499-508.

[26] Moghamis I, Alhammoud A A, Kokash O, et al. The outcome of hyperbaric oxygen therapy versus core decompression in the non-traumatic avascular necrosis of the femoral head：retrospective cohort study[J]. Annals of Medicine and Surgery, 2021, 62: 450-454.

[27] 安东, 刘阳, 杨通江. 体外冲击波疗法在烧伤创面修复和烧伤后瘢痕治疗中的应用[J]. 中国组织工程研究, 2022,（20）: 3265-3272.

[28] Wang C J. Extracorporeal shockwave therapy in musculoskeletal disorders[J]. Journal of Orthopaedic Surgery and Research, 2012, 7: 11.

[29] Graff J, Pastor J, Senge T, et al. The effect of high energy shock waves on bony tissue-an experimental study[J]. The Journal of Urology, 1987, 137（6）: 278A-278A.

[30] Ludwig J, Lauber S, Lauber H J, et al. High-energy shock wave treatment of femoral head necrosis in adults.[J]. Clinical Orthopaedics and Related Research（1976-2007）, 2001, 387: 119-126.

[31] Auersperg V, Trieb K. Extracorporeal shock wave therapy：An update[J]. EFORT Open Reviews, 2020, 5（10）: 584-592.

[32] Carlisi E, Cecini M, Di Natali G, et al. Focused extracorporeal shock wave therapy for greater trochanteric pain syndrome with gluteal tendinopathy：A randomized controlled trial[J]. Clinical Rehabilitation, 2019, 33（4）: 670-680.

[33] Durst H, Blatter G, Kuster M. Osteonecrosis of the humeral head after extracorporeal shock-wave lithotripsy[J]. The Journal of Bone & Joint Surgery British Volume, 2002, 84（5）: 744-746.

[34] Anonymous. ISMST guidelines[EB/OL]（2019-11-12）[2023-08-14]. https：//www. shockwavetherapy. org/ismst-guidelines/.

[35] Bi J, Zhou W, Zhang H, et al. Clinical application of shock wave in the treatment of avascular necrosis of the femoral head in the early and middle stages[J]. Contrast Media & Molecular Imaging, 2022, 3832670.

[36] Ding H, Wang S, Feng H, et al. Clinical efficacy of individual extracorporeal shockwave treatment[J]. Der Orthopäde, 2019, 48（7）: 610-617.

[37] Zhu J Y, Yan J, Xiao J, et al. Effects of individual shock wave therapy vs celecoxib on hip pain caused by femoral head necrosis[J]. World Journal of Clinical Cases, 2023, 11（9）: 1974-1984.

[38] Shi L, Yang X, Wang P, et al. Quantitative magnetic resonance imaging of femoral head articular cartilage change in patients with hip osteonecrosis treated with extracorporeal shock wave therapy[J]. International Journal of Clinical Practice, 2022, 8609868.

[39] Zhao W, Gao Y, Zhang S, et al. Extracorporeal shock wave therapy for bone marrow edema syndrome in patients with osteonecrosis of the femoral head：A retrospective cohort study[J]. Journal of Orthopaedic Surgery and Research, 2021, 16: 21.

[40] Zhai L, Sun N, Zhang B, et al. Effects of focused extracorporeal shock waves on bone marrow mesenchymal stem cells

in patients with avascular necrosis of the femoral head[J]. Ultrasound in Medicine & Biology, 2016, 42（3）: 753-762.

[41] Cheng J H, Jhan S W, Hsu C C, et al. Extracorporeal shockwave therapy modulates the expressions of proinflammatory cytokines IL33 and IL17A, and their receptors ST2 and IL17 RA, within the articular cartilage in early avascular necrosis of the femoral head in a rat model[J]. Mediators of Inflammation, 2021: 9915877.

[42] Wu X, Wang Y, Fan X, et al. Extracorporeal shockwave relieves endothelial injury and dysfunction in steroid-induced osteonecrosis of the femoral head via miR-135 b targeting FOXO1: *in vitro* and *in vivo* studies[J]. Aging（Albany NY）, 2022, 14（1）: 410-429.

[43] Marx R E. Platelet-rich plasma（PRP）: What is PRP and what is not PRP?[J]. Implant Dentistry, 2001, 10（4）: 225-228.

[44] Yuan T, Guo S C, Han P, et al. Applications of leukocyte- and platelet-rich plasma（L-PRP）in trauma surgery[J]. Current Pharmaceutical Biotechnology, 2012, 13（7）: 1173-1184.

[45] Yokota K, Ishida O, Sunagawa T, et al. Platelet-rich plasma accelerated surgical angio-genesis in vascular-implanted necrotic bone: An experimental study in rabbits[J]. Acta Orthopaedica, 2008, 79（1）: 106-110.

[46] Luan S, Liu C, Lin C, et al. Platelet-rich plasma for the treatment of adolescent late-stage femoral head necrosis: A case report[J]. Regenerative Medicine, 2020, 15（9）: 2067-2073.

[47] Pak J, Lee J H, Jeon J H, et al. Complete resolution of avascular necrosis of the human femoral head treated with adipose tissue-derived stem cells and platelet-rich plasma[J]. The Journal of International Medical Research, 2014, 42（6）: 1353-1362.

[48] Luan S, Wang S, Lin C, et al. Comparisons of ultrasound-guided platelet-rich plasma intra-articular injection and extracorporeal shock wave therapy in treating arco Ⅰ-Ⅲ symptomatic non-traumatic femoral head necrosis: A randomized controlled clinical trial[J]. Journal of Pain Research, 2022, 15: 341-354.

[49] Aggarwal A K, Poornalingam K, Jain A, et al. Combining platelet-rich plasma instillation with core decompression improves functional outcome and delays progression in early-stage avascular necrosis of femoral head: A 4.5- to 6-year prospective randomized comparative study[J]. The Journal of Arthroplasty, 2021, 36（1）: 54-61.

[50] Lyu J, Ma T, Huang X, et al. Core decompression with β-tri-calcium phosphate grafts in combination with platelet-rich plasma for the treatment of avascular necrosis of femoral head[J]. BMC Musculoskeletal Disorders, 2023, 24（1）: 40.

[51] Tao S C, Yuan T, Rui B Y, et al. Exosomes derived from human platelet-rich plasma prevent apoptosis induced by glucocorticoid-associated endoplasmic reticulum stress in rat osteonecrosis of the femoral head via the Akt/Bad/Bcl-2 signal pathway[J]. Theranostics, 2017, 7（3）: 733-750.

[52] Tong S, Yin J, Liu J. Platelet-rich plasma has beneficial effects in mice with osteonecrosis of the femoral head by promoting angiogenesis[J]. Experimental and Therapeutic Medicine, 2018, 15（2）: 1781-1788.

[53] Xu H H, Li S M, Fang L, et al. Platelet-rich plasma promotes bone formation, restrains adipogenesis and accelerates vascularization to relieve steroids-induced osteonecrosis of the femoral head[J]. Platelets, 2021, 32（7）: 950-959.

[54] Zhang X L, Shi K Q, Jia P T, et al. Effects of platelet-rich plasma on angiogenesis and osteogenesis-associated factors in rabbits with avascular necrosis of the femoral head[J]. European Review for Medical and Pharmacological Sciences, 2018, 22（7）: 2143-2152.

[55] Huang Z, Wang Q, Zhang T, et al. Hyper-activated platelet lysates prevent glucocorticoid-associated femoral head necrosis by regulating autophagy[J]. Biomedicine & Pharmacotherapy = Biomedecine & Pharmacotherapie, 2021, 139: 111711.

[56] Karakaplan M, Gülabi D, Topgül H, et al. Does platelet-rich plasma have a favorable effect in the early stages of steroid-associated femoral head osteonecrosis in a rabbit model?[J]. Eklem Hastaliklari Ve Cerrahisi = Joint Diseases & Related Surgery, 2017, 28（2）: 107-113.

[57] Kataoka Y, Hasegawa Y, Iwata H, et al. Effect of hyperbaric oxygenation on femoral head osteonecrosis in spontaneously hypertensive rats[J]. Acta Orthopaedica Scandinavica, 1992, 63（5）: 527-530.

[58] Kot J, Mathieu D. Controversial issues in hyperbaric oxygen therapy: A european committee for hyperbaric medicine workshop[J]. Diving and Hyperbaric Medicine, 2011, 41（2）: 101-104.

[59] Evola F R, Compagnoni R, Pieroni A, et al. The efficacy of conservative treatment of bone marrow edema syndrome:

A scoping review of the last ten years of literature[J]. Journal of Clinical Densitometry: The Official Journal of the International Society for Clinical Densitometry, 2022, 25（4）: 506-517.

[60] Mathieu D, Marroni A, Kot J. Tenth european consensus conference on hyperbaric medicine: Recommendations for accepted and non-accepted clinical indications and practice of hyperbaric oxygen treatment[J]. Diving and Hyperbaric Medicine, 2017, 47（1）: 24-32.

[61] Chandrinou A, Korompeli A, Grammatopoulou E, et al. Avascular necrosis of the femoral head: Evaluation of hyperbaric oxygen therapy and quality of life[J]. Undersea & Hyperbaric Medicine: Journal of the Undersea and Hyperbaric Medical Society, Inc, 2020, 47（4）: 561-569.

[62] Vezzani G, Quartesan S, Cancellara P, et al. Hyperbaric oxygen therapy modulates serum OPG/RANKL in femoral head necrosis patients[J]. Journal of Enzyme Inhibition and Medicinal Chemistry, 2017, 32（1）: 707-711.

[63] Li H, Bai X, Pan S. Repetitive 1.6 ATA hyperbaric oxygen therapy for bilateral ARCO Stage Ⅱ steroid-associated osteonecrosis of the femoral head[J]. Undersea & Hyperbaric Medicine: Journal of the Undersea and Hyperbaric Medical Society, Inc, 2020, 47（4）: 625-633.

[64] Liu T, Ma J, Su B, et al. A 12-year follow-up study of combined treatment of post-severe acute respiratory syndrome patients with femoral head necrosis[J]. Therapeutics and Clinical Risk Management, 2017, 13: 1449-1454.

[65] Bosco G, Vezzani G, Mrakic Sposta S, et al. Hyperbaric oxygen therapy ameliorates osteonecrosis in patients by modulating inflammation and oxidative stress[J]. Journal of Enzyme Inhibition and Medicinal Chemistry, 2018, 33（1）: 1501-1505.

[66] Wu R W, Lian W S, Kuo C W, et al. S100 calcium binding protein A9 represses angiogenic activity and aggravates osteonecrosis of the femoral head[J]. International Journal of Molecular Sciences, 2019, 20（22）: 5786.

[67] Paderno E, Zanon V, Vezzani G, et al. Evidence-supported HBO therapy in femoral head necrosis: A systematic review and meta-analysis[J]. International Journal of Environmental Research and Public Health, 2021, 18（6）: 2888.

[68] Rezus E, Tamba B I, Badescu M C, et al. Osteonecrosis of the femoral head in patients with hypercoagulability-from pathophysiology to therapeutic implications[J]. International Journal of Molecular Sciences, 2021, 22（13）: 6801.

[69] Zhang Q, L V J, Jin L. Role of coagulopathy in glucocorticoid-induced osteonecrosis of the femoral head[J]. The Journal of International Medical Research, 2018, 46（6）: 2141-2148.

[70] Cohen-Rosenblum A, Cui Q. Osteonecrosis of the femoral head[J]. The Orthopedic Clinics of North America, 2019, 50（2）: 139-149.

[71] Fu W, Liu B, Wang B, et al. Early diagnosis and treatment of steroid-induced osteonecrosis of the femoral head[J]. International Orthopaedics, 2019, 43（5）: 1083-1087.

[72] Chotanaphuti T, Thongprasert S, Laoruengthana A. Low molecular weight heparin prevents the progression of precollapse osteonecrosis of the hip[J]. Journal of the Medical Association of Thailand = Chotmaihet Thangphaet, 2013, 96（10）: 1326-1330.

[73] Glueck C J, Freiberg R A, Wang P. Long-term anticoagulation prevents progression of stages Ⅰ and Ⅱ primary osteonecrosis of the hip in patients with familial thrombophilia[J]. Orthopedics, 2020, 43（4）: e208-e214.

[74] Liu B Y, Yang L, Wang B J, et al. Prevention for glucocorticoid-induced osteonecrosis of femoral head: A long-term clinical follow-up trail[J]. Zhonghua Yi Xue Za Zhi, 2017, 97（41）: 3213-3218.

[75] Albers A, Carli A, Routy B, et al. Treatment with acetylsalicylic acid prevents short to mid-term radiographic progression of nontraumatic osteonecrosis of the femoral head: A pilot study[J]. Canadian Journal of Surgery. Journal Canadien De Chirurgie, 2015, 58（3）: 198-205.

[76] Beckmann R, Shaheen H, Kweider N, et al. Enoxaparin prevents steroid-related avascular necrosis of the femoral head[J]. The Scientific World Journal, 2014: 347813.

[77] Cao F, Liu G, Wang W, et al. Combined treatment with an anticoagulant and a vasodilator prevents steroid-associated osteonecrosis of rabbit femoral heads by improving hypercoagulability[J]. BioMed Research International, 2017, 2017: 1624074.

[78] Dolkart O, Kazum E, Rosenthal Y, et al. Effects of focused continuous pulsed electromagnetic field therapy on early tendon-to-bone healing[J]. Bone & Joint Research, 2021, 10（5）: 298-306.

[79] Grodzinsky A J. Fields, forces, and flows in biological systems[M]. New York: Garland Science, 2011.

[80] Raji A R, Bowden R E. Effects of high peak pulsed electromagnetic fields on degeneration and regeneration of the common peroneal nerve in rate[J]. Lancet, 1982, 2（8295）: 444-445.

[81] Eftekhar N S, Schink-Ascani M M, Mitchell S N, et al. Osteonecrosis of the femoral head treated by pulsed electromagnetic fields（PEMFs）: A preliminary report[J]. The Hip, 1983: 306-330.

[82] Massari L, Fini M, Cadossi R, et al. Biophysical stimulation with pulsed electromagnetic fields in osteonecrosis of the femoral head[J]. The Journal of Bone and Joint Surgery. American Volume, 2006, 88 Suppl 3: 56-60.

[83] Al-Jabri T, Tan J Y Q, Tong G Y, et al. The role of electrical stimulation in the management of avascular necrosis of the femoral head in adults: A systematic review[J]. BMC Musculoskeletal Disorders, 2017, 18（1）: 319.

[84] Li J P, Chen S, Peng H, et al. Pulsed electromagnetic fields protect the balance between adipogenesis and osteogenesis on steroid-induced osteonecrosis of femoral head at the pre-collapse stage in rats[J]. Bioelectromagnetics, 2014, 35（3）: 170-180.

[85] Ding S, Peng H, Fang H S, et al. Pulsed electromagnetic fields stimulation prevents steroid-induced osteonecrosis in rats[J]. BMC Musculoskeletal Disorders, 2011, 12: 215.

[86] Chinnadurai S, Chilukuri B, Mahendran B, et al. Clinical profile of osteonecrosis in systemic lupus erythematosus - experience from a tertiary care centre in south india[J]. Journal of Family Medicine and Primary Care, 2020, 9（8）: 4363-4367.

[87] Vilaca T, Eastell R, Schini M. Osteoporosis in men[J]. The Lancet. Diabetes & Endocrinology, 2022, 10（4）: 273-283.

[88] Yu X, Zhang D, Chen X, et al. Effectiveness of various hip preservation treatments for non-traumatic osteonecrosis of the femoral head: A network meta-analysis of randomized controlled trials[J]. Journal of Orthopaedic Science: Official Journal of the Japanese Orthopaedic Association, 2018, 23（2）: 356-364.

[89] Musacchio E, Sartori L. Zoledronic acid for the treatment of pregnancy-associated femoral head necrosis: A case report[J]. Case Reports in Women's Health, 2020, 26: e00190.

[90] Logan L, Haider S, Brauer C, et al. Severe bilateral legg-calvé-perthes resolved with pamidronate in combination with casts, physiotherapy and adductor tenotomy: A pictorial essay over 11 years[J]. BMJ Case Reports, 2019, 12（9）: e229919.

[91] Ma H, Ma N, Liu Y, et al. Core decompression with local administration of zoledronate and enriched bone marrow mononuclear cells for treatment of non-traumatic osteonecrosis of femoral head[J]. Orthopaedic Surgery, 2021, 13（6）: 1843-1852.

[92] Wang W, Zhang N, Guo W, et al. Combined pharmacotherapy for osteonecrosis of the femoral head after severe acute respiratory syndrome and interstitial pneumonia: Two and a half to fourteen year follow-up[J]. International Orthopaedics, 2018, 42（7）: 1551-1556.

[93] Agarwala S, Vijayvargiya M, Sawant T, et al. Bisphosphonates for post-covid osteonecrosis of the femoral head: Medical management of a surgical condition[J]. JB & JS Open Access, 2022, 7（4）: e22.00060.

[94] Rong K, Li X, Jiang W, et al. Alendronate alleviated femoral head necrosis and upregulated BMP2/EIF2AK3/EIF2A/ATF4 pathway in liquid nitrogen treated rats[J]. Drug Design, Development and Therapy, 2021, 15: 1717-1724.

[95] Sheng H, Lao Y, Zhang S, et al. Combined pharmacotherapy with alendronate and desferoxamine regulate the bone resorption and bone regeneration for preventing glucocorticoids-induced osteonecrosis of the femoral head[J]. BioMed Research International, 2020: 3120458.

[96] Aruwajoye O O, Aswath P B, Kim H K W. Material properties of bone in the femoral head treated with ibandronate and BMP-2 following ischemic osteonecrosis[J]. Journal of Orthopaedic Research, 2017, 35（7）: 1453-1460.

[97] Ruggiero S L, Dodson T B, Aghaloo T, et al. American association of oral and maxillofacial surgeons' position paper on medication-related osteonecrosis of the jaws-2022 update[J]. Journal of Oral and Maxillofacial Surgery: Official Journal of the American Association of Oral and Maxillofacial Surgeons, 2022, 80（5）: 920-943.

[98] Yin H, Yuan Z, Wang D. Multiple drilling combined with simvastatin versus multiple drilling alone for the treatment of avascular osteonecrosis of the femoral head: 3-year follow-up study[J]. BMC Musculoskeletal Disorders, 2016, 17:

344.

[99] Yu Y, Lin L, Liu K, et al. Effects of simvastatin on cartilage homeostasis in steroid-induced osteonecrosis of femoral head by inhibiting glucocorticoid receptor[J]. Cells, 2022, 11 (24): 3945.

[100] Liao Y, Zhang P, Yuan B, et al. Pravastatin protects against avascular necrosis of femoral head via autophagy[J/OL]. Frontiers in Physiology, 2018, 9[2022-09-07]. https://www.frontiersin.org/articles/10.3389/fphys.2018.00307.

[101] Ren X, Shao Z, Fan W, et al. Untargeted metabolomics reveals the effect of lovastatin on steroid-induced necrosis of the femoral head in rabbits[J]. Journal of Orthopaedic Surgery and Research, 2020, 15: 497.

[102] Zhang Y, Ma L, Lu E, et al. Atorvastatin upregulates microRNA-186 and inhibits the TLR4-mediated MAPKs/NF-κB pathway to relieve steroid-induced avascular necrosis of the femoral head[J]. Frontiers in Pharmacology, 2021, 12: 583975.

[103] Zou Y, Fisher P D, Horstmann J K, et al. Synergistic local drug delivery in a piglet model of ischemic osteonecrosis: A preliminary study[J]. Journal of Pediatric Orthopedics. Part B, 2015, 24 (6): 483-492.

[104] 王小龙, 韩超前, 赵晓娜, 等. 普伐他汀能否降低早期兔激素诱导性股骨头坏死发生的风险[J]. 中国组织工程研究, 2018, 22 (32): 5097-5103.

[105] Drescher W, Bünger M H, Weigert K, et al. Methylprednisolone enhances contraction of porcine femoral head epiphyseal arteries[J]. Clinical Orthopaedics and Related Research, 2004, (423): 112-117.

[106] Song Q, Ni J, Jiang H, et al. Sildenafil improves blood perfusion in steroid-induced avascular necrosis of femoral head in rabbits via a protein kinase g-dependent mechanism[J]. Acta Orthopaedica et Traumatologica Turcica, 2017, 51 (5): 398.

[107] De Campos Pessoa A L, De Oliveira Araújo V H V, Rosa Nascimento A L, et al. Phosphodiesterase-5 inhibition improves bone regeneration at the early stages of ischemic osteonecrosis of the femoral head in rats[J]. Journal of Orthopaedic Research: Official Publication of the Orthopaedic Research Society, 2021, 39 (10): 2077-2082.

[108] Zhao D, Hu Y. Chinese experts' consensus on the diagnosis and treatment of osteonecrosis of the femoral head in adults[J]. Orthopaedic Surgery, 2012, 4 (3): 125-130.

[109] Zhao D, Zhang F, Wang B, et al. Guidelines for clinical diagnosis and treatment of osteonecrosis of the femoral head in adults (2019 version) [J]. Journal of Orthopaedic Translation, 2020, 21: 100-110.

[110] 王丹丹, 张虹, 张颖. 中国专利检索系统中治疗股骨头坏死的中药复方用药规律分析[J]. 安徽医药, 2022, 26 (02): 417-421.

[111] Zhang Q, Yang F, Chen Y, et al. Chinese herbal medicine formulas as adjuvant therapy for osteonecrosis of the femoral head[J]. Medicine, 2018, 97 (36): e12196.

[112] 刘锌, 杜斌, 高丽丽, 等. 右归饮干预激素性股骨头坏死大鼠骨髓间充质干细胞的自噬及命运[J]. 中国组织工程研究, 2021, 25 (01): 20-25.

[113] 朱磊, 周正新, 刘安平, 等. 辨证使用骨蚀宁胶囊Ⅰ号、Ⅱ号对激素性股骨头坏死家兔模型CD34、CYR61、CTGF表达影响的实验研究[J]. 中医药临床杂志, 2020, 32 (08): 1482-1486.

[114] Zhang P, Xu H, Wang P, et al. Yougui pills exert osteoprotective effects on rabbit steroid-related osteonecrosis of the femoral head by activating β-catenin[J]. Biomedicine & Pharmacotherapy, 2019, 120: 109520.

[115] 罗丹, 曹玉举, 郭永昌. 骨病回生丸对激素性股骨头坏死大鼠的作用[J]. 中医学报, 2021, 36 (11): 2388-2394.

[116] Wu J, Yao L, Wang B, et al. Tao-Hong-Si-Wu Decoction ameliorates steroid-induced avascular necrosis of the femoral head by regulating the HIF-1 α pathway and cell apoptosis[J]. BioScience Trends, 2016, 10 (5): 410-417.

[117] Song H M, Wei Y C, Li N, et al. Effects of wenyangbushen formula on the expression of VEGF, OPG, RANK and RANKL in rabbits with steroid-induced femoral head avascular necrosis[J]. Molecular Medicine Reports, 2015, 12 (6): 8155-8161.

[118] 吴忠书, 韦雨柔, 陈晓俊, 等. 活血通络胶囊促进骨髓间充质干细胞成骨中的ERα-Wnt/β-catenin信号通路[J]. 中国组织工程研究, 2022, 26 (25): 3937-3943.

[119] Fang B, Li Y, Chen C, et al. Huo Xue Tong Luo capsule ameliorates osteonecrosis of femoral head through inhibiting

lncRNA-Miat[J]. Journal of Ethnopharmacology，2019，238：111862.

[120] 梁学振，杨曦，李嘉程，等. 补肾活血胶囊介导Hedgehog信号通路调控大鼠骨髓间充质干细胞成骨成脂分化[J]. 中国组织工程研究，2022，26（7）：1020.

[121] 徐腾腾，王金霞，明瑞蕊，等. 健脾活骨方对糖皮质激素致血管内皮细胞功能损伤的干预作用[J]. 中国中药杂志，2022，47（06）：1625-1631.

[122] Kong X，Li X，Zhang C，et al. Aqueous fraction of Huogu Formula promotes osteogenic differentiation of bone marrow stromal cells through the BMP and Wnt signaling pathways[J]. Rejuvenation Research，2016，19（6）：509-520.

[123] Wei Q S，Hong G J，Yuan Y J，et al. Huo Xue Tong Luo capsule，a vasoactive herbal formula prevents progression of asymptomatic osteonecrosis of femoral head：A prospective study[J]. Journal of Orthopaedic Translation，2018，18：65-73.

[124] 燕勇. 仙灵骨葆治疗激素性股骨头坏死的疗效及对血清VEGF、TGF-β1、PINP、BGP及骨密度的影响[J]. 陕西中医，2018，39（04）：500-502.

[125] 蒋生军. 早中期股骨头坏死应用活血壮骨方联合阿仑膦酸钠治疗的效果研究[J]. 中医临床研究，2020，12（12）：125-126.

[126] 詹新宇. 自拟补骨方联合阿仑膦酸钠治疗非创伤性股骨头坏死临床疗效观察[J]. 中医药临床杂志，2019，31（08）：1568-1571.

[127] 张勇，林炎水. 桑枝生姜汤热敷、针灸联合阿仑膦酸钠治疗股骨头坏死的疗效及对疼痛程度的影响[J]. 四川中医，2020，38（08）：145-148.

[128] 王小云，陈永进，任祥顺，等. 冲击波联合经典方桃红四物汤治疗股骨头坏死的疗效观察[J]. 中华物理医学与康复杂志，2022，44（09）：821-823.

[129] Kong X，Wang R，Tian N，et al. Effect of Huogu Ⅱ formula（活骨Ⅱ方）with medicinal guide radix achyranthis bidentatae on bone marrow stem cells directional homing to necrosis area after osteonecrosis of the femoral head in rabbit[J]. Chinese Journal of Integrative Medicine，2012，18（10）：761-768.

[130] Hao Y Q，Guo H，Zhu T，et al. Core decompression，lesion clearance and bone graft in combination with Tongluo Shenggu decoction for the treatment of osteonecrosis of the femoral head：A retrospective cohort study[J]. Medicine，2018，97（41）：e12674.

[131] 李世民. 髓芯减压配合活血健骨汤治疗非创伤性股骨头坏死临床疗效[J]. 黑龙江医药，2019，32（04）：874-876.

[132] 韩廷成，祁兆建，陈大志，等. 强筋壮骨丸联合髓芯减压腓骨棒支撑治疗早中期股骨头坏死30例临床观察[J]. 湖南中医杂志，2020，36（02）：62-64.

[133] Wu Y，Zhang C，Wu J，et al. Angiogenesis and bone regeneration by mesenchymal stem cell transplantation with danshen in a rabbit model of avascular necrotic femoral head[J]. Experimental and Therapeutic Medicine，2019，18（1）：163-171.

[134] Ye J，Wei D，Peng L，et al. Ginsenoside Rb1 prevents steroid-induced avascular necrosis of the femoral head through the bone morphogenetic protein-2 and vascular endothelial growth factor pathway[J/OL]. Molecular Medicine Reports，2019，20（4）：3175-3181[2022-04-28]. http：//www.spandidos-publications.com/10.3892/mmr.2019.10553.

[135] Lv W，Yu M，Yang Q，et al. Total flavonoids of *Rhizoma drynariae* ameliorate steroid-induced avascular necrosis of the femoral head via the PI3K/AKT pathway[J]. Molecular Medicine Reports，2021，23（5）：345.

[136] Yu H，Yue J，Wang W，et al. Icariin promotes angiogenesis in glucocorticoid-induced osteonecrosis of femoral heads：In vitro and in vivo studies[J]. Journal of Cellular and Molecular Medicine，2019，23（11）：7320-7330.

[137] Yue J，Yu H，Liu P，et al. Preliminary study of icariin indicating prevention of steroid-induced osteonecrosis of femoral head by regulating abnormal expression of miRNA-335 and protecting the functions of bone microvascular endothelial cells in rats[J]. Gene，2021，766：145128.

[138] Jiang Y，Liu C，Chen W，et al. Tetramethylpyrazine enhances vascularization and prevents osteonecrosis in steroid-treated rats[J]. BioMed Research International，2015：315850.

[139] Huang Z，Cheng C，Cao B，et al. Icariin protects against glucocorticoid-induced osteonecrosis of the femoral head in rats[J]. Cellular Physiology and Biochemistry，2018，47（2）：694-706.

[140] Jiang Y, Zhang Y, Chen W, et al. Achyranthes bidentata extract exerts osteoprotective effects on steroid-induced osteonecrosis of the femoral head in rats by regulating RANKL/RANK/OPG signaling[J]. Journal of Translational Medicine, 2014, 12: 334.

[141] Jiang X, Chen W, Su H, et al. Puerarin facilitates osteogenesis in steroid-induced necrosis of rabbit femoral head and osteogenesis of steroid-induced osteocytes via miR-34 a upregulation[J]. Cytokine, 2021, 143: 155512.

[142] Cao F, Qin K R, Kang K, et al. Ginkgo biloba L. extract prevents steroid-induced necrosis of the femoral head by rescuing apoptosis and dysfunction in vascular endothelial cells via the PI3K/AKT/eNOS pathway[J]. Journal of Ethnopharmacology, 2022, 296: 115476.

[143] Xue X H, Feng Z H, Li Z X, et al. Salidroside inhibits steroid-induced avascular necrosis of the femoral head via the PI3K/AKT signaling pathway: in vitro and in vivo studies[J]. Molecular Medicine Reports, 2018, 17 (3): 3751-3757.

[144] Duan P, Wang H, Yi X, et al. C/EBPα regulates the fate of bone marrow mesenchymal stem cells and steroid-induced avascular necrosis of the femoral head by targeting the PPARγ signalling pathway[J]. Stem Cell Research & Therapy, 2022, 13 (1): 342.

[145] Puvanesarajah V S F, Cancienne J M, Novicoff W M, et al. Riskfactors for revision surgery following primary adult spinal deformity surgery in patients 65 years and older [J]. J Neurosurg Spine, 2016, 25 (4): 486-493.

[146] Silverman S L, Schousboe J T, Gold D T. Oral bisphosphonate compliance and persistence: A matter of choice? [J] Osteoporos Int, 2011, 22 (1): 21-26.

[147] You R, Mori T, Ke L, et al. Which injected antiosteoporotic medication is worth paying for? A cost-efectiveness analysis of teriparatide, zoledronate, ibandronate, and denosumab for postmenopausal osteoporotic women in China[J]. Menopause, 2021, 29 (2): 210-218.

[148] Pang K L, Low N Y, Chin K Y. A Review on the Role of Denosumab in Fracture Prevention[J]. Drug Des Devel Ther, 2020, 14: 4029-4051.

[149] Hanley D A, Adachi J D, Bell A, et al. Denosumab: mechanism of action and clinical outcomes[J]. Int J Clin Pract, 2012, 66 (12): 1139-1146.

[150] Bone H G, Wagman R B, et al. 10 years of denosumab treatment in postmenopausal women with osteoporosis: results from the phase 3 randomised FREEDOM trial and open-label extension[J]. Lancet Diabetes Endocrinol, 2017, 5 (7): 513-523.

[151] Kamimura M, Nakamura Y, Ikegami S, et al. Significant improvement of bone mineral density and bone turnover markers by denosumab therapy in bisphosphonate-unresponsive patients[J]. Osteoporos Int, 2017, 28 (2): 559-566.

[152] Lewiecki E M, Miller P D, McClung M R, et al. Two-year treatment with denosumab (AMG 162) in a randomized phase 2 study of postmenopausal women with low BMD[J]. J Bone Miner Res, 2007, 22 (12): 1832-1841.

[153] Kendler D L, Roux C, Benhamou C L, et al. Effects of denosumab on bone mineral density and bone turnover in postmenopausal women transitioning from alendronate therapy[J]. J Bone Miner Res, 2010, 25 (1): 72-81.

[154] Park C H, Yoo J I, Choi C H, et al. The impact of sequential therapy from short-term teriparatide to denosumab compared with denosumab alone in patients with osteoporotic hip fracture: A 1-year follow-up study[J]. BMC Musculoskelet Disord, 2020, 21 (1): 751.

[155] Tsai J N, Uihlein A V, Lee H, et al. Teriparatide and denosumab, alone or combined, in women with postmenopausal osteoporosis: the DATA study randomised trial[J]. Lancet, 2013, 382 (9886): 50-56.

[156] Leder B Z, Tsai J N, Uihlein A V, et al. Two years of Denosumab and teriparatide administration in postmenopausal women with osteoporosis (The DATA Extension Study): a randomized controlled trial[J]. J Clin Endocrinol Metab, 2014, 99 (5): 1694-1700.

[157] Idolazzi L, Rossini M, Viapiana O, et al. Teriparatide and denosumab combination therapy and skeletal metabolism[J]. Osteoporos Int, 2016, 27 (11): 3301-3307.

[158] Tsai J N, Uihlein A V, Burnett-Bowie S M, et al. Effects of Two Years of Teriparatide, Denosumab, or Both on Bone Microarchitecture and Strength (DATA-HRpQCT study) [J]. J Clin Endocrinol Metab, 2016, 101 (5): 2023-2030.

[159] Leder B Z, Tsai J N, Uihlein A V, et al. Denosumab and teriparatide transitions in postmenopausal osteoporosis (the

DATA-Switch study）：extension of a randomised controlled trial[J]. Lancet，2015，386（9999）：1147-1155.

[160] Lewiecki E M，Miller P D，Harris S T，et al. Understanding and Communicating the Benefits and Risks of Denosumab，Raloxifene，and Teriparatide for the Treat ment of Osteoporosis，Journal of Clinical[J]. Densitometry，2014，17（4）：490-495.

第九章

股骨头坏死中医药治疗

股骨头坏死在中医学被划归为"骨蚀""骨痿""骨痹""髋骨痹"等范畴，发病之本为脏腑亏虚，标为血瘀痰阻，本虚标实，虚实夹杂。脏腑亏虚，致使素体虚弱，正气不足，腠理不密，卫外不固，成为发生的条件；气血不足，鼓动无力，离经之血流滞于体内，或血行不畅壅遏于经脉之内，日久凝结为瘀，致脉络不畅，筋骨失养；水饮代谢失常，炼而为痰，留于体内，随气血运行升降，无所不至，流窜于经络，流注于骨节，痰郁结于经脉，影响气血运行，导致经络闭阻；瘀滞亦生，痰阻瘀滞，痰瘀互结，致髓精空虚，筋骨失养，筋脉拘挛，骨痹强直，发为本病。

第一节　股骨头坏死中医病名

股骨头缺血性坏死为西医骨病学的名称，中医古籍中无这一病名的直接记载。中医根据其症状、体征和发病机制归纳为以下几种认识。《灵枢·刺节真邪》："虚邪之入于身也深，寒与热相搏，久留而内著，寒胜其热，则骨疼肉枯，热胜其寒，则烂肉腐肌为脓，内伤骨，内伤骨为骨蚀。"认为此病属"骨蚀"。《素问·痿论》："肾气热，则腰脊不举，骨枯而髓减，发为骨痿。"认为属"骨痿"。《素问·长刺节论》："病在骨，骨重不可举，骨髓酸痛，寒气至，名曰骨痹。"认为属"骨痹"。此外，刘伯龄等根据《圣济总录》中所述的"肾脂不长则髓涸，而气不行，骨内痹，而其证内寒也"，认为该病属"髋骨痹"；燕春茂等将该病归属于"骨蚀"与"瘀血"范畴；另有医家将其归属为"血痹"与"阴疽"的范畴。

一、骨蚀说

目前，在国内医学诊疗中，通常将"骨蚀"作为股骨头坏死的中医病名，且在临床中被广泛使用，但其内涵还需进一步明确。"骨蚀"之名出自《灵枢·刺节真邪》，是因体虚邪入于骨，或因筋骨伤损，使气血凝滞，经脉受阻所致。以骨痛，肌肉痿缩，跛行，患肢缩短为主要表现。寒湿相合化热蚀骨，从症状上看，红肿潮热却非股骨头坏死的症状。《脾胃论卷上·脾胃胜衰论》："脾病则下流乘肾，土克水，则骨乏无力，是为骨蚀，令人骨髓空虚，足不能履地。"脾胃虚弱，对五脏失于濡养，脾虚及肾，肾不能主骨生髓，病位在骨，"骨髓空虚"而致骨蚀，症状为"骨乏无力"和"足不能履地"，所描述症状、病机符合股骨头坏死的特点。古籍中"骨蚀"论述较少，但其描述骨质破坏特点符合现代股骨头坏死的临床表现。

二、骨痿说

"骨痿"首见于《黄帝内经》。从病症上看，《证治百问·痿》："痿与痹二证天渊不同，痿本虚证……痿有软弱无力，起居日废，行步艰难，未有痛楚者也。"指出骨痿的主要症状为软弱无力，疼痛不明显。《素问·痿论》："肾气热，则腰脊不举，骨枯而髓减，发为骨痿。"以上所论，症状"软弱无力"，病位在"腰脊不举"都与股骨头坏死的生物学特征不符。此论述不能反映股骨头坏死的病变内涵，却与现代医学所讲的一些代谢性骨病（如骨质疏松症等）相符。

从病机上看，骨质疏松是股骨头坏死核心病理过程之一。《素问·痿论》："有所远行劳倦，逢大热而渴……发为骨痿。"《景岳全书·非风》："筋有缓急之病，骨有痿弱之病，总由精血败伤而然。"《灵枢·经脉篇》："足少阴气绝则骨枯。"《金匮要略·中风历节》："……咸则伤骨，骨伤则痿……"劳累过度、内热伐阴、精血败伤、骨失所养、饮食不节、骨枯骨痿，指向性明确，这些与股骨头坏死的骨质损害相符。

《医学入门》："痹久亦能成痿。"《圣济总录》："痹害于身，其为疾也，初若无足治，至其蔓而难图，则偏废弗举，四体不随。"《巢氏诸病源候总论·虚劳风痿痹不随候》："夫风寒湿三气合为痹，病在于阴，其人苦筋骨痿枯，身体疼痛，此为痿痹之病。"从疾病发展过程来看，由痹致痿或痿痹相兼而成的"骨痿"与股骨头坏死的特点相符。《医学纲目》："其证遍体骨节疼痛……举动艰难者，入骨痰也……四肢痿痹，屈伸不便者，风湿痰也。"体内痰浊过盛必然妨碍气血运行，提出"风湿痰""骨痰"致痿痹的观点。从病因、传变来看，"痿痹"更符合股骨头坏死病变特点。

《冯氏锦囊秘录·杂症大小合参》："因纵酒嗜味太过，过酒则耗散精血，过味则清气不升，皆足以致痿也。"酒性大热，过量则耗伤阴血、津液，引起肝肾阴虚，筋骨失于阴津濡养而致"骨痿"。《河间六书》说："酒性大热而引饮冷，冷与热凝于胸中，不散而成湿，故痰作矣。"表明嗜酒伤脾，生湿蕴痰（高脂血症），导致脂质代谢紊乱；耗伤阴血，热煎成瘀，痰瘀互结，阻塞脉络引起骨内压增高、静脉瘀滞。从病因上看，由饮酒所致"骨痿"与股骨头坏死的发病内涵相符。

综上所述，骨痿可能是股骨头坏死的阶段性表现或并发症或伴发疾病。

三、骨痹说

"骨痹"病位在骨，属"五体痹"之一。有关骨痹的论述最早见于《黄帝内经》，《素问·痹论》曰："风寒湿三气杂至，合而为痹也……以冬遇此者为骨痹。"又曰："痹在于骨则重"。《素问·长刺节论》曰："病在骨，骨重不可举，骨髓酸痛，寒气至，名曰骨痹。"《中藏经》曰："大凡风寒暑湿之邪……入于肾，则名骨痹。"《普济方·肾痹》曰："骨痹不已，复感于邪，内舍于肾，而其证善胀，尻以代踵，脊以代头。"从病因、病症上看，"骨痹"的病名是一类疾病的概括，对应的现代疾病众多。"尻以代踵，脊以代头"明显是脊柱疾病的病变特征，"骨重不可举，骨髓酸痛"所描述的疼痛又是股骨头坏死的常见症状。可见，骨痹是包含诸多骨病的一种疾病的总称，并不能特指股骨头坏死。因此，在古文献中对于符合股骨头坏死特点的"骨痹"病名还需进一步梳理、甄别。

《素问·通评虚实论》："跖跛，寒风湿之病也。"《针灸甲乙经·阴阳清浊精气津液血脉》："液脱者骨痹，屈伸不利。"从症状上看，"跖跛""屈伸不利"与股骨头坏死功能受限的症状相符。《素问·逆调论》："肾不生则髓不能满，故寒甚至骨也……病名曰骨痹。"从病因可见，骨髓不满，寒邪入骨而发生骨痹。从病因、症状角度辨析，髓虚液脱、复感外邪而致"跖跛""挛拘"，此所论述的"骨痹"才是符合股骨头坏死病变特点的病名。

《医林改错》提出了"痹有瘀血说"，认为血瘀是痹病的重要病因。《辨证录》则强调了

"治痹必治痰"之说。《医级宝鉴》："痹非三气，患在痰瘀。"《寿世保元》："瘀血湿痰蓄于肢节间，筋骨之会，空窍之所而作痛也。肢体沉重者，是湿痰。晚间病重者，是瘀血"这与股骨头坏死发病的病机"骨内压增高静脉瘀滞学说、脂质代谢紊乱学说、血管内凝血学说"相符。目前中医界也多以"痰、瘀"论治非创伤性股骨头坏死。那么从病因、病机角度辨析，痰、瘀阻络之"痹证"更接近股骨头坏死病理、证候特点。

《素问·缪刺论》："邪客于足少阳之络，令人留于枢中痛，髀不可举。"隋代巢元方认为："虚劳髀枢痛候，劳伤血气，肤腠虚疏，而受风冷故也。"《黄帝内经太素》："髋骨如臼，髀骨如枢，髀转于中，故曰髀枢也。""髀枢"，当环跳穴之分，谓之枢者，以榫骨转动，如户之枢也，亦曰"髀关"，即现在髋关节所在。《医门法律》："久饮者环跳受伤。"《任应秋论医集》："酒之热入于胆经，其寒性之质，纳诸膀胱，膀胱经为太阳寒水，复纳酒寒，胆经少阳相火，复受酒之毒热，膀胱经与胆经交于环跳，则寒热搏结。"根据病因、病位的分析，嗜酒、虚劳、外邪可引发"髀枢痹"。故"髀枢（髋骨）痹"的命名更接近股骨头坏死病证特点。

四、瘀血（"淤血"）说

从病机上看，《巢氏诸病源候总论》："血之在身，随气而行，常无停积，若因堕落损伤，即血行失度，随伤损之处即停积；若流入腹内亦积聚不散，皆成瘀血。"《仙授理伤续断秘方》："瘀血不散，筋脉失养"。外伤后局部气机不畅，或因脉道受压，引起血行不畅；或因脉道受损，离经之血引起瘀塞不流，而累及气血，相互为病，形成气滞血瘀之病变。《圣济总录》："肾脂不长，则髓涸而气不行，骨乃痹而其证内寒也。"《血证论》："气结则血凝。"《医林改错》："元气既虚，必不能达于血管，血管无气，必停留而瘀。"《类证治裁·痹证》提出"痹久必有浊痰败血，瘀滞经络。"瘀血形成的原因并不是单一的，临床中常见的有气滞瘀血、气虚瘀血、痰浊瘀血、湿毒瘀血、风寒瘀血和阴虚瘀血等。瘀血导致静脉瘀滞，这与脂肪栓塞学说的致病因素相吻合，有学者认为，其是股骨头坏死主要病因。从生物学病变角度来看，血管损伤——股骨头血供的破坏，是股骨头坏死最为明确的病因。

五、其他病名

古文献关于骨的病变记载还有"筋骨柔脆""骨肉疏薄""骨肉不相亲""骨弱""骨虚""骨乏""骨极"等描述。《张氏医通》"血痹者，寒湿之邪，痹着于血分也。辛苦劳之人，皮腠致密，筋骨坚强，虽有风寒湿邪，莫之能客。惟尊荣奉养之人，肌肉丰满，筋骨柔脆，素常不胜疲劳，行卧动摇，或遇微风，则能痹着为患，不必风寒湿之气杂至而为病也。"《寿亲养老新书》："高年人阳气发泄，骨肉疏薄，易于伤动，多感外疾。""筋骨柔脆""骨肉疏薄"说明了发病的内因。《难经》："少阴者，冬脉也，伏行而温于骨髓。故骨髓不温，即肉不着骨；骨肉不相亲，即肉濡而却；肉濡而却，故齿长而枯，发无润泽；无润泽者，骨先死。戊日笃，己日死。""骨肉不相亲"描述的是肾虚状态，从疾病的进展看"可以危及生命"则与股骨头坏死不相符。《圣济总录》："肾生骨髓，骨髓者、肾气之余。肾气虚、则骨髓酸疼，倦而无力；其气实、则骨热苦烦，津液内燥，当随症施治。""骨弱""骨虚"是"肾虚"的症状之一。《神农本草经疏》："凡病阴虚火动，阳道妄举，梦遗，尿血，小便短涩及目赤口苦舌干，大便燥结，内热作渴，火升目赤，易饥嘈杂，湿热成痿，以致骨乏无力者，皆不宜服。""骨乏"亦是"痿证"的症状之一。《备急千金要方》："骨极者，主肾也。肾应骨，骨与肾合。"《巢氏诸病源候总论·虚劳病诸候上》："骨极，令人酸削，齿苦痛，手足烦疼，不可以立，不欲行动。""骨极"是骨弱髓枯的全身疾患。

"筋骨柔脆""骨肉疏薄""骨肉不相亲""骨弱""骨虚"等描述并不符合股骨头坏死的特点。"骨乏""骨极"则属于痿证与骨痹的特定阶段的表现，从病因、症状分析与股骨头坏死无关。

综上所述，中医古籍多从病因病机和临床症状方面认识骨与关节疾病，而现代医学则从病理角度认识股骨头坏死，故现代股骨头坏死可能与古代中医多种骨关节疾病有关，包括骨蚀、骨痿、骨痹、髀枢痹、骨肉疏薄等，其中髀枢痹可能是最为接近现代股骨头坏死临床表现的髋关节病名。

（张振南　于　潼）

第二节　股骨头坏死中医病因病机

随着中医药对股骨头缺血性坏死的认识不断深入，以中医为主的综合疗法，在股骨头缺血性坏死的防治中发挥了积极的作用，取得了满意的效果。但对于股骨头坏死的病因病机众医家却有不同认识。

一、传统中医对股骨头坏死相似病的病因病机的认识

本病的病因有内因、外因两方面，其病机以肝肾脾亏虚为本，血瘀痰阻为标。肝肾脾亏虚，气血不足，筋骨失养，卫外不固，风寒湿邪趁虚而入，凝聚经脉，气血不行，瘀血阻络，不通则痛；或为创伤致瘀、血供不足、慢性劳伤、筋骨受损；或过度饮酒，产生湿痰，痰湿郁久蕴而化热，耗伤气血，气血瘀阻，运行不畅，筋骨失养，久则髓减骨枯，发为骨痿。

1. 肝肾脾亏虚是本病之根本　肝藏血、主筋，《素问·六节藏象论》还称肝为"罢极之本"，意思是说，肢体关节运动能量，全赖于肝藏血充足和调节血量功能正常。肾藏精、主骨生髓，只有肾精充足，骨骼才得以骨髓充养。或因先天不足，禀赋虚弱，或因后天失养，烦劳过度，形神过耗，致使肝肾虚衰，筋骨失养，不耐强力，则筋骨易于损伤。《素问·痿论》中云："肾者水脏也，今水不胜火，则骨枯而髓虚，故足不任身，发为骨痿。"《赤水玄珠》曰："膏粱之人，久服汤药，醉以入房，损其真气，则肾气热而腰脊痛不能举，久则髓减骨枯，发为骨痿。"《圣济总录·肾脏门》曰："肾胀之病，……腰髀痛者是也。盖肾主腰脚，其经属足少阴，与足太阳为表里。故肾经所过……过髀枢循髀外，是动则病髀不可以曲。"因此，筋骨的强弱与肝肾精气是否亏虚密切相关。

2. 气血不足、卫外不固为其另一内因　筋骨、关节的功能活动有赖于气血的温煦濡养。气主推动、主防御，《素问·刺法论》云："正气存内，邪不可干。"说明正气充盛，抗邪有力，外邪则不易侵入体内。若正气不足，卫外不固则防御作用减弱，外邪易于侵入体内，如《素问·评热病论》所说："邪之所凑，其气必虚。"《灵枢·刺节真邪》中说："虚邪之中人也，洒淅动形，起毫毛而发腠理。其入深，内搏于骨，则为骨痹。"血主营养滋润，《素问·五脏生成篇》："肝受血而能视，足受血而能步，掌受血而能握，指受血而能摄。"指出机体的感觉和运动，依赖于血的营养和滋润。气为血帅，血为气母。血液的正常运行，有赖于气的推动，气行则血行，气滞则血滞，若气虚无力行血或气滞不能行血，则血流缓慢或停留于局部，形成瘀血。因此，只有气血充足，运行正常，发挥其正常生理功能，才能坚固卫外，抵邪入侵，充养筋骨关节，维系其运动、感觉之功能。

3. 外邪侵袭是引起本病的另一病因　引起本病发生的外邪主要为风邪、寒邪和湿邪。《素问·痹论》云："风寒湿三气杂至，合而为痹。"《素问·举痛论》说："寒气入经而稽迟，泣而不行，客于脉外则血少，客于脉中则气不通，故卒然而痛……因重中于寒，则痛久矣。"《素问·至真要大论》："寒复内余，则腰尻痛，屈伸不利，股胫足膝中痛。"《素问·太阴阳明论》说："伤于湿者，下先受之。"《医宗金鉴》曰："胯骨即髋骨也，又名踝骨，若素受风寒湿气，再遇跌打损伤，瘀血凝结，肿硬筋翻，足不能直行，筋短则脚尖著地，骨错者，臀努斜行……"《灵枢·贼风》中"若有所堕坠，恶血在内而不去。……遇风寒，则血气凝结，与故邪相袭，则为寒痹"。髋部损伤日久，久病伤阳，寒湿之邪乘虚内侵，留滞关节，或汗出冒雨涉水、坐卧湿地使卫阳不固，寒湿内侵，寒湿凝结为痰，痰湿阻滞筋膜，经络气血阻滞不通，致使股骨头失养而为本病。

4. 外伤劳损为本病的重要外因　外界暴力直接作用于股骨头，导致股骨头局部血瘀，气血运行不畅，失去濡养而导致本病的发生。《素问·生气通天论》记载："岐伯曰：……因而强力，肾气乃伤，高骨乃坏。"《仙授理伤续断秘方》中也强调跌打损伤骨折后"瘀血不散，筋脉失养"是本病重要原因。《医宗金鉴》曰："髋骨外向之凹，其形似臼，以纳髀骨之上端如杵者也，名曰机，又名髀枢……或因跌打损伤，或蹉垫挂镫，以致枢机错努，青紫肿痛，不能步履，或行止欹侧艰难。"《素问·经脉别论》说"久立伤骨，久行伤筋"，即是说长时间的筋骨劳损也会引发本病。临床上一侧股骨头坏死而健侧负重增加，引起健侧股骨头坏死的病例屡见不鲜，说明慢性劳损也是引起本病的原因之一。

5. 过度饮酒可导致本病的发生　《素问·痿论篇》中云："肝主身之筋膜"，"肝气热，则胆泄口苦，筋膜干，筋膜干则筋急而挛。"长期饮酒产生内湿，内湿聚成痰浊，郁久从阳化为内热，内热郁久则耗伤肝肾之阴血，血虚则不能濡养筋脉。抑或亏虚之阴血迫热煎熬而成瘀，血瘀而气亦随之郁滞，瘀阻脉络，经脉运行不畅，气血不能周荣濡养筋骨，则发为疼痛。若痰瘀互结熏灼骨髓，则可致骨枯髓减，发为骨痿。《素问·痿论》曰："肾气热则腰脊不举，骨枯而髓减，发为骨痿。"大量临床研究表明因酒精导致股骨头坏死的患者并不少见，长期过量饮酒能导致人体气血、经络、脏腑的功能失调，致使筋骨肌肉失养，最终导致本病的发生。

二、现代中医对股骨头坏死病因病机的认识

股骨头缺血性坏死的病因病机至今尚未明了，众医家认识不尽相同，各有侧重。

肖正权等认为肾精亏虚，气血两虚，瘀血阻滞为其主要病因病机。齐振熙等认为激素属外邪，邪毒侵袭，内犯经络，引起气血痹阻，髓海瘀滞，筋骨失养，髓死骨枯而发本病，其核心病机为气血痹阻，髓海瘀滞。洪加源等认为本病发病的根本原因为先天禀赋不足，卫外不固，肾阳亏虚，无力推动气血运行，复因湿热浸淫，导致气滞血瘀，经脉闭阻，使得骨不能滋养，产生骨枯、骨萎等表现。徐传毅等从脂肪代谢与血瘀，骨内高压、骨质疏松与血瘀，血管内凝血与血瘀的密切关系论述了从瘀血论治股骨头缺血性坏死的经验，指出气滞血瘀为其重要症状特点；刘湘章等通过对319例缺血性股骨头坏死的治疗观察，同意徐氏的观点，认为本病的主要病机为气滞血瘀。沈骏等认为该病的早期股骨头血运障碍，这一阶段应为"脉痹"，到中期由于早期的脉痹不已，传为骨痹；到晚期股骨头出现严重的骨萎缩，而为骨痿。刘少军等认为本病病因分类应属创伤、药毒（如激素、免疫抑制剂等）、饮食失调、骨痿不坚、先天禀赋不足等；病机应属虚实错杂，兼夹痰湿、肝肾亏虚，但其关键病机是脉络瘀滞，并贯穿本病的始终，并根据统计分析相关资料发现，脉络瘀滞占68%，兼肝肾亏虚占25%，兼痰湿蕴结占2%。左萍萍等认为该病属于肾虚，肾主骨，骨生髓，肾虚可引起多种骨疾病，并认为中医学所说的肾虚是一系列的内分泌紊乱，垂体、肾上腺、卵巢、睾丸等腺体呈退行性机能低下。陈卫衡等将股骨头坏死组血浆脂质及载脂蛋白水平与对照组进行比较，发现坏死组中总胆固醇（TC）、甘油三酯（TG）、低密度脂蛋白（LDL）、载脂蛋白B（ApoB）升高，高密度脂蛋白（HDL）、载脂蛋白A1（ApoA1）降低，ApoB/ApoA1比值极显著升高（$P < 0.001$），得出结论非创伤性股骨头坏死与血浆脂蛋白变化有密切关系，ApoB/ApoA1比值升高对估计非创伤性股骨头坏死的发生具有一定的临床意义。

张文信等在对激素性股骨头坏死的病因病机的探析中认为，激素乃"纯阳"之药，大量使用激素必然阳亢而阴伤，耗伤阴液，导致肾阴虚及阴虚火旺证。长期耗损下去，必然使机体产生肾阳虚的表现，而肾气虚则气化失职，无力推动血液运行，日久终瘀。在整个病理变化的过程中，肾虚起着主导作用，而后续出现的血瘀证则由主症"肾虚"所继发。所以其在激素性股骨头坏死的治疗中主张以"补肾活血"法为主要治疗路线。赵祯在对酒精性股骨头坏死Ⅰ期的病机探讨中认为，肾虚是本病的发病根本，所谓的痰瘀和血瘀是由于肾气虚损后，身体表现出来的一组症候，所以治疗本病的根本就是以补益肾气为主，辅以活血祛瘀药物，方能奏效。而对于创伤性股骨头坏死的病机探讨中，叶建红认为，其病机是由于创伤后机体的气血不畅，以及局部发生血瘀，阻断或闭塞血管，使骨骼不能得到血管的滋养，久而久之便发生股骨头坏死，而久病则必虚也，所以其也是主张在活血化瘀扩血管的同时，应辅以补虚，这样才能达到对股骨头坏死治疗的理论效果。

总而言之，对于股骨头的发病机理，众医家的思想观点虽有不同，但是均承认股骨头坏死是一个长期慢性的发病过程，在这个发病过程中无论是外邪侵袭人体导致瘀证的发生还是长期机体免疫力降低导致身体虚证的发生，最终结果是机体的虚损和体内的痰瘀或者血瘀同时存在，即内伤或者外邪破坏了股骨头的血运，从而导致股骨头营养缺失，久而久之产生"骨蚀""骨坏死"。

（张振南）

第三节 股骨头坏死中医辨证施治

一、股骨头坏死中医辨证分型

随着中医现代化的进展，股骨头坏死中医辨证分型客观化逐渐为人们所重视，近年来有很多文献报道了相关内容。

马素英根据致病原因及股骨头坏死所处的时期阶段，将股骨头坏死分为三型，气滞血瘀型、肾虚血瘀型及气血两虚型。他认为气滞血瘀型多见于创伤后引起的股骨头坏死或早期体强者，肾虚血瘀型多见于激素性股骨头坏死与其他原因引起的股骨头坏死中晚期，气血两虚型见于各种原因引起的股骨头坏死晚期。腾义和根据本病的病因病机将本病分为三型，肾阳虚型、血瘀型、气血两虚型，认为肾阳虚型患者常有激素史，血瘀型多有外伤、劳损史，气血两虚型多为先天不足或久病体虚或嗜酒成癖。张强等根据股骨头坏死发病原因认为分为以下五型较为合理，气滞血瘀型，多为创伤所致；筋骨劳损型，多为慢性劳损所致；寒湿凝滞型，多为感受寒湿所致；内损型，多为长期使用激素所致；气血两虚、肝肾亏损型，多为病久所致。诸福度等运用中医八纲辨证，将股骨头坏死分为血瘀气滞、瘀结寒凝、瘀湿挟热、痰湿气滞、痰湿寒凝、痰湿挟热、肾阳虚及肾阴虚八型，此种分型方法的优点在于分型全面，反映了中医标本虚实的辨证思想，但由于分型较多，在临床应用起来较为繁琐，不易推广。孙材康等根据X光片上的表现，结合患者临床表现，分为血瘀痰阻、血瘀肾虚和阴阳两虚三型。血瘀痰阻型，X线摄片股骨头负重区弧形透明带，即新月征；血瘀肾虚型，X线摄片股骨头外形尚完整，关节间隙正常，但在股骨头负重区内骨质密度增高，其周围可见点片状密度减低区，甚至囊性改变；阴阳两虚型，X线摄片股骨头扁平塌陷，甚或出现半脱位。袁浩等基于对股骨头坏死病因病机的认识，提出了以"瘀血"型为主型，"肾虚"型和"痹证"型为亚型的分类方法，指导辨证论治。陈卫衡等根据股骨头坏死的发展过程，将其分为三期四型，早期（气滞血瘀，以创伤多见；痰瘀阻络，以应用激素和饮酒多见），中期（经脉痹阻，早期治疗不及时，随着病情发展，进入中期，气血及痰瘀不但瘀阻于局部，而且向外瘀阻于经过髋部的经脉），晚期（肝肾亏虚，病至后期，气血不足，肝肾亏虚，肌肉萎缩）进行辨证论治。于潼等认为此种方法可有效地避免临床上辨证不一致的问题，也避免了单用某一方通治的不足之处，具有临床推广价值。

为了统一证候诊断标准，1994年由国家中医药管理局制定发布《中医骨伤科病证诊断疗效标准》，将股骨头坏死中医证候分为五型：①气滞血瘀型。髋部疼痛，夜间痛剧，刺痛不移，关节屈伸不利。②风寒湿痹型。髋部疼痛，遇天气转变加剧，关节屈伸不利，伴麻木，喜热畏寒。③痰湿型。髋部沉重疼痛，痛处不移，关节漫肿，屈伸不利，肌肤麻木，形体肥胖。④气血虚弱型。髋部疼痛，喜按喜揉，筋脉拘急，关节不利，肌肉萎缩，伴心悸气短，乏力，面色不华。⑤肝肾不足型。髋痛隐隐，绵绵不休，关节僵硬，伴心烦失眠，口渴咽干，面色潮红。该分类方法较为全面，反映了本病中医辨证标本虚实的特点。

2002年国家药品监督管理局编写的《中药新药临床研究指导原则》将股骨头坏死的中医辨证分型分为以下两型。①筋脉瘀滞型。主症，局部疼痛，活动受限，跛行；次症，髋膝僵硬，活动时痛，舌质偏红或有瘀斑，苔薄黄，脉弦。②肝肾亏损型。主症，局部疼痛，活动受限，跛行，患肢肌肉萎缩；次症，腰膝酸软，行走乏力，目眩，舌质偏红，苔薄白，脉弦细。此种分型方法较为简单，且将临床症状分为主症和次症，易于掌握，应用方便。

综上所述，目前对于股骨头坏死辨证方法存在着众多不一的看法，有的学者认为根据发病原因进行分类较为恰当，也有学者认为应从股骨头坏死所处病理阶段的角度进行分类更方便临床应用，国家中医药管理局和国家药品监督管理局分别制定发布了《中医病证诊断疗效标准》和《中药新药临床研究指导原则》，分别将股骨头坏死的中医证候分为五型和两型以便于辨证统一化，避免临床上辨证不一致的问题。还有学者提出将中医的辨证分型与影像学相联系，但目前关于这方面的文章并不多见，若能良好分析二者的相关性，将影像学表现应用于中医辨证分型中，将会使证候分型更加客观化、统一化，因此，相信关于二者相关性的分析探讨将成为另一研究方向。

二、股骨头坏死中医治法

中医治疗该疾病，治法上多以活血、健脾、补肝肾为基本思路，根据不同阶段、不同因素和不同情况应用不同治法，即辨证论治，突显了中医辨证的优势。

1. 活血化瘀法 气滞血瘀证多见于早期创伤性股骨头坏死。此证型常见于外伤，髋部创伤后引起血络损伤，致气血运行受阻，瘀阻骨内，骨失所养，则发疼痛。主要为髋部刺痛，部位固定，伴有轻度的活动受限，舌紫，有瘀斑，脉弦涩，故以活血化瘀方为主进行治疗。研究证明，活血化瘀药能改善血液循环以调节血液流变特性，并通过扩张外周血管扩大血容量，以达到活血通脉之效。龙强研究表明，使用桃红四物汤加减治疗早期股骨头坏死之气滞血瘀型可有效缓解病情。郭中华等使用大活络丸治疗股骨头坏死之痰瘀阻络证，进行试验前后对照，研究结果表明，此方治疗该病证疗效显著，且可降低复发率。这些充分说明了中医药治疗本病不仅疗效显著，而且相当安全。由上可知，活血化瘀法治疗早期股骨头坏死疗效明确，主要通过改善组织血液循环，促进血管新生及成骨。这比较符合"瘀去-新生-骨合"的中医理论，值得学习和运用。

2. 健脾化痰法 经脉痹阻证常见于股骨头坏死中期。随着病情进展，气血痰瘀病理产物严重阻滞局部，气血运行受阻更加严重。主要为髋关节痛，活动后加重，功能明显受限，伴有肢软乏力，舌暗或紫，脉涩无力，故从健脾化痰通络方面进行治疗。有研究提出了因脾虚生痰瘀致痹的病机学说，主张以健脾化痰、活血通络为治法。这为股骨头坏死的辨证治疗提供了新的思路。有研究通过健脾活血方灌胃、血脂检测、免疫组织化学染色等发现健脾类中药能够有效降低相关甲状腺球蛋白，促进毛细血管通透性增强因子的生成，从而防治激素性股骨头坏死。孔祥英等通过实验发现健脾化痰类中药可通过调节相关蛋白表达促进股骨头微循环的重建，从而缓解症状。相关研究发现，健脾活血类方药能显著增强骨保护素的表达作用，以增加骨密度，有效改善微循环，达到缓解病情的目的。谢利民等认为股骨头坏死的实质是"本虚标实"。其病因病机主要包括瘀、痰、虚三方面，其中瘀血、痰湿为实、为标，脾肾两虚、气血亏虚为虚、为本，三者可互为因果，互相转化。本病中期虚实夹杂，故以健脾化痰为主，达到标本兼顾的目的。

3. 补益肝肾法 肝肾亏虚证常见于股骨头坏死晚期。此病后期患者气血亏损，肝肾亏虚，肌肉萎软，经脉受阻加重，造成股骨头缺乏气血充养，骨髓失养，日久必致骨痹。再者日久负重，加重股骨头塌陷、坏死，肢体功能严重受损。主要为髋部疼痛，下肢发凉、僵硬，甚至行走无力，伴腰痛、健忘，舌淡苔白，脉沉无力，故从补益肝肾方面进行治疗。研究表明，补肝肾类中药具有调节骨细胞增殖及凋亡平衡的作用，可有效增强骨骼强度，以提高骨密度。王振华等利用独活寄生汤加减治疗肾气虚弱之骨痹，结果发现，治疗后患者临床症状明显得到缓解，致残率明显减少，其原因可能是此方剂有效改善了股骨头血供和循环，进而有利于骨修复。董树平等用骨坏死康复丸治疗肝肾亏虚型股骨头坏死，治疗6个月后，治疗组总有效率明显高于对照组，说明此方具有显著的补虚补血作用。这些表明了补益肝肾法治疗本病证具有比较可观的临床疗效，突出了因证施法、辨证论治的重要性。

三、股骨头坏死中医治疗

中医学中，股骨头坏死的病位虽在骨，但也与肝、脾、肾脏等相关。随着病情进展，如果股骨头坏死得不到及时诊断和治疗，病情加重，会造成局部塌陷，影响肢体功能，最终需行髋关节置换术。中医药治疗方法多样且疗效显著，主要有中药内服治疗、中药外敷治疗、中药内服外敷结合治疗、针灸治疗、针药结合治疗、针刀治疗、推拿治疗等等，其疗效显著且不良反应小，具有显著的优势。相关研究表明，骨的形成主要依靠骨的血管来启动和完成，从而促进骨的修复和生长。近年来，研究发现中药可有效改善股骨头血液循环，以促进骨组织修复，尤其对早期患者有效，从而延缓髋关节置换时间。

1. 中药内服治疗　内服中药治疗既经济又见效快，临床应用较为普遍。其组方原则主要有活血化瘀、补益肝肾、通络止痛、益精填髓壮骨。张军将60例股骨头坏死患者分为：①肝肾亏虚型，采用丹参、独茅、怀牛膝、补骨脂、地黄、赤芍；②湿热内阻型，治以丹参、苍术、陈皮、木瓜、西秦艽、红土茯苓、穿山甲、川黄柏、泽兰、怀牛膝、赤芍、山茶根等；③气滞血瘀型，治以干生地、桃仁、鸡血藤、赤芍、血竭、穿山甲、续断、刺红花、当归、粉草等。以上中药均加水煎服每日二次，量约6g，治疗3个月后，患髋疼痛症状明显缓解，并取得了96.7%有效率。胡海等研究发现，当归、黄芪、牛膝、川芎、丹参、骨碎补等补虚药和活血药为治疗股骨头坏死的常用药物。魏秋实等人的研究表明，补肾活血中药可减轻早期股骨头坏死症状，减缓病程进展。荆蕴杰等应用华山壮骨散治疗股骨头坏死30例，其方药主要有乳香、没药、骨碎补、续断、龙骨等，平均治疗时间为6个月，之后随访发现，治疗效果显著者26例，治疗有效者4例，且无明显不良反应出现。这一临床研究表明华山壮骨散治疗股骨头坏死安全有效。谢文霞等应用健骨补肾方进行了股骨头坏死治疗对照试验，表明健骨补肾方对于治疗股骨头坏死效果明显。临床应用的中药方较多，如健脾补肾方、活骨汤、复骨汤、补肾壮骨通络汤、壮药生骨汤等，均是在补肾健骨的中医理论上组方，其疗效确切，又经济实用，且可以根据个人体质个性化辨证施治。

2. 中药外敷治疗及中药内服外敷结合治疗　中药外敷也不失为一种很好的治疗方法。目前，临床上主要使用活血化瘀、通络止痛类中药外敷和浸泡，可大幅度降低血液黏度，扩张血管，改善人体微循环，取得了良好效果，尤其对早中期股骨头坏死的治疗有效。研究证实，使用香木活血散外敷既活血化瘀又祛风通络，再口服补肾壮骨类中药方，取得了显著疗效。郭运岭等将中药外敷膏剂敷于患侧腹股沟，再结合下肢牵引治疗，患者的症状明显改善，证明中药外敷结合其他治疗也是一种有效治法。徐灵灵用以土鳖虫、淫羊藿、补骨脂等为主要成分的外敷膏药治疗股骨头坏死103例，总有效率达72.3%，有效减轻疼痛等症状，配合中药内服，表里同治，收效满意。孙海忠等使用活血生骨汤内服再加中药外敷联合治疗本病，治疗6个月后，取得了显著的效果。汪小敏等运用贴敷法，将药物外敷于患处，刺激神经组织并促进其生长，以改善症状。早期股骨头坏死通过中药外敷治疗取得了明显的效果，延缓了疾病的进展。

3. 针灸治疗及针药结合治疗 针灸通过刺激人体穴位起到疏通经络、调和阴阳、扶正祛邪的作用从而对疾病起到治疗效果。对于股骨头坏死，针灸能够减小股骨头内压力，改善局部血液循环，从而促进骨组织修复，达到治疗效果。经络得通，气血运行正常，局部微循环恢复，促进坏死部位骨的代谢、骨结构恢复，达到改善股骨头坏死症状、恢复关节活动的目的。杨继国运用"深潭汲水"补法针刺大肠俞配合髋三针治疗早中期不同证型的股骨头坏死患者，患者临床症状均有明显改善，近期有研究发现，运用本法不仅能缓解疼痛，消除关节积液，改善局部血运，而且针对部分早期股骨头坏死患者，此法更具有修复股骨头、促进新骨形成的功能。胡江红将90例早期非创伤性股骨头坏死患者以每组45例分为治疗组和对照组，两组患者一般情况差异无统计学意义，对照组以冠心宁注射液行髋关节腔注射，治疗组在此基础上加用针灸治疗，主穴包括环跳、阳陵泉、足三里、三阴交，观察两组患者髋关节功能恢复时间和实际治疗时间，并以髋关节 Harris 评分评价治疗效果，结果显示：治疗组髋关节功能恢复时间（62.53 ± 8.94 d）和实际治疗时间（81.15 ± 11.09 d）均少于对照组髋关节功能恢复时间（78.43 ± 10.58 d）和实际治疗时间（92.64 ± 12.87 d），且治疗组总治疗及格率（91.1%）明显高于对照组（71.1%），证实针灸能够明显改善股骨头坏死的病变。毕殿奎等的研究也证明了针灸结合冠心宁注射液治疗股骨头坏死能够增强治疗效果。

4. 针刀治疗及相关联合治疗 针刀松解术是一种介于手术与非手术治疗方式之间的治疗方法，是在切开性手术的基础上结合针刺方法，在治疗部位刺入深部直至病变处进行切割处理，可有效剥离有害组织，可对局部病变组织的粘连及痉挛起到松解的作用，以此实现缓解疼痛的目的。针刀治疗通过松解关节囊、筋膜、韧带等软组织，减小髋关节腔内压力，恢复股骨头正常应力，又能促进局部血液循环，刺激成骨细胞产生新骨，从而起到治疗股骨头坏死的作用，其安全性比手术治疗高，对早、中、晚期患者均有很好的效果。王均玉等认为对于存在股内收肌群挛缩的股骨头坏死患者，足三阴经筋理论指导小针刀松解股内收肌群可缓解股内侧疼痛，改善髋关节外展活动度，有助于提高临床保髋治疗的有效率。赵家胜等的研究表明，针刀可以减小骨内压，从而中断对氧自由基的破坏，减轻股骨头损害。李翔应用小针刀对比口服桃红四物汤治疗股骨头坏死，两组各15例，患者一般情况差异无统计学意义，治疗21天后统计患者临床症状和 Harris 评分评价治疗效果，结果显示针刀组总有效率（93.3%）明显高于桃红四物汤组（60.0%），表明针刀治疗股骨头坏死疗效确切。王国华等应用独活寄生汤加减联合小针刀松解术治疗股骨头坏死60例，对照组与综合组各30例，对照组予以小针刀松解术；综合组予以独活寄生汤加减联合小针刀松解术，持续用药2个月；综合组总有效率高于对照组（96.67%对73.33%，$X^2 = 4.706$，$P = 0.030$）；治疗2个月后，两组VAS评分较治疗前降低，Harris髋关节功能评分较治疗前升高，且综合组改善幅度大于对照组（$P < 0.01$）。

5. 推拿治疗及相关联合治疗 推拿治疗具有"舒筋活络、补益气血、补肾固本、活血祛瘀"的作用，通过按、压、点、擦、揉、引伸等基本推拿手法，促进股骨头坏死部位的血运恢复，并能加快坏死骨的修复，加速新骨的生成，有利于髋关节的功能恢复，从而起到治疗的作用。吴涛等选取早期股骨头坏死患者20例，给予推拿手法及辅助治疗，以舒筋通络、行气活血、展筋化瘀、温肾固本为治则，辨证取穴，灵活运用指压、搓擦、旋髋引伸和捶击法等推拿手法。结果治疗总有效率为90%，患者疼痛、跛行等症状明显缓解；表明推拿手法对治疗早期股骨头坏死疗效显著。朱蜀云等选取股骨头坏死患者94例，随机分为治疗组47例和对照组47例。治疗方面两组患者均口服补骨片治疗，同时治疗组配合运用中药浴推拿治疗。结果治疗组髋关节留存率（88%）和Harris评分（79.02±8.66分）均高于对照组髋关节留存率（86%）和Harris评分（73.17±8.88分），证实单纯口服补骨片可以提高髋关节留存率、改善患者髋关节活动及缓解患者疼痛，但联合口服补骨片及中药浴推拿治疗优于单纯口服补骨片治疗。

中医药对股骨头坏死的综合治疗，改善了股骨头局部缺血、外周血循环及骨组织修复等情况，为骨修复提供了良好的环境和条件。近年来，研究发现中药治疗股骨头坏死疗效显著，尤其对早、中期患者有效，可改善症状，延缓全髋关节置换时间。但中医药治疗疾病也存在一些问题，如关于本病的晚期研究较少，中医药治疗疾患中方药的量效关系需进一步明确，另外还缺少高级别的临床研究，这些需要进一步探索和完善。希望今后可进行深入探索和研究，以提供更多的新颖思路、理论依据和指导方法。

（张振南）

第四节 股骨头坏死病证体结合辨治

体质的形成受先天及后天因素的共同影响，而体质状态影响着疾病病机、证候和传变的变化，即所谓的"从化"，是预测疾病发展转归及预后的重要依据。中医体质学坚持以传统中医学理论为基础，提出了辨病、辨证和辨体质相结合的诊治思想，以帮助分析不同体质与疾病的发病、病证的反应状态、病机的发展趋向、转归预后的关系，以及如何利用药物的特性以改善证候、调整偏颇体质，从而为疾病的病因、病机、诊断及临床辨证施治提供更为贴切的重要参考依据。

由此，应用王琦院士的中医体质理论，对股骨头坏死发病中医体质易感性、中医体质与中医证候的关系、中医体质对修复能力的影响等方面进行研究探索，以归纳总结中医体质与本病的发生、发展及转归预后的关系，建立股骨头坏死的"病证体三结合"的中医治疗新体系，可为股骨头坏死的中医诊治提供新思路。

一、股骨头坏死的体质易感性（发生）

早在秦汉时期《黄帝内经》中就已有对个体体质差异的认识，并对人体的体质进行了划分，如根据阴阳之盛衰分为"太阴之人""少阴之人""太阳之人""少阳之人""阴阳平和之人"及根据五行属性将人体体质进行分类等。现代医家王琦教授根据古代文献，结合现代流行病学调查分析等提出9种体质的基本分类法，成为目前公认的中医体质分类标准。而机体体质与疾病的发病有着密切的关系，人体感受外邪，在正常体质状态下，机体具有对外界环境的适应能力和抵抗外邪的能力，即人体内外环境的相互平衡或和谐，此时虽有外邪侵袭但并不易致病，如《素问·刺法论》所云："正气存内，邪不可干。"《巢氏诸病源候总论·漆病诸候》亦云："漆有毒，人有禀性畏漆，但见漆便中其毒……亦有性自耐者，终日烧煮，竟不为害也。"而当人体处于病理体质时，在感受外来邪气时，常因体质某一方面或几方面的相对虚弱，而给邪以入侵的机会，致使发病。如《素问·评热病论》曰："邪之所凑，其气必虚。"《灵枢·五变》曰："肉不坚，腠理疏则善病风。"《灵枢·百病始生》亦云："风雨寒热不得虚，邪不能独伤人……此必因虚邪之风，与其身形，两虚相得，乃客其形。"《伤寒论》："血弱气尽，腠理开，邪气因入。"说明中医体质影响着疾病的发病。现代研究发现，不同的中医体质往往易引起某些疾病的罹患倾向性。

参照王琦院士建立、中华中医药学会发布的《中医体质分类与判定》（ZYYXH/T 157—2009），将中医体质分为平和质、气虚质、阳虚质、阴虚质、痰湿质、湿热质、瘀血质、气郁质、特禀质9种类型。对2013年8月至2014年3月在中国中医科学院广安门医院门诊治疗并有效完成中医体质量表填写的130例ONFH病例的体质情况进行分析总结，130例患者中男性83例，女性47例，男女比例为1.8∶1，单髋发病30例，双髋发病100例。患者年龄20～78岁，平均44岁；病程1～60个月，平均10个月。其中激素性ONFH 65例（50.00%），酒精性ONFH 41例（31.54%），特发性ONFH 24例（18.46%）。ARCO Ⅰ期5髋，ARCO Ⅱ期96髋，ARCO Ⅲ期106髋，ARCO Ⅵ期23髋。结果为：阳虚质所占比例最高（36.92%），其次为血瘀质（16.92%）及湿热质（14.62%），三种体质占全部体质的68.46%（表9-4-1），提示阳虚质、血瘀质及湿热质三种体质为ONFH的中医易感体质。分析不同性别、年龄、病程等因素对ONFH患者中医体质分布差异的影响，结果为不同性别、年龄、单双侧发病、病程、分期、病因、地域等的ONFH患者中医体质分布差异均无统计学意义，即ONFH的中医体质分布不随性别、年龄等因素而变化，亦不随病情的进展而变化，提示成人ONFH患者的中医易感体质分布相对恒定。

表9-4-1　ONFH患者9种体质分布情况

中医体质	例数/个	百分比/%
阳虚质	48	36.92
瘀血质	22	16.92
湿热质	19	14.62
气虚质	13	10.00
阴虚质	8	6.15
特禀质	8	6.15
气郁质	5	3.85
痰湿质	4	3.08
平和质	3	2.31

二、股骨头坏死中医证候与中医体质的关系（发展）

中医证候所受中医体质的影响亦存在着倾向性，同时中医体质还可影响病因病机的变化，在中医证候的转化中也起到重要作用。《灵枢·五变》云："一时遇风，同时得病，其病各异。"《素问·痹论》："痹或痛，或不痛，或不仁，或寒，或热，或燥，或湿，其故何也？歧伯曰：痛者，寒气多也，有寒故痛也……其寒者，阳气少，阴气多，与病相益，故寒也。其热者，阳气多，阴气少，病气胜，阳遭阴，故为痹热。"《伤寒总病论·叙论》："凡人禀气各有盛衰，宿病各有寒热。"均说明不同体质在感受相同邪气后所表现的证型不同，中医体质影响着中医证候的形成。《医宗金鉴》曰："六气之邪，感人虽同，人受之而生病各异者，何也？盖以人之形有厚薄，气有盛衰，藏有寒热，所受之邪，每从其人之藏气而化，故生病各异也……或从虚化，或从实化，或从寒化。"此即中医所讲的"从化"理论，六邪致病随中医体质变化而变化，表现为不同证候，说明因患者体质不同，其证候具有不同的倾向性和传变性。

参照王琦院士建立、中华中医药学会发布的《中医体质分类与判定》（ZYYXH/T 157—2009），及国家中医药管理局《中医病证诊断疗效标准》、《中药新药临床研究指导原则》和《骨伤科9个病种中医临床路径》的中医辨证分型标准，对2013年8月至2014年7月由中国中医科学院广安门医院门诊收集ONFH病例进行整理分析。共纳入了159例患者，男性103例，女性56例，患者平均年龄42岁，病程平均8个月。单髋发病39例，双髋发病120例，其中激素性ONFH 73例（45.91%），酒精性ONFH 58例（36.48%），特发性ONFH 28例（17.61%）。ARCO Ⅰ期3髋，ARCO Ⅱ期123髋，ARCO Ⅲ期131髋，ARCO Ⅵ期22髋。中医体质以阳虚质[48例（30.19%）]、湿热质[34例（21.38%）]、血瘀质[25例（15.72%）]3种体质占主体。中医证候分型以痰瘀阻络证居多，共70例，占44.03%；其次为肝肾亏虚证63例，占39.62%；气滞血瘀证26例，占16.35%。3种中医证候的中医体质分布存在差异，痰瘀阻络证以湿热质和阳虚质为主要体质；气滞血瘀证以血瘀质及气郁质为多；肝肾亏虚证中阳虚质和阴虚质为主要体质；提示股骨头坏死不同中医证候间中医体质分布存在差异，中医证候的形成受中医体质影响而存在倾向性。

三、中医体质对股骨头坏死修复能力的影响（预后）

中医体质是指人体生命过程中，在先天禀赋和后天获得的基础上所形成的形态结构、生理功能和心理状态方面综合的、相对稳定的固有特质，是人类在生长、发育过程中所形成的与自然、社会环境相适应的人体个性特征。这些个性特征往往致使其对某些致病因素有着易感性或倾向性，形成某些疾病发生的基础。同时，体质状态影响着疾病病机、证候和传变的变化，即所谓的"从化"，成为预测疾病发展转归及预后的重要依据。股骨头坏死的预后与坏死后的修复过程有着密切的关系，而硬化带被认为是坏死组织修复所产生的，体现着修复能力，在坏死组织近端形成硬化带可起到力学支撑的作用，预防或延缓股骨头塌陷。对股骨头坏死中医易感体质的调查研究显示：阳虚质、湿热质及血瘀质为股骨头坏死出现频率最高的三种体质，目前针对股骨头坏死的病因病机，中医众多医家普遍认为"痰瘀"为主要致病因素。因此，可以选取阳虚质、湿热质、血瘀质三种体质为观察体质，比较不同中医体质股骨头坏死近端硬化带比例的差异，以分析中医体质对股骨头坏死修复能力的影响。

对2012年8月至2014年2月由中国中医科学院广安门医院骨科门诊收集的96例股骨头坏死病例进行分析研究，96例中男性59例，女性37例。患者年龄20～65岁，平均45岁；病程1～36月，平均7个月。其中酒精性股骨头坏死38例（39.6%），激素性股骨头坏死41例（42.7%），特发性股骨头坏死17例（17.7%）。中医体质中阳虚质38例（39.6%），湿热质14例（14.6%），血瘀质13例（13.5%），阳虚兼湿热质11例（11.5%），阳虚兼血瘀质13例（13.5%），湿热兼血瘀质7例（7.3%）。阳虚质近端硬化带比例为0.20±0.25，湿热质近端硬化带比例为0.24±0.25，血瘀质近端硬化带比例为0.39±0.29，阳虚兼湿热质近端硬化带比例为0.29±0.37，阳虚兼血瘀质近端硬化带比例为0.35±0.29，湿热兼血瘀质近端硬化带比例为0.42±0.28（图9-4-1）。单一偏颇体质中近端硬化带比例均值阳虚质最低，湿热质略高于阳虚质，血瘀质最高；当兼夹体质中合并血瘀质时，近端硬化带比例比单一偏颇体质高。

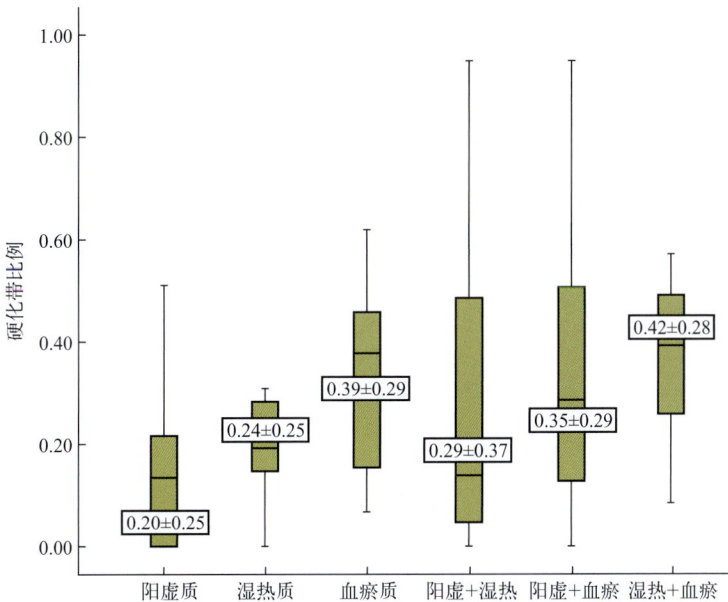

图9-4-1 不同中医体质硬化带分布图

硬化带被认为是坏死组织修复所产生的，体现着修复能力，运用有限元的方法分析近端硬化带对股骨头及坏死组织受力情况的影响，发现坏死组织近端硬化带对股骨头及坏死组织均起到有效的力学支撑作用，可有效承担应力载荷，增加了股骨头的结构耐受力及抗变形能力，在坏死组织表面形成"力学保护伞"，起到预防股骨头坏死塌陷的作用。临床研究中选取近端硬化带比例作为观察指标预测股骨头坏死塌陷，发现当近端硬化带比例大于1/3时，股骨头塌陷风险低，预后较好。故而选取近端硬化带比例作为观察指标，比较分析阳虚质、湿热质及血瘀质三种中医体质间近端硬化带比例是否存在差异以分析不同中医体质的修复能力。结果提示：股骨头坏死的修复能力受中医体质的影响，阳虚质修复能力较差，容易塌陷，预后不良，湿热体质次之。

四、结合体质辨识的"病证体结合"中医诊疗新思路的建立

中医体质学坚持以传统中医学理论为基础，主要研究人类各种体质类型的生理病理特点，提出辨体质、辨病和辨证的诊治思想，以分析不同体质与疾病的发病、病证的反应状态、病机的发展趋向、转归预后的关系。

（1）股骨头坏死的发病存在中医体质易感性，阳虚质、湿热质及血瘀质为股骨头坏死的易感中医体质。

（2）中医证候的形成与中医体质相关，痰瘀阻络证多见于湿热质和阳虚质；气滞血瘀证多见于血瘀质及气郁质；肝肾亏虚证多见于阳虚质和阴虚质。

（3）中医体质对股骨头坏死预后有一定影响，阳虚体质患者修复能力差，股骨头易于塌陷，预后不良，湿热体质次之。提示中医体质与股骨头坏死的发生、发展传变及预后均存在相关性，故而如果可以掌握中医体质与股骨头坏死这一疾病易感性、倾向性相关的规律及不同体质类型对本病预后的影响，将其与股骨头坏死的辨证相结合，改善症候同时调整偏颇体质（适应性用药），则可以将辨证论治与整体观良好结合，治疗当前病因病机状态的同时，考虑体质特征对病因病机变化的影响。

"病证体结合"的诊疗思想将中医的辨证论治与整体观相结合，即在诊病辨证的同时，辨识中医体质，分析病机病理状态同时考虑病因（人体特质）对病机发生变化的影响，重新认识股骨头坏死的病因病机。脏腑亏虚，致使素体虚弱，正气不足，腠理不密，卫外不固，成为发生的条件，气血不足，鼓动无力，离经之血流滞于体内，或血行不畅壅遏于经脉之内，日久凝结为瘀，致脉络不畅，筋骨失养；水饮代谢失常，炼而为痰，留于体内，随气血运行升降，无所不至，流窜于经络，流注于骨节，痰郁结于经脉，影响气血运行，导致经络闭阻，瘀滞亦生，痰阻瘀滞，痰瘀互结，致髓精空虚，筋骨失养，筋脉拘挛，骨痹强直，发为本病。在此基础上，提出"虚生湿""湿生痰""痰生瘀""瘀生蚀"病因病机，各阶段病理特征分别为"虚""滞""粘""闭"，治则以"健脾利湿、补肾生髓、活血通络"为法。

（于 潼 李 鑫）

第五节　基于病证体结合辨治的健脾补肾方治疗股骨头坏死

健脾补肾方是中国中医科学院广安门医院谢利民教授经过多年临床经验总结的经验方，课题组前期研究发现健脾补肾方可有效改善血液高凝状态，扭转骨坏死的进展，促进骨组织修复，能促使MSCs向成骨细胞分化，促进胶原纤维钙盐沉积，良好完成骨组织后期修复，防止骨坏死发展。前期临床观察提示健脾补肾方能有效提高股骨头留存率，延长股骨头留存时间，能显著改善股骨头坏死患者的髋关节功能，缓解临床症状。

一、健脾补肾方的建立

在股骨头坏死"病证体结合"辨治的中医药诊治思想下，提出"虚生湿""湿生痰""痰生瘀""瘀生蚀"的病因病机，各阶段病理特征分别为"虚""滞""黏""闭"，并在上述研究基础上，建立以健脾利湿、补肾生髓、活血通络为功效的健脾补肾方。健脾化湿，断湿痰传化之路，湿痰难聚则瘀难以生；病久邪盛而正衰，辅以补肾生髓之品以资肾强筋骨，加以活血通络之品以祛邪而开气血运行之道，脾肾各司其职则气血生化营运有度，精血互化，故而骨髓得养，骨坚筋强，其病则愈。

健脾补肾方主要药物组成有：茯苓、白术、牛膝、杜仲、菟丝子、元胡、红花、甘草等。方集补虚化湿祛瘀为一体，攻守有度，补消相承。茯苓白术健脾化痰利湿，杜仲菟丝子温补肝肾，牛膝红花活血祛瘀，元胡行气活血止痛，甘草协而为使。方中茯苓性平，味甘善入脾经。《世补斋医书》："茯苓一味，为治痰主药，痰之本，水也，茯苓可以行水。痰之动，湿也，茯苓又可行湿。"白术性温，味甘苦，归脾胃经，乃"脾脏补气健脾第一要药"，以健脾燥湿见长。二药合而为君，共奏健脾益气之功，令气旺血行、痰无以生，助后天之本而壮运化水谷精微资先天，肾气充沛，而达填精益髓强骨的目的。杜仲甘温，归肝肾经，能补肝肾，强筋骨，《神农本草经》："主腰脊痛，……，坚筋骨，强志，……久服轻身耐老。"菟丝子性平，味微辛，归肝脾肾经，功能补肾益精，为平补阴阳之品，善补肾阳，益肾。《神农本草经》："主续绝伤，补不足，益气力肥健。"牛膝味甘、苦、微酸，性平，归肝肾经；功善补肝肾强筋骨，活血通经，善引血下行，《医学衷中参西录》："善引气血下注，恒以之为引经。"现代药理研究认为牛膝具有抗炎镇痛作用，可以提高机体免疫力。三药相合补肝肾、强筋骨益气血之力强，合君药共达健脾补肝肾之效，为臣药，同时牛膝亦起引经报使之功。元胡味辛苦，性温，功善活血、行气、止痛，为活血化气第一品药，专治一身上下诸痛。红花辛散温通，归心肝经，为活血祛瘀、通经止痛之要药。二药能活血行气，通络止痛，共为佐药。甘草甘淡平，补脾益气，祛痰止咳，缓急止痛，调和药性，甜味浓郁，能矫药物滋味。《本草汇言》云："和中益气，补虚解毒之药也。"方中甘草一助君药和中健脾，二合佐药缓急止疼，三是调和诸药，以为佐使。从整个方药看来，健脾补肾方培土固本填精的同时，兼以化湿祛痰、活血通络，以补为主，攻补兼施，祛邪而不伤正，去瘀兼以生新，诸药相辅相成，共奏健脾利湿、补肾生髓、活血通络之功。

二、健脾补肾方临床应用

1. 健脾补肾方预防股骨头坏死塌陷的临床观察 由中国中医科学院广安门医院骨科门诊收集55例（80髋股骨头坏死）股骨头坏死塌陷前（ARCO Ⅰ、Ⅱ、ⅢA）病例。55例（80髋）中，失访5例（7髋），得到随访的为50例（73髋股骨头坏死），其中Ⅰ期7髋，Ⅱ期49髋，ⅢA期17髋。50例中男性37例，女性13例；单髋发病27例，双髋发病23例。患者年龄平均41岁（19～65岁）；病程平均9个月（1～24个月）。其中酒精性股骨头坏死16例，激素性17例，激素+酒精7例，创伤性1例，特发性9例。给予健脾补肾方口服，每日1剂，分2次服用，根据患者病情及影像学表现服药1～2年。采用Harris评分评估髋关节功能，ARCO分期判断股骨头是否塌陷。

结果为，经过平均4.2年（3～5.4年）的随访，治疗前Harris评分为71.93±11.25，治疗后Harris评分为81.63±12.16，改善明显。本组病例共73髋，至随访结束时塌陷8髋（塌陷率10.96%）。Ⅰ期7髋均转为Ⅱ期（塌陷率0%）；Ⅱ期49髋中5髋转为ⅢB期（塌陷率10.20%）；ⅢA期17髋中3髋转为ⅢB期（塌陷率17.65%）。坏死范围大及坏死部位位于负重区增加塌陷风险。该结果提示，健脾补肾方能有效预防股骨头坏死塌陷和改善髋关节功能，早期干预和选择合适的病例能进一步提高疗效。对坏死部位位于负重区且病变范围较大的患者，给予健脾补肾方的同时配合增加力学支撑的治疗方法有可能会提高预防股骨头坏死塌陷的临床疗效。

2. 健脾补肾方预防非创伤性股骨头坏死塌陷的队列研究 采用回顾性队列研究的方法，选取Steinberg分期Ⅰ～Ⅲ期股骨头坏死患者，对照组给予保护性负重，疼痛严重时可口服非甾体抗炎药控制症状，试验组给予健脾补肾方口服+保护性负重。从确诊接受治疗时起，每3个月门诊复查，观察随访时间为2年，塌陷者则以记录到塌陷发生时为随访终点。对比各随访节点两组股骨头塌陷情况、髋关节功能情况及不良事件发生情况。

共纳入40例（57髋）符合要求的病例；试验组20例（28髋），其中男14例（21髋），女6例（7髋）；平均年龄39岁；激素性14髋，酒精性11髋，其他因素3髋；Steinberg分期Ⅱ期22髋，Ⅲ期6髋。对照组20例（29髋），其中男12例（16髋），女8例（13髋）；平均年龄43岁；激素性15髋，酒精性7髋，其他因素7髋；Steinberg分期Ⅱ期25髋，Ⅲ期4髋。两组在性别、年龄、病因、分期及Harris评分等基线资料方面差异均无统计学意义，两组资料具有可比性。

两组治疗结束时试验组塌陷5髋（塌陷率17.86%），对照组塌陷20髋（塌陷率68.97%）。试验组治疗前Harris评分86.79±7.56，治疗后91.93±7.69，较治疗前髋关节功能改善。生存分析：对两组股骨头留存时间进行Kaplan-Meier生存分析，结果显示对照组股骨头未塌陷留存时间估计值为10个月；试验组股骨头生存分析数据出现右删失（表9-5-1、图9-5-1），即该组股骨头的预期生存时间估计值大于随访时间（2年）。从生存时间、生存曲线看，试验组塌陷趋于平缓，随着时间延长塌陷呈缓慢增加的趋势；对照组前12个月塌陷快速增加，15月后趋于稳定。该结果提示健脾补肾方能有效缓解股骨头坏死患者临床症状，改善患者髋关节功能，从而预防和延缓股骨头坏死塌陷。

表9-5-1　两组股骨头生存时间情况

序号	试验组			对照组		
	分期	时间/月	是否塌陷	分期	时间/月	是否塌陷
1	ⅢB	24	是	ⅢA	3	是
2	Ⅱ	24	是	Ⅱ	3	是
3	Ⅱ	15	是	Ⅱ	3	是
4	Ⅱ	24	否	Ⅱ	3	是
5	Ⅱ	6	是	Ⅱ	24	否
6	Ⅱ	24	否	Ⅱ	24	否

序号	试验组			对照组		
	分期	时间/月	是否塌陷	分期	时间/月	是否塌陷
7	Ⅱ	24	否	Ⅱ	18	是
8	Ⅱ	24	否	Ⅱ	24	否
9	Ⅱ	24	否	Ⅱ	24	否
10	Ⅱ	24	否	Ⅱ	3	是
11	Ⅱ	24	否	Ⅲ A	6	是
12	Ⅲ B	18	是	Ⅲ B	6	是
13	Ⅱ	24	否	Ⅱ	9	是
14	Ⅱ	24	否	Ⅱ	24	否
15	Ⅱ	24	否	Ⅱ	6	是
16	Ⅱ	24	否	Ⅱ	6	是
17	Ⅱ	24	否	Ⅱ	10	是
18	Ⅱ	24	否	Ⅱ	6	是
19	Ⅱ	24	否	Ⅱ	12	是
20	Ⅱ	24	否	Ⅱ	24	否
21	Ⅲ A	24	否	Ⅲ A	6	是
22	Ⅲ A	24	否	Ⅱ	24	否
23	Ⅱ	24	否	Ⅱ	24	否
24	Ⅲ A	24	否	Ⅱ	24	否
25	Ⅱ	24	否	Ⅱ	12	是
26	Ⅱ	24	否	Ⅱ	6	是
27	Ⅲ A	24	否	Ⅱ	10	是
28	Ⅱ	24	否	Ⅱ	9	是
29	—	—	—	Ⅱ	10	是
平均值±标准差	—	22.82 ± 3.85	—	—	12.52 ± 8.47	—

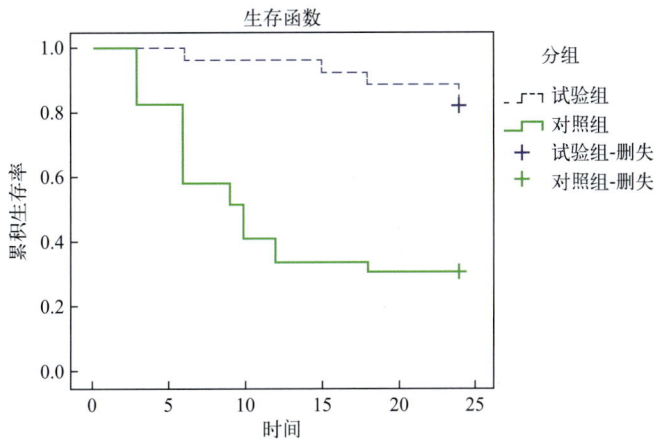

图 9-5-1　两组生存分析曲线

3. 健脾补肾方改善晚期股骨头坏死功能 　由中国中医科学院广安门医院骨科门诊收集56例（91髋）股骨头坏死中、晚期（ARCO Ⅲ、Ⅳ期）病例，6例失访，随访50例（80髋），随访率89%。男性37例，女性13例；单髋发病20例，双髋发病30例。患者年龄平均47岁（22～65岁）；其中酒精性股骨头坏死19例，激素性16例，激素+酒精3例，创伤性2例，特发性10例。给予健脾补肾方口服，每日1剂，分2次服用，根据患者病情及影像学表现服药1～2年。采用Harris评分评估髋关节功能，ARCO分期判断股骨头是否塌陷。

平均随访4.3年（3.3～5.6年），治疗前Haris评分59.4±11.5分，治疗后73.4±15.2分，配对 t 检验 $P < 0.01$。治疗前ⅢA期13髋，ⅢB期38髋，Ⅳ期29髋。ⅢA中有5髋发展至ⅢB期，3髋发展至Ⅳ期（23.1%）；ⅢB中有21髋发展至Ⅳ期（55.3%）。Kaplan-Meier生存分析得到平均留存时间为5.2年（95%CI 4.8～5.5），4年留存率为87.4%（图9-5-2）。该结果提示，健脾补肾方治疗中晚期股骨头坏死可以提高患者的生活质量和推迟首次人工关节置换时间。

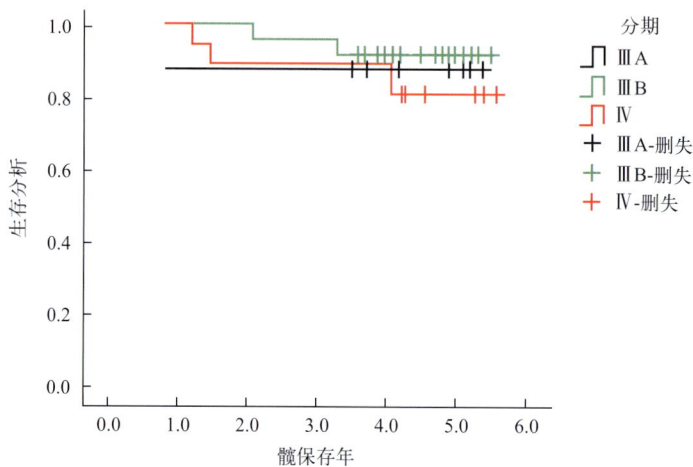

图9-5-2 　健脾补肾方治疗股骨头坏死的生存曲线

三、健脾补肾方的基础研究

通过实验观察健脾补肾方对SANFH（激素性股骨头坏死）模型的组织形态学、血脂、凝血功能、骨髓间充质干细胞成骨分化及成骨相关细胞因子的影响发现健脾补肾方可改善SANFH模型的脂质代谢和血液高凝状态，降低股骨头微循环障碍，调控骨髓间充质干细胞（MSCs）成骨方向分化和促进钙结节形成，从而促进骨组织修复，扭转股骨头坏死的进展，且可提高SANFH大鼠模型中血清VEFG和BMP水平。

（一）健脾补肾方对兔SANFH模型组织形态学、血脂以及凝血功能的影响

1. 血脂的检测结果 　第4周时各治疗组和模型组TG、CHO（胆固醇）及LDL水平均达到各自所检测时间点的最高水平，之后逐渐下降，至第12周时，高、中剂量组上述各项指标几乎达到正常水平；4周时HDL则达到了检测时间点的最低水平，之后逐渐升高，12周几乎达到正常水平。模型组与正常对照组比较，4周、8周和12周时上述各项指标差异显著或

非常显著；各治疗组与模型组比较，在治疗后的4周和（或）8周和（或）12周，上述各项指标差异显著或非常显著（图9-5-3）。

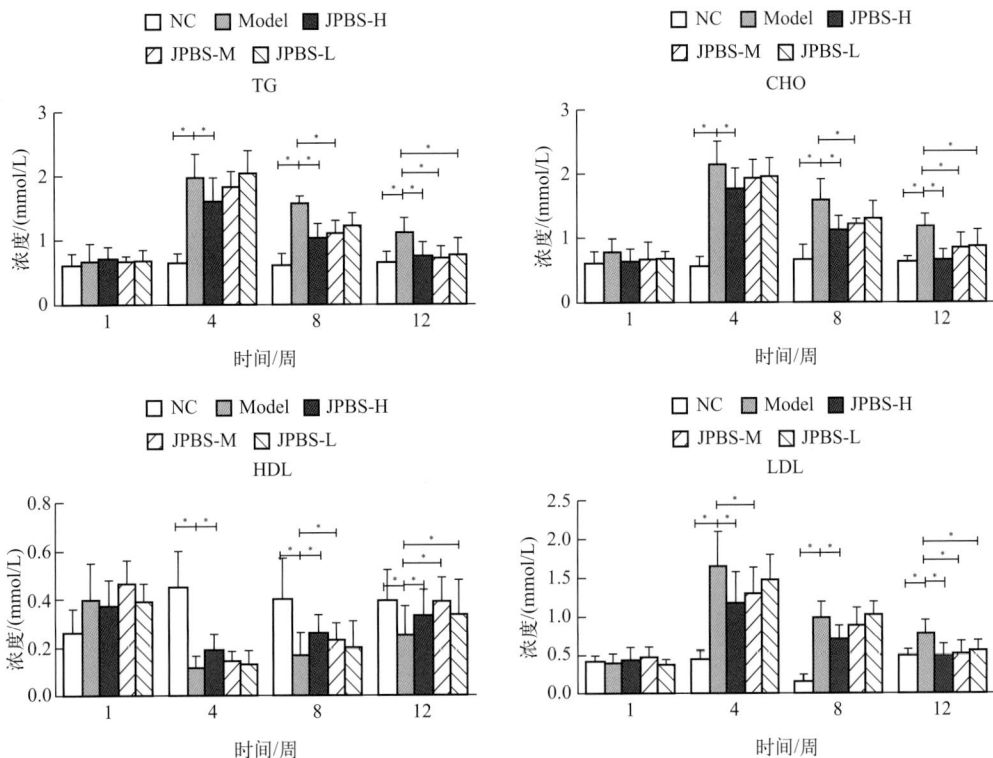

图 9-5-3　健脾补肾方调控血脂情况

NC—正常对照组；Model—模型组；JPBS-H—高剂量组；JPBS-M—中剂量组；JPBS-L—低剂量组；$^*P < 0.05$

2. 凝血指标的检测结果　第4周时各治疗组和模型组PT、APTT及AT（抗凝血酶）-Ⅲ水平均达到各自所检测时间点的最高水平，之后逐渐下降，至第12周时，高、中剂量组上述各项指标几乎达到正常水平；模型组与正常对照组比较，4周、8周和12周时上述各项指标差异显著或非常显著；各治疗组与模型组比较，在治疗后的4周和（或）8周和（或）12周，上述各项指标差异显著或非常显著（图9-5-4）。

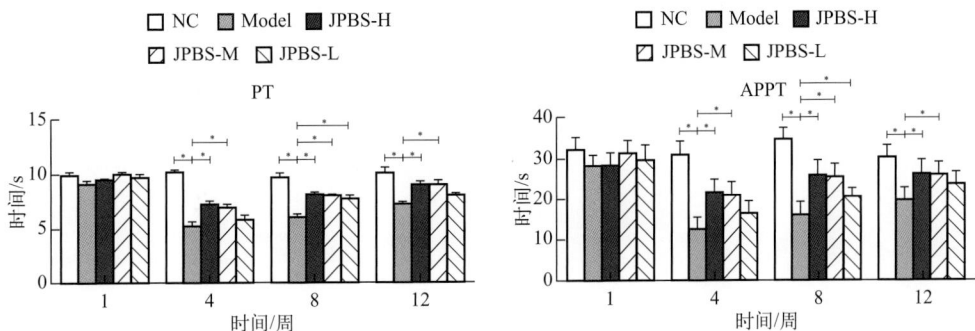

图 9-5-4

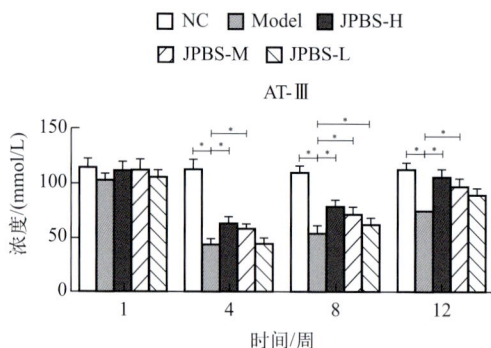

図例:
□ NC　▨ Model　■ JPBS-H
▨ JPBS-M　▨ JPBS-L

AT-Ⅲ

图 9-5-4　健脾补肾方调控凝血情况

NC—正常对照组；Model—模型组；JPBS-H—高剂量组；JPBS-M—中剂量组；JPBS-L—低剂量组；$^*P < 0.05$

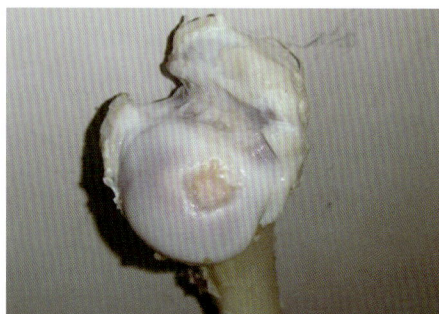

图 9-5-5　模型组股骨头

3. 组织形态学观察　造模 12 周后，模型组散在的股骨头软骨表面局部糜烂剥脱（图 9-5-5）。

正常组：骨小梁整齐清晰，排列规则，致密饱满；骨小梁中的骨细胞清晰可见，骨细胞核大而清晰可见且位于中央，仅见少数空骨陷窝，空骨陷窝率（8.54±1.49）%；成骨细胞成串排列，位于骨小梁边缘，髓腔内造血细胞丰富，脂肪细胞数量较少且形态正常。

模型组：股骨头软骨下骨小梁稀疏，局部可见断裂现象；骨小梁中的骨细胞核固缩、边聚，空骨陷窝增多，空骨陷窝率（29.30±6.92）%；骨小梁表面隐约可见少量成骨细胞，排列不规则；髓腔内造血细胞明显减少，脂肪细胞增多且直径增大。

高剂量组：骨小梁整齐清晰，排列规则，周边可见大量成骨细胞；骨小梁中骨细胞清晰可见，位于中央，空骨陷窝率（9.31±1.80）%；髓腔内造血细胞较多，脂肪细胞数量较少且直径基本正常。

中剂量组：骨小梁较为整齐清晰，排列尚规则，骨小梁中骨细胞核可见，骨细胞核部分固缩、边聚，空骨陷窝率（12.30±3.05）%；髓腔内造血细胞增多，但仍可见少量脂肪细胞，且脂肪细胞直径略增大。

低剂量组：骨小梁尚整齐清晰，排列较不规则，骨小梁中骨细胞部分正常，见空骨陷窝（见图 9-5-6）。

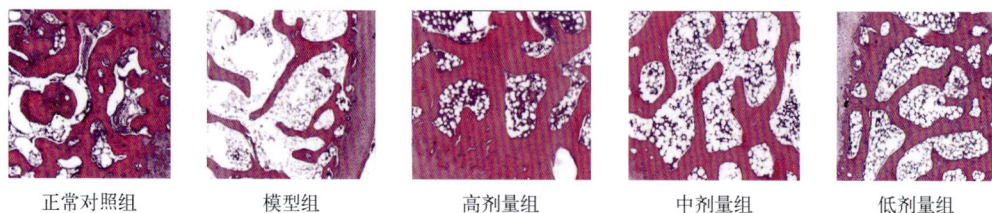

正常对照组　　模型组　　高剂量组　　中剂量组　　低剂量组

图 9-5-6　各组 HE 染色结果

模型组空骨陷窝率和髓腔脂肪面积明显高于正常对照组，而各治疗组与模型组比较差异显著或非常显著（见图9-5-7、图9-5-8）。

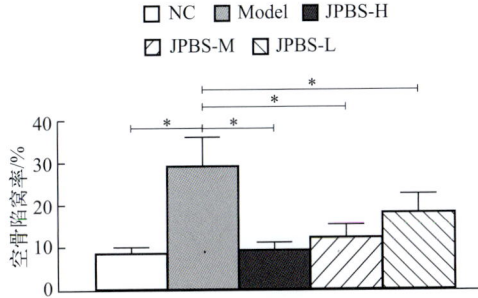

图 9-5-7　各组空骨陷窝率比较

NC—正常对照组；Model—模型组；JPBS-H—高剂量组；JPBS-M—中剂量组；JPBS-L—低剂量组；$^*P < 0.05$

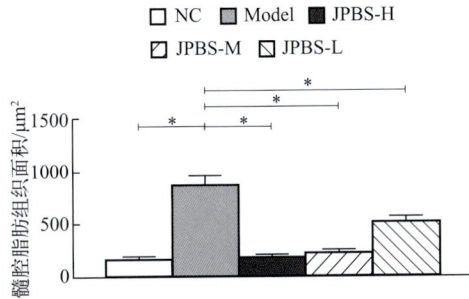

图 9-5-8　各组髓腔脂肪组织面积比较

NC—正常对照组；Model—模型组；JPBS-H—高剂量组；JPBS-M—中剂量组；JPBS-L—低剂量组；$^*P < 0.05$

Masson三色染色（亮绿复染）的结果判定：软骨组织及软骨胶原呈淡绿色，骨陷窝不着色，可见不同区带的软骨细胞，并可见外形呈鹿角状的骨小梁，皮质以及成熟骨小梁中间的颜色呈红色。正常对照组骨小梁绿染极少，主要为红染；与正常对照组比较，模型组骨小梁中以及边缘可见大量绿染胶原，表面模糊，可见外形呈鹿角状的骨小梁，两组胶原面积具有显著差异；各治疗组与模型组比较骨小梁绿染面积明显减少，组织以红染为主；高剂量组与低剂量组间绿染的胶原面积差异有统计学意义，而高剂量与中剂量组及中剂量与低剂量组之间差异无统计学意义（图9-5-9）。

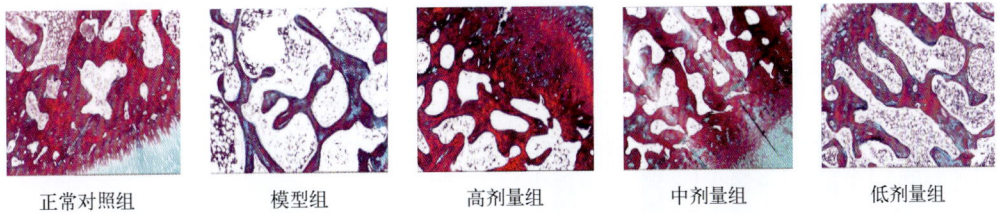

正常对照组　　　模型组　　　高剂量组　　　中剂量组　　　低剂量组

图 9-5-9　各组 Masson 染色结果

（二）健脾补肾方含药血清促进 rMSCs 成骨分化的影响

1. 倒置显微镜下的细胞形态观察　兔骨髓间充质干细胞（rabbit mesenchymal stem cells，rMSCs）诱导分化后多角形、不规则细胞增多，7～8天后拥挤生长，呈类圆形，体积变大，含较多胞浆颗粒，细胞逐渐转变为圆形或椭圆形，排列如铺路石样，细胞在成骨诱导液中培养2周后形态变得宽大扁平，有沙粒样物。骨向诱导14天，细胞密集，细胞团中央可见到结节状结构，细胞周围被分泌物包绕，结节样结构逐渐被分泌物包埋并钙化。上述细胞形态的变化主要见于健脾补肾方加成骨组和成骨组（见图9-5-10）。

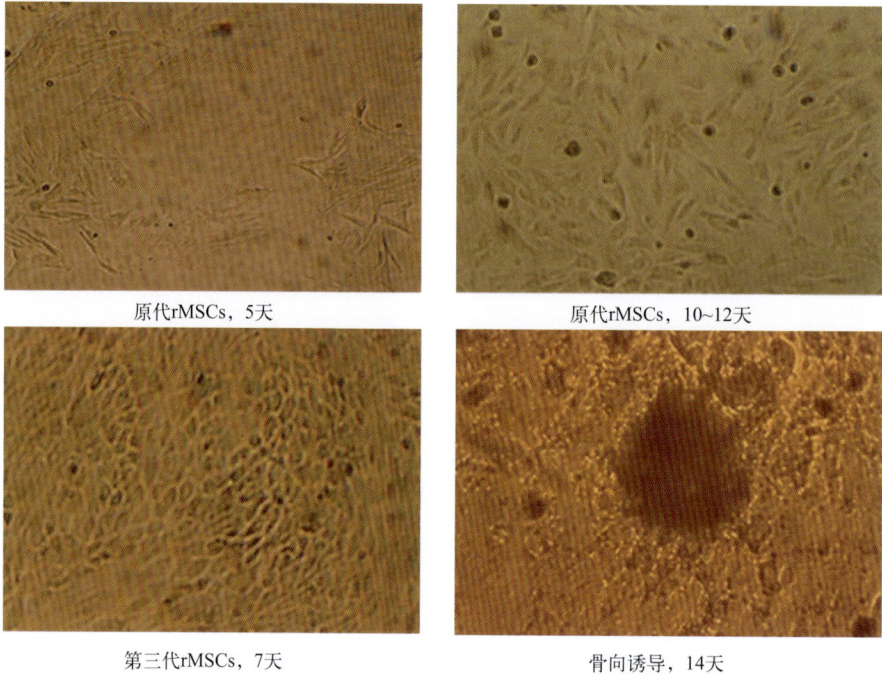

原代rMSCs，5天　　　　　　原代rMSCs，10~12天

第三代rMSCs，7天　　　　　　骨向诱导，14天

图 9-5-10　倒置显微镜下的细胞形态观察

2. ALP活性　8、12和16天时，空白对照组与健脾补肾方加成骨组和成骨组出现差异；各组在12天时ALP活性最高，12天时按ALP活性由高到低排列为健脾补肾方加成骨组＞成骨组＞健脾补肾方组＞空白对照组（图9-5-11）。

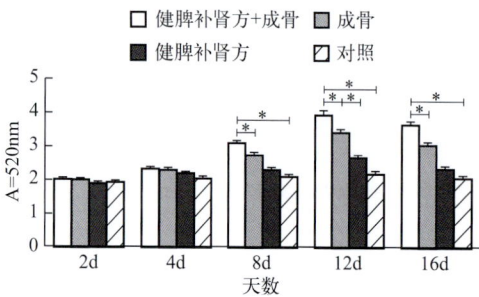

图 9-5-11　ALP 活性（*P＞0.05）

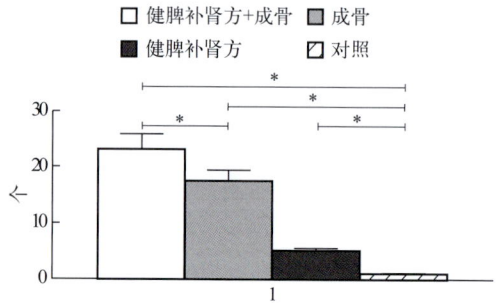

图 9-5-12　钙结节数量（*P＞0.05）

3. 钙结节数量 健脾补肾方加成骨组、成骨组及健脾补肾方组每个标本染色后均可见到大小不一、圆形或不规则的金黄色结节，形成的金黄色结节在荧光强度、大小、数量上都明显优于空白对照组（图9-5-12和图9-5-13）。各组形成的钙结节数量由多到少排列为：健脾补肾方加成骨组＞健脾补肾方组＞成骨组＞空白对照组。

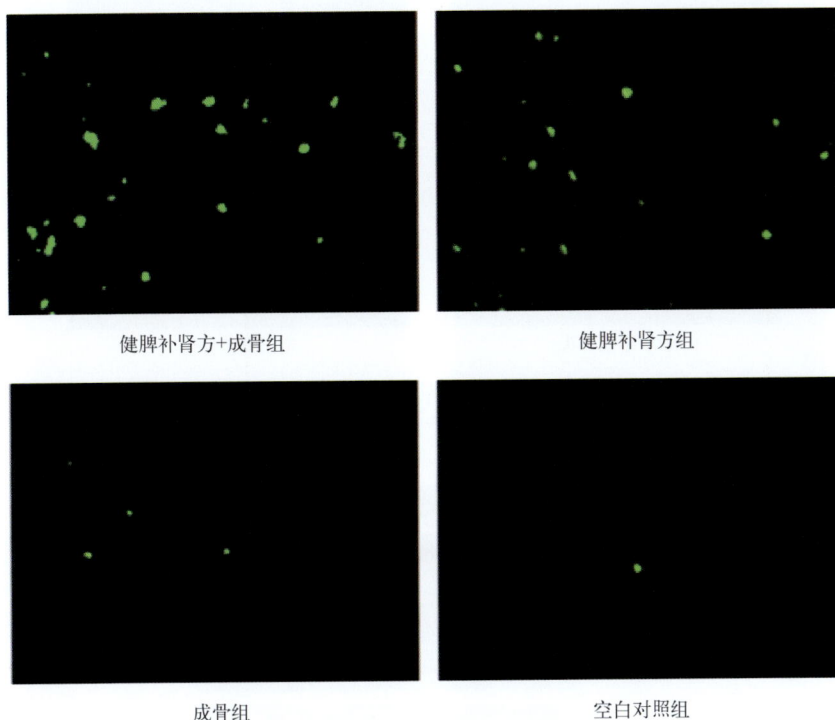

健脾补肾方+成骨组　　　　　　　　　　　健脾补肾方组

成骨组　　　　　　　　　　　空白对照组

图 9-5-13　各组钙结节形成情况

4. MSCs细胞表型 流式细胞仪分析细胞表面抗原结果表明实验中分离扩增的MSCs具有均一的细胞表型，细胞纯度较高。MSCs表达CD29、CD44、CD166，不表达CD34、CD45、HLA-DR。

（三）健脾补肾方含药血清对 rMSCs 成骨分化的影响

将健康成年大鼠随机分为空白对照组、模型组（SANFH组）、观察组（健脾补肾方组），模型组及观察组建立SANFH模型（图9-5-14）。造模后治疗组每天灌胃健脾补肾汤，连续12周，模型组和正常对照组每天灌胃等量生理盐水。灌胃12周后分别从空白对照组、模型组、观察组提取血清及股骨头内组织，应用ELISA酶联免疫吸附分析（ELISA）及Western-blot（图9-5-15）技术分别对三组血清及股骨头组织的BMP、TGF-β、bFGF、VEGF、PDGF、RUNX2等细胞因子含量做比较分析。

ELISA检测结果：血清BMP表达水平观察组（18.67±3.79 ng/mL）＞空白组（12.22±2.94 ng/mL）＞模型组（8.41±4.10 ng/mL）；血清TGF-β表达水平观察组（113.14±45.61 ng/mL）＞空白组（58.77±14.73 ng/mL）＞模型组（43.26±24.97 ng/mL）；VEGF表达水平观察组（226.20±7.62 ng/mL）＞空白组（190.51±36.91 ng/mL）＞模型组（159.25±39.03 ng/mL）。骨

组织BMP表达水平观察组（16.81 ± 5.67 ng/mL）＞空白组（12.67 ± 4.59 ng/mL）＞模型组（10.51 ± 2.77 ng/mL）。Western-blot（WB）检测结果如图9-5-16所示。

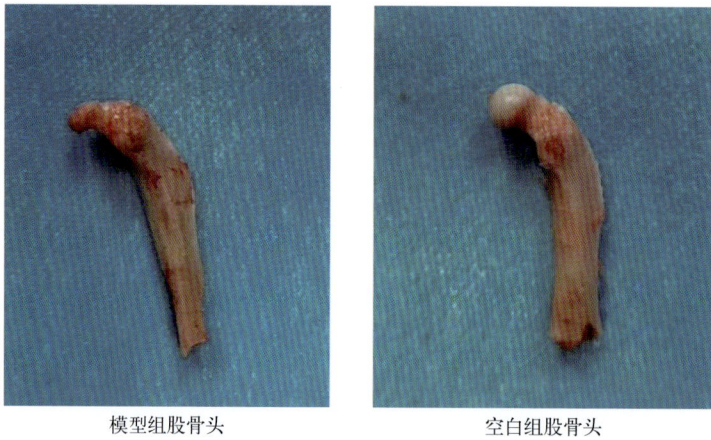

模型组股骨头　　　　　　　　　空白组股骨头

图 9-5-14　大鼠股骨头大体标本

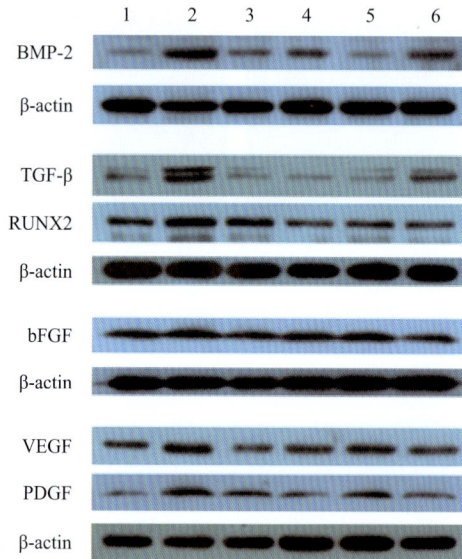

图 9-5-15　WB 条带图

以上研究结果显示，健脾补肾方可有效改善SANFH动物模型高脂高凝状态，诱导MSCs向成骨细胞分化，且促进钙盐沉积，从而良好完成骨坏死组织的修复。高脂血症可以引起血液黏滞度增加，血流速度减慢，微循环脂肪栓塞。大剂量的皮质激素除可导致高脂血症外，还可使血中纤维蛋白原含量升高，同时可使红细胞增多，致血黏度增加，皮质激素还能刺激血小板大量生成，使凝血功能增强。另外，脂质分解产生的脂肪酸成分可损害血管内皮细胞。健脾补肾方可改善血脂代谢，改善凝血相关指标，且可提高SANFH大鼠血清VEGF水平，以促进血管内皮细胞增殖和成血管，调控骨髓间充质干细胞（MSCs）骨向分化和促进钙结节形成，从而促进骨组织修复，扭转骨坏死的进展，从而促进股骨头坏死的修复。

四、临床病例

见图9-5-16～图9-5-20。

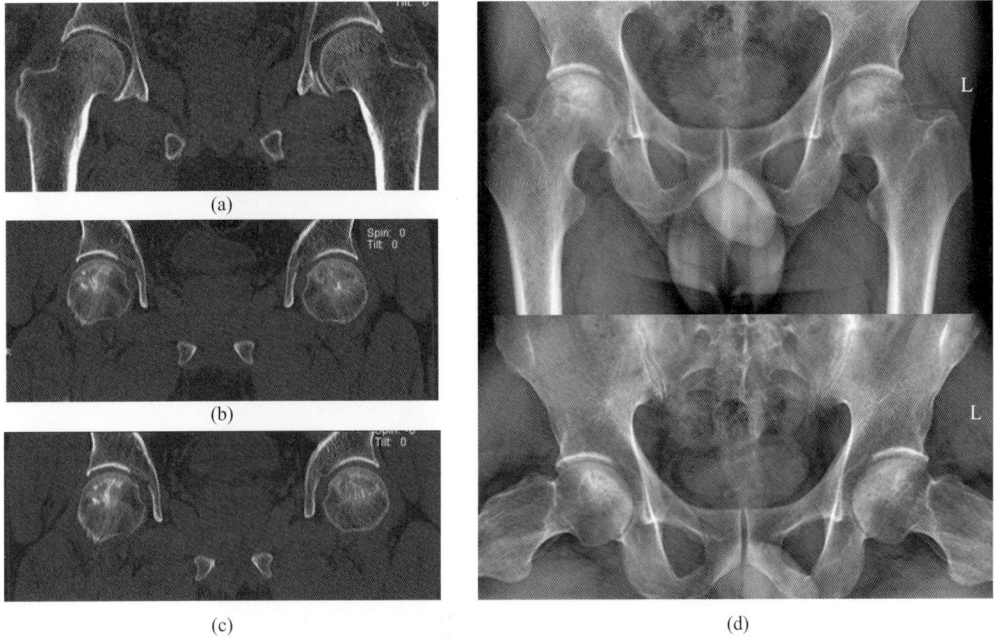

(a)

(b)

(c)

(d)

图9-5-16　股骨头坏死典型病例1

患者51岁，男性，特发性双侧股骨头坏死Ⅰ期，于2017年1月初诊

（a）2017年1月初诊CT；（b）2018年9月CT；（c）2019年3月CT；（d）2019年3月X线片

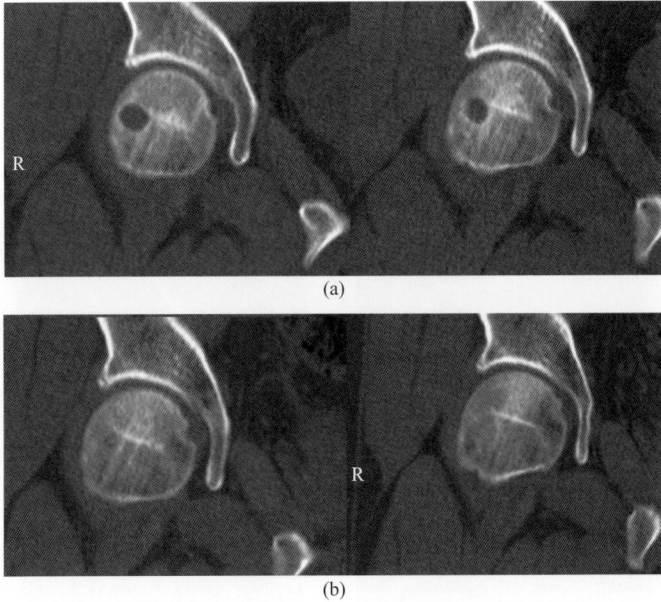

(a)

(b)

图9-5-17　股骨头坏死典型病例2

患者31岁，男性，使用激素后出现右侧股骨头坏死Ⅱ期，2018年1月初诊

（a）2018年1月初诊CT；（b）2019年10月复诊

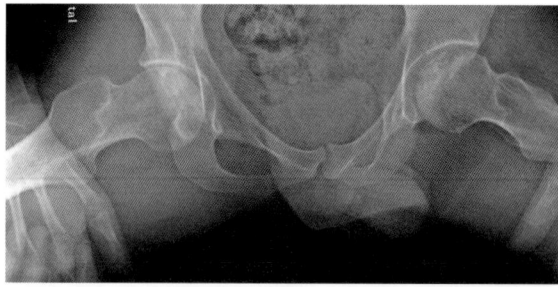

(a)

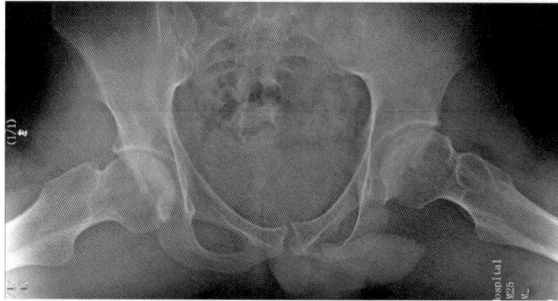

(b)

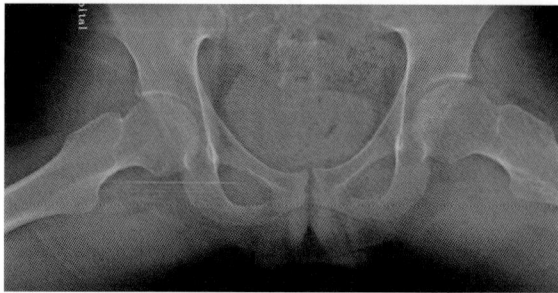

(c)

图 9-5-18　股骨头坏死典型病例 3

患者18岁，男性，使用激素后出现左侧股骨头坏死Ⅲ期，初诊可见新月征形成，经治疗新月征逐渐消失
（a）初诊时X线片；（b）6个月复查X线片；（c）14个月复查X线片

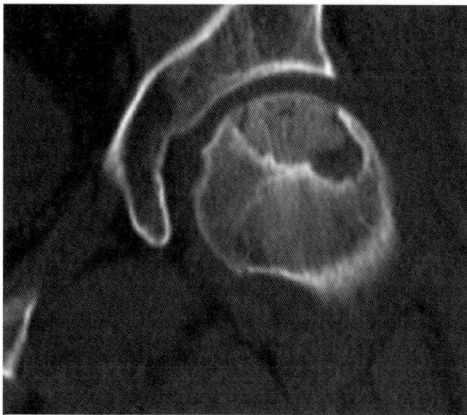

(a)

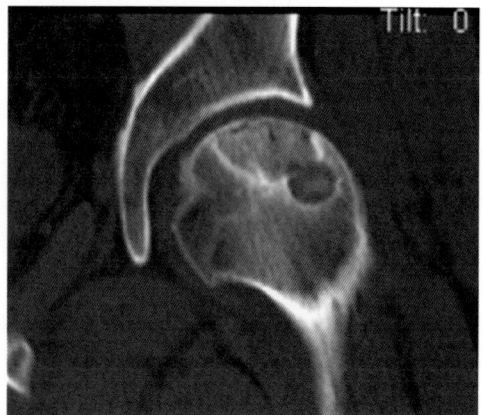

(b)

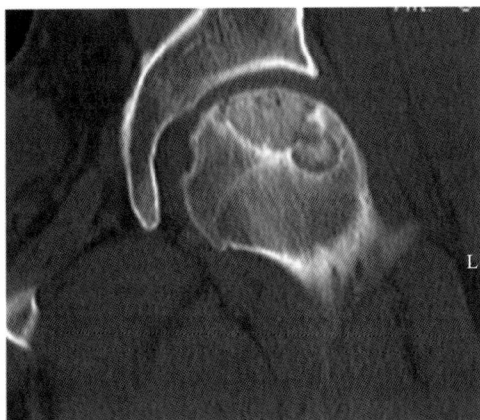

(c)

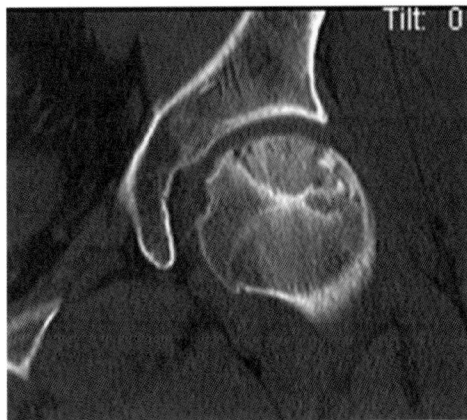

(d)

图 9-5-19　股骨头坏死典型病例 4

患者 43 岁，男性，使用激素合并饮酒后出现左侧股骨头坏死Ⅳ期，2018 年 6 月初诊
（a）2018 年 6 月初诊 CT；（b）2018 年 12 月复诊；（c）2019 年 6 月复诊；（d）2019 年 11 月复诊

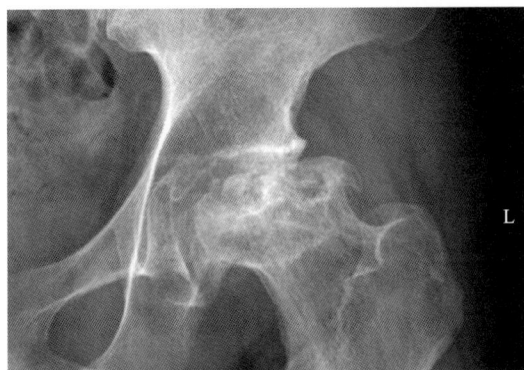

(a)

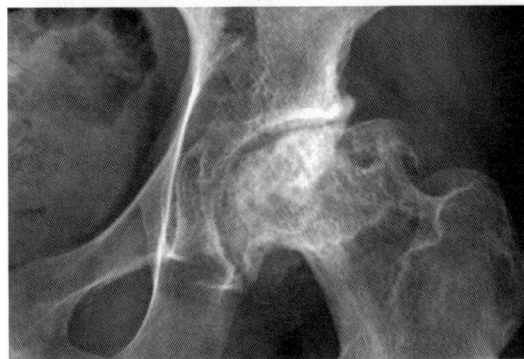

(b)

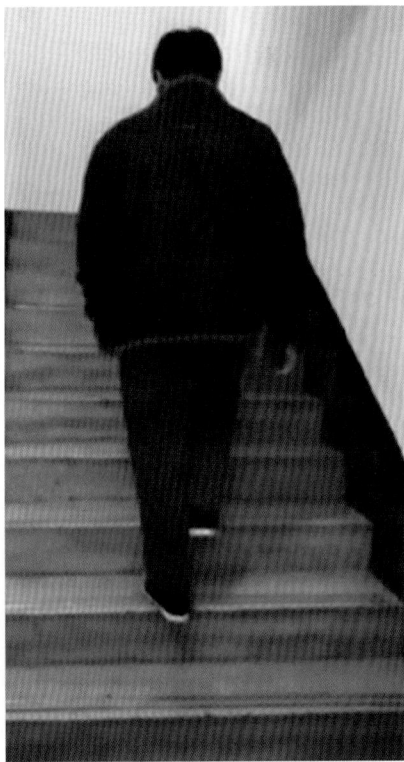

(c)

图 9-5-20　股骨头坏死典型病例 5

患者 40 岁，男性，饮酒多年后出现左侧股骨头坏死Ⅴ期，2016 年 4 月初诊
（a）2016 年 4 月初诊时 X 线片；（b）2019 年 7 月复查 X 线片；（c）2.5 年后患者上下楼自如

（于　潼　李玉彬　谢利民）

【参考文献】

[1] 刘伯龄，赵文海.股骨头无菌性坏死的辨证施治[J].中国骨伤，1991，4（01）：1.

[2] 燕春茂，马定千，高书元.自拟复骨汤治疗股骨头缺血性坏死疗效观察[J].中医正骨，1995，7（06）：12.

[3] 唐正，米鹏.中医对股骨头缺血性坏死的认识与治疗[J].山东中医药大学学报，2010，34（03）：287-289.

[4] 王兵，李富震，张淼，等.骨痿探源[J].长春中医药大学学报，2015，31（02）：417-419.

[5] 李雅男，覃彬森.股骨头坏死中医病名考辨[J].国际中医中药杂志，2019，41（07）：769-771.

[6] 李满意，娄玉钤.骨痹的源流及相关历史文献复习[J].风湿病与关节炎，2014，3（12）：59-68.

[7] 陈良飞，胡盼盼，郭会卿.郭会卿教授治疗非创伤性股骨头坏死经验总结[J].风湿病与关节炎，2019，8（08）：44-46.

[8] 孙迪，朱鹏举，陈磊，等.术语学视角下探讨《黄帝内经》下肢相关术语[J].中华中医药杂志，2021，36（06）：3302-3306.

[9] 刘雨佳，瞿溢谦，曹灵勇，等.从经方病传理论探讨历节病机及病传规律[J].中华中医药杂志，2020，35（12）：6050-6052.

[10] 张振南，谢利民，于潼.谢利民教授运用健脾补肾方治疗股骨头坏死[J].吉林中医药，2015，35（03）：229-231.

[11] 周明旺，邓昶，李盛华，等.血瘀质与股骨头坏死相关性刍议[J].中国中医药信息杂志，2020，27（05）：128-130.

[12] 李子瑜，张晓峰，张宁，等.基于生物学病变关键环节对中医古文献股骨头坏死相关病名的辨析[J].长春中医药大学学报，2023，39（04）：375-379.

[13] 于潼，谢利民，王文岳，等.从中医证候学研究探讨股骨头坏死的病因病机[J].中国中医骨伤科杂志，2014，22（03）：74-76.

[14] 于潼，谢利民.股骨头坏死的中医病因病机及辨证分型的探讨[J].北京中医药，2010，29（05）：393-396.

[15] 闫宇龙，侯德才，邓小磊，等.中医药治疗股骨头缺血性坏死的研究进展[J].海南医学院学报，2019，25（22）：1756-1760.

[16] 袁普卫，康武林，刘德玉，等.中医对股骨头缺血性坏死病因病机的认识[J].现代中医药，2013，33（06）：90-93.

[17] 邓沂，张晓刚，任远，等.中医对股骨头坏死的认识[J].甘肃中医学院学报，1998，15（04）：54-56.

[18] 肖正权.健骨颗粒治疗无菌性股骨头坏死120例临床观察[J].中医药学报，2002，30（04）：33.

[19] 齐振熙，曹阳.不同治法对激素性股骨头坏死血液流变学及血脂影响的实验研究[J].中国中医骨伤科杂志，2001，9（05）：32-34.

[20] 洪加源，许书亮，阮景绰，等.复元散对激素性股骨头坏死脂代谢的影响[J].中医正骨，2001，13（04）：6-8.

[21] 徐传毅.袁浩教授以血瘀论治激素性股骨头坏死经验[J].中医药学刊，2003，21（02）：194-195.

[22] 刘湘章，卢兴云.活血壮筋丸治疗缺血性股骨头坏死319例临床疗效观察[J].中华实用中西医杂志，2003，3（16）：1051.

[23] 沈骏，沈冯军.继发性股骨头缺血性坏死病所属中医痹痿证范畴的探讨[J].中国中医骨伤科杂志，2003，01（03）：37-38.

[24] 刘少军，袁浩.股骨头坏死的中医临床思路与方法探讨[J].中国医药学报，2002，17（01）：44-47.

[25] 左萍萍，吴业华，李学坤，等.新骨生胶囊治疗股骨头坏死的药理研究[J].中国康复理论与实验，2002，8（01）：11-12.

[26] 陈卫衡，林娜，郭效东，等.非创伤性股骨头坏死与血浆脂蛋白的相关性研究[J].中国骨伤，2003，16（02）：69-70.

[27] 张文信，秦亚梅，党少平，等.补肾活血法治疗激素性股骨头坏死理论探析[J].新中医，2012，44（08）：193-194.

[28] 赵祯.从肾论治骨系疾病体会[J].中医研究，2010，23（04）：52-53.

[29] 叶建红.股骨头坏死的中医病因病机探讨[J].北京中医药大学学报，2005，12（01）：37-38.

[30] 马素英.马氏骨片治疗股骨头坏死128例X线变化[J].中国骨伤，1996，9（4）：23-24.

[31] 腾义和，庞正，腾进，等.成人股骨头缺血性坏死辨证分型与治疗[J].中医药学报，1992，（1）：31-32.

[32] 张强，刘道兵.股骨头坏死证候学的研究概况[J].中医正骨，2005，17（12）：60-62.

[33] 诸福度，崔明，吴材康，等.股骨头缺血性坏死的中医药疗法[J].中国骨伤，1994，7（6）：46.

[34] 李雄，袁浩.袁浩教授对股骨头坏死中医药论治的学术思想[J].中国中医骨伤科杂志，1999，7（1）：61-62.

[35] 陈卫衡，刘道兵，张洪美，等.股骨头坏死的三期四型辨证思路[J].中国中医基础医学杂志，2003，9（12）：51-52.

[36] 国家中医药管理局.中医病证诊断疗效标准[M].南京：南京大学出版社，1994：193.

[37] 郑筱萸.中药新药临床研究指导原则[M].北京：中国医药科技出版社，2002：354.

[38] 柴威涛，郭成龙，魏玉娇，等.中医药治疗股骨头坏死的研究概括[J].中医临床研究，2022，14（29）：141-144.

[39] 邬予俭.中医药治疗创伤性股骨头缺血性坏死的研究进展[J].内蒙古中医药，2020，39（5）：163-164.

[40] 龙强.桃红四物汤加减治疗气滞血瘀型早期股骨头坏死临床观察[D].乌鲁木齐：新疆医科大学，2019.

[41] 郭中华，都帅刚，张仲博，等.大活络丸加减治疗股骨头坏死痰瘀阻络证的疗效及安全性[J].中国实验方剂学杂志，2018，24（13）：172-177.

[42] 王敏，李涛，蔡万翔，等.论"健脾法"在股骨头缺血性坏死保守治疗中的应用[J].世界最新医学信息文摘，2018，18（9）：192-193.

[43] 李扬，曹玉净，刘超.股骨头坏死中医药实验研究进展[J].世界最新医学信息文摘（连续型电子期刊），2020，20（48）：24-25.

[44] 孔祥英，万蓉，李莉，等.不同治法方药对激素性股骨头坏死及成骨相关因子的影响[J].中国中药杂志，2011，36（5）：614-617.

[45] 曹盼举，张晓刚，曹林忠，等.从OPG/RANK/RANKL信号调控机制探讨从瘀论治非创伤性股骨头坏死[J].中国中医药信息杂志，2020，27（4）：4-6.

[46] 王振华，秦超，刘伟，等.独活寄生汤加减治疗股骨头缺血性坏死临床研究[J].实用中医药杂志，2018，34（8）：889-891.

[47] 童树平，曹玉举，熊征宇，等.骨坏死康复丸治疗股骨头坏死（肝肾亏虚证）临床研究[J].光明中医，2018，33（22）：3275-3277.

[48] 魏玉娇，何玲，郭小荣，等.髓芯减压联合生骨再造丸对兔激素性股骨头坏死骨组织BMP-2与VEGF mRNA的影响[J].西部中医药，2018，31（9）：34-37.

[49] 李盛华，邓昶，周明旺，等.中医药防治股骨头坏死临床应用现状[J].中国中医药信息杂志，2018，25（6）：137-140.

[50] 亓强，韩铭.中医药治疗股骨头坏死的研究概况[J].世界最新医学信息文摘，2018，18（72）：62-63.

[51] 张军.中医分型治疗股骨头坏死疗效观察[J].中医临床研究，2017，9（11）：109-110.

[52] 胡海，丰凡翔，雷孝勇，等.中医药治疗股骨头坏死的常用药物分析[J].中医正骨，2016，28（08）：24-26.

[53] 荆蕴杰，韩克儒，金常雪，等.华山壮骨散治疗股骨头缺血性坏死30例临床研究[J].亚太传统医药，2017，13（20）：119-120.

[54] 谢文霞，李钰涛.健骨补肾方治疗股骨头坏死效果初步评定[J].中国处方药，2016，14（06）：104-105.

[55] 韩铭，刘北南，李金松，等.中药活骨汤对股骨头缺血性坏死的临床研究[J].中医正骨，1999，11（11）：6-8，63.

[56] 曾斌，付永亮.自拟复骨汤治疗股骨头缺血性坏死疗效观察[J].内蒙古中医药，2017，36（13）：34-35.

[57] 宫云昭，李可大，唐林.补肾壮骨通络汤治疗早期股骨头坏死临床疗效探讨[J].辽宁中医药大学学报，2016，18（06）：90-92.

[58] 黄汉春.壮药生骨汤治疗早期激素性股骨头缺血性坏死的临床效果[J].临床医药文献电子杂志，2017，4（11）：2150-2151.

[59] 魏巍，侯德才.中药治疗早中期股骨头坏死的最新研究进展[J].海南医学院学报，2019，25（23）：1837-1840.

[60] 郭运岭，李蕊，王雷.中药外敷联合TDP照射和下肢牵引三位一体疗法治疗早中期股骨头坏死[J].中外医疗，2019，38（11）：175-177.

[61] 徐灵灵.中药外敷治疗股骨头坏死的临床疗效观察[C]//中华中医药学会.2013年中医外治贴剂学术研讨会论文集.[出版者不详]，2013：41-44.

[62] 孙海忠，刘歆，赵宝祥，等.活血生骨汤联合活血化瘀中药外用治疗肾虚血瘀型股骨头坏死临床研究[J].中医药学报，2019，47（3）：58-62.

[63] 汪小敏，曹林忠，张晓刚，等.激素性股骨头坏死中医"证"的三大组学研究进展[J].中国骨质疏松杂志，2018，24（7）：966-970.

[64] 向之明，钟桂棉，史瑞雪，等.针灸法治疗早期股骨头坏死的疗效评估[J].实用临床医药杂志，2013，17（19）：69-71.

[65] 王威.针灸与中药协同作用的合理性[J].中国针，2004，24（04）：296.

[66] 张文慧，王心茹，李旭豪，等.杨继国教授"深潭汲水法"针刺大肠俞配合髋三针治疗股骨头坏死经验[J].针灸临床杂志，2023，39（06）：87-90.

[67] 胡江红.针灸法治疗早期非创伤性股骨头坏死的疗效分析[J].光明中医，2016，31（23）：3470-3471.

[68] 毕殿奎，吴兴杰.髋关节腔注射冠心宁配合针灸治疗股骨头坏死的临床观察[J].中国医学创新，2011，8（35）：19-20.

[69] 李付礼，阎亮，李无阴，等.独活寄生汤联合小针刀松解术治疗股骨头坏死临床观察[J].中西医结合研究，2020，12（01）：44-45.

[70] 韩震，曾展东，周雄，等.股骨头坏死针刀治疗机理和方法研究[J].科学之友，2007，（08）：190-191.

[71] 胡世鹏，杜炯.针刀治疗股骨头缺血性坏死的近况[J].黑龙江中医药，2014，43（03）：77-78.

[72] 吴金玉，胡宁，李艳君.针刀松解治疗股骨头缺血性坏死的临床效果观察[J].中国现代药物杂志，2012，14（07）：75-76.

[73] 王均玉，高欢欢，何海军，等.足三阴经筋理论指导小针刀松解对股骨头坏死患者髋关节功能的影响[J].山东中医杂志，2023，42（07）：729-734，742.

[74] 赵家胜，瞿群威，胡永均，等.针刀减压对股骨头缺血性坏死患者骨内压及氧自由基含量的影响[J].上海针灸杂志，2012，31（09）：667-669.

[75] 李翔.小针刀联合桃红四物汤治疗早中期股骨头坏死随机平行对照研究[J].实用中医内科杂志，2015，29（08）：150-152.

[76] 王国华，刘志英.独活寄生汤加减联合小针刀松解术治疗股骨头坏死的效果[J].临床合理用药，2023，16（18）：118-120.

[77] 张耀光，刘自刚，郭子平，等.中医外治法治疗股骨头坏死的近况[J].中医临床研究，2019，11（27）：99-101.

[78] 吴涛，赵娟.推拿手法治疗股骨头坏死研究浅探[J].中医临床研究，2012，4（14）：38-39.

[79] 朱蜀云，杨康，成向东，等.中医疗法治疗中晚期非创伤性股骨头坏死的研究[J].现代中西医结合杂志，2018，27（04）：357-360，374.

[80] 王琦.中医体质学：2008[M].北京：人民卫生出版社，2009：2.

[81] 于潼，谢利民，张振南，等.股骨头坏死中医体质分布研究[J].中国中西医结合杂志，2016，36（06）：659-662.

[82] 于潼，谢利民，张振南.成人非创伤性股骨头坏死中医证候与中医体质关系研究[J].中华中医药杂志，2016，31（01）：339-341.

[83] Yu T，Zhang Z，Xie L，et al. The influence of traditional Chinese medicine constitutions on the potential repair capacity after osteonecrosis of the femoral head[J]. Complement Ther Med，2016，29：89-93.

[84] Yu T，Xie L，Chu F. A sclerotic rim provides mechanical support for the femoral head in osteonecrosis[J]. Orthopedics，2015，38（5）：374-379.

[85] Yu T，Xie L，Zhang Z，et al. Prediction of osteonecrosis collapse of the femoral head based on the proportion of the proximal sclerotic rim[J]. Int Orthop，2015，39（6）：1045-1050.

[86] 于潼，谢利民，王文岳，等.健脾补肾方预防股骨头坏死塌陷的临床观察[J].中国中药杂志，2013，38（11）：1827-1831.

[87] 邓浩.健脾补肾方预防非创伤性股骨头坏死（痰瘀阻络证）塌陷的队列研究[D].北京：北京中医药大学，2018.

[88] 谢利民，李玉彬，于潼，等.健脾补肾方治疗中晚期股骨头坏死[J].中国实验方剂学杂志，2010，16（03）：126-128.

[89] 李玉彬，谢利民，李敏，等.健脾补肾方含药血清对体外培养的兔骨髓间充质干细胞定向分化的影响[J].中国中医骨伤科杂志，2010，18（05）：13-15.

[90] 李玉彬，谢利民，李理，等.健脾补肾方对家兔激素性股骨头坏死模型脂质代谢的影响[J].中国实验方剂学杂志，2010，16（02）：90-93.

[91] 于潼，谢利民，张振南，等.健脾补肾方调控激素性股骨头坏死大鼠促成骨分化因子的研究[J].现代中西医结合杂志，2022，31（02）：183-187.

第十章

股骨头坏死
人工髋关节置换治疗

在2020年，美国JBJS杂志对股骨头坏死的传统非手术治疗方式及其适应证进行了总结，主要包括以磷酸盐类、血管活性药、中药为代表的药物治疗，高压氧治疗，冲击波治疗等。这些治疗方式适用于塌陷前（出现新月征之前），坏死范围局限，负重区（承重关节面）基本不受累的患者。然而，该杂志也指出，非手术治疗在阻止股骨头坏死进展方面通常是无效的。因此，当试图保留天然髋关节时，非手术治疗在早期可能并不适合。在极少数情况下，病灶尺寸小、位于内侧的病变可能无需手术也可愈合。

因而，大多数ONFH患者需要手术治疗。手术方式包括保留患者自身股骨头的修复重建术（保髋手术）和人工髋关节置换术两大类。保留自身股骨头的手术包括髓芯减压术、截骨术、带或不带血管蒂的骨移植术等，适用于股骨头坏死早期（ARCO Ⅰ期）或中期（ARCO Ⅱ～Ⅲ B期）。

如果股骨头坏死未能得到及时有效的干预和治疗，病情持续发作，股骨头发生塌陷、变形，继而发生软骨剥脱、髋臼软骨磨损受累、关节间隙变窄等继发骨关节炎表现时，则不可避免地需要进行人工髋关节置换术。

在全髋关节置换术的疾病谱中，笔者所在的北京大学人民医院骨关节科ONFH约占50%，与文献相当，而美国仅占10%～15%。中国和韩国的情况相似，ONFH占40%～50%。

在我国，多数ONFH患者因得不到及时有效的诊治，许多患者在年轻确诊时就已经发生严重的塌陷，关节功能受损，因而提高人工髋关节置换的疗效和耐久性对这些年轻患者至关重要。

第一节　术前计划

术前计划是全髋关节置换术成功的关键步骤，其重要性不容忽视。术前计划的主要目标是恢复髋关节的生物力学，包括旋转中心、偏心距和肢体长度，以降低假体位置不良、撞击、脱位、双下肢不等长等不良后果的风险。一个完整的术前计划可以显著降低手术失败的可能性。此外，术前计划还能缩短外科医生的学习曲线，特别是对于较新的关节假体或手术入路。在制定术前计划时，必须全面考虑患者的全身状况，包括腰椎疾病对髋关节病情及手术的可能影响，而不仅仅关注髋关节本身的问题。术前计划应包括手术的各种细节，如假体的类型、固定方式、手术入路等。术前评估应包括患者的全面病史、体格检查、影像学检查等。

一、病史

准确的临床诊断是成功规划髋关节置换术的第一步。对股骨头坏死患者采集病史时要详细询问其症状——疼痛部位、强度、性质、诱因、持续时间、缓解和加重因素等。儿童或青少年时期髋关节疾病史、既往髋关节手术史、髋关节外伤史、缺血性坏死的危险因素（过量饮酒、糖皮质激素使用史等）、合并的其他疾病和正在服用的药物等信息也需要采集。在治疗股骨头坏死时，特别需要关注特殊类型的一类病例，我们称之为快速进展型髋关节骨坏死。这种病例在早期的X线片和MRI影像上表现为常规的股骨头坏死变化，但是会在某个时期内，通常在1年内，甚至在3个月到半年内，髋关节疼痛迅速加剧，股骨头坏死甚至出现吸收，同时髋臼的骨质也开始出现快速的破坏吸收。严重时，甚至会出现髋臼内壁骨折或者髋臼上壁的骨缺损（见图10-1-1～图10-1-6，该病例由唐山丰南区医院王树虎教授提供）。

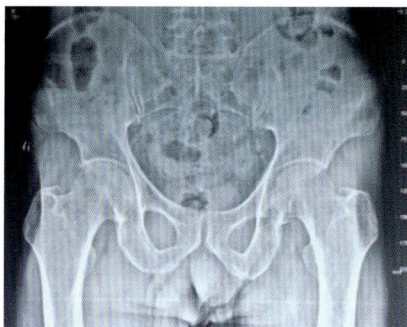

图 10-1-1　2022.12.6 双髋 X 线片

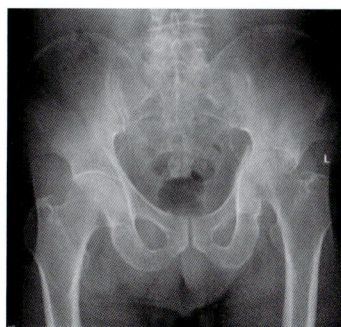

图 10-1-2　2023.1.31 双髋 X 线片

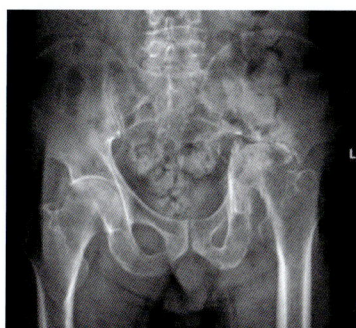

图 10-1-3　2023.5.31 双髋 X 线片

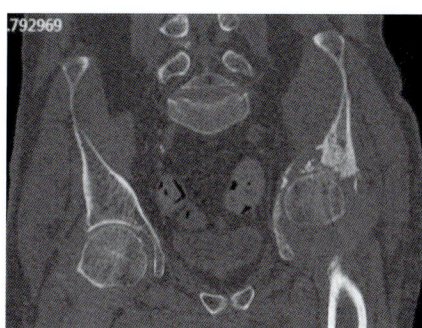

图 10-1-4　2023.5.31 髋关节 CT 冠状位扫描
可见左侧髋臼骨破坏

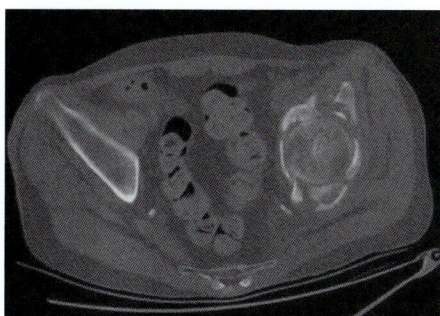

图 10-1-5　2023.5.31 髋关节 CT 轴位扫描
可见左侧髋臼骨破坏

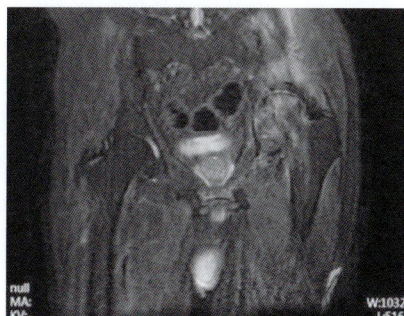

图 10-1-6　2023.6.1 髋关节 MRI
可见左侧股骨头坏死水肿，髋臼骨折破坏

在进行髋关节置换手术前，必须排除一些禁忌证。首先，患者如果存在感染性疾病或者感染灶（无论是髋关节本身还是在其他部位），都不应该进行手术，因为这会增加术后感染的风险。其次，如果患者有神经肌肉系统的疾病，肌肉力量不足，那么术后脱位的风险就会增加，也应避免手术。再者，如果患者的免疫功能不全或者长期使用免疫抑制剂，那么术后假体周围感染的风险就会增加，也不适合进行手术。最后，如果患者过于肥胖，可能会增加手术的难度和并发症的风险，也应避免手术。因此，医生在进行髋关节置换手术前，必须全面评估患者的身体状况，以确保手术的安全性和成功率。

二、体格检查

体格检查应涉及患者的髋关节局部和全身情况。一般来说，肌肉发达的男性和肥胖患者更可能遇到暴露困难的问题。此外，对患者姿势和体态的关注也很重要，例如：足内旋可能表明患者的股骨存在过度前倾的情况。通过采用Trendelenburg试验和侧卧外展力量试验来评估髋关节的外展功能，在外展肌无力的情况下，应尽可能保持患者的偏心距，以增加外展肌的力臂。

体格检查要确定髋部疼痛来自关节内还是关节外。关节外髋部疼痛的原因包括腰椎病变、大转子滑囊炎、梨状肌综合征等。大转子区域压痛与髋关节外展受限多提示为大转子滑囊炎。对于大转子滑囊炎，可以给予局部外用非甾体抗炎药或局部行封闭治疗。

对于髋关节置换手术，需要对患者的下肢肢体长度差异进行详细评估。肢体长度差异分为功能性长度差异和真实肢体长度差异。功能性差异可能由多种原因导致，如髋关节屈曲挛缩或能导致骨盆倾斜的脊柱畸形。功能性长度的测量是从剑突或脐到内踝，真实长度测量是从髂前上棘到内踝，这反映了肢体的实际长度，临床上通常将这两种测量方法结合使用。有时候可能需要分别测量大腿和小腿的长度，以评估肢体长度差异的来源。某些情况下，可能会导致术后出现肢体长度差异，例如屈髋挛缩、固定的骨盆倾斜、脊柱畸形、神经肌肉系统功能障碍以及身材矮小的患者，对于这些患者，术前需告知术后出现/残留下肢肢体长度不等的风险。

对于其他关节/骨骼部位（特别是脊柱、对侧髋关节、同侧膝关节等）的检查对综合评估患者病情和致病因素也十分重要，脊柱尤其是腰椎侧弯、过度前凸或者腰椎既往曾行椎体间融合内固定手术的患者，需要仔细评估腰椎的病变对于髋关节置换术中假体位置的安放以及术后出现脱位、撞击等并发症的影响。

由于髋关节股骨头坏死通常是双侧发病，如果对侧髋关节的坏死程度也很严重，单侧手术后可能会出现肢体不等长的情况，而且术后的康复会受到对侧髋关节疼痛的影响，因此应该考虑进行双侧手术（可以分期进行）。如果对侧的病情暂时不需要立刻手术，术后存在手术侧肢体比对侧长的情况，术前要向患者和家属清楚地交代这一点，术后未手术侧肢体可以适当垫一定厚度的鞋垫，防止因为肢体不等长产生严重的症状，并导致脊柱代偿性侧弯发生。

三、影像学评估

在进行手术前，需要拍摄双髋正、侧位X线片，双下肢全长片以及腰椎正、侧位X线片。这些影像学检查将帮助评估双下肢的长度、腰椎病变的程度和阶段，以及股骨头坏死塌陷的程度和累及髋臼的范围。此外，还可以通过观察骨质增生和骨赘形成的部位及严重程度，为手术方案的制定提供重要依据。在手术过程中，可以使用关节公司提供的塑料模板进行测量和定位，通常模板的放大率为115%或120%。通过在髋关节正位X线片上测量髋臼的尺寸和安放位置，以及股骨矩截骨的位置和股骨假体的尺寸，以及为实现双下肢等长所采用的股骨头直径等（见图10-1-7和图10-1-8）。当然，现代假体公司还提供数字化测量模板。电脑的影像系统中，可以直接使用数字化模板对髋关节X线片进行测量和定位，从而判断假体的尺寸和关节的位置。这种数字化的测量和定位方式，不仅提高了测量的精度，也大大提高了手术的安全性和成功率。

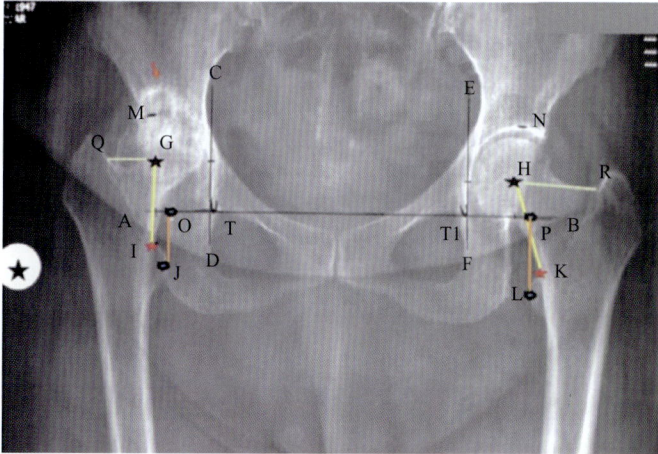

图 10-1-7　双侧髋关节正位 X 线片

T、T1—泪滴；AB—泪滴间线；CD、EF—泪滴处垂直线；G、H—股骨头中心；I、K—小转子近端；J、L—小转子中点；M、N—髋臼外上缘软骨下骨；OJ、PL—泪滴间线到小转子的距离，PL−OJ＝肢体长度差；GI、HK—股骨头中心到小转子近端之间的距离，可用于术中评价肢体长度；GQ、HR—股骨头中心到梨状窝的距离，代表股骨偏心距，这也与术中重建股骨偏心距有关

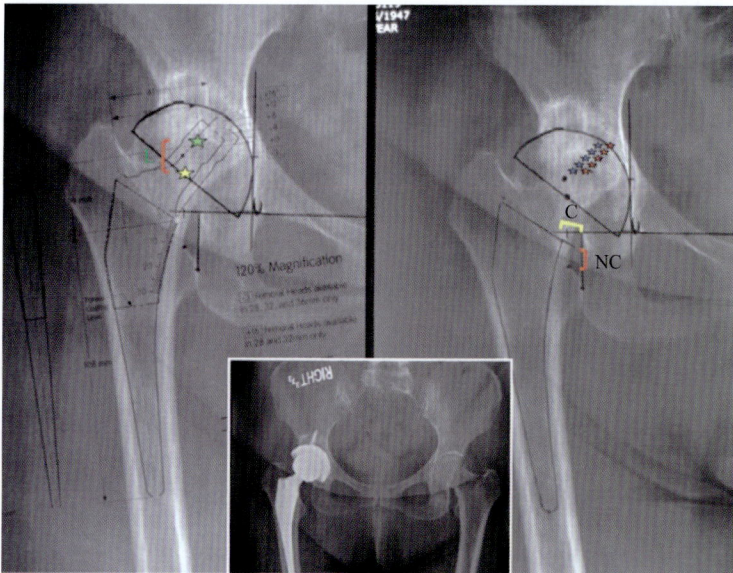

图 10-1-8　髋关节置换术前模板测量

可以通过测量计划髋臼及股骨柄假体型号、股骨截骨水平（NC）、剩余股骨矩宽度（C）以及颈部长度，以最大限度恢复肢体长度和股骨偏心距。术后矫正的肢体长度差异（L）是股骨头中心（绿色星号）与髋臼中心（黄色星号）的差值

（陶　可）

第二节　手术入路选择

髋关节置换的手术入路主要包括后外侧入路、直接外侧入路、前外侧入路、直接前方入路等。下面介绍常用的几种手术入路。

1. 髋关节后外侧入路　这种入路最初由德国外科医生 Bernard Von Langenbeck 提出，相较于传统的后外侧入路，这种后外侧入路的位置更低，Moore 将其称为"低位后外侧入路"。这种入路在髋关节置换和髋关节翻修手术中得到了广泛应用，并且不断被改良，相较于标准后侧入路，它去除了近端和远端的大部分切口，也缩短了阔筋膜的切口，因此也被称为"微创后侧入路"。

这种入路的最大优点在于，它可以方便地进行切口的延伸。例如，标准的后外侧入路可以向近端延伸，变成 Kocher-Langenbeck 入路，从而方便固定髋臼后壁和骨盆；也可以向远端延伸，以便处理股骨的大转子截骨或骨折。此外，后外侧入路的另一个重要优点是，它保留了外展肌群（主要是臀中肌），理论上讲，这可以减少术后跛行的发生。后外侧入路的操作相对简单，不需要特殊的器械（例如折叠的手术床和透视机器），因此，后外侧入路更容易被推广。相较于直接前方入路，后外侧入路减少了股外侧皮神经损伤的可能。

2. 髋关节外侧入路（改良 Hardinge 入路）　McFarland 和 Osborne 在 1954 年首次介绍了髋关节的外侧入路，该入路在 1982 年由 Hardinge 推广。虽然最初该入路用于全髋关节置换术，但现在也用于髋关节翻修术。与早期需要进行大转子截骨的外侧入路相比，现在的外侧入路选择臀中肌远端与股外侧肌间隙进入，于近端臀中肌在大转子顶点位置向前上方沿肌纤维方向劈开肌肉，然后松解约 1/3 臀中肌在大转子上的止点，以及一小部分臀小肌的肌纤维。这样可以暴露下方的髋关节囊。

这种入路可以简单快速地完成较好的术野，不需要太长的切口就可以很好地显露髋臼和股骨。与后外侧入路相比，外侧入路的脱位率较低，这对于股骨颈骨折、髋关节脱位、半脱位的患者尤为重要。此外，对于特殊患者（如痴呆患者），不能很好地遵循医嘱避免术后易脱位的动作时，选择外侧入路也可以降低术后脱位的发生。然而，这种入路唯一存在的问题在于需要松解部分臀中肌在大转子上的附着点，术后可能存在外展肌无力，行走跛行的情况，为此，需要将松解的臀中肌止点用较粗的可吸收线，至少 2 针固定在大转子的骨质上。术后 4～6 周开始进行外展肌的训练，可以避免外展肌无力的发生。既往外侧入路有术后异位骨化的报道，通常骨化情况不严重，不需要特殊处理。术中可以通过彻底冲洗术野、减少骨屑残留以及谨慎地缝合近端肌肉组织，尽可能降低该并发症的发生。

3. 直接前方入路（direct anterior approach，DAA）　在过去的 5～10 年里，DAA 已经赢得了关节外科医生的广泛关注。DAA 源自经典的 Smith-Peterson 入路，它通过肌肉和神经之间的间隙进入关节，不会损伤任何肌肉，因此可以降低髋关节置换术后的脱位率。这种入路适用于各种髋关节疾病的关节置换术，包括股骨头坏死、骨关节炎和髋关节发育不良等。1985 年，DAA 专用手术床的出现，推动了 DAA 技术的推广和普及。

该入路最常见的并发症是股外侧皮神经损伤，导致大腿前外侧麻木。40%～50% 的患者会报告大腿前外侧、切口远端出现短暂的麻木，少数患者这种麻木可能会持续。为了避免这种情况，需要根据阔筋膜鞘（向臀小肌后方增厚）正确识别阔筋膜张肌。此外，如果旋股外侧血管没有烧灼或结扎好，也会发生术中出血和术后血肿形成。切口愈合不良的问题更容易发生在肥胖患者，因为他们的腹部脂肪可以覆盖手术部位，容易导致局部卫生不良。因此，对于肥胖患者，需要加强手术切口的护理，尽量减少切口的并发症。

外科医生从后入路过渡到前入路可能会导致安装髋臼假体过度前倾，从而增加后方撞击和/或前脱位的风险。此外，由于DAA股骨显露不佳，可能发生股骨假体穿出的情况，穿孔最常见的部位为外侧（由股骨柄内翻造成）和后方。如果术中未能充分松解股骨或使用尖锐的髋臼拉钩，可能会导致大转子骨折，尤其是在骨质较差的患者中。

（陶　可）

第三节　髋关节假体选择

根据假体固定的方式，人工髋关节假体可以分为生物型固定和骨水泥固定两大类。在假体界面选择上，包括陶瓷对陶瓷、陶瓷对聚乙烯、金属对聚乙烯、金属对金属四大类。在早期，人工髋关节假体柄和髋臼假体的固定，多采用骨水泥固定。骨水泥的主要成分是聚甲基内烯酸甲酯，骨水泥柄多为钴铬钼合金。在植入时，先进行股骨髓腔扩髓，然后植入栓子防止骨水泥过度扩散，再使用骨水泥枪将处于面团期的骨水泥均匀打入，随后将假体柄推入预设位置，轻轻敲击股骨柄，将多余溢出的骨水泥清理去除干净后，保证骨水泥在假体周围的厚度约为2 mm。最后，顶住股骨柄直至骨水泥完全固化。对于骨水泥型聚乙烯髋臼假体，其植入方式基本一致。

近年来随着生物涂层材料学的不断发展和进步，生物型股骨柄和髋臼假体的使用越来越普遍，既可以获得手术当时的Press fit或Full fit的坚强初始稳定性，又可以在3个月左右，宿主骨长入假体表面的生物涂层中，形成牢固的交联固定效果，长期稳定性非常可靠，也避免了骨水泥病，以及假体失败翻修时，取出骨水泥手术的困难。由于术中要获得坚强的初始稳定性，扩髓以及植入假体时，可以参考Dorr分型（依据股骨近端髓腔及皮质情况，分为香槟型、常规型、烟囱型），需要根据骨质的坚强程度，扩髓器的锐利程度，以及同号假体与扩髓器之间的压配尺寸（比如假体较扩髓器大1 mm或2 mm等），仔细进行操作和植入假体，防止出现假体周围骨折，包括最常见的股骨近端股骨矩劈裂，髋臼周缘劈裂，甚至是髋臼底的爆裂导致髋臼突入骨盆等严重术中并发症。

目前髋关节界面的选择最常用的就是陶瓷对高交联聚乙烯以及陶瓷对陶瓷关节。陶瓷对陶瓷关节是目前最耐磨的假体界面，适用于年轻患者，尤其是60岁以下的患者。第四代陶瓷髋关节的碎裂发生率降低到1/10万，因此陶瓷碎裂的风险已经大大降低。然而，假体安装的角度不当、植入时陶瓷部件的损伤、患者术后的外伤等情况，仍然可能引发碎裂。陶瓷对陶瓷的另一个问题是关节异响，尤其是安静时或者独处时，患者自己或者其他人也能听到咯吱声或"鼠动声"，该并发症的发生对患者是很大的困扰。最后陶瓷对陶瓷的界面，在远期需要翻修时，由于陶瓷碎屑的存在，只能使用陶瓷型关节进行翻修。相比之下，陶瓷对高交联聚乙烯界面的耐磨性能稍差，但"硬对软"界面更适合绝大多数的髋关节置换病例，没有碎裂和关节异响的并发症。此外，聚乙烯内衬可以存在高边设计，有助于在髋臼位置欠佳时，通过高边的调整安放防止术后脱位的发生。然而，磨损产生的聚乙烯碎屑会引发关节的无菌性炎症反应，巨噬细胞吞噬后产生裂解，释放大量炎性物质，导致关节周围的宿主骨发生溶骨反应，最终骨溶解导致假体固定的失败或者骨折的发生（图10-3-1和图10-3-2）。

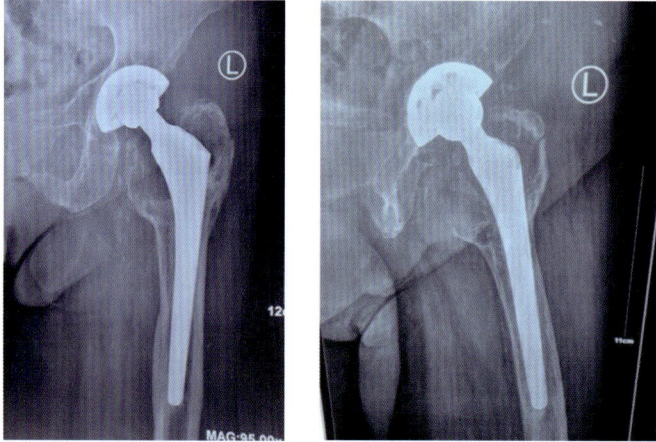

图 10-3-1　左侧髋关节置换术后 25 年，大转子疼痛骨折 1 个月，术前正、侧位 X 线片

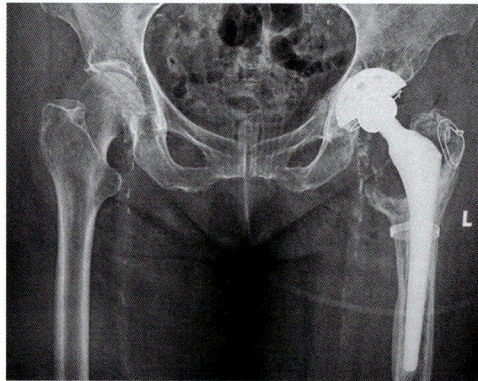

图 10-3-2　左侧髋关节翻修术中更换聚乙烯内衬，骨溶解处异体颗粒植骨，大转子骨折处钢丝内固定

（李儒军）

第四节　股骨头坏死的人工髋关节置换术手术操作

一、术中操作

以改良 Hardinge 入路为例。

患者取侧卧位，用体位挡板固定前后，在腋下放置一个腋垫。常规消毒铺巾，消毒范围从肋缘下到脚踝。使下肢处于外展及旋转中立位，触摸大转子前后缘，以大转子尖端为中心，近端稍偏向后（约占 1/3）、远端稍偏向前（约占 2/3）作一直的外侧皮肤切口，长度为 10～15 cm。分离皮下脂肪及浅筋膜，显露阔筋膜张肌，采用近端偏后，远端偏前，呈 "S" 形切开阔筋膜张肌，见大转子滑囊，用电刀或组织剪切开滑囊，显露臀中肌、大转子及近端的股外侧肌。在改良的 Hardinge 入路中，远端沿臀中肌和股外侧肌的肌间隙进入，近端在大转子顶点处沿臀中肌肌纤维方向劈开，将前方约 1/3 的臀中肌在大转子上的止点用电刀剥离。电刀顺着臀中肌走行切开肌肉与大转子的附着处，分离的软组织呈 "新月形"，注意保持整个肌瓣完整性，以便于后期臀中肌重建（见图 10-4-1）。注意保护臀上神经的下支，其走行于臀中肌和臀小肌之间。显露过程可能会遇到两个出血区域，旋股内侧动脉的升支，位于大转子后方，以及旋股外侧动脉的横支，位于股外侧肌。用电刀对出血区域进行充分止血。继续向前切开臀小肌附着点，使用髋臼拉钩将臀中肌、臀小肌皮瓣拉向前方，助手外旋肢体，方便显露前方髋关节囊。"T" 形切开前方髋关节囊，对于股骨头坏死的病例，通常会切除前方可见的关节囊。此时可显露股骨头及股骨颈，将髋臼拉钩放置于股骨颈外上方及内下方，充分分离股骨头、颈周围软组织。用 Hohmann 拉钩勾住股骨颈，助手牵引、内收、外旋下肢，此时可将股骨头从前方脱位出来进行股骨颈截骨（见图 10-4-2 和图 10-4-3）。

按照术前计划截断股骨颈，取出股骨头，直接外侧入路因为小转子在后内下方，在进行股骨颈截骨时无法像后外侧入路一样能够在直视下根据小转子的位置进行精确截骨，因此

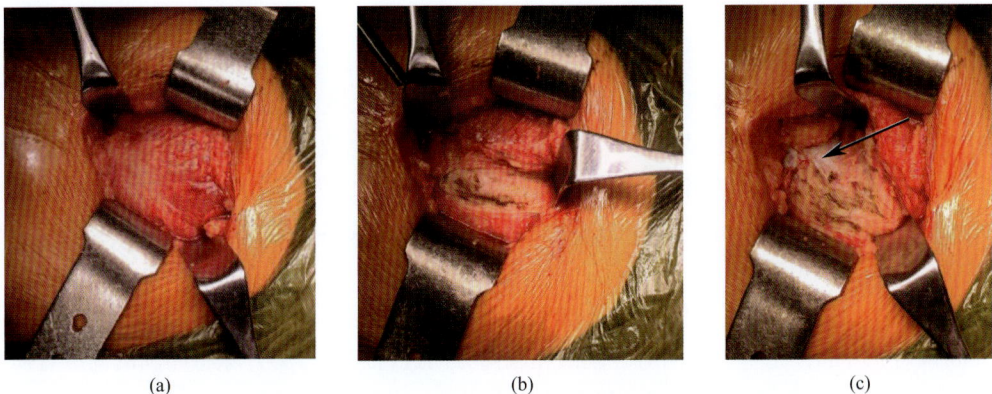

(a)　　　　　　　　　(b)　　　　　　　　　(c)

图 10-4-1　改良 Hardinge 入路操作（一）

（a）近端偏后，远端偏前，呈 "S" 形切开阔筋膜张肌，显露大转子和臀中肌的前方及上方肌纤维；

（b）近端在大转子尖端，沿臀中肌纤维方向劈开前上方的臀中肌；

（c）远端从臀中肌和股外侧肌间隙进入，箭头指示为远端股外侧肌在股骨近端的附着区域

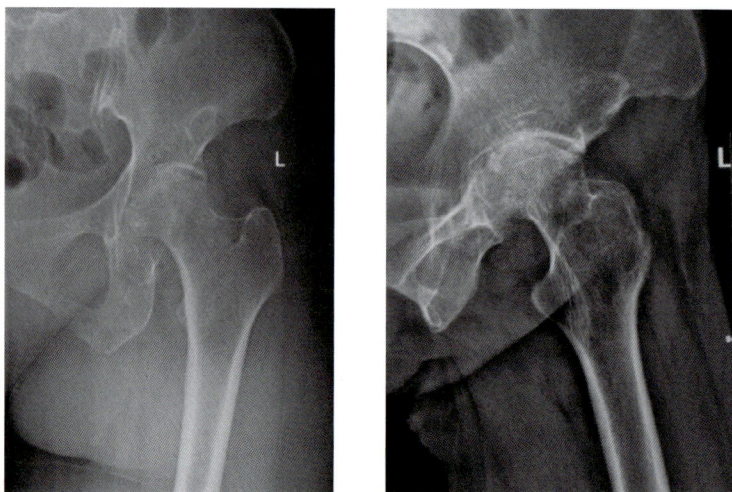

图 10-4-2 股骨头坏死正位 X 线片（左）及侧位 X 线片（右）

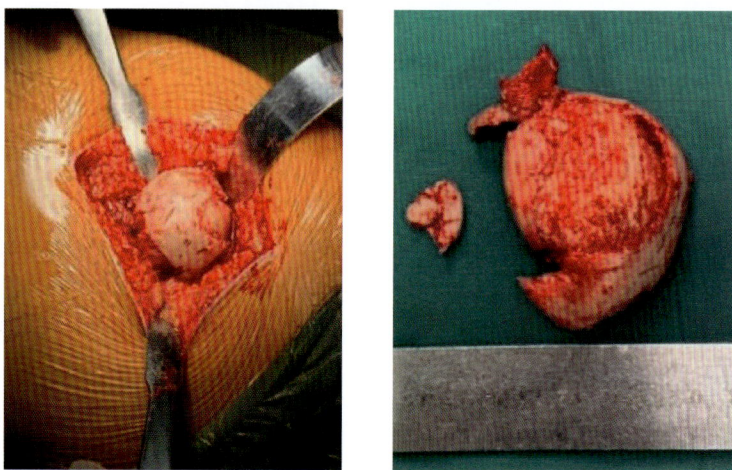

图 10-4-3 股骨头脱位（左）及截骨后坏死的股骨头（右）

会采取二次甚至采取三次（特殊情况下）股骨截骨，保留股骨矩的准确长度。初次截骨时可以适当保守，尤其是术前 X 线片示股骨矩偏短，或者股骨头变扁，增生严重时，防止第一次截骨过于激进，导致股骨矩保留过少，甚至在股骨小转子上截骨。截骨后将下肢牵回到中立位，分别于髋臼后方、前方和上方放置髋臼拉钩显露髋臼，切除周围残留的关节囊和盂唇，清晰显露髋臼骨性边缘，清理髋臼底的脂肪组织，显露卵圆窝。通常闭孔动脉的髋臼支会有明显的出血，使用电刀进行止血。

打磨髋臼对于髋臼杯假体的植入和牢固固定非常重要。先用小号的髋臼锉，通常是 37 mm 或者 39 mm，先垂直方向对准髋臼卵圆窝方向进行加深打磨，除将卵圆窝周缘骨质打磨成圆形，还一定要打磨出髋臼底和上缘的松质骨，尤其是对于男性，髋臼硬化明显的病例，如果第一锉没有打磨出明显的松质骨，很有可能在之后的顺序打磨过程中，始终都是在硬化骨上扩大，而非出现松质骨和硬化骨均合理存在的髋臼环。用髋臼锉逐步扩大打磨髋臼，始终保证松质骨和皮质骨骨环都存在。最后达到目标髋臼杯大小时，可以根据真正的髋臼杯和同号髋臼锉之间的压配厚度，以及患者髋臼骨质的硬化和疏松程度，采用同号或者小1 mm的髋臼锉打磨。然后使用同号或小1 mm的髋臼杯试模进行植入测试。通常要达到试模在一定推力下有被"吸入"髋臼骨床的感觉。如果从各方向都很难推进髋臼骨床，往往说明髋臼入口处残留软组织或者有增生骨赘阻挡，可以使用大1 mm的髋臼锉只针对髋臼入口进行轻度打磨，保证髋臼试模能够顺利进入髋臼骨床，然后获得"吸入"的固定状态。然后选择正确的髋臼杯假体进行植入，通常选择外展角45°，前倾角15°左右，参考髋臼横韧带的位置，保证植入的髋臼杯放置在理想角度。使用铁锤打击髋臼杯过程中，尽量采用由轻到重的力量，慢慢将髋臼杯嵌入骨床，在接近髋臼底的时候，再适当使用较大的力量进行锤击，直至髋臼杯完全到位。根据术者习惯或者患者骨质疏松情况，以及术者对于髋臼杯固定的牢固性判断，可以选择使用2～3枚髋臼螺钉增强初始固定效果。当髋臼假体没有植入到打磨的髋臼底，但是已经获得坚强固定时，可以通过髋臼杯的中心孔和螺钉固定孔，植入自体松质骨，打压结实。使用生理盐水冲洗干净金属髋臼杯内壁后，可以植入聚乙烯或者陶瓷内衬，也可先选择放置试模衬，为后续调整防脱位高边的位置做好准备（见图10-4-4～图10-4-6）。

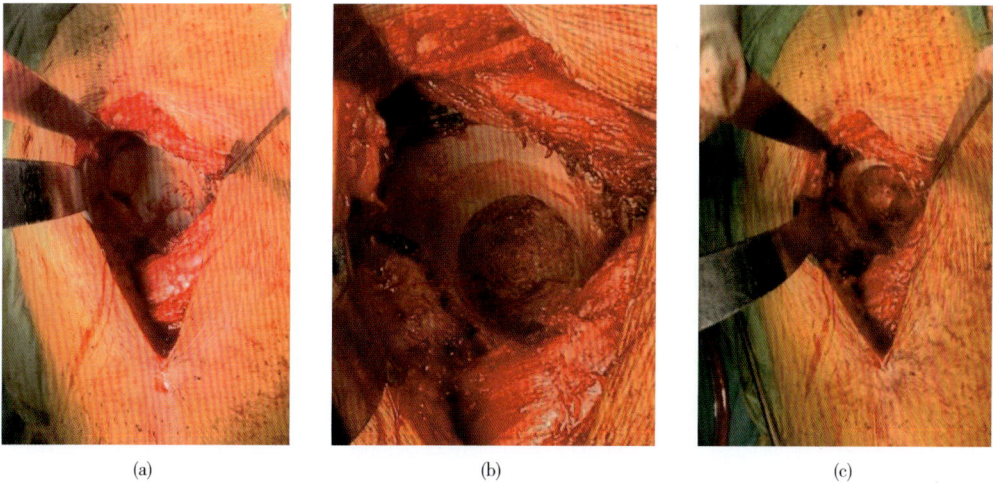

(a)   (b)   (c)

图10-4-4 改良 Hardinge 入路操作（二）

骨性髋臼的充分显露，髋臼锉从小号开始顺序进行打磨，先加深再扩大，
始终保证松质骨和皮质骨环的存在，直至达到髋臼杯的目标尺寸

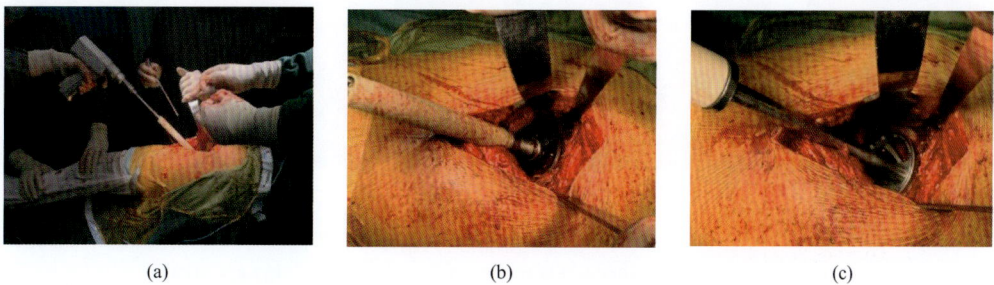

(a)   (b)   (c)

图10-4-5 改良 Hardinge 入路操作（三）

髋臼锉打磨过程中，保持外展角45°，前倾角15°（与髋臼横韧带的方向平行），安装试模
髋臼杯的时候，要有松质骨"吸入"髋臼杯，皮质骨外环"卡住"的手感

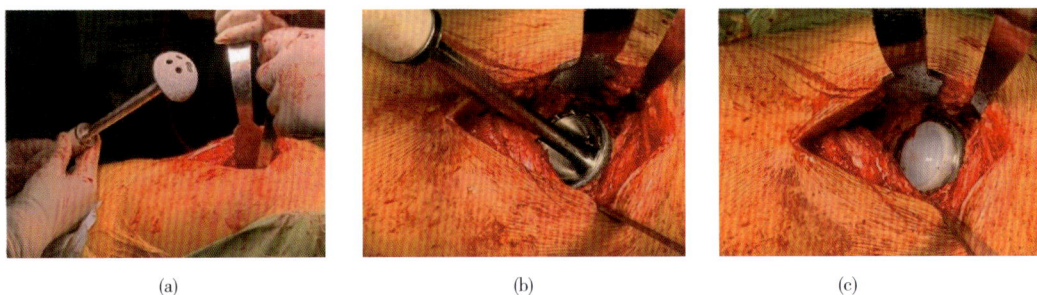

(a) (b) (c)

图 10-4-6 改良 Hardinge 入路操作（四）

安装真正髋臼，保持合适的外展角和前倾角进行锤击，力量尽量由轻到重，在接近髋臼底位置时，再使用较大的力量打击手柄末端，直至髋臼杯完全固定结实。可以根据习惯或者固定的程度，选择拧入附加固定的2～3枚螺钉。植入防脱位的聚乙烯内衬或者陶瓷内衬

　　随后助手内收、外旋下肢，术者在大转子后方及股骨矩位置分别放置Hohmann拉钩，将股骨近端充分显露出来。用Cutting箱式凿进行股骨近端开口，股骨髓腔锉磨锉至满意的型号，安装试模股骨颈及股骨头，为了方便复位，可先选择最短的股骨头试模，或者不安装股骨头试模，直接牵引复位，以观察随后关节植入后复位的难易程度。按照预设的股骨前倾角和植入深度，将股骨柄假体锤击至满意位置，先安装股骨头试模，将髋关节复位后测试关节的稳定性（屈曲、伸直、内外旋）；检查是否有潜在的不稳定或撞击；测量软组织的松紧度和肢体长度。根据关节的稳定性、松紧度及下肢长短选择合适长度的股骨头（此时，可采用"挂线法"，即术前在距刀口近端约1 cm皮肤处用不可吸收性缝线固定标记为近端点，同时在股骨大转子外侧最高点处用电刀或骨刀作一标记为远端点，根据术前规划的双侧下肢的长度差异，来调整术中假体长度；或直接将患肢放置于中立位，伸髋并屈膝90°进行牵引，能较为清晰地感知髋关节假体安装后的松紧度），安装股骨头假体后将髋关节复位。将松解的臀中肌腱性部分，至少2针穿过大转子骨质进行止点重建，远端部分可以将部分臀中肌和股外侧肌缝合在一起，防止渗血。近端部分分离的臀中肌组织，使用可吸收线轻轻地拢合在一起，一定避免近端肌肉组织缝合时过度用力，导致肌肉缺血坏死，后期产生异位骨化的并发症（见图10-4-7和图10-4-8）。

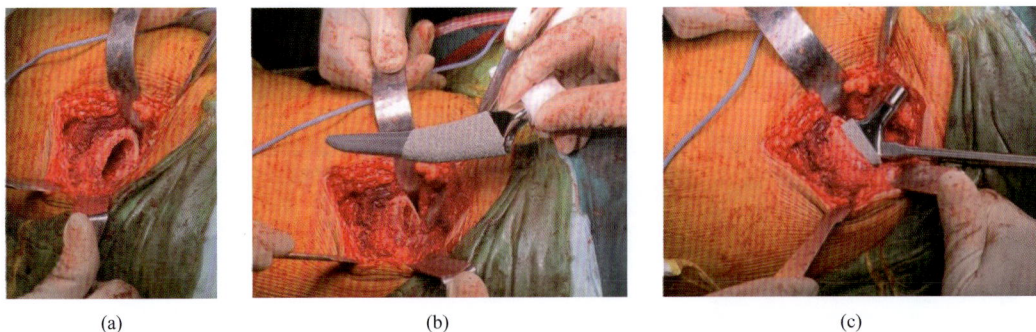

(a) (b) (c)

图 10-4-7 改良 Hardinge 入路操作（五）

股骨近端显露后，进行开髓和扩大锉磨，至合适尺寸后，冲洗髓腔，植入股骨柄假体，避免打击时过分暴力，尤其是最后时刻，导致股骨矩劈裂的发生

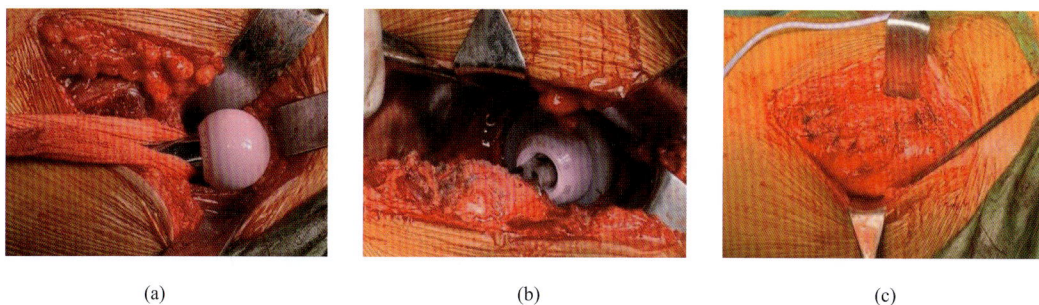

(a)   (b)   (c)

图 10-4-8　改良 Hardinge 入路操作（六）

安装股骨头假体，并复位，复位后进行髋关节各方向活动时关节稳定性的检查，防止脱位和撞击的发生。图（c）完整重建剥离臀中肌在大转子的止点

二、相关并发症

该入路进行髋关节置换术有可能出现以下并发症。

1. 臀上神经或血管损伤　为了避免臀上神经损伤，需要注意手术剥离的范围，解剖时通常不高于大转子 3～5 cm，并注意操作动作轻柔，该并发症可避免。

2. 臀中肌无力　由于该入路会剥离一部分臀中肌止点，术后有出现臀中肌无力的风险。所以闭合切口时要将剥离的肌瓣尽量牢固地缝合于大转子上；术后康复过程中要注意外展肌的力量训练，尽量减少术后跛行的出现。

3. 异位骨化　既往有外侧入路术后异位骨化的报道，通常骨化情况不严重，不需要特殊处理。也有发生严重异位骨化的病例，患者髋关节疼痛，活动受限明显（见图 10-4-9～图 10-4-13）。术中可以通过彻底冲洗术野、减少骨屑残留以及谨慎地缝合组织切口尽可能降低该并发症的发生率。

4. 术后脱位　既往文献报道外侧入路的脱位率较后外侧入路较小，临床上前脱位和后脱位的发生率相近，术后 6 周内要注意防脱位的保护。

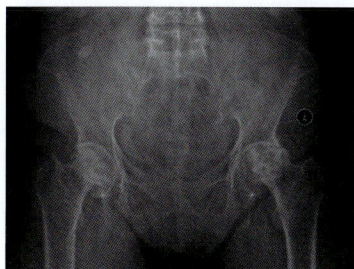

图 10-4-9　双侧股骨头坏死 X 线片

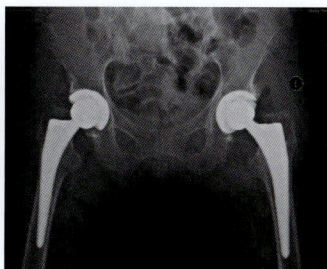

图 10-4-10　双侧髋关节置换术 X 线片

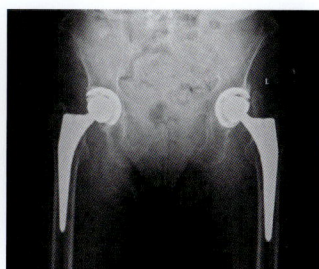

图 10-4-11　左侧 THA 术后 6 周异位骨化 X 线片

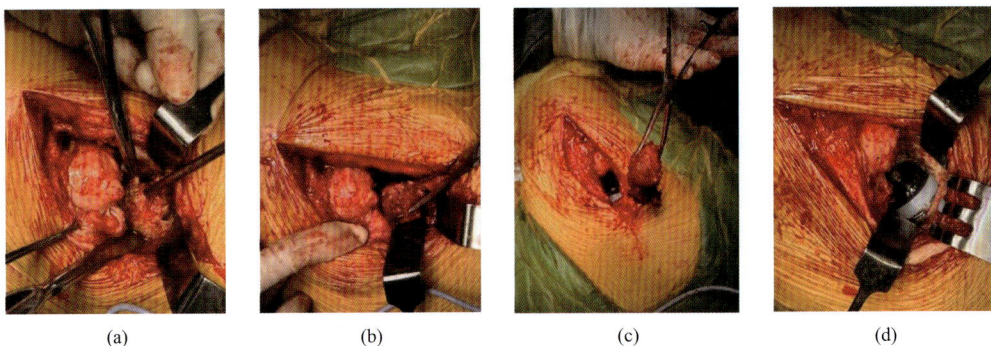

(a)	(b)	(c)	(d)

图 10-4-12　左侧 THA 术后 4 年，行关节切开异位骨块切除术，术中测试关节活动度好

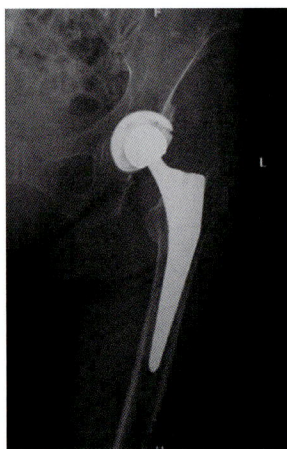

图 10-4-13　左侧 THA 异位骨化切除术后 X 线片

三、术后康复

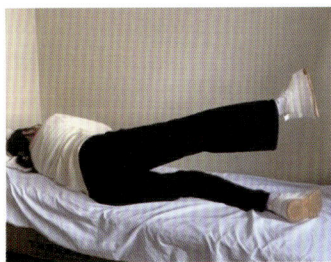

图 10-4-14　术后 6 周开始
进行侧方抬腿的外展肌训练

具体动作为：侧卧位，患肢勾脚绷直下肢，然后抬起 30°左右，坚持住。循序渐进，坚持时间从 3～5 s，提高到 10～15 s，每天早晚各进行 15～30 次训练

通常术后 6 周内要进行防脱位保护，注意避免术侧下肢过屈、外旋、内收过中线的动作（不同外科医生对限制活动时间和范围的要求可能有所不同）；6 周内患者翻身时双腿间夹枕头，避免坐矮凳子或者坐矮马桶。鼓励患者术后早期进行步行或扶拐训练，当步行进展到仅有轻微跛行时可改为手杖。加强核心肌群及外展肌功能训练，侧卧位抬腿可以增强臀中肌的力量，根据患者恢复情况逐步进阶到站立位侧抬腿。外侧入路因为松解的部分臀中肌在大转子止点，术毕进行止点重建，外展肌的训练一般等到术后 6 周止点愈合后进行。具体训练方法见图 10-4-14。

（王　锴）

第五节　快速进展型髋关节骨坏死的全髋关节置换术

有一种特殊类型的快速进展型髋关节骨坏死，包括股骨头坏死、髋关节骨关节炎、髋臼发育不良等，通常髋关节骨破坏，侵蚀吸收的速度很快，会在数月内发生包括髋臼和股骨头在内的骨质的吸收、破坏，形成骨缺损或者发生骨折（见图10-5-1～图10-5-6）。对于这类患者，通常一旦发现病情进展过程中出现股骨头的快速吸收、只剩下股骨颈部分存在、髋臼骨质疏松和吸收、囊性变等现象时，一定要尽早进行髋关节置换手术，否则不久后可能出现髋臼的巨大缺损和严重的髋臼骨质疏松，甚至发生骨折，导致手术变得异常艰难，甚至丧失手术机会。典型病例见图10-5-1～图10-5-11。

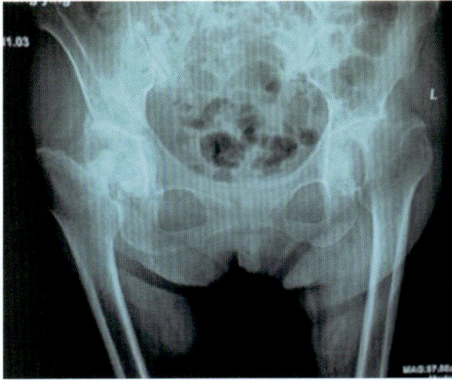

图 10-5-1　双侧快速进展型髋关节骨坏死X线片

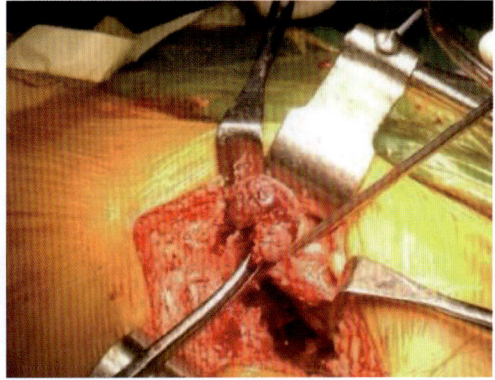

图 10-5-2　关节腔内大量鲜红色滑膜增生

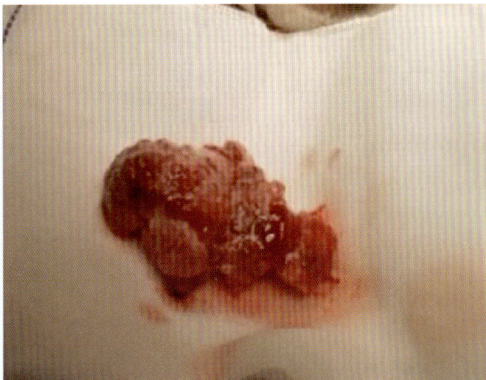

图 10-5-3　切除的病变滑膜

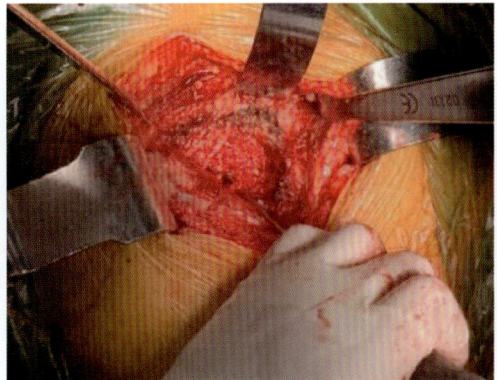

图 10-5-4　髋臼窝内大量完全溶解的骨碎屑

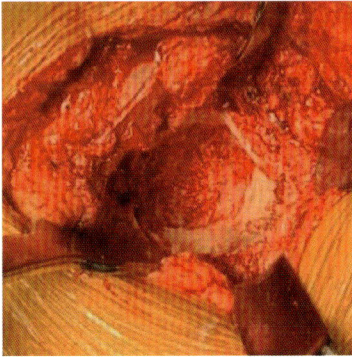

图 10-5-5　髋臼窝显露

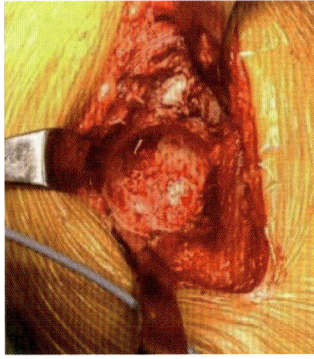

图 10-5-6　打磨髋臼后可
见髋臼上壁和前壁骨吸收导致
的巨大缺损

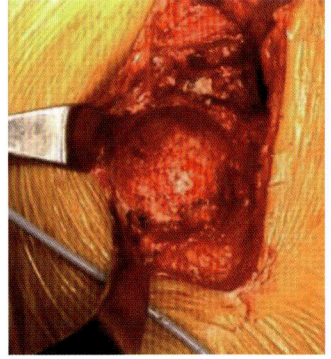

图 10-5-7　自体骨充填髋臼骨缺
损区域

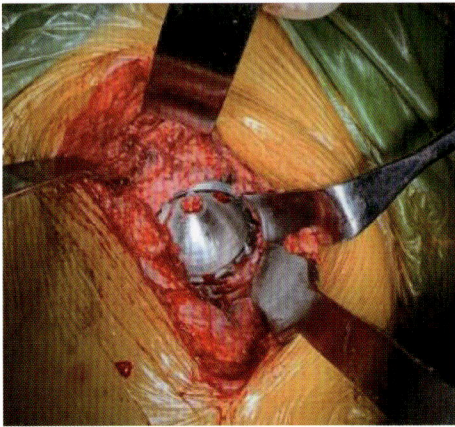

图 10-5-8　植入髋臼杯后打压结实

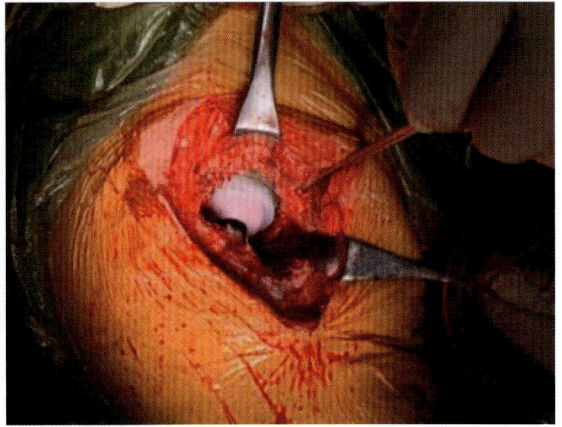

图 10-5-9　假体安装完毕后的术中照片

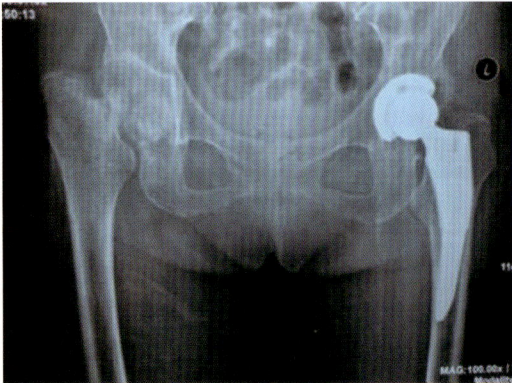

图 10-5-10　左侧髋关节置换术后 X 线片

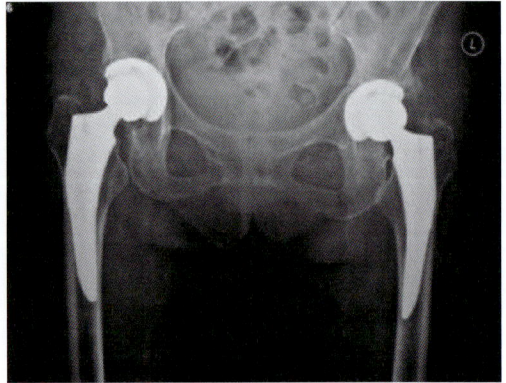

图 10-5-11　双侧髋关节置换术后 X 线片

（李　虎）

【参考文献】

[1] Mont M A，Salem H S，Piuzzi N S，et al. Nontraumatic Osteonecrosis of the Femoral Head：Where Do We Stand Today？：A 5-Year Update[J]. J Bone Joint Surg Am，2020，102（12）：1084-1099.

[2] Yoon B H，Mont M A，Koo K H，et al. The 2019 Revised Version of Association Research Circulation Osseous Staging System of Osteonecrosis of the Femoral Head[J]. J Arthroplasty，2020，35（4）：933-940.

[3] Jawad M U，Haleem A A，Scully S P. In brief：Ficat classification：avascular necrosis of the femoral head[J]. Clin Orthop Relat Res，2012，470（9）：2636-2639.

[4] Sugano N，Atsumi T，Ohzono K，et al. The 2001 revised criteria for diagnosis，classification，and staging of idiopathic osteonecrosis of the femoral head[J]. J Orthop Sci，2002，7（5）：601-605.

[5] Li Z R，Liu Z H，Sun W，et al. The classification of osteonecrosis of the femoral head based on the 3 pillars structure：China-Japan Friendship Hospital（CJFH）classification[J]. Chin J Orthop，2012，32（6）：515-520.

[6] Aggarwal V K，Elbuluk A，Dundon J，et al. Surgical approach significantly affects the complication rates associated with total hip arthroplasty[J]. Bone Joint J，2019，101-B（6）：646-651.

[7] Higgins B T，Barlow D R，Heagerty N E，et al. Anterior vs. posterior approach for total hip arthroplasty，a systematic review and meta-analysis[J]. J Arthroplasty，2015，30（3）：419-434.

[8] Moerenhout K，Derome P，Laflamme G Y，et al. Direct anterior versus posterior approach for total hip arthroplasty：a multicentre，prospective，randomized clinical trial[J]. Canadian journal of surgery，2020，63（5）：E412-E417.

[9] Issa K，Pivec R，Kapadia B H，et al. Osteonecrosis of the femoral head：the total hip replacement solution[J]. Bone Joint J，2013，95-B（11 Suppl A）：46-50.

[10] Chughtai M，Piuzzi N S，Khlopas A，et al. An evidence-based guide to the treatment of osteonecrosis of the femoral head[J]. Bone Joint J，2017，99-B（10）：1267-1279.

[11] Mont M A，Ragland P S，Parvizi J. Surgical treatment of osteonecrosis of the hip[J]. Instr Course Lect，2006，55：167-172.

[12] Beaulé P E，Amstutz H C. Management of Ficat stage Ⅲ and Ⅳ osteonecrosis of the hip[J]. J Am Acad Orthop Surg，2004，12（2）：96-105.

[13] Sharplin P，Wyatt M C，Rothwell A，et al. Which is the best bearing surface for primary total hip replacement? A New Zealand Joint Registry study[J]. Hip Int，2018，28（4）：352-362.

[14] Kretzer J P，Mueller U，Streit M R，et al. Ion release in ceramic bearings for total hip replacement：Results from an in vitro and an in vivo study[J]. Int Orthop，2018，42（1）：65-70.

[15] Kim Y H，Park J W，Jang Y S，et al. Minimum 30-Year Results of Bilaterally Implanted Cemented and Cementless Total Hip Arthroplasty in Patients Younger Than 50 Years[J]. J Arthroplasty，2023，38（5）：873-879.

[16] McLaughlin J R，Johnson M A，Lee K R. Uncemented total hip arthroplasty with a tapered titanium femoral component：a minimum 30-year follow-up[J]. Bone Jt Open，2023，4（2）：79-86.

[17] Shin E H，Moon K H. Cementless total hip arthroplasty in young patients under the age of 30：a minimum 10-year follow-up[J]. Hip Int，2018，28（5）：507-513.

[18] Schwarzkopf R，Olivieri P，Jaffe W L. Simultaneous bilateral total hip arthroplasty with hydroxyapatite-coated implants：a 20-year follow-up[J]. J Arthroplasty，2012，27（7）：1364-1369.

[19] Kang B J，Ha Y C，Ham D W，et al. Third-generation alumina-on-alumina total hip arthroplasty：14 to 16-year follow-up study[J]. J Arthroplasty，2015，30（3）：411-415.

[20] Tibor L M，Sekiya J K. Differential diagnosis of pain around the hip joint[J]. J Arthroscopy，2008，24（12）：1407-1421.

[21] Wilkerson J，Fernando N D. Classifications in Brief：The Dorr Classification of Femoral Bone[J]. Clin Orthop Relat Res，2020，478（8）：1939-1944.

[22] Hug K T，Alton T B，Gee A O. Classifications in brief：Brooker classification of heterotopic ossification after total hip arthroplasty[J]. Clin Orthop Relat Res，2015，473（6）：2154-2157.

[23] Signorino J A，Jayaseelan D J，Brindle K. Atypical Clinical Presentation of Rapidly Progressing Femoral Head Avascular Necrosis[J]. J Orthop Sports Phys Ther，2017，47（3）：217.

[24] Pivec R，Johnson A J，Harwin S F，et al. Differentiation，diagnosis，and treatment of osteoarthritis，osteonecrosis，and rapidly progressive osteoarthritis[J]. Orthopedics，2013，36（2）：118-125.

[25] Sugano N，Atsumi T，Ohzono K，et al. The 2001 revised criteria for diagnosis，classification，and staging of idiopathic osteonecrosis of the femoral head[J]. J Orthop Sci，2002，7：601-605.

第十一章

股骨头坏死
康复管理

第一节　康复管理必要性

股骨头坏死是一种难以治疗的疾病，其修复过程极为缓慢和困难。经过多年的临床观察和治疗管理，我们将股骨头坏死划分为三个阶段：早期、围塌陷期和稳定期。早期包括ARCO分期的Ⅰ期和Ⅱ期，总称为无外形塌陷期，大约持续6个月。塌陷期为ARCO Ⅲ期，大约持续一年。稳定期或后遗症期为ARCO Ⅳ期，治疗需要大约一年半的时间。整个治疗管理周期大约为三年。在较为严格的治疗管理下，大多数股骨头坏死患者获得了满意的疗效。值得注意的是，这个三阶段分类中加入了时间概念，这使得医生在每个时间节点有不同的管理重点，从而使医疗计划目的明确而严谨，患者的依从性也明显提高，使得股骨头坏死的康复管理可以有序进行。在康复管理过程中，要注意以下几点。

（1）要坚持量化评估，主动对接，及时解决康复中的问题。

（2）需要明确早期、围塌陷期及稳定期的时间节点，并以此为基础，板块式地确定各期的医疗重点。

（3）股骨头坏死的治疗需要患者能够自觉、严格地进行自我管理，包括对日常运动、饮食等生活方式的管理。

（4）在患者进行自我管理的同时，专业的管理团队、医院的专科医师要及时地指导并参与患者的康复过程。

（5）在整个管理过程中要做到执行情况与疗效的双评估，这样才能达到量化评估的效果，从而更好地服务于患者。

（董晓俊）

第二节　股骨头坏死疼痛管理

一、疼痛的原因

（1）早期（0～6个月），髋关节的疼痛主要是由于骨压增高。一般疼痛分为持续性疼痛和间断性疼痛，正确使用中药与物理治疗以及拄拐，均可以消除疼痛，此期X线片无异常改变，CT显示有密度增高的新生骨，有散在的囊性变，MRI显示有界面征，局部有少量的骨髓水肿及囊性变。

（2）围塌陷期（7～18个月），此期疼痛即为骨折状态，骨折区大部分在股骨头前外侧。在影像学上，骨盆正位+蛙式位的X线片显示囊性区开始出现塌陷（持续1年），CT显示坏死区出现碎裂、增生、纤维化以及肉芽组织形成，坏死骨多种成分混杂，承重区有多个异常囊性变，硬化带多呈C型，C型为不稳定囊性区，在医疗和管理的干预下，疼痛多为间断性，受寒冷、疲劳刺激因素影响较大，此期严格限制负重性活动是关键，必要时可坐轮椅与卧床，避免骨折往严重方向发展，同时加强非负重性运动，例如拄拐、游泳、夹腿、跪坐、开胯等活动，需要长期跟进。

（3）稳定期（18～36个月），也可以称为后遗症期，这个时期表现为骨性关节炎。可以逐渐丢拐，积极拍CT检查进行反复对照，确认稳定后完全丢拐。这个时期仍有可能出现间断疼痛、跛行、活动障碍，尤其是外展、外旋、屈髋功能障碍，这些问题都属于前两期缺乏严格管理而遗留下来的后遗症。此期主要的医疗任务是加强功能锻炼，一是增加肌容量的锻炼，二是增加活动范围的锻炼，仍然以非负重性的运动为主体。

根据临床观察与统计，股骨头坏死患者的疼痛来源主要分为骨压增高、不全修复过程、关节面塌陷、寒冷刺激以及疲劳反应五个方面。

二、疼痛的症状特点

1. 疼痛性质 疼痛可为钝痛或刺痛，剧痛或酸痛不适，痉挛痛或隐痛等，或不能描述疼痛性质。

2. 疼痛位置 髋关节疼痛，常向腰骶部、臀后、外侧，大腿和膝关节放射，或有该区域麻木感，还可伴有无力症状。

3. 疼痛规律 疼痛可为间歇性或持续性，休息痛（夜间痉挛痛）或活动痛（过度行走、劳累后明显），疼痛症状可持续整个漫长病程。

4. 疼痛诱因 在负重行走时，在潮湿、寒冷环境中可引发或加重。

5. 疼痛的最明显体征 "4"字试验（+）。"4"字试验的做法是患者仰卧，一侧下肢膝关节屈曲，髋关节屈曲、外展、外旋，将足架在另一侧膝关节上，术者一手按住对侧骨盆，一手按住患者屈曲的膝关节，尽量往床边下压，使双下肢呈"4"字。髋关节出现疼痛即"4"字试验"阳性"（+），说明有髋关节或骶髂关节病变。

三、疼痛在髋部的常见痛点

股骨头坏死患者都伴随髋关节疼痛，轻者疼痛只有一个点，重者全髋广泛疼痛。最常见的疼痛点有以下几处。

（1）腹股沟中点，内收肌群起始点-髋关节囊所在处。

（2）髋部外侧，股骨大转子-臀中肌所在处。

（3）臀部后内侧，骶髂关节处。这些点都是治疗的关键点。

四、疼痛在髋部以外的痛点

股骨头坏死的主要症状包括髋关节功能受限和腹股沟中点压痛。然而，有些患者可能会出现膝部和大腿内下方的疼痛，这主要是由于相同神经支配的传导作用。髋关节周围有两组神经，前面是股神经，内侧有闭孔神经。股神经来源于L2～L4，是腰丛的大分支，经过腰大肌和髂腰肌之间，然后在腹股沟韧带下面进入股三角，再分成许多分支支配大腿的肌肉和皮肤。闭孔神经也起源于L2～L4，它出大腿根部内侧，再分成肌支和皮支。肌支主要支配大腿内收肌群，皮支主要分布于大腿内侧下部的皮肤。由于股神经和闭孔神经既支配髋关节又同时支配膝关节，因此当髋关节出现病变时，可能会刺激神经，通过反射作用而导致大腿内侧及膝部疼痛，或者腰部疼痛。长期跛行可能会引起骨盆左右不平衡运动、骨盆倾斜，从而导致腰肌劳损，受力不均，牵扯到腰部神经，引起腰痛。

五、疼痛的应对措施

1. **针刀松解术止痛**　通过针刀对髋关节囊、关节囊韧带、股骨颈的骨膜和髋关节相邻周边组织切割分离、铲拨松解，以松解软组织粘连，缓解疼痛。

2. **口服中药活血通络，消除疼痛**　中药辨证施治内服在股骨头的修复过程中可以促使气血通利，骨壮筋舒，减轻疼痛。

3. **针对髋关节疼痛症状，予以止痛药**　口服或外用，常用的有非甾体抗炎药（NSAID）和中枢止痛药，如洛芬待因片口服止痛，或双氯芬酸钠栓塞肛。

4. **中药敷贴、中药熏蒸**　通过药物渗透到局部的作用，加速血液循环，活血止痛；加速炎症的清除，促进局部渗出物的吸收，减轻疼痛。

5. **理疗**　理疗主要包括针灸治疗、中频脉冲治疗、电磁治疗、激光治疗、红外照射等，可以缓解疼痛。

6. **非负重运动**　非负重运动可以降低股骨头的负重强度，减少股骨头压力，改善股骨头内循环；降低髋关节疼痛反应，防止股骨头塌陷，减少关节软骨磨损。

7. **饮食**　股骨头坏死的饮食管理是指，除了进行必要的保守和手术治疗外，还应注意患者的饮食营养和搭配，以达到重要的辅助治疗的效果。在骨修复过程中，必须及时补充各种营养素，提供合理的膳食。饮食原则上应保持高钙、高蛋白、高维生素，并进行科学合理的配伍。

8. **情绪**　患者因疼痛、致残、经济负担等诸多因素而产生焦虑、烦躁、情绪波动，因此，要以亲切和蔼的态度，文明礼貌的语言缓解其压力，使之安心治疗。医者可以指导患者预防和减轻疼痛，与患者讨论疼痛，使患者正确认识疼痛，使患者感受到被理解和被关怀，消除其紧张、恐惧、消极情绪，引导患者过愉快充实的生活。

随后章节将着重从非负重运动、饮食、情绪调摄三个方面进行详细的论述。

（董晓俊）

第三节　股骨头坏死运动管理

一、非负重运动

《股骨头坏死临床诊疗技术专家共识（2022年）》指出，ONFH致股骨头内骨力学强度下降，减轻患髋负重可有效减轻疼痛，改善髋关节功能，并可能在股坏死修复期避免股骨头塌陷。在进行非负重运动的同时，更应注意避免进行对抗性及撞击性运动。

（一）拄拐

1. 拄拐的必要性 拄拐是保护股骨头最简单、最实用、最经济的非负重运动方式，也是治疗股骨头坏死的保障（图11-3-1）。

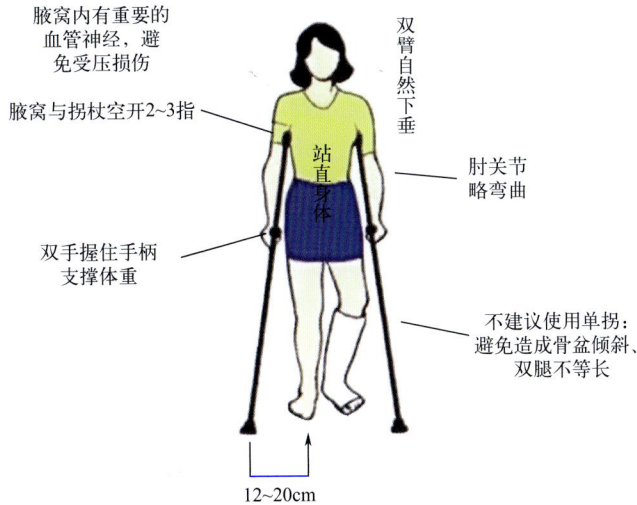

图 11-3-1 拄拐是保护股骨头最简单、最实用、最经济的非负重运动方式

在股骨头坏死疾病的整个发展过程中，最重要的目的就是"防止塌陷"。在股骨头坏死的早期，虽然患者症状不明显，行走无明显疼痛和功能障碍，X线片显示无塌陷，但是为了预防股骨头坏死进一步发展，早期拄拐对维持股骨头形态是十分有必要的，而在进入"围塌陷期"的这一年里，更是需要严格拄拐的，此时股骨头处于一个极度不稳定的状态，要尽可能地让坏死在这一年里处于相对稳定的范围内，因此拄拐是每一位股骨头坏死患者的必修课。

2. 使用拐杖前注意事项

（1）站直身体，双手握住拐杖手柄来支撑体重，拐杖脚离开脚10～20 cm。

（2）调节拐杖到合适高度，拐杖顶部距离腋窝2～3指宽，切记不是用腋窝顶在拐杖上，因为腋窝内有重要的血管神经通过，以免受压损伤。

（3）拐杖的手柄位置需要调节到双臂自然下垂时手腕的水平，当使用拐杖支撑时，肘关节可以适当弯曲。

（4）为避免长期扶拐造成的骨盆倾斜、双腿不等长，不建议使用单拐。

3. 拐杖的选择

（1）选择拐杖时以木制（水曲柳木较好）和金属制（铝合金）材料最常用。要选择无裂隙、疤结等的质优的拐杖，柄部要有足够的海绵保护。

（2）高度的选择应当以本人腋前缘至足底外缘的长度外加5 cm为宜，也可用本人身高减去40 cm为准。着力时要以手握拐杖横柄，不要把身体重量压在腋窝的拐柄区，有时可造成"拐杖性腋神经麻痹"。假如需要用手杖，应留意手杖的高度，不能高于自己的股骨大转子顶端。

4. 拄拐行走注意事项（图11-3-2）

（1）将双拐支撑在双脚两侧的前方，保持身体平稳。

（2）不要将腋窝直接顶在拐杖上，伸直肘部，用双手支撑体重。

（3）双拐同时向前移动。

（4）向前移动患腿，与双拐之间同一平面。

（5）再向前摆动正常腿，放在双拐的前方。

（6）不断地重复，就可以向前行走了（双拐→患腿→正常腿）。

（7）技巧：双腿跟着拐杖走，患腿先走，好腿跟上。

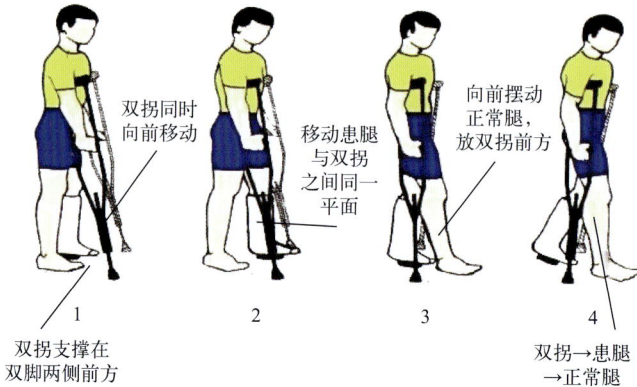

图 11-3-2　拄拐行走注意事项

（二）蛙泳

蛙泳作为一种非负重性运动，非常适合股骨头坏死患者，在进行蛙泳的过程中，腿部力量是支撑身体前行的主要力量，腿部动作主要包括：收腿、翻脚、蹬腿、滑行。收腿时，动作舒缓，身体放松，大腿下沉，臀部下降；翻脚时，小腿外张、勾脚外翻。蹬腿主要是推动身体在水中前行，在蹬腿的过程中，骨骼肌不断收缩，牵动身体的各个关节进行运动，腰部和大腿同时发力，将力量逐渐通过各个关节向身体各个部位传递，完成一个整体的蹬夹。

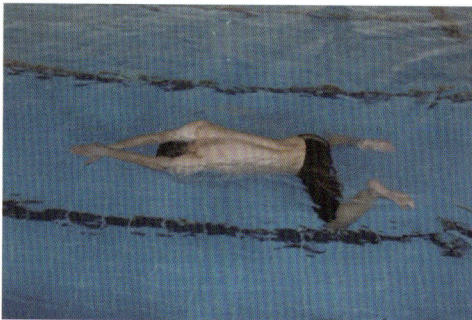

图 11-3-3　蛙泳通过水的浮力作用减少髋关节受力

蛙泳通过水的浮力作用减少髋关节受力，能满足髋关节6个方向的运动，优于单轴向运动，同时持续的蛙泳动作可以锻炼下肢肌群，通过肌肉的拮抗运动促进下肢血液循环，改善股骨头内缺血灶的血液灌注。此外，蛙泳会使整个人放松，缓解精神压力，改善患者的焦虑情绪。当然，更推荐至恒温游泳池游泳（图11-3-3），水温过低，会导致肌肉及血管痉挛，且水温不适宜，会导致肌肉的状态和关节的伸展能力都受到影响。

（三）骑单车

骑车时身体重力主要由臀部通过车座椅承担，髋关节承受的压力有限，因此也属于非负重的运动方式。推荐采用室内健身车，这种锻炼方式可以减轻患者股骨头的负重，同时骑车能够锻炼腿部的肌肉，适当的骑车锻炼，可以改善髋关节前屈和后伸的运动范围（图11-3-4），防止肌肉血管出现萎缩，从而促进股骨头坏死的患者尽早康复。

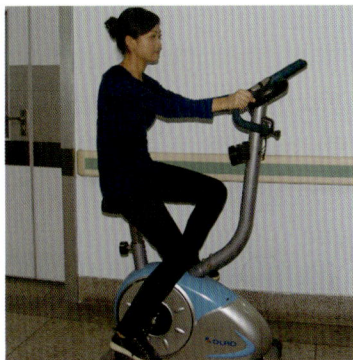

图 11-3-4　室内健身车

二、功能锻炼

（一）夹腿锻炼

通过夹腿器锻炼（双腿并起时，向中线靠拢），可以强化髋内收肌群（大收肌、短收肌、长收肌等）的力量，改善股动、静脉的血液循环，促进股骨头的修复（图11-3-5）。

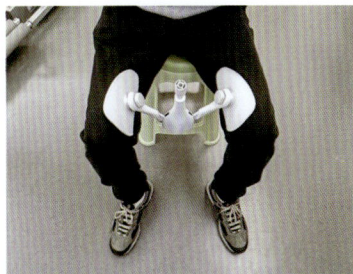

图 11-3-5　夹腿锻炼

（二）踢毽子操

通过踢毽子运动（图11-3-6），可以锻炼髋关节的外展和外旋功能。

（三）开胯训练

开胯训练是一种解决股骨头坏死患者因长期限制活动、缺乏训练，导致髋关节外展功能障碍的锻炼方式（图11-3-7）。

通常会要求患者处于一个坐姿的状态，通过开胯器在原有基础上，将双腿张开角度增加15°～30°，每天三次，每次坚持30 min，帮助股骨头坏死患者在运动过程中对抗内收肌、闭孔内肌、闭孔外肌等肌群出现的一些功能障碍，锻炼后还可以通过热疗等方式缓解运动中产生的一些疲劳反应，一般坚持3～6个月会有较为明显的改善。

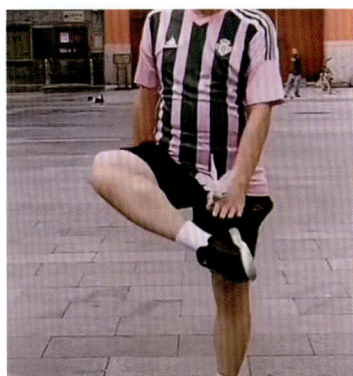

图 11-3-6　踢毽子操

三、股骨头坏死中药药浴

中药药浴是中医外治法中的一种特色疗法，它是在中医整体观指导下，根据辨证论治原则，选取适宜的中草药，经过煎煮制成中药浴液，进行全身、半身沐浴或

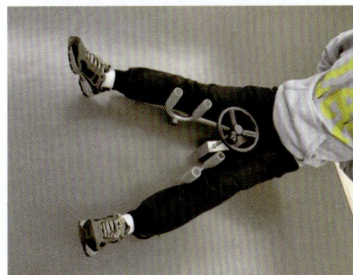

图 11-3-7　开胯训练

局部浸浴。

在多年临床治疗股骨头坏死的过程中，通过长期不懈的探索与尝试，结合患者反馈，医师发现药浴不仅能够改善血液循环，促进新陈代谢，还对疼痛有着不错的缓解作用，能够消除康复运动过程中肌肉的疼痛和疲劳反应，与股骨头坏死的治疗是非常契合的。

（黎登宸）

第四节　股骨头坏死饮食管理

一、饮食调养原则

股骨头坏死患者所遵循的饮食原则有以下几项。

（1）综合饮食，营养搭配。食物的种类繁多，其所含的成分也各不相同。只有做到各种食物合理搭配，才能使人体得到各种不同的营养素，满足生理需要。我们不能偏食或厌食，否则会影响营养物质的摄取，导致营养不良，抵抗力下降，影响疾病的康复。

（2）四气宜忌，五味调和。食物的四气，即寒性、凉性、温性和热性，连同不寒不热的平性，又称五性。了解食物的四性，我们就能更好地指导饮食，掌握饮食的忌宜。一般的原则是寒者热之、热者寒之。对于热偏盛或阳性症状的人宜食寒性食物，对于寒偏盛或阴性症状的人宜食热性食物。五味是指饮食的辛、甘、酸、苦、咸5味，实际上还有淡、涩味，习惯上把淡味附于甘味，涩味附于咸味。辛能行气活血通脉、祛寒止痛；甘能补益强壮，但过食则易发胖，是很多心血管疾病如动脉粥样硬化的诱因，过食对股骨头血液循环血供亦不利；酸味有收敛、固涩作用，敛汗止泄，健脾开胃，提高钙磷吸收；苦能清泻燥湿，适于热证、湿证患者服用；咸能软坚散结，凡痞块、便秘者宜食之。

（3）饮食有节，饮食有方。进食宜定时定量，饥饱适中，一般来说，早上吃好，中午吃饱，晚上吃少为宜。我们应该禁止过量的烟酒，禁止暴饮暴食，少食咖啡、羊肉、狗肉，避免过腻、过咸、有刺激性的食物；宁慢勿快，宁热勿冷；在烹调鱼、虾、蟹等寒性食物时，宜加姜、葱、酒类温性调味品，火锅中宜加冬瓜、萝卜、皮蛋等寒性食物。

二、合理主、副食搭配

饮食上的合理搭配对于股骨头坏死的治疗有着重要的作用，营养学家的建议如下。

（1）主食：应以面粉、大米、杂粮为主，做到品种多样，粗细搭配。

（2）副食：应多吃清淡、高钙、含丰富维生素的食物，如牛奶、乳制品、骨头汤、山药、猪肝、黄鱼、虾皮、豆类、玉米、海藻类、蛋类、蘑菇、淡菜、枸杞、绿茶，以及洗净后的绿色蔬菜和水果等，样式应多样化，避免偏食。

这样的饮食搭配可以为患者提供充足的营养，有助于股骨头坏死的治疗。

三、补钙的四个方面

股骨头坏死患者中，尤其中、晚期患者，都会伴有骨矿物质含量，即钙含量的变化，所以每日给予充足的钙，可以弥补骨骼中矿物质成分的丢失。补钙要注意以下四个方面。

（1）高钙饮食，我国有关卫生部门推荐成人每日摄钙量为800 mg。对于50岁以上的女性和60岁以上的男性，每日钙摄入量应不少于1200 mg。正常人每天吃500 g主食，每500 g大米含钙35～280 mg，因此，有必要在副食中增加钙的摄入量，多吃含钙量高的豆制品、乳制品，对促进股骨头新骨生成是非常必要的。

（2）必须提供适量的蛋白质。胶原蛋白是形成骨基质支架的结构物质，是组成骨基质的原料，而钙盐就沉积在骨基质支架中。蛋白质可以增加钙的沉积和储存，这对骨的再生修复是非常必要的。

（3）促进钙的吸收。仅仅食物中有钙是不够的，只有当它进入血液直至沉积到骨内才有价值。因此，我们需要设法促进钙的吸收。一些改进烹调方法的措施有利于钙的吸收，如糖醋排骨，这道菜可以提供超过人体一天所需钙量的钙。菠菜、苋菜含有较多的草酸，将它们放在沸水中焯一下再烹调可以释放出更多的游离钙、磷。适当补充维生素D，阳光可以促进维生素D的合成。维生素C对胶原合成有利，多食用含有维生素C的水果、蔬菜，能促进钙的吸收，对骨基质形成有利。

（4）防止钙流失，限制过度饮酒，过量饮酒可影响钙的吸收，因此饮酒应限量适度。同时，我们需要注意坚持锻炼和活动，长期卧床不动会导致机体失用性肌肉萎缩，钙大量流失。

四、宜食用降血脂、促循环的食物

经过对股骨头坏死患者的血液分析，我们发现其血脂指标明显升高，同时脂联素也有所上升。因此，建议患者食用一些有助于降低血脂的食物，以改善血管循环。例如，可以食用降低血脂的食物，如山楂、红枣、玉米、银耳、燕麦以及西红柿、大豆类、萝卜、绿茶等，特别是山楂，它具有明显的活血化瘀和降低血脂的作用，对改善股骨头坏死的血液循环非常有帮助。

五、常见的几种食物

（1）豆制品：黄豆含钙量特别高，每500 g嫩豆腐含钙885 mg（超过成人每日800 mg的摄钙量），普通豆腐含钙在1085～1385 mg之间，豆腐干或豆腐皮含钙量达2060～4930 mg，只要有吃豆腐的习惯，钙的摄入量就足够了。很多吃素食的人的骨骼坚硬，除了他们习惯运动之外，还有就是他们素食中离不开豆制品。

（2）乳制品：在普通食物中，含钙最丰富的是乳制品，如牛奶、酸奶等。它们不仅含钙量高，还含有另一种人体所需的重要矿物质——磷。这些乳制品中的钙磷比值比较适中，可使钙、磷等物质得到充分吸收。牛奶中还含有蛋白质、乳糖等物质，每天喝2杯牛奶（约480 mL）就足以达到成人的钙需要量。当然由于老年人本来钙质就丢失很多，所以钙需要量更大。为了更好地使乳制品中的钙、磷成分被吸收，应该每天在食用乳制品的同时，经常"晒太阳"，保证每日"晒太阳"1h左右，因"晒太阳"可以在皮肤及机体内合成维生素D，这样会收到更好的吸收钙的效果。在加热牛奶时需不断搅拌，防止磷酸钙沉积下来，造成钙、磷的损失；牛奶与含有植酸、草酸及食物纤维的食物同时食入时会降低钙的吸收，故牛奶不与菠菜同食，也不可与浓茶一起喝。为了进一步增加牛奶中钙、磷的吸收，可在牛奶中加入维生素A、维生素D成为"复合奶"，或在普通牛奶中加入鱼肝油（含大量维生素A和维生素D）或加服维生素A、维生素D，也可促进钙、磷等的吸收。

（3）骨头汤：骨头汤是一种含钙较多的食物，而且骨头汤中还含有脂肪酸以及蛋白质，其中脂肪酸包括饱和脂肪酸和不饱和脂肪酸。蛋白质、脂类、钙等物质都是骨骼形成时的重要物质，因此，多喝骨头汤对治疗股骨头坏死也有一定的帮助。但骨头汤中钙离子较少，钙的浓度较低，故在煮汤时，先将骨头砸裂，可增加矿物质和蛋白质的溶出率。

（4）海产品：鱼、虾等含有较多的钙、磷，而且钙磷比例合理，是钙磷优质来源，所以多食海鲜类食物，对股骨头坏死患者大有好处。食用鱼、虾时，选择合适的烹调方法，虾皮同食，因为这些成分含钙量更高。

（覃　剑）

第五节　股骨头坏死情绪管理

成人股骨头坏死患者由于长期面临髋关节疼痛和活动受限等问题，常常会出现焦虑和抑郁等负面情绪。由于股骨头坏死病程较长，西医治疗主要依赖于手术，这使得患者的心理负担沉重，可能引发各种心理问题，这些都是心理治疗的重要对象。患者的心理问题主要包括恐惧心理、焦虑心理、否定心理和逆反心理等。情绪因素在疾病的治疗和康复过程中起着至关重要的作用。良好的情绪可以增强免疫力，激发人体的自我修复能力，对于股骨头坏死患者的骨修复具有强大的促进作用。

一、情绪调摄基本原则

1. 接受性原则　对患者不分病情轻重、年龄大小、地位高低，都要一视同仁、认真接待、耐心倾听、热情疏导，应该以理解、关心的态度对待患者。

2. 支持性原则　对于没有信心、自暴自弃的患者，进行语言与非语言的信息交流，给予其精神上的支持与鼓励。

3. 成长性原则　股骨头坏死病程长，产生的心理问题复杂，因此在情志护理过程中尽量采取启发式方法指导患者自己分析其心理问题产生的原因，探求自己的解决方法。

二、情绪调摄的方法

1. 情志相胜疗法　思胜恐，有些患者对此病充满恐惧心理，常常惶惶不安、提心吊胆、意志不坚定、噩梦缠绕；让其对有关事物进行思考，分散其注意力，促使其疼痛缓解，而不至于整日为此病恐惧，从而惊平恐消，气血调和，促进损伤早日康复。喜胜忧，股骨头坏死患者病程长，恢复慢，易短气食少，抑郁悲忧；常以诙谐的语言、轻松欢喜愉悦的微笑待之，则使患者阴阳调和，气血通达，精神愉快。治疗者要在正常情况下制造一种氛围，使患者被压抑的情感得到充分的宣泄，这是情志相胜疗法运用的关键。

2. 开导劝慰法　是针对那些对疾病认识不科学，导致异常心理和行为的患者，采取的一种解说开导方法。通过与患者的交谈，用浅显易懂的道理教育患者，解释病情，帮助患者发泄心中的情感，指导他们正确认识股骨头坏死，了解该病的起因、症状、过程和结局，了解治疗方法和康复措施，了解自己可以做的努力，从而消除对股骨头坏死的认识误区，解除消极心理状态。

早在《黄帝内经》中就有提倡："告之以其败、语之以其善、导之以其所便、开之以其所苦。"意思是，指出不良行为的危害（如不拄拐、吸烟酗酒、拒绝吃药等），引起患者对行为与疾病关系的重视；只要克服不良的行为，健康就可以恢复；告诉患者如何调养，帮助制定治疗、康复的具体措施（解释"3+X"疗法，阻抗运动，松髋运动）；让患者表达和释放内心的苦闷与压抑（医护人员对待患者应该像对待亲人一样，不分长幼、男女、贫富，都应该一视同仁，语言亲切，态度和蔼），解除内心的消极情绪。以上帮助患者纠正不良行为和改变认知的四个方面不可分割，构成一个完整的认识过程。

3. 顺志从欲法　指顺从患者某些意愿，满足其一定的心身需求，以改善其不良情感状态，纠正身心异常的一类方法。患者喜好之物，急需之物，欲得未得之物，一生未见之物，向往钟爱之人，平素常乐为之事，皆可当药。

举例：酒精性股骨头坏死患者嗜好喝酒，治疗时可以采用适量服用药酒的方法，既满足酒瘾，又不耽误治疗；患者有看报、看球赛、听收音机的习惯，尽量提供条件满足；专家医生多查房，慕名而来的患者会感到被重视，尤其是伴有疼痛、饮食不佳、睡眠不好、情绪紧张的患者，除了给予必要的药物治疗外，还应该多与患者交流、了解其所需所忧，及时排忧解难，消除紧张气氛，给患者信心和力量。顺志从欲法是有条件的，要看是否合情合理，适度适量，是否可行，对于那些痴心妄想的欲念应给予合理劝说和引导。

4. 修身养性法　解决心身疾患，调畅情志固然重要，但修身养性尤不可少，后者为求本之治。中医讲："恬惔虚无，真气从之，精神内守，病安从来。是以志闲而少欲，心安而不惧，形劳而不倦，气从以顺，各从其欲，皆得所愿。""法于阴阳，和于术数，食饮有节，起居有常，不妄作劳，故能形与神俱。"这段话的意思是说，五脏六腑的良好生理功能及道德修养，是与情志密切相关的。培养患者情趣，陶冶情操又能够改善身心功能，促进健康。病房里做到"饮食有节，起居有常，不妄作劳"；可以开展一些小活动，活跃一下气氛，改变单调枯燥的生活方式；引导患者保持心理平衡，适应周围环境。

5. 音乐疗法　现代音乐治疗观点认为，音乐治疗的效果取决于音乐的音频、力度、声色和音程等音乐成分，和乐思对人生理和心理的影响。缓慢的音乐音频振动具有松弛神经与肌肉的作用；柔和的力度使人有亲切友好和温馨平静的感觉。值得注意的是，音乐的治疗效果主要取决于欣赏者把自己融入到作品意境和乐思之中的程度，所以欣赏者唯一要做的是尽量排除一切杂念，集中精神倾听音乐。医者创造优美的环境，舒适的病房，高雅的艺术气氛，供欣赏的轻音乐，使患者心神安定，则气血畅和，利于损伤修复。

三、情绪的自我调节方法

1. 催眠法自我放松 催眠是一种通过诱导使人进入特殊意识状态的技术，通常是被催眠者按照催眠师的暗示缩小意识范围，重现过去发生的情节，然后根据暗示调整脑中的画面，嫁接新的情绪体验。其实可以将催眠看成一个想象的过程，只不过这种想象是定向的。

2. 呼吸法自我放松 现代流行的各种养生方法，如瑜伽、太极、冥想以及单纯的自我催眠，第一步都必须调整呼吸。试一试自我放松的呼吸方法：吸气时将气吸满胸腔，腹部收紧；将胸腔的气下沉至丹田，略微静止几秒，顺势吐气；吐气时胸部收回，腹部放松。这种呼吸方式可以短时间内补充身体能量，让人有焕然一新的感觉，练习时流畅自然，以舒适为主。

3. 积极的语言暗示 要想拥有充满活力的人生，就要构建积极的语言对话模式，不断给自己积极的暗示与引导。要注意的是给自己以明确的语言，不管在程度上、规模上、时间限制上都需要一个明确的语言，用积极的暗示引导自己的看点集中在事物积极方面，利用潜意识调整心态、缓解压力以及增强对外界的应激性，潜意识就能够非常明确地指挥行动完成这个单一目标，掌控自己的人生。

4. "快乐冲洗法"放松 小孩常常能破涕为笑，而成年人一旦陷入悲伤、痛苦的情绪便很难在短时间内释怀。每个人内心都像一座巨大的仓库，存放着各种各样的情绪，而感觉则像是一个小小的玻璃杯，只能存放某一种或几种有感觉的情绪。如果让快乐情绪增加，那么痛苦的体验自然就减少。同理，可以通过增加受助者快乐体验的方式来减轻痛苦，正如沐浴时热水滑过身体，寒冷就被温暖取代一样，人们称其为快乐冲洗法。它是让受助者抓住当下每一个快乐，叠加快乐，冲淡痛苦，获得最终的快乐，整个过程中快乐的体验占大部分。

（祝子俊）

第六节　康复管理中的定量计分方法

成人股骨头坏死可能会导致关节疼痛和功能障碍。康复管理是治疗的重要组成部分，旨在减轻症状、恢复关节功能和提高生活质量。定量计分方法是一种评估患者症状和功能的方法，可以帮助医生和康复团队了解患者的康复进展。以下是一些常用的定量计分方法。

一、疼痛评分

常用的疼痛评分工具包括视觉模拟评分（VAS）和数字分级评分（NRS）。VAS是一个

10 cm的直线，其中0表示无痛，10表示最严重的痛。NRS是一个0到10的数字评分系统，其中0表示无痛，10表示最严重的痛。

二、功能障碍评分

常用的功能障碍评分工具包括Harris髋关节评分（HHS）和WOMAC（Western Ontario and McMaster Universities Osteoarthritis Index）。HHS是一个100点的评分系统，用于评估髋关节的功能和疼痛。WOMAC是一个24点的评分系统，用于评估膝关节和髋关节的疼痛、僵硬和功能障碍。

三、生活质量评分

常用的生活质量评分工具包括36项健康调查问卷（SF-36）和五维健康量表（EQ-5D）。SF-36是一个36个项目的问卷，用于评估物理、心理和社会健康。EQ-5D是一个五维的评分系统，用于评估生活质量。

四、运动功能评估

常用的运动功能评估工具包括Timed Up and Go（TUG）测试和6分钟步行测试（6MWT）。TUG测试是评估患者从坐到站，然后走路到另一端的能力和时间的测试。6MWT是评估患者在6分钟内步行的距离的测试。

这些定量计分方法可以帮助医生和康复团队了解患者的康复进展，制定个性化的康复计划，并监测治疗效果。但是，这些方法也有其局限性，因此在应用时需要综合考虑患者的具体情况。表11-6-1介绍了一种具体的成人股骨头坏死患者康复管理方案供参考。

表11-6-1　成人股骨头坏死患者康复管理方案

管理项目	三个月为一周期进行反馈
8：00—8：15 骑单车	时间（t）≥15 min　5分　□　8 min≤t<15 min　3分　□　0 min≤t<8 min　2分　□
8：30—8：45 夹腿训练	次数≥100　4分　□　50≤次数<100　3分　□　0≤次数<50　2分　□
9：00—9：30 踢毽子	次数≥100　4分　□　50≤次数<100　3分　□　0≤次数<50次　2分　□
9：45—10：00 跪坐	t≥15 min　4分　□　8 min≤t<15 min　3分　□　0 min≤t<8 min　2分　□
10：30—10：45 皮牵引	t≥15 min　4分　□　8 min≤t<15 min　3分　□　0 min≤t<8 min　2分　□

管理项目	三个月为一周期进行反馈		
11：00—11：30 拄拐行走	步数≤1500　5分□　步数＞1500　3分□		
14：00—15：00 蛙泳（恒温37℃）	$t \geq 1\ h$ （距离）$s \geq 1\ km$　25分　□ $0.5\ km \leq s < 1\ km$　15分　□ $0\ km \leq s \leq 0.5\ km$　5分　□	$0.5\ h < t < 1\ h$ $s \geq 1\ km$　15分　□ $0.5\ km \leq s < 1\ km$　10分　□ $0\ km \leq s < 0.5\ km$　5分　□	$0\ h \leq t \leq 0.5\ h$ $s \geq 1\ km$　5分　□ $0.5\ km \leq s < 1\ km$　3分　□ $0\ km \leq s < 0.5\ km$　2分　□
15：30—15：45 踢键子	次数≥100 3分　□　50≤次数＜100　2分　□　0≤次数＜50次　1分　□		
16：00—16：15 跪坐	$t \geq 15\ min$　3分　□　8 min≤t＜15 min　2分　□ 0 min≤t＜8 min　1分　□		
16：30—16：45 夹腿训练	次数≥100　3分　□　50≤次数＜100　2分　□　0≤次数＜50　1分　□		
17：00—17：15 骑单车	$t \geq 15\ min$　5分　□　8 min≤t＜15 min　3分　□ 0 min≤t＜8 min　2分　□		
17：30—17：45 皮牵引	$t \geq 15\ min$　3分　□　8 min≤t＜15 min　2分　□　0 min≤t＜8 min　1分　□		
19：00—19：15 踢键子	次数≥100　3分　□　50≤次数＜100　2分　□　0≤次数＜50次　1分　□		
19：30—19：45 骑单车	$t \geq 15\ min$　5分　□　8 min≤t＜15 min　3分　□ 0 min≤t＜8 min　2分　□		
20：00—20：15 夹腿训练	次数≥100　3分　□　50≤次数＜100　2分　□　0≤次数＜50　1分　□		
20：30—20：45 拄拐行走	步数≤1500　5分　□　步数＞1500　3分　□		
21：00—21：15 皮牵引	$t \geq 15\ min$　3分　□　8 min≤t＜15 min　2分　□　0 min≤t＜8 min　1分　□		
21：30—21：45 跪坐	$t \geq 15\ min$　3分　□　8 min≤t＜15 min　2分　□ 0 min≤t＜8 min　1分　□		
22：00—休息	—		
总分100分	得分××分		

（谢　添）

【参考文献】

[1] 张涛.运动疗法结合中药内服治疗早期股骨头坏死临床观察[D].武汉：湖北中医药大学，2021.

[2] 邢鑫，郑俊枫，黎登宸，等.董晓俊保髋治疗股骨头坏死的学术经验[J].湖北中医杂志，2023，45（05）：24-26.

[3] 张涛，董晓俊.骨蚀丸结合蛙泳治疗早期股骨头坏死37例[J].中国中医骨伤科杂志，2021，29（05）：66-68，72.

[4] 王昊.回顾性分析骨蚀丸联合运动疗法治疗股骨头坏死的临床疗效研究[D].武汉：湖北中医药大学，2022.

[5] 中国微循环学会骨微循环专业委员会，徐鑫，时利军，等.股骨头坏死临床诊疗技术专家共识（2022年）[J].中国修复重建外科杂志，2022，36（11）：1319-1326.

[6] 任怡雯，周正新，程溢芬，等.股骨头坏死患者焦虑、抑郁现状及影响因素[J].皖南医学院学报，2023，42（02）：170-173.

第十二章

股骨头坏死
疗效评价方法

股骨头坏死的疗效评价主要目的在于指导临床治疗、判断疾病的严重程度及预后、预测疾病的演变过程以及评价治疗效果。疗效评价通常包括临床评价和影像学评价两部分。临床评价多采用髋关节功能评分法，评价内容一般包括患者主观感受、日常生活能力和/或客观体征等三个方面。影像学评价则采用X线片、MRI、CT扫描等影像学手段，主要通过观察股骨头外形、关节间隙及髋臼的变化来评估疗效。

第一节　髋关节功能评价

在评价髋部功能时，由于医生与患者的角度不同，存在多种记录和评价系统，包括Harris髋关节功能评分、加利福尼亚大学洛杉矶分校（UCLA）髋关节评分系统、西安大略大学和麦克马斯特大学骨关节炎指数量表（The Western Ontario and McMaster Universities，WOMAC）、JOA（日本整形外科学会）髋关节评分系统、牛津大学髋关节评分量表（Oxford hip score，OHS）等。目前国际上尚无统一的髋关节功能评分系统，理想的髋关节评分应适用于大部分髋部疾病（如股骨头缺血性坏死、髋关节炎、髋部骨折等），包含髋关节功能和疼痛两个基本评价要素，且客观可靠、简单易行，便于临床应用。这些评分系统均有各自的科学性和合理性，以下介绍几种国际通用且简单易行的髋关节评价系统。

一、Harris 髋关节评分系统（表 12-1-1）

Harris 在1969年总结前人经验并经过自己改良提出的髋关节功能评分方法，该评分系统重点关注疼痛和功能，简单易行，广泛应用于髋关节骨关节炎、股骨头坏死、股骨颈骨折等疾病的疗效评估。其内容包括疼痛（44分）、功能（47分）、关节活动度（5分）、畸形（4分）4个方面的评估，总分为100分。研究结果表明，Harris髋关节评分具有良好的信度和效度。该评估方法的不足之处是对疼痛、功能、畸形、关节活动度4项指标进行综合计分，评价结果为总分制，不能直观反映髋关节在疼痛、功能和关节活动度方面的改善情况。

表 12-1-1　Harris 髋关节评分系统

（一）疼痛（44分）	得分/分
无痛/不明显	44
轻度疼痛，偶然疼痛，活动中出现	40
中度疼痛，一般活动时疼痛不明显，活动过度后出现，需要一般的镇痛药	30
疼痛明显，能忍受，影响活动，有时需要服可待因镇痛	20
疼痛十分明显，并限制活动	10
完全不能活动	0

（二）功能（47分）	得分/分
1.步态（33分）	
（1）跛行	
无	11
轻	8
中	5
重	0
（2）助行器	
无	11
单手杖长距离	7
多数时间需要单手杖	5
单拐	3
双手杖	2
双拐	0
不能行走	0
（3）行走距离	
无限制	11
6个街区（约600 m）	8
2～3个街区（200～300 m）	5
只能在室内活动	2
只能在床上活动	0
2.功能性活动（14分）	
（1）上楼	
正常	4
需要扶手	2
通过其他方式上楼	1
根本不能上楼	0
（2）穿脱鞋袜	
容易	4
有些困难	2
不能完成	0
（3）坐	
随便什么椅子，可持续坐1 h	5
坐高椅能持续1 h	2
根本不能坐	0
（4）乘公交/出租车	
能乘坐	1
不能乘坐	0

（三）下肢畸形（4分）	得分/分
髋内收＜10°	1
下肢伸直髋关节内旋＜10°	1
双下肢长度相差＜3 cm	1
髋屈曲挛缩＜30°	1

（四）髋关节活动范围（5分）	
屈曲　0°～45°×1.0	
45°～90°×0.6	
90°～110°×0.3	
外展　0°～15°×0.8	
15°～20°×0.3	
20°以上×0	
内收　0°～15°×0.20	
伸直外旋0°～15°×0.4	
伸直内旋0°	
活动范围总得分均乘以校正系数0.05	

评价效果：满分为100分，总分90～100分为优，80～90分为良，70～79分为尚可，70分以下为差。

二、加利福尼亚大学洛杉矶分校髋关节评分法（表12-1-2）

UCLA髋关节评分是一种用于评估髋关节置换术后患者活动水平和功能状态的评分系统，也被用于监测和评估关节假体的存活率和功能结果。它分别从疼痛、行走、日常功能三方面对患者进行评分，但该评分系统既没有总分比较，也没有优良分级，因此三项评估内容多被用作独立评分，对手术疗效进行单方面评估，缺乏综合性。

表12-1-2　UCLA髋关节评分法

（一）疼痛	得分
持续不可忍受的疼痛，常需服用强烈镇痛剂	1分
持续但可以忍受的疼痛，偶需服用强镇痛剂	2分
休息时无或者轻痛，或者活动时痛，常需服用水杨酸制剂	4分
起步时疼痛，随后即好转，一定活动后又痛，偶需服用水杨酸制剂	6分
偶有轻度疼痛	8分
无痛	10分
（二）行走	得分
卧床不起	1分
轮椅，用支具可以改变位置	2分

室内不需要支具，用单支具限于一个街区内，用双支具可短距离行走（严重受限）	4分
行走不用支具限于一个街区内，用单支具可走5个街区，双支具不受限（中等受限）	6分
不用支具有跛行，用一个支具无跛行（轻度受限）	8分
不用支具，跛行不明显	10分

（三）功能	得分
完全丧失功能	1分
部分依赖帮助	2分
做少量家务，少量购物	4分
完成大部分家务，自由购物，写字台工作	6分
很少受限，能做行走工作	8分
正常工作	10分

三、西安大略大学和麦克马斯特大学骨关节炎指数（表12-1-3）

WOMAC是Bellamy等于1988年提出的，它以患者为中心，专门针对髋关节炎及髋部疾病进行评估问卷调查，其量表分为疼痛、僵直、躯体功能3个维度，共计24个条目，其中疼痛5条，僵直2条，躯体功能17条，包含了整个骨关节炎的基本症状和体征。作为最常用的特定疾病的评估问卷，WOMAC在关节疼痛和功能方面的指标内容可以很好地反映及评价髋部疾病治疗后的改善情况，有较高的可靠性和有效性，且容易使用。

在VAS尺上标明过去48 h内感觉到的疼痛、僵硬或行动障碍程度。

表12-1-3　WOMAC骨关节炎指数

维度	条目	疼痛程度	评分
疼痛	在平地行走的时候	0—1—2—3—4—5—6—7—8—9—10 无痛　　　　　　　极重度疼痛	
	上下楼梯的时候		
	晚上在床上睡觉的时候		
	坐着或者躺着的时候		
	站立的时候		
僵直	在您早晨刚醒的时候，您膝关节的僵硬程度如何	0—1—2—3—4—5—6—7—8—9—10 无僵硬　　　　　　　极重度僵硬	
	白天，在您坐着、躺着或者休息以后，您关节的僵硬程度如何		

维度	条目	疼痛程度	评分
躯体功能	下楼梯	0—1—2—3—4—5—6—7—8—9—10 无障碍　　　　　　　极重度障碍	
	上楼梯		
	从椅子上站起来的时候		
	站立		
	弯腰		
	在平地行走		
	上、下汽车		
	购物		
	穿鞋、袜		
	起床		
	脱鞋、袜		
	上床躺下的时候		
	进、出浴缸的时候		
	坐着		
	坐马桶或者站起来的时候		
	干比较重的家务活		
	干比较轻的家务活		

四、JOA 髋关节评分系统（表 12-1-4）

该评分标准由日本整形外科学会（Japanese Orthopaedic Association，JOA）于20世纪90年代制订，它被广泛应用于髋关节疾病的临床诊断、治疗效果的评估以及手术疗效的监测等领域。此评分方法相对简单，评价指标包括疼痛、活动度、步行功能和日常生活动作四项，满分100分。分级标准：优，91~100分；良，81~90分；可，61~80分；差，0~60分。JOA髋关节功能评分系统疼痛所占权重相对较低，相对更侧重于评估术后患者日常生活能力的恢复。

表 12-1-4　JOA 髋关节评分系统

疼痛（40分）	左侧	右侧
无	40分	40分
有不安定感（不舒服、疲劳感），无疼痛	35分	35分
步行时无疼痛（只在步行开始或者长距离行走后有疼痛）	30分	30分

疼痛（40分）	左侧	右侧
无自发痛，步行时有疼痛，短时间休息后即消退	20分	20分
有时有自发痛，步行时有疼痛，休息后减轻	10分	10分
有持续的自发痛或夜间痛	0分	0分

活动度（20分）	左侧	右侧
屈曲角度		
后伸角度		
外展角度		
内收角度		
屈曲得分		
外展得分		

关节活动度每10°，屈曲得分计1分、外展得分计2分。屈曲120°及以上为12分，外展40°及以上为8分

步行能力（20分）	
能长距离步行，可快步，步态正常	20分
能长距离步行，可快步，伴有轻度跛行	18分
不需拐杖，能步行30 min或者2 km，日常户外活动无障碍	15分
无拐杖能走10~15 min或者500 m，超过则需要拐杖，有跛行	10分
能在户外活动，但有困难，在户外需要双拐	5分
几乎不能步行	0分

日常生活动作（20分）	容易	困难	不难
弯腰	4分	2分	0分
蹲下、起立（需要支持为困难）	4分	2分	0分
上、下楼梯（需要扶手为困难）	4分	2分	0分
站着做事包括做家务（能持续30 min，需要休息为困难；只能坚持15 min，视为不能）	4分	2分	0分

五、牛津大学髋关节评分系统（表12-1-5）

OHS是1996年由Dawson等提出的关节功能评估量表，内容为日常行为相关的生理功能问题。该量表主要包括疼痛、功能、步行能力和工作等4个方面，总分越低，髋关节功能越好。该评分主要由患者本人自行选择，是目前较常用的髋部量表之一，有较好的有效性及可靠性。

表 12-1-5 OHS 评分系统

在过去的4个星期中，和您髋关节相关的12个问题（请在每个题目后面的5个选项里选一个打钩）。如果您是双侧髋
关节都有问题，请您先填写右侧髋关节的情况调查表，然后再填写一张左侧髋关节情况的调查表，需要填写两次，每
次得分都要分别记录下来。

1. 平时髋关节疼痛程度？	4）没有疼痛 3）非常轻微的疼痛 2）轻微的疼痛 1）中等程度的疼痛 0）严重的疼痛	
2. 您有没有由于您的髋关节而感到在洗澡和擦干全身的时候有困难？	4）一点困难都没有 3）有很少一点困难 2）有中等程度困难 1）非常困难 0）不可能完成	
3. 您在上下小轿车或使用公共交通工具的时候有没有因为您的髋关节问题而感到困难？	4）一点困难都没有 3）有很少一点困难 2）有中等程度困难 1）非常困难 0）不可能完成	
4. 在您的髋关节疼痛变得严重之前您能走多长时间？（使用拐杖或不使用拐杖均可）	4）行走30分钟以上也不疼 3）16到30分钟之间 2）5到15分钟之间 1）只能在住的房子周边转转 0）不能走路，一走髋关节就严重疼痛	
5. 坐在桌边吃过饭后，当您站起来的时候由于您的髋关节问题您感觉到您的髋关节有多疼痛？	4）没有疼痛 3）非常轻微的疼痛 2）轻微的疼痛 1）中等程度的疼痛 0）严重的疼痛	
6. 由于您的髋关节问题，当您行走的时候，您会走路瘸么？	4）很少/从来没有 3）有时候或刚刚开始起步的时候 2）经常出现，而不仅仅是刚开始起步的时候 1）大部分时间 0）一直瘸	
7. 您能够跪下，然后再站起来么？	4）可以，很容易 3）稍微有一点儿困难 2）有轻度的困难 1）很困难 0）不可能做到，站不起来	
8. 晚上在睡觉时您还会感觉到您的髋关节疼痛？	4）一点儿没有 3）偶尔发生 2）有一些夜晚出现这种现象 1）大部分的夜晚 0）每一个夜晚	

9. 来自您髋关节的疼痛对您的日常工作 / 家务工作造成了多大的影响？	4）一点影响都没有 3）有一点儿 2）中等程度 1）非常严重 0）完全影响了	
10. 您是否感觉到您的髋关节可能会突然出现打软腿现象或差点要摔倒的现象？	4）几乎没有 / 从来没有 3）有时候或刚起步的时候 2）经常出现，不局限于刚刚起步的时候 1）大部分时间 0）所有的时间，总是如此，一直都能感觉到	
11. 您能够自己出去购物购买家庭日常生活用品么？	4）能，很容易 3）有一点儿困难 2）有中等程度的困难 1）相当困难 0）不能，不可能做到	
12. 您下楼梯的困难程度？	4）能，很容易 3）有一点儿困难 2）有中等程度的困难 1）相当困难 0）不能，不可能做到	

总分数 =　　/48

（金立昆）

第二节　股骨头坏死影像学疗效评价

　　影像学检查是评估股骨头坏死的重要手段，股骨头坏死的影像学检查主要包括 X 线、CT、MRI、放射性核素扫描、血管造影等。X 线主要用于股骨头形态变化的评价，CT 主要用于骨质新生和硬化带强度的评价，MRI 主要用于骨髓水肿和软骨形态变化的评价，血管造影检查可用于血管融通后的疗效评价，而放射性核素扫描仅作为早期的诊断工具，目前尚无在股骨头坏死疗效评价方面的应用报告。具体评价方法可以参考股骨头坏死影像学疗效评价一节。

（金立昆　谢利民）

【参考文献】

[1] Harris W H．Traumatic arthritis of the hip after dislocation and acetabular fractures：treatment by mold arthroplasty．An end-result study using a new method of result evaluation［J］．J Bone Joint Surg Am，1969，4（51）：737．

[2] 董天华，卢世璧．髋关节外科学[M].郑州：郑州大学出版社，2005：107.

[3] Bellamy N，Buchanan W W，Goldsmith C H，et al. Validation study of WOMAC：a health status instrument for measuring clinically important patient relevant outcomes to antirheumatic drug therapy in patients with osteoarthritis of the hip or knee[J]. J Rheumatol，1988，15（12）：1833-1840.

[4] 胡永成，邱贵兴，马信龙，等．骨科疾病疗效评价标准[M].北京：人民卫生出版社，2012：129-130.

[5] 张鹤山，李子荣．股骨头坏死诊断与治疗的专家建议[J]．中华骨科杂志，2007，27（2）：146.

[6] Dawson J，Fitzpatrick R，Carr A，et al. Questionnaire on the perceptions of patients about total hip replacement. British Journal of Bone and Joint Surgery，1996，78（2）：185-190.

第十三章

激素性股骨头坏死动物实验研究

第一节 激素性股骨头坏死实验动物种类的选择

长期服用激素引发的股骨头缺血性坏死，已经引起了大家的广泛关注。建立激素性股骨头缺血性坏死的动物模型，有助于我们从源头上理解激素相关的股骨头缺血性坏死的发病机制，为预防股骨头坏死的发生和股骨头塌陷打下良好的基础。尽管有许多学者选择了不同的动物，采用了不同的方法，试图找到与人股骨头坏死病理变化相似的动物模型，但目前的情况并不能让大家满意。本节总结了激素性股骨头缺血性坏死实验动物造模的研究现状及进展，为激素性股骨头缺血性坏死的动物实验研究提供参考。

崔立强等经流行病学调查发现，国内激素性股骨头坏死占股骨头坏死患者的比例约为24.40%；在激素治疗引起股骨头缺血性坏死的疾病中排在前两位的分别是系统性红斑狼疮合并ONFH（18.53%）和类风湿性关节炎合并ONFH（6.66%）。有调查研究显示，58%~80%的患者在使用激素3年内发生ONFH。Fukushima W等研究发现激素性股骨头坏死（steroid-induced ONFH，SONFH）已居非创伤性ONFH首位（51%）。激素引起的股骨头缺血性坏死越来越受到大家的关注，但其发病机制尚未完全明了。理想的动物模型应模拟人ONFH的自然病程和晚期软骨下骨塌陷，有助于深入研究激素性股骨头坏死的发病机制。遗憾的是到目前为止没有一种动物能完全符合上述要求，因此阻碍了研究的进展。现作者对激素性股骨头坏死动物模型制备方法作一综述，供大家参考。

一、激素性股骨头坏死模型病理及影像学诊断

股骨头缺血性坏死的动物模型通常通过影像学和组织病理学检查进行评估。其中，组织病理学检查被认为是诊断股骨头缺血性坏死的金标准。大多数学者根据病理学检查将骨坏死定义为骨小梁内广泛存在空骨陷窝或骨细胞核固缩，伴有邻近骨髓细胞坏死。然而，Bauer等学者的研究发现，存活的骨细胞常常是缩小的，所以核固缩并不是常规脱钙组织中骨细胞坏死的可靠表现。此外，在缺血性损伤之后，骨细胞核会持续存在于骨组织中，而且不良的组织固定、处理和染色会造成人为误差。因此，一些学者使用了更加严格的病理诊断标准，包括：弥漫的骨细胞缺损，在骨小梁内出现游离的骨细胞致密核，邻近受累骨的骨髓腔内出现细胞坏死。影像学检查包括普通X线片、双能X射线、Micro-CT及MRI等。其中，X线片很难判断造模动物股骨头早期变化；双能X射线仅可测量股骨头内骨密度变化情况；Micro-CT可显示股骨头内微细结构的改变，并分析骨小梁相关参数和骨密度等指标；MRI目前主要用于早期股骨头坏死的诊断，股骨头缺血性坏死早期MRI特征性表现为T_1WI上软骨下局限性的低信号带和T_2WI上的"双线征"；通过MRI的特征性表现可早期诊断股骨头缺血性坏死。依据影像学检查结果综合评定，并按照国际骨循环研究学会（ARCO）的分期标准进行分期。事实上，学术界已默认，根据病理检查及影像学分析综合评定，如果一个动物模型的发病率超过50%，即被认为造模成功。

二、股骨头坏死模型动物的选择及制备方法

理想的动物模型应该具备以下几个条件：易于建立，能够模拟股骨头坏死的发病和发展全过程，并且具有良好的可重复性。实验动物的髋部结构和力学特性应该与人类相似。目前常用的研究ONFH的动物模型主要分为四足类动物（如兔、大鼠、犬等）和双足类动物（如鸡和鸸鹋）。造模方法主要有两种，一是单纯激素诱导，常用的糖皮质激素包括泼尼松、甲基泼尼松龙、泼尼松龙、地塞米松和氢化可的松等；二是激素+脂多糖（lipopolysaccharide，LPS）/马血清。LPS可以介导多种细胞因子的表达，通过诱导内皮细胞凋亡，使内皮下胶原暴露，引起血小板聚集，同时激活凝血因子Ⅶ，使机体处于高凝状态，激素刺激后导致血管内凝血，从而使处于循环末梢的股骨头成为骨坏死好发部位；马血清可以引起机体血管发生超敏反应，如果机体同时应用激素，可以抑制胶原和弹性纤维的合成，引起小动脉断裂或栓塞，最终导致骨坏死发生。

1. 兔 兔激素性股骨头坏死（steroid-induced necrosis of femoral head，SONFH）的发病机制和病理变化与人类相似，且价格低廉、易于饲养，是应用较为广泛的SONFH模型。

张立岩、陈继营等通过给6月龄的家兔臀部交替注射地塞米松磷酸钠注射液（10 mg/kg），每3天肌内注射（肌注）1次，共14次；同时为提高动物存活率，每周2次臀肌注射青霉素，成功制备出了早期股骨头坏死模型。他们认为该造模方法简便、可靠，死亡率低，是一种较理想的股骨头坏死模型制备方法。然而，不同的造模方法可能会导致不同的骨坏死率。例如，Yamaguchi等报道给30只日本大白兔一次肌内注射20 mg/kg甲泼尼龙，3周后经病理学检查在股骨和肱骨中发现骨坏死。Iwakiri等给30只雌性日本大白兔单次肌注甲泼尼龙（20 mg/kg），3周约有83%的大白兔在股骨近侧干骺端发生骨坏死。但是Kuribayashi经重复上述方法，4周后骨坏死率仅为70%。Kabata等通过给兔分次肌注甲泼尼龙（4 mg/kg）后发现，骨坏死发生率随着给药次数的增加而增加，但坏死灶的数量和大小没有明显差异。此外，Motomura等分别单次肌注4种浓度（1 mg/kg、5 mg/kg、20 mg/kg、40 mg/kg）的甲泼尼龙来诱导兔SONFH模型，4周后检测发现ONFH发生率分别为0%、42%、70%、96%，该研究提示激素剂量会严重影响骨组织的修复。杨建平等对18只新西兰白兔采用单次静脉注射低剂量脂多糖（10 μg/kg）后间隔24 h肌注高剂量甲泼尼龙（20 mg/kg），共3次，每次间隔24 h，4~6周后行相关检测，仅1只死亡，16只发生ONFH，坏死发生率为88.9%，MRI诊断准确率为93.8%。田力等通过联合应用静脉注射脂多糖及肌注地塞米松的方法对新西兰白兔进行干预造模，4周后Micro-CT扫描显示股骨头密度不均，骨小梁间隙增宽；骨坏死位置主要位于股骨骺、干骺端及骨干；组织病理学检查见骨细胞陷窝空虚，脂肪细胞增多，部分血管栓塞，多位于股骨干骺端，微血管内血栓形成并伴脂肪细胞堆积。Wang等于第1周给新西兰白兔静脉注入马血清（10 mL/kg），2周后再次给予相同剂量的马血清，末次静脉注射马血清2周后再连续3次腹腔注射甲泼尼龙40 mg/kg，每次间隔24 h，2周后MRI检测证实造模成功。目前很多学者使用Qin的方法来建立兔激素性股骨头坏死模型，其具体造模步骤为首次静脉注射低剂量的脂多糖（10 μg/kg），而后每隔24 h肌注1次甲泼尼龙（20 mg/kg），连续肌注3次，末次给药6周后，93%的兔出现不同程度的骨坏死，其中25%的病灶位于近端骨骺区。此模型制备方法骨坏死发生率高，动物死亡率低，是目前较好的激素性股骨头坏死造模方法。

2. 大鼠 大鼠的生理特性与人类较相近，且大鼠90%的基因与人类同源，因此大鼠常被用于ONFH病因、发病机制等方面的研究。

Kerachian等通过将强的松缓释药丸埋植于鼠颈部皮下，释放剂量1.82～2.56 mg/（kg·d），3月后成功建立了早期股骨头坏死模型。Han等采用连续皮下注射甲泼尼龙（21 mg/kg）的方法造模，连续给药4周后，大鼠ONFH模型构建成功率达到80%。Ryoo等使用泼尼松龙联合脂多糖建立鼠股骨头缺血性坏死模型，并与单独使用泼尼松龙或脂多糖进行对比，发现泼尼松龙联合脂多糖诱发股骨头缺血性坏死发生率明显高于单独使用泼尼松龙和脂多糖组。Ding等选用72只成年雄性Wistar大鼠，模型组单次注射脂多糖（10 μg/kg）后连续3天肌注甲泼尼龙（20 mg/kg）。治疗组给予脉冲电磁场刺激，经与模型组比较发现，治疗组ONFH发生率（29%比75%）明显下降。吴承亮等通过给1成年Wistar大鼠腹腔连续2次注射大肠埃希菌脂多糖（20 μg/kg）后再连续3次肌注甲泼尼龙激素（40 mg/kg），每次给药时间间隔均为24 h，6周后造模成功。Tian等经对SD大鼠连续8次注射甲基强的松龙（20 mg/kg，1次/周）后发现，不仅模型制备成功，而且证实了免疫反应的破坏在股骨头坏死中扮演的角色。

3. 犬 犬股骨头直径及股骨头负重相对较大，易于影像学观察，是股骨头坏死动物模型研究选择较多的动物之一。

闵红巍、刘克敏等采用首次给10只比格犬肌注大肠埃希菌内毒素（10 μg/kg），然后连续3次肌注甲泼尼龙（20 mg/kg），每次间隔24 h的方法造模；2个月后病理检查结果显示，5只比格犬有4个股骨头发生了ONFH；4个月后，5只比格犬有6个股骨头发生ONFH，所有比格犬MRI检查均未发现明显异常。崔永锋、何伟等通过给8只家犬肌注甲泼尼龙（9.0 mg/kg，相当于兔16 mg/kg）2次/周，连续肌注4周，除一只犬于第3周时因肺部感染死亡外，8周时经病理学检查发现一个股骨头出现软骨下透亮区，9/14个股骨头发生了不同程度的骨坏死，其中一个股骨头软骨下发现了透亮区；从本实验中可观察到，单纯使用激素可以建立早期股骨头坏死模型。罗清建等通过给杂交犬隔天肌注一次醋酸氢化泼尼松（7.5 mg/kg），连续肌注4周的方法造模，4周后80%的杂交犬发生了骨坏死。官建中、周建生等人选用健康未成年杂种犬作为造模对象，通过采用连续肌肉注射甲泼尼龙（16 mg/kg）2次/周的方法造模；第4周时造模成功率为40.0%，第8周成功率达到75.0%，总成功率为55.6%。

4. 鸡 鸡是一种双足动物，其行走时双侧股骨头承受应力，下肢的力学特点与人类相似。此外，鸡的股骨头坏死区位于负重区，其病变过程也与人类相似，因此，鸡较适合用于激素型股骨头坏死的研究。然而，由于鸡的死亡率较高，这一模型受到了一定的限制。

Cui等首次选用鸡作为股骨头坏死模型动物，通过每周肌注3 mg/kg甲泼尼龙建立了鸡的骨坏死模型。然而，在实验过程中，鸡的死亡率高达48%，且在24周后，只有12只鸡中的4只出现了病理学的早期骨坏死表现。尽管试验的成功率很低，但这次试验开创了模拟激素性股骨头坏死双足动物的先河。Erken等给25只雄性成年鸡肌注甲泼尼龙（3 mg/kg），每周1次，连续应用14周，最终剩余的13只鸡均出现了不同程度的骨细胞凋亡、软骨下骨坏死和重吸收、脂肪细胞增殖和新骨生成等典型的ONFH改变。在研究过程中，研究人员还发现，使用己酮可可碱可以减少激素的副作用和降低ONFH的发生率。肖春生等分别肌肉注射泼尼松龙琥珀酸钠25 mg/kg、醋酸甲泼尼龙20 mg/kg、曲安奈德20 mg/kg，造模过程也获得了类似的结果，表明醋酸甲泼尼龙更易诱导鸡出现早期股骨头缺血性坏死的表现。

5. 鸸鹋 鸸鹋（澳洲鸵鸟）是一种体形较大的双足行走动物，其髋部生物力学特征与人类相近，因此，鸸鹋可能成为制备股骨头坏死模型的较理想动物。

Zheng等通过联合使用脂多糖和激素成功建立了鸸鹋股骨头缺血性坏死伴股骨头塌陷模型。具体方法是：首先静脉注射脂多糖8 μg/kg，注射2次，期间间隔4天，随后再肌内注射甲泼尼龙10 mg/kg，注射3次，间隔2天；第12周鸸鹋开始出现跛行，24周左右时鸸鹋主动活动明显减少；影像学及组织学检查均表现出早期至晚期的股骨头缺血性坏死变化全过程，股骨头塌陷发生率达70%，实验期间鸸鹋存活率为100%。虽然鸸鹋是目前唯一较为理想的制备股骨头坏死模型的动物，但因其价格昂贵，饲养场地限制等原因，不能普遍应用。

三、总结及展望

自从Pietrogrand等首次报道了糖皮质激素引起的股骨头坏死，到目前为止非创伤性股骨头坏死的发病机制仍未完全阐明。现阶段临床及科研领域广泛应用动物实验来探索疾病的病因、发病机制、诊断及治疗等。目前尚缺乏能较好地模拟股骨头坏死病理变化过程的动物模型。激素性股骨头坏死模型是目前最常采用的建模方法之一，该方法不需要手术，操作简单，但造模时间较长、成本高。多年来，许多学者试图建立能完全模拟人类股骨头坏死自然病程进展的动物模型，遗憾的是到目前为止各种探索及尝试的方法均不能达到令人满意的结果。虽然通过手术或非手术的方法比较容易建立动物股骨头坏死模型，但这类方法建立的股骨头坏死模型仅仅是临床中激素诱发股骨头坏死病情进展过程中的某一个方面或某一阶段的改变，并不能完全反映其真实过程，特别是在动物体内模拟终末期股骨头坏死比较困难。临床工作中，激素在治疗疾病的同时所带来的负面影响如股骨头缺血性坏死，仍然是骨科界共同关注的热点。为了早日探明激素性股骨头缺血性坏死的发病机制，预防激素性股骨头坏死的发生及发展，国内外学者一直在不停地努力。虽然在SONFH的发病机制和预防策略上取得了瞩目成就，但是在寻找一种可以完全模拟人SONFH的病程发展变化的动物模型及方法时结果不能令大家十分满意。从四足哺乳动物到双足站立的鸡、鸵鸟等，各自的优缺点总是部分程度地阻碍了研究的进展。此外，对于模型的制备方法，如激素种类、用量、应用时间以及是否联合用药，尚无统一的标准，造模的重复性差。总之，通过建立理想的动物模型来研究人SONFH发病机制和病理改变，仍有待国内外学者的共同努力探究。

（岳聚安）

第二节　激素性股骨头坏死大鼠模型的建立

糖皮质激素具有广泛的抗炎和免疫抑制作用，然而因使用激素引起的一系列并发症不容忽视，如库欣综合征、诱发或加重感染、骨质疏松及椎体压缩性骨折、股骨头缺血性坏死等。使用大剂量激素引起的股骨头坏死，致病机制尚未完全阐明，发病率已居非创伤性股骨头坏死的首位，建立一个早期理想的模拟人的SONFH的SD大鼠动物模型意义重大。

该模型的实验动物选取8周龄、健康、雌性SPF级（无特定病原体）SD大鼠30只，用尾部标记法进行标记，每3只一笼，标准动物房饲养，昼夜12 h循环，室内恒温20℃，湿度48%，标准啮齿动物饲料喂养。实验前适应性饲养一周，所有动物每周称重一次。实验动物分组：首次给予大鼠注射脂多糖前称重分组，30只大鼠按随机数字表法分为空白组、模型组及激素+淫羊藿苷（ICA）干预组，每组10只。空白组体重245.7±8.4 g，模型组体重246.7±6.4 g，激素+淫羊藿苷干预组体重245.6±7.4 g，三组动物之间体重无明显差异。模型制备过程如下。模型组，腹腔连续注射两次脂多糖（20 μg/kg），每次间隔24 h，末次注射脂多糖24 h后双侧臀部肌肉交替注射琥珀酸甲泼尼龙（40 mg/kg），连续注射3次，每次间隔24 h，末次注射琥珀酸甲泼尼龙24 h后每日相同时间点给予等量生理盐水灌胃，连续灌胃4周。激素+淫羊藿苷干预组，脂多糖及琥珀酸甲泼尼龙给药方式、剂量同模型组，末次注射大剂量琥珀酸甲泼尼龙24 h后给予大鼠ICA灌胃60 mg/kg，每日相同时间点连续灌胃4周。空白组，根据模型组和激素+淫羊藿苷（药物）干预组的给药方式，每日相同时间点给予等量生理盐水作为对照。

4周后予大鼠2%戊巴比妥钠50 mg/kg腹腔注射麻醉，麻醉满意后剖腹，腹主动脉取血置于采血管内，离心机设置为4℃、3000 r/min，离心10 min，取上清液并分装于离心管内，−80℃冰箱冻存待检。取双侧髋关节后外侧入路，依次切开皮肤、皮下组织，分离髋关节周围肌肉，切开关节囊暴露股骨头，于股骨颈基底部截断，顺利取出股骨头。

动物一般情况观察：每周称重1次，连续称重4次，每日观察大鼠精神状态、毛发光泽度。

宏观观察股骨头的形态：取材时观察两组大鼠股骨头外形差异。

体视显微镜下观察：脱钙成功后沿股骨头中心冠状面剖开股骨头，体视显微镜下观察两组股骨头形态。

病理学观察：首先，将大鼠的股骨头置于含有10%EDTA的甲醛溶液中进行脱钙。脱钙液的体积应大约为股骨头体积的30倍。每3天，需要缓慢地震动浸泡股骨头的脱钙液一次。每周更换脱钙液一次。当5 mL注射器针头可以轻松刺入股骨头组织内时，即认为脱钙成功。脱钙成功后，沿股骨头的中心冠状面剖开。然后，采用由低到高浓度的乙醇进行梯度脱水。接下来，对股骨头进行透明处理，包埋。组织切片的厚度为4 μm，并进行常规的HE染色。最后，在显微镜下进行观察。

SD大鼠模型的股骨头坏死诊断标准：股骨头坏死区骨小梁稀疏、变细，甚至骨折，空骨陷窝增多，脂肪细胞堆积，血管减少，血栓形成等。大鼠双侧股骨头至少有一侧发生骨坏死及定义为骨坏死阳性。

HE染色步骤如下。

（1）石蜡切片烤干后用二甲苯将石蜡脱去，连续脱两次。

（2）无水乙醇连续清洗两次以便去除二甲苯。

（3）采用95%、90%、80%及70%酒精洗涤。

（4）蒸馏水洗去酒精。

（5）苏木素染细胞核5～10 min。

（6）0.5%盐酸酒精溶液将细胞核以外的着色部分洗去。

（7）稀氨水蓝化细胞核。

（8）蒸馏水水洗后放入1%伊红水溶液染色5 min。

（9）蒸馏水短时间浸洗后，经70%、80%、90%、95%酒精梯度脱水。

（10）无水乙醇脱水两次，各2 min。

（11）二甲苯透明处理。

（12）取出玻片，擦去玻片周围的二甲苯，滴加树胶，盖玻片封固。

血液学检查：采用酶联免疫吸附试验（ELISA）检测大鼠血浆内皮素-1（endothelin-1，ET-1）、纤溶酶原激活物抑制物-1（plasminogen activator inhibitor-1，PAI-1）、血管内皮生长因子（vascular endothelial growth factor，VEGF）、凝血调节蛋白（thrombomodulin，TM）、一氧化氮（nitric oxide，NO）、组织型纤溶酶原激活物（tissue-type plasminogen activator，t-PA）。

造模4周后经大鼠腹主动脉取血10 mL，置入含枸橼酸盐抗凝剂的试管内，3000 r/min，离心10 min，取上清液血浆，离心管分装，−80℃冰箱内冻存。准备试剂以大鼠内皮素-1（ET-1）试剂盒为例，其它试剂盒准备步骤与此相同。

标准品的稀释与加样：首先设10个标准品孔，在前两个孔中分别加100 μL标准品，然后两孔中各加50 μL标准品稀释液，然后从第一孔、第二孔中各取100 μL液体分别加到第三、第四孔，再在第三、第四孔中各加标准品稀释液50 μL，然后在第三孔和第四孔中先各取50 μL弃掉，再各取50 μL分别加到第五、第六孔中，如此反复操作直至加满10个孔（稀释后各孔加样量都为50 μL，浓度分别为120 μg/L、80 μg/L、40 μg/L、20 μg/L、10 μg/L）。加样设置空白对照孔、待测样品孔。首先在待测样品孔中加40 μL样品稀释液，随后再加10 μL待测样品。封板膜封板，37℃温育30 min。配液浓缩洗涤液稀释后备用。洗涤弃去封板膜，每孔加洗涤液后，静置30 s后弃去洗涤液，如此重复5次，拍干。待测孔每孔加50 μL酶标试剂，温育操作同上，洗涤操作同上。每孔各加50 μL显色剂A，和50 μL显色剂B，37℃避光显色15 min。每孔加50 μL终止液，终止反应。以空白孔调零，450 nm波长依序测量各孔的吸光度（OD值）。

根据样品的OD值由标准曲线查出相应的浓度，再乘以稀释倍数，即为样品的实际浓度。使用SPSS 22.0进行统计学分析，所有计量均以均数 ± 标准差（$\bar{X} \pm S$）表示；发生率的比较用Fisher精确概率法检验；多组之间比较如各组数值符合正态分布及方差齐，我们采用方差分析，如数值不符合正态分布及方差齐则选择非参数检验，$P < 0.05$为差异有统计学意义。

空白组大鼠精神良好，活跃，毛发光泽；模型组大鼠第2周时开始表现出精神不佳、活动量减少，毛发欠光泽，食欲差，第4周时模型组大鼠毛发欠光泽、精神倦怠、不喜动、食欲不佳较前更明显；模型+药物干预组大鼠在实验过程中精神可，饮食良好，毛发光泽，未见其它不适表现。

实验过程中3组大鼠体重变化结果见表13-2-1。由表可知，1周时空白组大鼠体重240.9 ± 7.7 g，模型组大鼠体重242.7 ± 6.1 g，激素+淫羊藿苷干预组大鼠体重242.5 ± 7.0 g，经统计学分析$F=0.202$，$P=0.819$，三组大鼠体重之间差异无统计学意义。2周时空白组大鼠体重257.7 ± 6.1 g，模型组大鼠体重253.2 ± 9.8 g，激素+淫羊藿苷干预组大鼠体重258.8 ± 12.1 g，经统计学分析$F=0.946$，$P=0.401$，三组大鼠体重之间差异无统计学意义。3周时空白组大鼠体重274.1 ± 12.2 g，模型组大鼠体重262.7 ± 9.5 g，激素+淫羊藿苷干预组大鼠体重270.7 ± 2.1 g，经统计学分析Levene=3.959，$P=0.031$，方差不齐，经非参数检验$P=0.011$，三组大鼠体重差异有统计学意义，空白组大鼠体重最大，其次是激素+淫羊藿苷干预组，模型组大鼠体重最小。4周时空白组大鼠体重284.4 ± 8.4 g，模型组大鼠体重271.9 ± 12.3 g，激素+淫羊藿苷干预组大鼠体重281.7 ± 10.7 g，经统计学分析F=3.858，P=0.034，三组大鼠体重差异有统计学意义。

表 13-2-1　大鼠体重变化

时间	空白组体重/g	模型组体重/g	激素+干预组体重/g	F	P
第1周	240.9 ± 7.7	242.7 ± 6.1	242.5 ± 7.0	0.202	0.819
第2周	257.7 ± 6.1	253.2 ± 9.8	258.8 ± 12.1	0.946	0.401
第3周	274.1 ± 12.2	262.7 ± 9.5	270.7 ± 2.1	—	0.011
第4周	284.4 ± 8.4	271.9 ± 12.3	281.7 ± 10.7	3.858	0.034

4周时3组大鼠经LSD法进行多重比较分析发现，模型组大鼠体重与空白组和激素+淫羊藿苷干预组大鼠体重之间差异有统计学意义，而空白组大鼠体重与激素+淫羊藿苷干预组大鼠体重之间差异无统计学意义（见表13-2-2）。第4周时模型组大鼠体重较空白组和激素+淫羊藿苷干预组大鼠体重明显减轻，空白组大鼠体重和激素+淫羊藿苷干预组大鼠体重之间无明显变化。

表 13-2-2　4周时各组大鼠体重差异分析

分组	对比组	显著性（P）
空白组	模型组	0.014
	激素+淫羊藿苷干预组	0.573
模型组	空白组	0.014
	激素+淫羊藿苷干预组	0.048
激素+淫羊藿苷干预组	空白组	0.573
	模型组	0.048

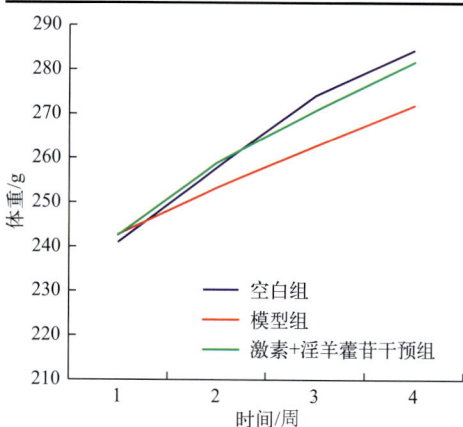

图 13-2-1　3组大鼠体重变化曲线

根据3组大鼠体重数值变化绘制体重变化曲线（图13-2-1），从图中可以观察到，在第2周时模型组大鼠的体重与空白组和激素+淫羊藿苷干预组比较开始出现下降趋势，第4周时模型组大鼠体重与空白组和激素+淫羊藿苷干预组大鼠体重之间的差距最大，而空白组与激素+淫羊藿苷干预组大鼠体重变化曲线基本重叠，未见明显差异。

在研究中，我们对大鼠进行了模型建立，10只大鼠中有2只大鼠双侧股骨头发生坏死，4

只大鼠左侧发生股骨头坏死，3只大鼠右侧股骨头发生坏死，共9只大鼠发生股骨头坏死，股骨头坏死发生率为90%。激素+淫羊藿苷干预组中，10只大鼠中1只大鼠双侧股骨头发生坏死，1只大鼠左侧发生股骨头坏死，2只大鼠发生右侧股骨头坏死，股骨头坏死发生率20%。经Fisher精确概率法检验，模型组大鼠股骨头坏死发生率与激素+淫羊藿苷干预组股骨头坏死发生率差异有统计学意义（$P=0.005$），60 mg/kg ICA连续灌胃干预后股骨头坏死发生率明显降低，表明ICA对大鼠股骨头坏死的发生有预防作用。

宏观观察股骨头的形态：直视下观察，空白组的股骨头外形圆润，股骨头软骨完整，表面光滑，未见塌陷及骨缺损（图13-2-2）。模型组的股骨头外形圆润，股骨头软骨完整，表面光滑，未见塌陷及骨缺损，但软骨下可见红色淤血区域（图13-2-3）。激素+淫羊藿苷干预组的股骨头外形圆润，股骨头软骨完整，表面光滑，未见塌陷及骨缺损，与空白组相比未见明显异常（图13-2-4）。

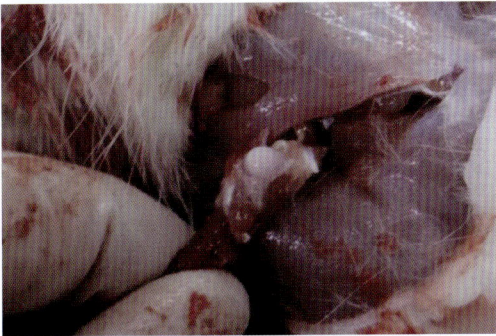

图13-2-2　空白组大鼠股骨头

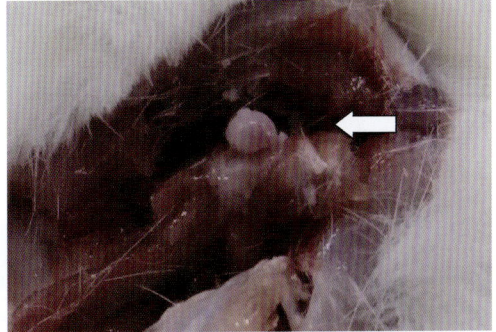

图13-2-3　模型组大鼠股骨头外观

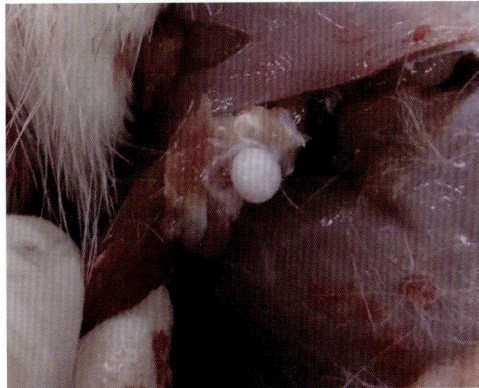

图13-2-4　激素+淫羊藿苷干预组大鼠股骨头外观

在体视显微镜下进行观察：空白组的股骨头软骨光滑、完整，无塌陷；软骨下骨小梁形状规则，结构完整，无缺损及断裂；骺线形状规则，连续性良好（图13-2-5）。模型组的股骨头软骨光滑、完整，无塌陷；软骨下骨小梁可见明显的断裂、缺损；骺线形状规则，连续性良好（图13-2-6）。激素+淫羊藿苷干预组的股骨头软骨光滑、完整，无塌陷；软骨下骨小梁形状规则，结构完整，无缺损及断裂，骺线形状规则，连续性良好，与空白组未见明显差异（图 13-2-7）。

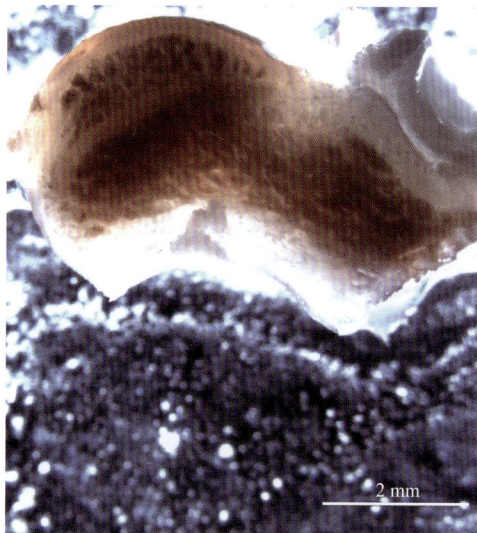

图 13-2-5 空白组大鼠股骨头

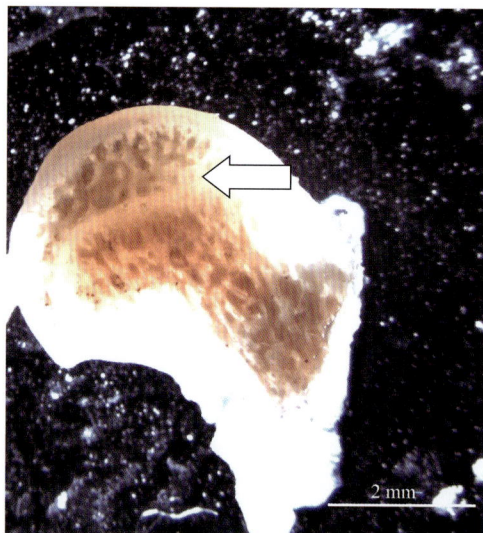

图 13-2-6 模型组大鼠股骨头

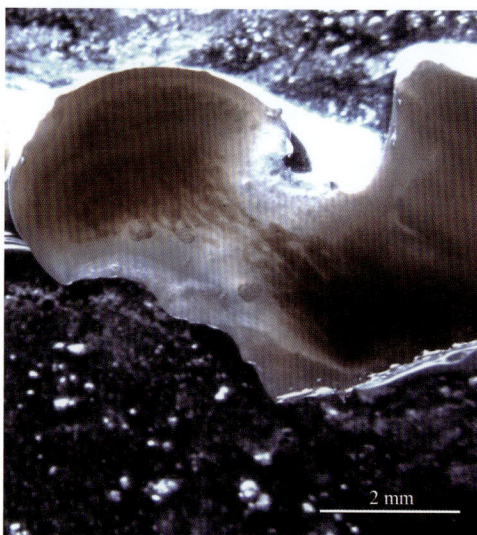

图 13-2-7 激素 + 淫羊藿苷干预组大鼠股骨头

HE 染色观察，空白组大鼠股骨头外形圆润，解剖层次清晰，软骨结构整齐，骨小梁排列规整，未见明显变细、断裂（图 13-2-8a）；骨小梁内清晰可见散在的蓝色细胞核（图 13-2-8b）；血管壁光滑未见破裂，血细胞清晰可见，未见含铁血黄素沉积（图 13-2-8c）；血管壁内层可见长梭形血管内皮细胞（图 13-2-8d）。模型组大鼠的股骨头骺板与软骨之间，骨小梁稀疏断裂，骨小梁间距增宽，关节软骨变薄（图 13-2-9a），骨小梁内可见大量空骨陷窝，大量纤维组织散在于骨小梁之间（图 13-2-9b）；部分血管壁扩张、破裂，血细胞外溢，含铁血黄素沉积（图 13-2-9c），血管壁内膜未见存在明显的血管内皮细胞（图 13-2-9d）。激素 +

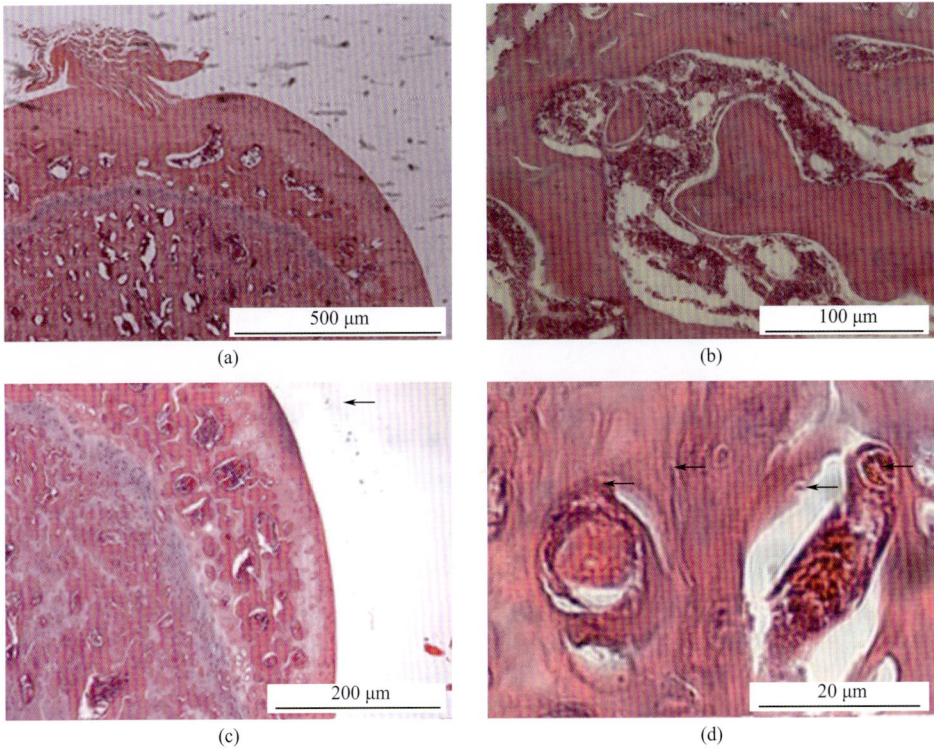

(a)

(b)

(c)

(d)

图 13-2-8　空白组大鼠股骨头 HE 染色

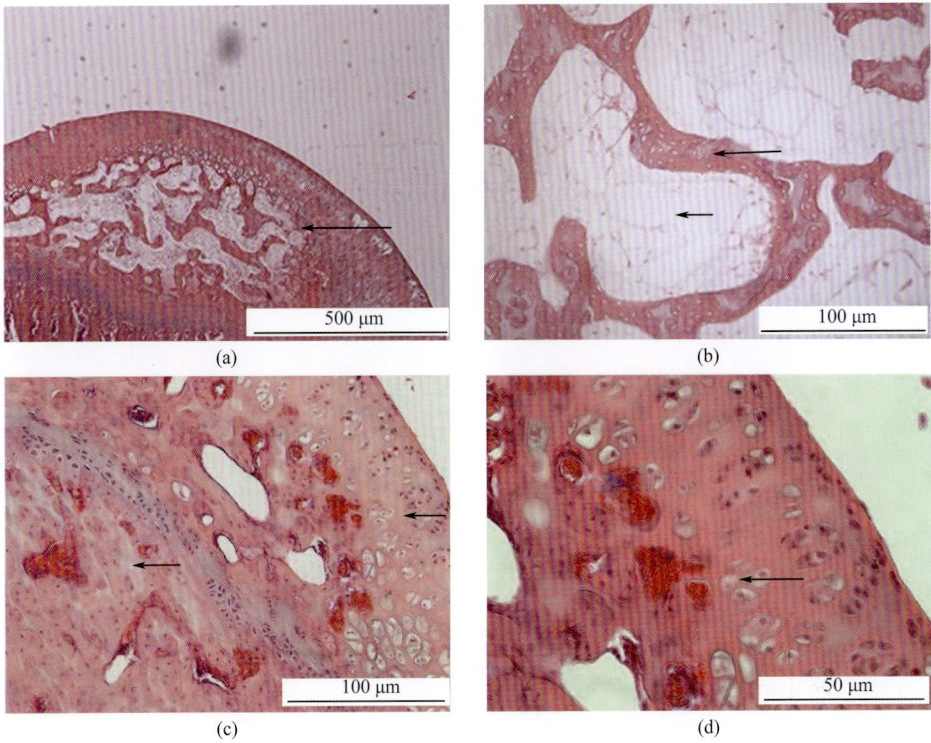

(a)

(b)

(c)

(d)

图 13-2-9　模型组大鼠股骨头 HE 染色

淫羊藿苷干预组，经淫羊藿苷干预失败的股骨头其骨小梁未见明显异常，仅于骨小梁内可见大量散在的空骨陷窝，与正常组之间未见其它明显异常（图13-2-10）。

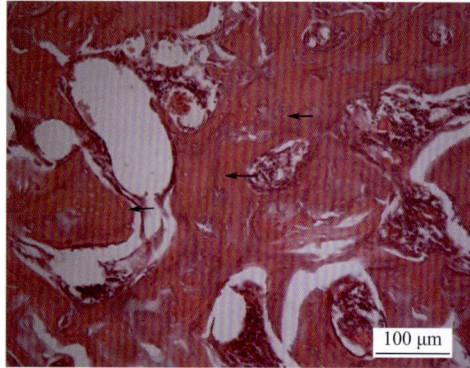

图13-2-10　激素＋淫羊藿苷干预失败股骨头HE染色

　　4周后3组大鼠在采集血标本进行血液学指标检测时，空白组与激素＋淫羊藿苷干预组大鼠采血过程顺利，20只大鼠均采血成功，20例血标本均纳入实验；模型组大鼠在采血过程中9只大鼠采血成功，1只大鼠采血失败，9例血标本纳入实验，检测结果见表13-2-3。

表13-2-3　大鼠血液学检测指标

项目	空白组	模型组	激素+淫羊藿苷干预组	单位	F	P
ET-1	109.31 ± 9.82	107.41 ± 8.39	112.90 ± 8.66	μg/L	0.92	0.41
PAI-1	628.11 ± 86.56	745.41 ± 53.51	683.64 ± 63.3	ng/L	6.683	0.005
VEGF	242.06 ± 32.48	254.14 ± 35.28	229.91 ± 20.31	ng/L	1.563	0.229
TM	17.04 ± 1.55	17.25 ± 1.36	16.37 ± 1.68	μg/L	0.88	0.424
NO	31.19 ± 2.89	30.83 ± 2.35	30.89 ± 2.56	μmol/L	0.053	0.948
t-PA	11.38 ± 0.92	13.20 ± 0.54	11.59 ± 1.4	μg/L	12.163	0.00

　　ET-1检测结果：空白组为109.31 ± 9.82 μg/L，模型组为107.41 ± 8.39 μg/L，激素＋淫羊藿苷干预组为112.90 ± 8.66 μg/L，3组血标本检测结果经方差分析 $F=0.92$，$P=0.41$，三组之间差异无统计学意义（表13-2-3，图13-2-11）。

　　PAI-1检测结果：空白组为628.11 ± 86.56 ng/L，模型组为745.41 ± 53.51 ng/L，激素＋淫羊藿苷干预组为683.64 ± 63.3 ng/L，3组血标本检测结果经方差分析 $F=6.683$，$P=0.005$，三组之间差异有统计学意义（表13-2-3，图13-2-12）。3组大鼠PAI-1检测结果经LSD法进行多重比较分析发现，模型组大鼠PAI-1检测结果与空白组差异有统计学意义，而空白组和激素＋

淫羊藿苷干预组大鼠PAI-1检测结果之间差异无统计学意义，模型组与激素+淫羊藿苷干预组大鼠PAI-1检测结果之间差异无统计学意义（见表13-2-4）。

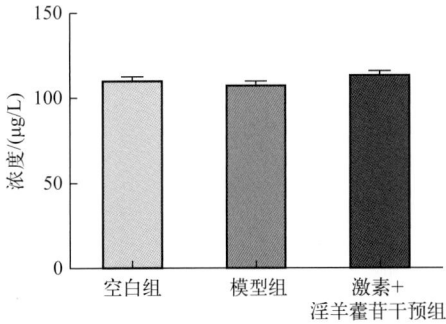

图 13-2-11　3 组大鼠血浆 ET-1 值变化

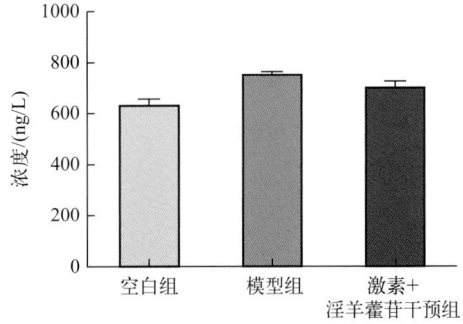

图 13-2-12　3 组大鼠血浆 PAI-1 值比较

表 13-2-4　3 组大鼠 PAI-1 检测结果差异对比分析

分组	对比组	显著性（P）
空白组	模型组	0.001
	激素+药物干预组	0.087
模型组	空白组	0.001
	激素+药物干预组	0.065
激素+药物干预组	空白组	0.087
	模型组	0.065

VEGF检测结果：对照组为242.06±32.48 ng/L，模型组为254.14±35.28 ng/L，激素+淫羊藿苷干预组为229.91±20.31 ng/L，3组血标本检测结果经方差分析$F=1.563$，$P=0.229$，三组之间差异无统计学意义（表13-2-3，图13-2-13）。

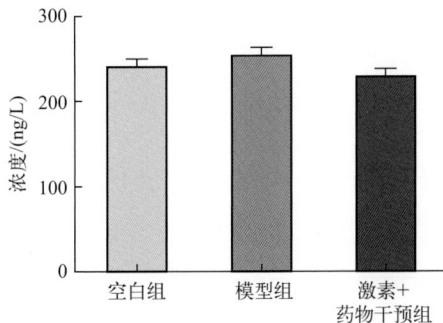

图 13-2-13　3 组大鼠血浆 VEGF 值比较

TM检测结果：对照组为17.04 ± 1.55 μg/L，模型组为17.25 ± 1.36 μg/L，激素＋淫羊藿苷干预组为16.37 ± 1.68 μg/L，3组血标本检测结果经方差分析$F=0.88$，$P=0.424$，三组之间差异无统计学意义（表13-2-3，图13-2-14）。

NO检测结果：空白组为31.19 ± 2.89 μmol/L，模型组为30.83 ± 2.35 μmol/L，激素＋淫羊藿苷干预组为30.89 ± 2.56 μmol/L，3组血标本检测结果经方差分析$F=0.053$，$P=0.948$，三组之间差异无统计学意义（表13-2-3，图13-2-15）。

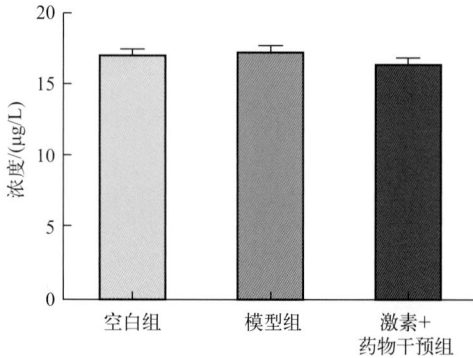

图13-2-14　3组大鼠血浆 TM 值比较

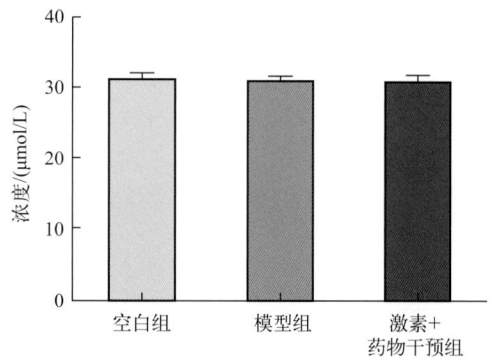

图13-2-15　3组大鼠血浆 NO 值比较

t-PA检测结果：空白组为11.38 ± 0.92 μg/L，模型组为13.20 ± 0.54 μg/L，激素＋淫羊藿苷干预组为11.59 ± 1.4 μg/L，3组血标本检测结果经方差分析$F=12.163$，$P=0.00$，三组之间差异有统计学意义（表13-2-3）。3组大鼠t-PA检测结果经LSD法进行多重比较分析发现，模型组大鼠t-PA检测结果与空白组和激素＋淫羊藿苷干预组差异有统计学意义，而空白组和激素＋淫羊藿苷干预组大鼠t-PA检测结果之间差异无统计学意义（表13-2-5），从三组数据变化趋势来看，血浆t-PT含量在空白组、模型组和激素＋淫羊藿苷干预组呈现先升高再回落的变化趋势（图13-2-16）。

表13-2-5　3组大鼠 t-PA 检测结果差异分析

分组	对比组	显著性（P）
空白组	模型组	0.000
	激素＋淫羊藿苷干预组	0.602
模型组	空白组	0.000
	激素＋淫羊藿苷干预组	0.000
激素＋淫羊藿苷干预组	空白组	0.602
	模型组	0.000

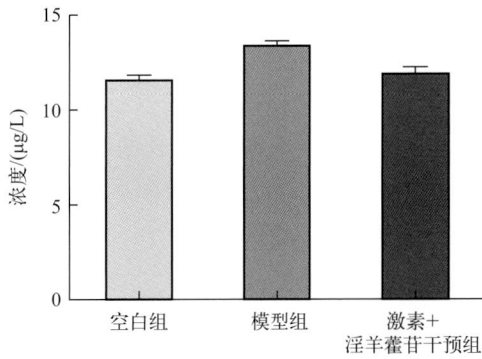

图 13-2-16　3组大鼠血浆 t-PA 值比较

　　激素性股骨头坏死的造模方法主要分两类，即单纯应用激素法和脂多糖联合应用激素法。激素性股骨头坏死患者在使用激素治疗自身疾病前机体往往有超敏性血管炎病变，脂多糖可以激活体内的免疫系统和/或诱发血管系统病变，因此脂多糖联合应用激素造模的致病机制与人激素性股骨头坏死临床病理特点相似。

　　上述实验研究中，模型组大鼠股骨头经病理学检查证实，股骨头骺板与软骨之间，骨小梁稀疏、断裂，骨小梁间距增宽，存在大量空骨陷窝，骨小梁之间可见大量纤维组织，关节软骨变薄，部分微血管壁扩张、破裂，血细胞外溢，含铁血黄素沉积，血管壁内膜未见存在明显的血管内皮细胞。上述实验中发现的微血管病变，可能是激素诱导骨微血管内皮细胞损伤引起的；微血管内皮细胞损伤导致股骨头微循环功能障碍致使股骨头坏死发生。上述实验组采用腹腔注射小剂量脂多糖联合肌内注射大剂量激素的方法造模，末次给药4周后行病理学检查成功建立了大鼠超早期股骨头坏死模型，该造模方法股骨头坏死发生率高，且动物存活率高，该模型的建立，为进一步研究超早期激素性股骨头坏死提供了可靠的实验基础。

　　内皮素-1（ET-1）是具有较强收缩血管作用的物质，其对静脉系统的收缩作用明显优于动脉系统，对直径小于 50 μm 的微血管收缩作用最为明显。正常动物体内 ET-1 含量很少，当机体处于病理状态或使用糖皮质激素时，体内 ET-1 含量明显升高；因其对静脉血管的收缩作用明显优于动脉血管，因此股骨头内部微血管循环系统会出现血液淤滞，导致骨内压升高，引起股骨头微循环和物质代谢功能障碍，同时血液处于高凝状态，进一步促进血栓形成；ET-1 还可引起血管平滑肌及内膜增生肥厚，加重管腔狭窄。以上病理改变将严重影响股骨头血供和营养物质代谢，最终可能引起股骨头坏死的发生。李平等通过采用兔耳缘静脉注射小剂量内毒素加臀部注射大剂量琥珀酸甲泼尼龙成功建立了日本大耳兔激素性股骨头坏死模型，实验组在造模第6周、第8周时血浆 ET-1 均较对照组明显升高。韩永等通过给中国大耳白家兔每周臀部注射一次醋酸氢化泼尼松（8 mg/kg），连续注射8次，来制备激素性股骨头坏死动物模型，所有动物均于第2、4、8周行耳缘静脉抽血检测 ET-1，研究发现三个不同时间点模型组 ET-1 含量均较对照组明显升高。NO 在体内广泛存在，其生理作用有舒张血管，抗血小板凝集作用，抗血小板、白细胞黏附作用，抗血管平滑肌增生，免疫反应等。NO 生成后很快被氧化，其终末代谢产物之一为亚硝酸盐，临床常常通过检测体内亚硝酸盐含量来评估 NO 的含量。刘长安、周辉分别通过建立兔激素性股骨头坏死模型发现，模型组血液 NO 含量均较对照组降低。该项目检测的不足之处是没有分时间段对 ET-1、NO 含量变化进行动态观察；4周时行病理学检查已证实造模成功，因此对于该造模方法，ET-1、NO含量的变化可能发生在给药后的早期阶段，该部分不完善之处有待进一步研究。

血管内皮生长因子（VEGF），又称血管渗透因子（vascular permeability factor，VPF），是一种促进血管生成的肽类物质，具有促进血管通透性增加，细胞外基质变性，血管内皮细胞迁移、增殖和血管形成等作用，同时是软骨内骨化必不可少的物质。VEGF升高，表明组织局部供氧不足，伴有新血管生成。Kim在猪激素性股骨头坏死模型中发现，在股骨头骺软骨部VEGF含量明显增加。检测大鼠主动脉血清VEGF含量时，尽管3组大鼠腹主动脉VEGF含量差异无统计学意义，造模4周时模型组血清VEGF含量均值较空白组血清VEGF含量均值大12.08 ng/L（尽管$P > 0.05$），可能预示股骨头局部供血不足，组织缺氧。模型组与空白组血浆VEGF含量差异没有统计学意义可能和样本量偏少有关。

凝血调节蛋白（TM）是评估血管内皮细胞损伤的重要细胞因子，其位于血管内皮细胞表面，内皮细胞损伤后TM随之被降解并被释放入血液，血液中TM含量便会升高，因此血液中TM含量的变化可以用来评估血管内皮损伤状况。王勇等通过联合应用脂多糖+激素的方法给予新西兰大白兔造模后发现，模型组于第1次注射脂多糖24 h和48 h后血浆中TM的含量开始升高（$P < 0.05$），给予甲基强的松龙后血浆TM含量进一步升高，1周时上升到峰值，然后逐渐下降，2周后恢复至正常（$P > 0.05$）。在实验过程中，我们仅在造模4周后对实验组和对照组的血浆TM含量进行了测定，结果发现，实验组和对照组的血浆TM含量并没有明显的差异。同时，在模型组的病理切片中，我们观察到了部分破裂的血管壁中内皮细胞消失的现象。由此，我们推测，使用激素患者血浆TM含量的变化可能为早期股骨头坏死的诊断提供一定的线索。

纤溶酶原激活物抑制物-1（PAI-1）主要由血管内皮细胞合成。PAI-1通过与t-PA和u-PA（尿激酶型纤溶酶原激活物）结合，抑制纤溶酶原的激活，同时PAI-1还可以抑制蛋白C，使纤溶系统活性下降。虽然已有研究证实高凝状态和纤溶活性下降会增加深静脉血栓的风险，但纤溶系统中各种调控因子与深静脉血栓形成之间的关系尚不明确。有些学者认为，t-PA仅反映机体的潜在状态，如内皮细胞活性或炎症反应等，而有些研究者认为血浆PAI-1含量与血栓形成密切相关。Bern等认为静脉血栓栓塞与PAI-1的活性有关。对三组大鼠PAI-1的检测结果进行LSD多重比较分析发现，模型组大鼠PAI-1的检测结果与空白组的差异有统计学意义。从数据变化趋势来看，血浆t-PT含量在空白组和模型组中呈现逐渐升高的趋势。

（岳聚安）

第三节　大鼠股骨头微血管内皮细胞的分离、培养及鉴定

骨微血管内皮细胞（bone microvascular endothelial cells，BMECs）位于血管的内膜，参与了许多骨组织的代谢过程，如骨吸收、新骨的形成、血管再生、营养物质转运、骨内代谢产物输出及维持骨内微环境平衡等。内皮细胞的损伤可能会引起机体组织异常凝血和血栓形成，从而导致血管下游组织缺血。非创伤性骨坏死的发病机制仍不很清楚，一些研究表明，股骨头BMECs损伤和功能障碍可能与非创伤性股骨头坏死发生相关。同时有相关研究表明内皮细胞损伤、凝血障碍、纤溶功能减退可能在激素性股骨头坏死的发病机制中起重要作用。因此，推测股骨头BMECs损伤可能是股骨头坏死发生的一个启动和关键因素。大鼠90%的基因与人类同源，较适合行基因方面的研究。有研究通过联合运用机械震荡、酶消化法及密度梯度离心法成功分离大鼠股骨头BMECs，为进一步研究激素对股骨头BMECs miRNAs表达谱的影响提供实验基础。

本研究采用的实验材料和方法如下。实验动物为5只8周龄的SPF级雌性SD大鼠。股骨头微血管内皮细胞分离及培养步骤为：首先，采用颈椎脱臼法将大鼠处死，然后用75%酒精对大鼠进行浸泡消毒。在超净台中铺设无菌巾，将大鼠放入无菌巾手术区，以大鼠髋关节为中心一次切开皮肤、皮下组织，暴露股骨头，然后取出股骨头，去除股骨头表面的软骨，将股骨头置于50 mL的无菌烧杯内（图13-3-1）。接着，用组织剪将股骨头剪碎，碎骨粒约为1 mm³大小（图13-3-2）。将股骨头碎骨粒装入含有DMEM培养基的离心管中。用手将标本反复震荡3～5次，去除培养基及上层油脂（可用冷的DMEM培养基清洗2～3次）。然后，向含有股骨头颗粒组织的离心管中加入含0.2% I型胶原酶的DMEM培养基，加入量约为骨颗粒体积的5倍。将离心管放在37℃水浴锅中消化0.5 h。接着，加入0.25%胰蛋白酶，使胰蛋白酶总浓度为0.1%。将离心管放在37℃水浴锅中消化5 min，用手反复震荡，然后用200目细胞筛过滤（可先用100目细胞筛过滤后再用200目过滤）。将滤过的细胞悬液在1500 r/min下离心6 min（可用Hank's缓冲液或DMEM培养基清洗2次，即每次吹打后离心）。最后，将细胞接种在含有2 mL内皮细胞培养基的35 mm培养皿中（提前半小时用明胶铺皿）。将培养皿放

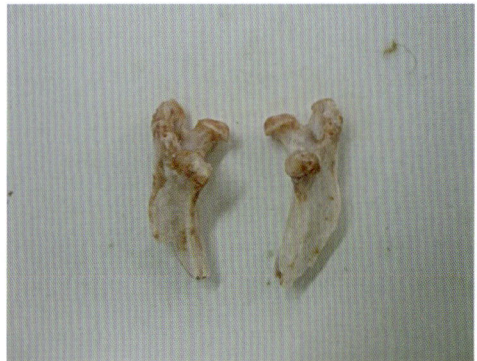

图13-3-1　无菌环境中取双侧大鼠股骨头

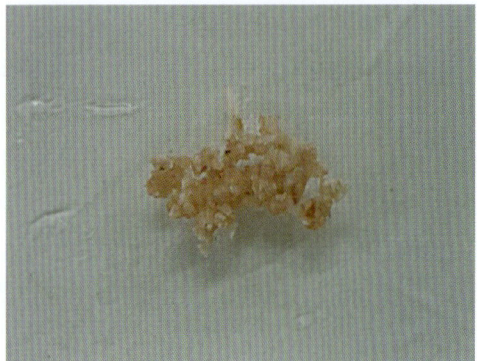

图13-3-2　无菌条件下大鼠股骨头剪碎（1mm³大小）

在37℃、5%CO$_2$、95%湿度的细胞培养箱中培养。72 h后换液，用PBS（磷酸盐缓冲溶液）冲洗一次，弃去未贴壁的细胞，以后每3～5 d换液一次，培养12 d左右细胞可覆盖培养皿80%～90%。

1. 内皮细胞鉴定步骤　大鼠股骨头微血管内皮细胞的鉴定步骤如下。

（1）细胞形态学观察：显微镜下观察细胞生长过程中形态学的变化。

（2）细胞免疫荧光鉴定血管性血友病因子（vWF）表达方法

① 原代细胞生长至覆盖培养皿80%～90%后从培养箱中取出，弃去培养基，PBS溶液冲洗3次。

② 培养皿加入0.25%胰蛋白酶1 mL后放入细胞培养箱静置5 min，5 min后显微镜下可见贴壁细胞脱落变成圆形。

③ 加入3 mL含10%胎牛血清的DMEM培养基终止消化。

④ 用3 mL移液管反复吹打使贴壁细胞完全脱落。

⑤ 离心细胞悬液（1500 rpm×3 min）。

⑥ 弃去上层液体，加入5 mL ECM（细胞外基质），用3 mL移液管反复吹打均匀。

⑦ 无菌防脱载玻片置入100 mm培养皿。

⑧ 取1 mL细胞悬液均匀涂于载玻片上，并将培养皿放入培养箱静置30 min。

⑨ 30 min后显微镜下观察培养皿见细胞贴壁，缓慢加入10 mL ECM（ECM均匀没过载玻片）。

⑩ 培养箱培养48 h后显微镜下见细胞爬满玻片，取出载玻片，PBS洗5 min×3次。

⑪ 室温下用4%多聚甲醛固定30 min，PBS洗5 min×3次。

⑫ 加入0.05%的TritonX-100，4℃孵育10 min后，去除Triton X-100，再次用PBS洗5 min×3次。

⑬ 加入10%胎牛血清（PBS稀释），室温封闭60 min。

⑭ 加入第一抗体（一抗）（1∶100），4℃孵育，过夜。

⑮ PBS清洗3次，每次5 min，清洗过程中防止细胞脱落，加入第二抗体（二抗，为荧光标记的山羊抗兔IgG）和Hoechst 33342，室温孵育90 min。

⑯ 封片剂固定。

⑰ 阴性对照：一抗由PBS代替，其余同上。

（3）免疫荧光鉴定CD31、CD133

① 细胞免疫荧光鉴定CD31表达：一抗为兔抗鼠CD31抗体，二抗为异硫氰酸荧光素（FITC）标记的山羊抗兔IgG；一抗由PBS替代作为阴性对照，操作过程同上。

② 细胞免疫荧光鉴定CD133表达：一抗为兔抗鼠CD133抗体，二抗为异硫氰酸荧光素标记的山羊抗兔IgG；一抗由PBS替代作为阴性对照，操作过程同上。

（4）流式细胞仪分析BMECs特异性抗原

① 对PBS细胞悬液进行细胞计数。

② 准备4管细胞，每管1×10^{5}个/200 μL（PBS细胞悬液）。

③ 空白组：1管细胞（1×10^{5}个/200 μL），不加任何试剂。

④ CD31组：1管细胞（1×10^{5}个/200 μL），加1 μL CD31/AF488，常温静置30 min，离心去上清液，PBS漂洗一次，离心，去上清液，用PBS悬浮细胞，置于冰盒内准备检测。

⑤ vWF组：1管细胞（1×10^{5}个/200 μL），与100 μL固定破膜液混合，在常温下静置30 min，

然后加入 1 μL vWF/AF647，再次在常温下静置 30 min。接着，将其离心，去除上清液，并用PBS进行一次漂洗，再次离心，去除上清液。最后，用PBS将细胞悬浮，准备进行检测。

⑥ 混合组：1管细胞（1×10^5 个 /200 μL），与 1 μL CD31/AF488 混合，然后在常温下静置 30 min。接着，加入 100 μL 固定破膜液，再次在常温下静置 30 min。然后，加入 1 μL vWF/AF647，再次在常温下静置 30 min。之后对细胞进行离心，去除上清液，然后用PBS进行漂洗，再次离心，去除上清液。最后，用PBS将细胞悬浮，然后将其置于冰盒中准备进行检测。完成这些步骤后，我们可以将其送到流式细胞仪进行检测。

（5）流式细胞仪检测，绘制BMECs生长曲线

① 取细胞悬液，调整细胞为 10×10^4/mL，接种细胞于96孔细胞培养板，每孔加细胞悬液 200 μL，每个孔设 3 个复孔，放入 37℃、5%CO$_2$浓度的细胞培养箱中连续孵育 24 h/48 h/72 h/96 h/120 h/148 h/172 h/8 d/（9～14）d（设置14个孔只加培养基作为对照）。

② 待测孔每孔加入 20 μL MTT（四甲基偶氮唑盐，浓度 5 mg/mL），孵育 4 h后终止。

③ 弃去上清液，随后每孔加入 150 μL DMSO（二甲基亚砜），振荡 10 min，MTT结晶完全溶解。

④ 酶联免疫检测仪于波长 490 nm处检测各孔的吸光度（OD值），空白对照孔调零，取6孔平均值。

⑤ 以培养"时间"为横轴，"OD值"为纵轴绘制细胞生长曲线。

（6）体外BMECs血管形成实验步骤

① 将基质胶放入 4℃冰箱过夜，24孔板、100 μL、1000 μL枪头放入 4℃冰箱预冷。

② 调整细胞悬液浓度为 10×10^4 个 /mL。

③ 每孔加入 60 μL基质胶，加入基质胶时注意保持枪头垂直于孔中央（冰面上操作）。

④ 每孔加入 500 μL细胞悬液。

⑤ 将24孔板放入 37℃、5%CO$_2$、95% 湿度的细胞培养箱中培养。

⑥ 24h后显微镜下观察血管形成情况。

2. 内皮细胞鉴定结果　大鼠股骨头微血管内皮细胞的鉴定结果如下。

（1）形态学观察：接种48 h后换液，镜下可见少量散在贴壁长梭形细胞（图13-3-3），5天后可见明显细胞集落（图13-3-4），随后细胞自由移动生长（图13-3-5），12天后细胞铺满大部分皿底，并呈现铺路石样外观（图13-3-6）。

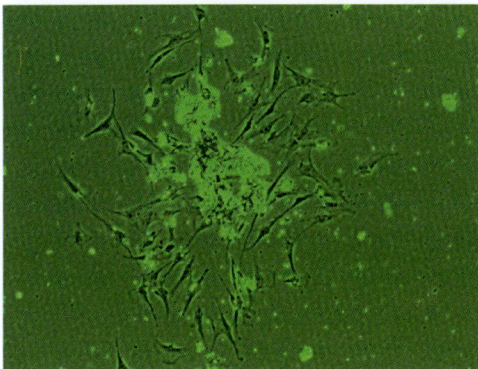

图13-3-3　少量散在贴壁长梭形细胞（×100）

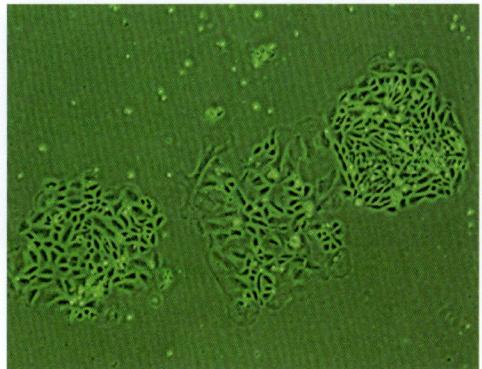

图13-3-4　早期细胞成簇生长（×40）

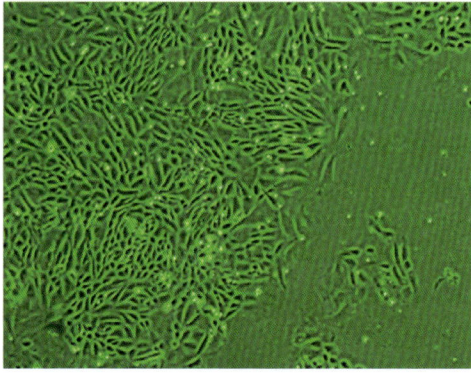

图 13-3-5　细胞自由移动生长繁殖（×40）

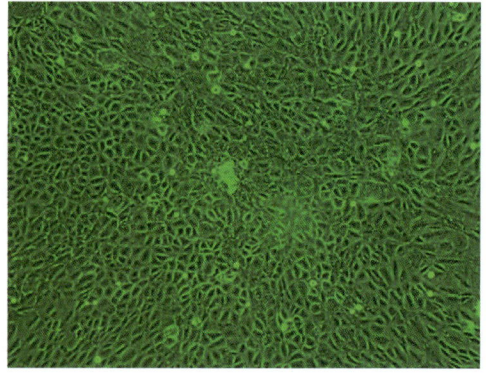

图 13-3-6　细胞呈铺路石样外观（×40）

（2）免疫荧光检查：被 Hoechst 33342 标记的细胞核呈蓝色荧光，证实细胞存在（图13-3-7a，图13-3-8a，图13-3-9a，图13-3-10a，图13-3-11a，图13-3-12a）；被 vWF 和 FITC-IgG 标记的阳性组细胞在荧光显微镜下呈黄色荧光（图13-3-7b），阴性组未见荧光（图13-3-8b）；被 CD31 和 FITC-IgG 标记的阳性组细胞发黄色荧光（图13-3-9b），阴性组未见荧光（图13-3-10b）；被 CD133 和 FITC-IgG 标记的阳性组细胞及阴性组细胞均未见荧光（图13-3-11b，图13-3-12b）。细胞免疫荧光方法检查结果显示该细胞高表达 vWF、CD31（图13-3-7c，图13-3-9c），不表达 CD133（图13-3-11，图13-3-12），染色阳性率接近100%，证实所有细胞均为股骨头微血管内皮细胞。

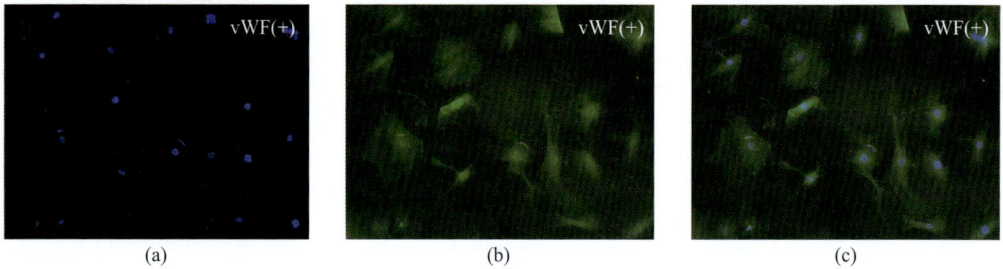

(a)　　　　　　　　　(b)　　　　　　　　　(c)

图 13-3-7　vWF 阳性组细胞均表达 vWF（×200）

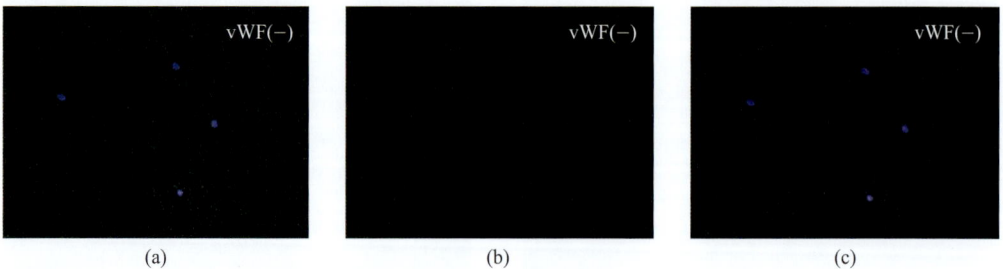

(a)　　　　　　　　　(b)　　　　　　　　　(c)

图 13-3-8　vWF 阴性组细胞均未表达 vWF（×200）

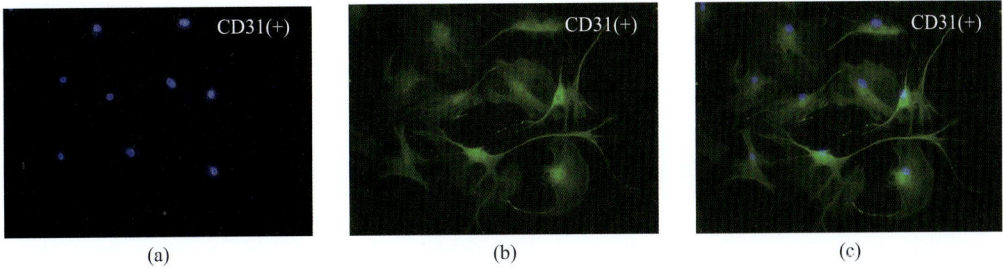

图 13-3-9　CD31 阳性组细胞均表达 CD31（×200）

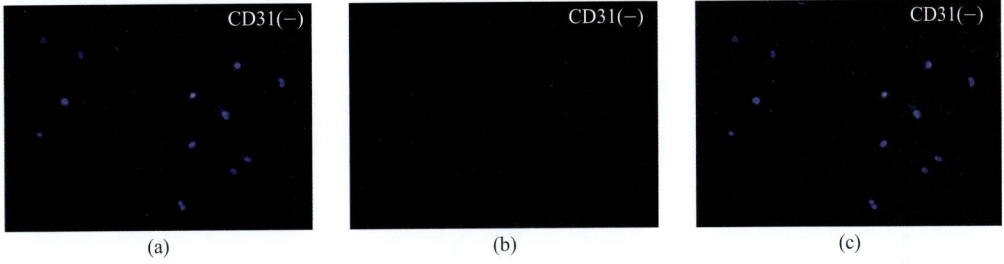

图 13-3-10　CD31 阴性组细胞均未表达 CD31（×200）

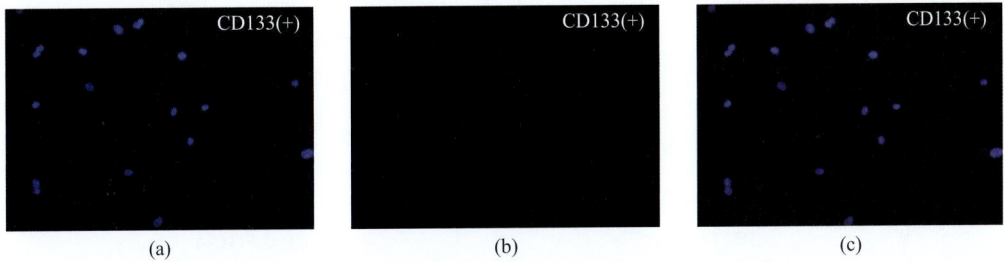

图 13-3-11　CD133 阳性组细胞均未表达 CD133（×200）

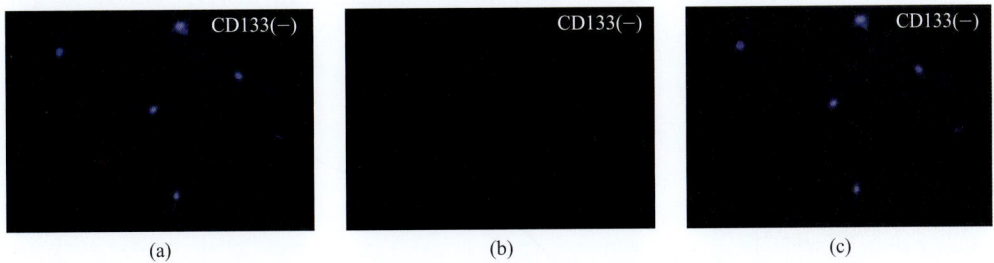

图 13-3-12　CD133 阴性组细胞均未表达 CD133（×200）

（3）流式细胞仪检测 BMECs 特异性抗原分子：空白组，99% 的细胞不表达 CD31 和 vWF（图 13-3-13）；CD31 组，97.2% 的细胞表达 CD31（图 13-3-14）；vWF 组，99.5% 的细胞表达 vWF（图 13-3-15）；混合组，99.2% 的细胞同时表达 CD31 和 vWF（图 13-3-16）。流式细胞仪检测的结果与免疫荧光检测的阳性率基本一致。

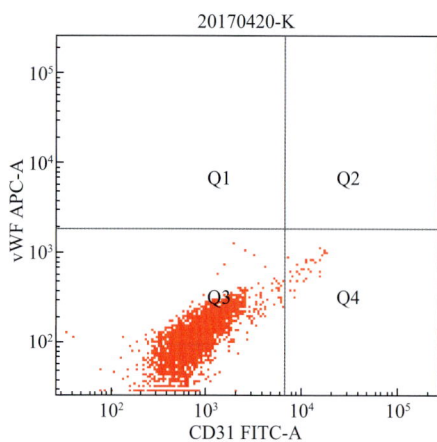

图 13-3-13　空白组

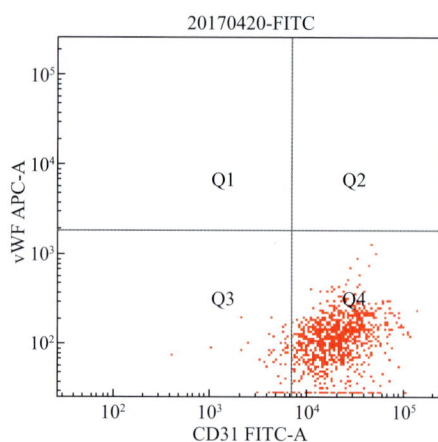

图 13-3-14　CD31 组

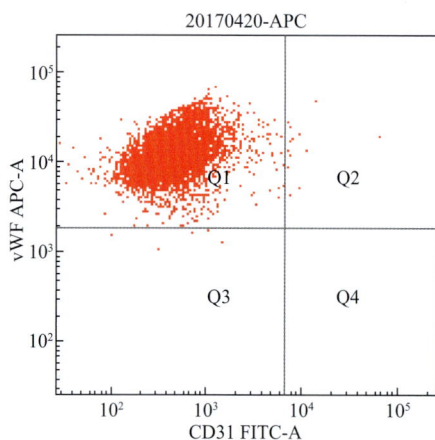

图 13-3-15　vWF 组

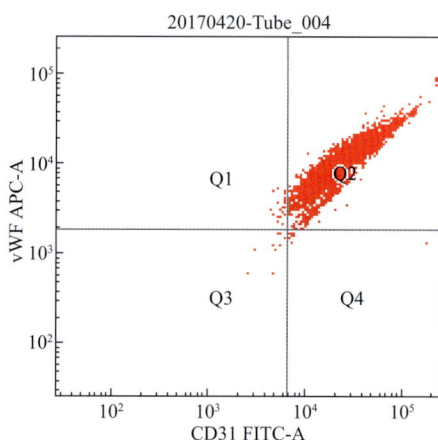

图 13-3-16　混合组同时表达 CD31 和 vWF

（4）股骨头微血管内皮细胞的生长曲线：由图可见细胞生长潜伏期为1～2 d，3～9 d达对数生长期，9～10 d细胞进入稳定期（图13-3-17）。

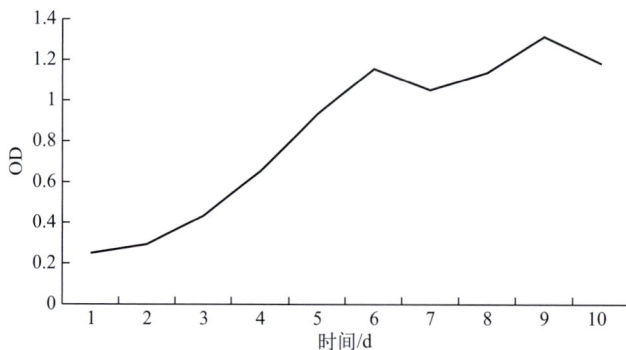

图 13-3-17　原代细胞生长曲线

（5）体外 BMECs 血管形成实验结果：接种在 Matrigel 凝胶上的原代大鼠股骨头 BMECs，于 37℃ 培养箱中孵育 12 h，能形成稳定的血管腔样结构（图 13-3-18）。

股骨头的微血管形态不规则，局部易发生供血不足和微血栓。微血管内皮细胞位于血管壁的内膜，血管内皮细胞的结构与功能有组织器官与部位特异性，其功能包括调节细胞膜运输，调节纤维蛋白溶解，合成和分泌血管活性物质，介导炎症和免疫反应，参与血管生成，促进骨形成。骨内微环境中存在一个复杂的由多种细胞构成的调控网络，骨微血管内皮细胞在这个网络中起到关键作用。Seguin 等认为非创伤性股骨头坏死明显涉及区域内皮细胞功能的异常而没有血栓形成倾向的异常。因此，血管内皮细胞损害可能是缺血性病变的始动环节和关键因素，参与缺血性疾病发生、发展、恶化和预后的全过程。如骨质疏松和骨坏死等，可能与骨内微血管内皮细胞的损害引起骨内微环境网络系统的紊乱有关。Li 等研究认为内皮细胞损伤、凝血功能障碍和纤溶功能减退可能在激素性股骨头坏死发生的病理机制中起重要作用。现阶段部分学者认为骨坏死的发生是由于骨组织的血液供应中断以至于不能提供必要的营养物质引起的。非创伤性 ONFH 的发病机制尚未完全明了，目前很多研究人员在体外试验中应用骨髓基质干细胞、脐静脉内皮细胞、内皮祖细胞等来研究 ONFH 的发病机制。课题组在总结前期科研成果的基础上，成功分离并培育出了大鼠股骨头微血管内皮细胞，为从根源上研究股骨头坏死相关疾病打下良好基础。

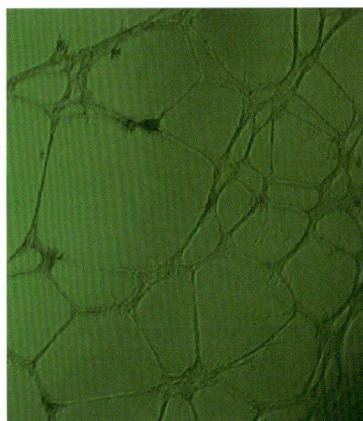

图 13-3-18　大鼠股骨头微血管内皮细胞血管形成实验（×40）

目前，常用的血管内皮细胞培养方法包括酶消化法、组织块法以及磁珠分选法等，但这些方法主要适用于软组织血管内皮细胞的分离培养。对于大鼠股骨头微血管内皮细胞的分离培养，由于其位于骨性组织内，不能完全按照前人的分离培养流程进行，因此，有报道建议联合应用 0.2% I 型胶原酶和 0.25% 胰蛋白酶对股骨头组织块进行消化，并根据不同组织的密度梯度离心分离内皮细胞。I 型胶原酶消化骨组织的目的是使微血管与骨组织成功分离，为了使胶原酶与骨组织充分接触，股骨头组织应尽可能被修剪成碎屑（1 mm³），以便充分消化骨组织分离微血管；胰蛋白酶可以分解动物组织细胞间的胶原纤维和细胞外的其他成分，以获得单个细胞。胶原酶对细胞没有破坏作用，但在使用胰蛋白酶时需要小心，因为胰蛋白酶对细胞有一定的损伤，需要掌握好时间。在初期探索过程中，使用胰蛋白酶过夜消化组织，失败率极高。经过逐步摸索，最终发现使用 0.25% 胰蛋白酶消化 5 min 即可得到理想的结果。此外，培养基首次换液的时间也会影响实验的成败。经过实验观察发现，大鼠股骨头微血管内细胞贴壁能力较弱，如果 24 h 内首次更换培养基，可能会导致未贴壁或贴壁不牢的细胞流失，导致实验失败。因此，首次更换培养基的时间应控制在 48～72 h 之内，以显著增加实验的成功率。首次更换培养基时，应使用无菌 PBS 缓缓冲洗培养皿，以便清除不贴壁的非目的细胞及杂质，以纯化细胞。

细胞分离培养过程中，污染导致的实验失败依然是一个非常严峻的问题。空气是扩散微生物的主要途径，操作场所消毒不彻底，不洁空气很容易引起实验污染；细胞取材过程中动物消毒不彻底引起的污染也不容小视；人为的实验操作马虎，动作不准确，手、器械及器皿消毒不彻底，如不同培养皿操作时，使用同一吸管，可能导致不同培养皿细胞之间交叉污染。针对实验过程中的污染问题：紫外线灯照射消毒简单有效，尤其是对空气杀菌及物体表面杀菌，但是一定严格掌握消毒时间以达到彻底消毒的目的；采用组织酒精浸泡法对大鼠进行消毒，大鼠处死后整只浸泡在酒精中约 10 min，随后在超净台无菌巾中严格按照无菌操作原则进行解剖分离组织；所有的手术器械高压灭菌前必须彻底清洗干净，避免只消毒不清洗；每个培养皿备一套器械，预防交叉污染。

大鼠股骨头 BMECs 与人体其它部位的血管内皮细胞结构相似，早期均为长梭形外观，随着细胞的生长，细胞覆盖至培养皿 80% 以上即呈铺路石或鹅卵石样外观。CD31 和 vWF 是内皮细胞特异性抗原，是鉴定内皮细胞的主要标记物。CD133 是区分内皮祖细胞和成熟内皮细胞的主要指标。平滑肌细胞及成纤维细胞均不表达 vWF，因此 vWF 可以应用于内皮细胞与平滑肌细胞及成纤维细胞的鉴别。经联合应用免疫荧光染色和流式细胞仪对所分离的细胞进行鉴定，结果显示分离培养的细胞均高表达 CD31 和 vWF，同时不表达 CD133，提示分离细胞为血管内皮细胞，且纯度较高。

从上述研究可见，通过联合应用机械震荡、酶消化及密度梯度离心法成功分离出大鼠股骨头 BMECs，该方法简单、易操作、重复性好，经分离及培养后的细胞纯度较高，为进一步实验研究打下了良好的基础。

（岳聚安）

第四节　糖皮质激素对大鼠股骨头 BMECs miRNAs 表达谱的影响及淫羊藿苷的保护作用

股骨头坏死的发病机制尚未完全明了，Kang 等认为股骨头 BMECs 受损及功能障碍可能与股骨头坏死发生相关；Li 等研究认为血管内皮细胞损伤、凝血功能障碍和低纤溶性可能在激素性股骨头坏死发生中起重要作用。血液循环障碍被认为是股骨头坏死的基本病理改变，凝血、纤溶和内皮细胞功能障碍被认为是造成血液循环障碍的根本原因，骨内微血管内皮细胞损伤被认为是引起骨内微循环功能障碍的关键环节。

自从 microRNA（miRNA）首次被 Lee 发现后，越来越多的 microRNA 相继被发现。大多数 miRNA 以基因簇（gene cluster）、单拷贝或多拷贝的形式广泛存在于生物体内。miRNA 是一个重要的基因调节因子，在生物体中发挥重要作用，几乎参与所有细胞功能的调节，如物质代谢，细胞周期调控，细胞增殖、分化、凋亡、信号转导等。Wang 等通过高通量测序发现，股骨头坏死患者血清中 miR-3960 表达明显升高，miR-3960 可能与细胞的增殖、分化及凋亡有关；同时 Xia 等研究发现，miR-16 和 miR-15b 在 Bcl-2 靶向调控过程中起重要作用，同时参与了细胞凋亡。另有研究者在激素性股骨头坏死患者血清中发现 miR-195-3p 和 miR-15b-3p 有上调趋势，同时证明 miR-195 和 miR-15 可促进细胞凋亡。

Hudson等的研究结果表明，C2C12细胞成骨分化时miR-206有降低趋势，在成骨细胞培养过程中，间隙连接蛋白43（Cx43）可以改善成骨细胞功能和修复基因表达；Liu等通过动物实验发现，激素性股骨头坏死模型组动物miR-206表达升高，Cx4表达降低；这些研究结果表明，Cx43/miR-206可能参与了激素性股骨头坏死的发病过程。相关的研究均证实microRNA在股骨头坏死的发生过程中起一定调控作用。

大剂量应用糖皮质激素能够通过影响相关功能蛋白而影响骨血管内皮细胞的结构和功能，影响血管新生、血管舒缩性、凝血和纤溶性及内皮细胞氧化应激损害，导致血液循环功能障碍，引起骨组织发生缺血坏死。淫羊藿苷（icariin，ICA）是从淫羊藿总黄酮中提取的主要单体成分，具有多种生物活性作用。相关的研究表明淫羊藿苷对缺氧等引起的内皮细胞损伤及功能障碍有一定的保护作用。Zhang等认为，淫羊藿素可通过改变激素性股骨头坏死的阈值，从而预防其发生。既往体外试验已验证激素诱导骨微血管内皮细胞损伤后可导致miRNA表达谱发生明显变化，淫羊藿苷可以有效预防激素诱导骨微血管内皮细胞损伤所导致的部分miRNAs表达失衡并改善内皮细胞功能。目前可以通过建立大鼠激素性股骨头坏死模型及淫羊藿苷干预激素性股骨头坏死发生模型组，提取大鼠股骨头微血管内皮细胞并进行原代培养，采用miRNA基因芯片筛选不同组内皮细胞明显差异表达的miRNA，进一步验证激素性股骨头坏死发生时股骨头微血管内皮细胞miRNAs表达谱是否发生改变，以及淫羊藿苷对这些差异表达的miRNA是否有调控作用。同时利用生物信息学软件预测差异表达miRNA可能作用的靶基因及信号通路，选其中感兴趣的miRNA进行生物信息学分析，进而再进一步探寻激素性股骨头坏死的发病机制及淫羊藿苷的防治机制。

1. 动物实验具体方法　为进行本项研究，选取SPF级8周龄健康雌性SD大鼠15只，适应性饲养1周后，随机数字表法分为3组，空白组5只，模型组5只，激素+淫羊藿苷干预组5只。3组大鼠的给药方式及剂量同本章第二节实验部分。4周后随机从3组中各取2只大鼠行病理学检查；每组剩余3只大鼠均根据本章第三节实验部分行股骨头BMECs提取、培养，直至细胞覆盖培养皿80%后送检。miRNA芯片检测过程为：样本总RNA的提取方法是0.25%胰蛋白酶消化细胞5 min，显微镜下观察细胞，当见到细胞出现细针孔空隙时，加入含10%胎牛血清的培养基。1500 r/min，离心5 min，丢弃上层液体。加入1 mL Trizol（Trizol是一种新型总RNA抽提试剂，可以直接从细胞或组织中提取总RNA，其主要成分是苯酚），吹打均匀后放入冻存管封装，-80℃冰箱保存待检。

可以使用分光光度计（spectrophotometer）对提取的总RNA进行定量分析。甲醛变性凝胶电泳质检总RNA试剂配制方法与焦碳酸二乙酯（DEPC）水的处理方法为，量筒量取去离子水2L，加入2 mL DEPC到2 L去离子水中，配制成浓度为0.1%的DEPC，混匀后放在摇床上中速摇荡5 h，然后高压灭菌。配制500 mL 10×FA buffer（甲醛琼脂糖缓冲液，formaldehyde agarose buffer），称取3.4 g乙酸钠（NaAc）放入1000 mL烧杯中，加入400 mL焦碳酸二乙酯处理过的去离子水，加入搅拌子，放在磁力搅拌器上溶解。然后加入20.9 g 3-吗啉丙磺酸（MOPS），放在磁力搅拌器上溶解。再加1.86 g乙二胺四乙酸（EDTA）二钠二水合物，放在磁力搅拌器上溶解。用1 mol/L灭过菌的NaOH调PH至7.0（约用40 mL），用DEPC处理过的去离子水定容至500 mL。5×甲醛变性凝胶加样缓冲液（5×loading buffer），在1.5 mL离心管中加入约0.1 mg溴酚蓝，加入1 mL DEPC水溶解，充分振荡溶解，离心，上层液体即为水饱和的溴酚蓝液。在15 mL灭菌离心管中，依次加入以下各种成分，4.0 mL

10×FA buffer、3.1 mL甲酰胺、2.0 mL 100%的甘油、720 μL 37%的甲醛、80 μL 0.5 mol/L的EDTA（pH8.0）、16 μL水饱和的溴酚蓝液、100 μL DEPC水，混匀，分装。1×甲醛变性凝胶电泳缓冲液（1×running buffer），20 mL 10×FA gel buffer，4.0 mL 37%的甲醛，176 mL水。1.2%的甲醛变性凝胶：取0.4 g琼脂糖，加入3.34 mL 10×FA gel buffer，加入30 mL DEPC水，放入微波炉融化，肉眼观察无颗粒状悬浮物时取出。冷却至50～60℃，再加入60 mL甲醛，倒入7.5 cm×5.0 cm的凝胶模具中。插入合适长度和宽度的梳子，室温放置约30 min后即可使用。

电泳过程中，取0.3 g总RNA，加入1/5体积的5×甲醛变性凝胶加样缓冲液，65℃加热5 min，置于冰上骤冷，以消除RNA的二级结构。上样前在RNA样品中加入0.5～1.0 μL的溴化乙锭（EB，浓度1.0 mg/mL）。RNA样品在5～10 V/cm的电压下电泳30 min。对质检合格的总RNA进行纯化。纯化柱的RNA最大结合量为40 μg，在超净工作台中，取不大于40 μg RNA，用无核糖核酸酶水（RNase-free water）将体积调至40 μL，或用浓缩仪将体积调至40 μL，混匀。加入200 μL裂解/结合缓冲液（lysis/binding buffer）至40 μL RNA中，用移液器混匀。加入24 μL miRNA匀浆添加剂（homogenate additive）至上述240 μL混合液中，用移液器混匀。将264 μL混合液置于冰上，冰浴10 min。加330 μL无水乙醇到上述264 μL混合液中，吹打混匀，转移至离心柱（filter cartridge）中。室温，10000 rpm离心30 s。弃滤液，室温，加700 μL洗出溶液（wash solution）1至离心柱上，10000 rpm离心1 min。弃滤液，室温，加500 μL wash solution 2/3至离心柱上，10000 rpm离心1 min。将纯化柱转入另一新1.5 mL离心管中，加30 μL（一般加52 μL，有利于后续试验）RNase-free water（95℃预热）到纯化柱膜上，室温，10000 rpm离心1 min。进行定量。

对纯化后的总RNA进行实验。步骤如下。

（1）在一个新的无RNase的离心管中，加入100 ng总RNA，体积2 μL。

（2）配制牛小肠碱性磷酸酶（CIP）Master Mix（预混反应液）（表13-4-1）。在每份100 ng总RNA中，加入2 μL CIP Master Mix，轻轻吹吸混匀，37℃温育30 min。这一去磷酸化过程，在CIP的作用下去除RNA 5'端磷酸基团。

表13-4-1 CIP Master Mix 配制表

组成成分	体积/μL
10×碱性磷酸酶缓冲液	0.4
labeling spike-in RNA（预先稀释的）	1.1
CIP	0.5
总体积	2.0

（3）在每个样品管中加入2.8 μL 100% DMSO，混匀。100℃作用10 min，以去除磷酸酶活性，然后转到冰浴。

（4）配制Ligation（连接）Master Mix（表13-4-2），在上一步磷酸酶处理后的RNA样品中加入4.5 μL Ligation Master Mix，轻轻吹吸混匀，16℃孵育2 h。这一标记反应过程，在T4 RNA连接酶（ligase）作用下将Cyanine3-pCp连接到RNA3'端。

表 13-4-2　Ligation Master Mix 配制表

组成成分	体积/μL
10 × T4 RNA ligase buffer	1.0
Cyanine3-pCp	3.0
T4 RNA ligase	0.5
总体积	4.5

（5）将标记反应产物在真空浓缩仪中浓缩抽干，设定温度45℃，浓缩时间约3 h。

（6）配制杂交体系（hybridization mixture），见表13-4-3。其中标记并浓缩后的RNA产物，加水调至17 μL，加入其他成分，轻轻吹吸混匀，100℃加热5 min，然后转到冰浴。

表 13-4-3　杂交体系（hybridization mixture）配制表

组成成分	体积/μL
Labeled miRNA sample	17.0
Hyb spike-in（预先稀释的）	1.0
10 × GE Blocking Agent	4.5
2×HI-RPM Hybridization buffer	22.5
总体积	45.0

（7）组装好杂交装置，将45 μL杂交液加样至杂交盖片上，安放miRNA芯片，旋紧杂交装置。

（8）将杂交装置放在Agilent公司杂交炉中过夜杂交（约16 h，20 rpm）。

芯片清洗及扫描杂交结束后取出的芯片，首先在42℃ 2×SSC（枸橼酸钠溶液）的洗液Ⅰ中清洗5 min，而后在室温0.2×SSC的洗液Ⅱ中洗5 min，玻片甩干后即可用于扫描。使用芯片扫描仪对芯片进行扫描，获取杂交图片。使用Agilent Feature Extraction（v10.7）软件对所得杂交图片进行分析并提取数据；Agilent GeneSpring软件对数据进行归一化，采用GeneSpring软件对数据进行组间差异分析，比较模型组与空白组间差异表达的miRNA，筛选差异表达miRNA标准为：$P < 0.05$，同时FC（abs）（两组样品间基因表达量的比值）> 2；根据模型组较空白组差异表达miRNA的分析结果，选取其中可能与股骨头坏死发病机制相关的miRNA，观察其在空白组、模型组和激素+药物干预组中的表达变化趋势。

实时荧光定量PCR方法通过应用Sybrgree荧光染料来对miRNA进行定量检测。首先设置逆转录引物（表13-4-4），逆转录引物的5'端应与成熟体miRNA的3'端碱基互补，随后合成cDNA模板，进行实时荧光定量PCR检测。选取4个感兴趣的miRNAs进行实时荧光定量PCR验证。选用miRNA芯片检测过程中剩余部分RNA进行实验（RNA质量、纯度、完整性均良好）。总RNA逆转录反应：在0.5 mL微量离心管中加入总RNA 100 ng，miRNA Specific Stem-Loop RT-Primer（1 μmol/L）1 μL，加Nuclease-Free Water到12.3 μL，65℃孵育

5 min后，冰上放置2 min。随后依次加入5× First-Strand Buffer（4 μL）、0.1M DTT（二硫苏糖醇）（2 μL）、dNTP（脱氧核苷三磷酸）Mixture（0.5 μL）、M-MLV Reverse Transcriptase（1 μL）、Recombinant RNasin® RNase Inhibitor（0.2 μL）。逆转录反应在PCR仪器上进行，16℃，10 min；37℃，30 min；65℃，5 min。定量PCR反应取0.5 mL PCR管，依次加入下列试剂：Power SYBR® Green PCR Master Mix（2×）（10 μL）、miRNA cDNA sample（1 μL）、miRNA Universal Sense Primer（10 μmol/L，0.5 μL）、miRNA Specific Anti-Sense Primer（10 μmol/L，0.5 μL）、Nuclease-Free Water（8 μL）。设置PCR仪器程序，进行定量PCR反应。miRNA实时（realtime）PCR产物用1.5%非变性琼脂糖凝胶电泳检测扩增特异性。上述实验均重复3次，并以U6作为内参。数据分析过程：miRNA定量PCR检测数据采用比较Ct（ΔCt）的方法计算基因相对表达差异倍数。导入定量PCR检测的Ct值数据，选定管家基因（house-keeping gene，HKG）和对照样品（control sample，CS）。计算ΔCt=Ct（DG-HKG）的值（DG：目标miRNA）。利用RQ=TS2^-ΔCt/CS 2^-ΔCt方法计算实验样品与对照样品的表达差异倍数（TS：实验样品）。

表13-4-4　实时逆转录PCR分析的microRNA引物序列

MicroRNA	引物序列 5'→3'
U6	F: CTCGCTTCGGCAGCACA
	R: AACGCTTCACGAATTTGCGT
rno-miR-132-3p	RT: GTCGTATCCAGTGCAGGGTCCGAGGTATTCGCACTGGATACGACCGACCA
	AS: ACGGATTAACAGTCTACAGCCAT
rno-miR-335	RT: GTCGTATCCAGTGCAGGGTCCGAGGTATTCGCACTGGATACGACACATTT
	AS2: GGTCAAGAGCAATAACGAAAAATG
no-miR-466 b-2-3p	RT: GTCGTATCCAGTGCAGGGTCCGAGGTATTCGCACTGGATACGACTGTGTA
	AS2: CCTGAATATACATACACACATACACA
rno-let-7c-1-3p	RT: GTCGTATCCAGTGCAGGGTCCGAGGTATTCGCACTGGATACGACGGAAAG
	AS: CCTGTACAACCTTCTAGCTTTCC

生物信息学分析使用miRNA靶基因预测分析，基于miRWalk2.0数据库，给出了12种miRNA靶基因预测程序的预测结果，程序分别为：miRWalk，DIANAmicroTv4.0，miRanda-rel2010，mirBridge，miRDB4.0，miRmap，miRNAMap，PicTar2，PITA，RNA22 v2，RNAhybrid2.1及Targetscan6.2（结果筛选给出至少被5种程序同时预测到的结果）。选感兴趣的miRNA（miR-335）的靶基因进行Pathway和Gene ontology（GO）功能富集分析。所有数据应用SPSS 22.0统计软件分析，两组间差异比较采用独立样本t检验，$P < 0.05$差异有统计学意义。

2. 病理学HE染色观察　空白组大鼠股骨头外形圆润，软骨结构完整，关节面光滑，骨小梁结构规整，未见明显变细、断裂，细胞核蓝染；解剖层次清晰完整，未见明显异常

（图13-4-1）。模型组大鼠股骨头外形完整，软骨变薄，骨小梁稀疏断裂，骨小梁间距增宽，关节软骨变薄，大量纤维组织散在于骨小梁之间（图13-4-2）。激素＋淫羊藿苷干预组大鼠股骨头HE染色结果较空白组无明显差异（图13-4-3）。

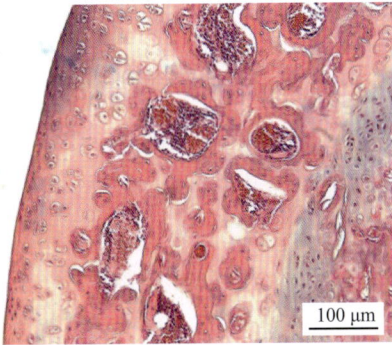

图13-4-1　空白组大鼠股骨头组织

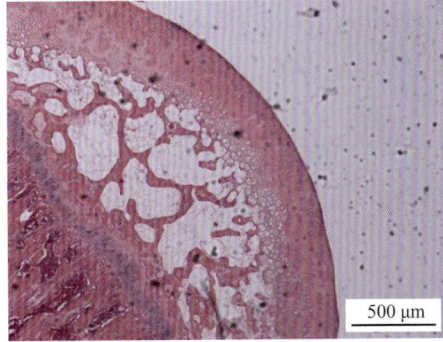

图13-4-2　模型组大鼠股骨头组织

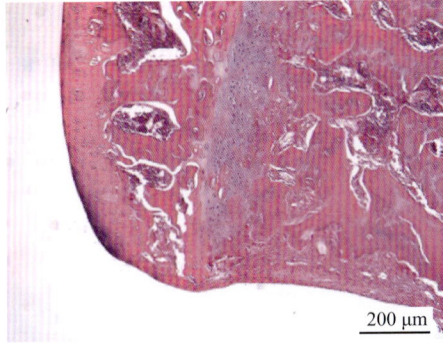

图13-4-3　激素＋淫羊藿苷干预组大鼠股骨头组织

电泳结果（图13-4-4）如下。RNA纯度，1号、6号、7号、8号A260/280≥1.70，目前符合miRNA芯片实验要求；其余样品A260/280＜1.70，纯度稍低。RNA总量，总量≥1 μg，满足miRNA芯片实验要求。RNA完整性，经甲醛变性凝胶电泳检测，上面条带为28S，下面条带为18S，RNA样品电泳条带清晰，28S∶18S rRNA条带亮度大于或接近2∶1，质量符合miRNA芯片实验要求。综上所述，1号、6号、7号、8号样品纯度、总量及完整性均符合mRNA及miRNA芯片实验要求；其余样品总量及完整性均符合miRNA芯片实验要求，但纯度偏低，需纯化后进行后续实验。经纯化后RNA质量、纯度及完整性均良好，符合miRNA芯片检测要求（表13-4-5）。

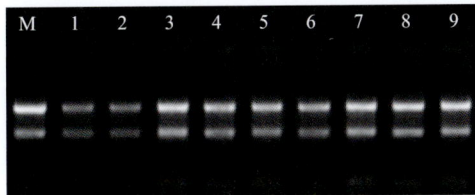

图13-4-4　RNA电泳图

表 13-4-5　RNA 质检结果

序号	样品编号	A260/280	总量/μg	样品质量描述	电泳结果
1	A4	2.01	4.5	RNA完整	合格
2	A5Y	1.62	5.0	RNA完整	合格
3	A5Z	1.51	3.8	RNA完整	合格
4	B3	1.64	7.5	RNA完整	合格
5	B4Y	1.59	4.1	RNA完整	合格
6	B5Y	1.72	9.1	RNA完整	合格
7	C35Y-1	1.81	11.7	RNA完整	合格
8	C35Y-2	1.79	10.4	RNA完整	合格
9	C36Y	1.48	4.0	RNA完整	合格

注：A4、A5Y、A5Z 为空白对照组样品，B3、B4Y、B5Y 为模型组样品，C35Y-1、C35Y-2、C36Y 为激素+淫羊藿苷干预组样品。

miRNAs 基因芯片筛选结果中，模型组与空白组比较结果显示有 217 个差异表达基因，其中差异 FC（abs）在 2 倍以上的有 55 个；按照筛选标准：$P < 0.05$，同时两组样品差异倍数 FC（abs）在 2 倍以上，共筛选出 4 个差异表达显著的 miRNAs（图 13-4-5，图 13-4-6），其中 2 个表达上调（miR-132-3p 和 miR-335），2 个表达下调（miR-466b-2-3p 和 let-7c-1-3p）（表13-4-6）。

表 13-4-6　激素性股骨头坏死模型组和空白组 BMECs 明显差异表达的 miRNAs

数据库登录号	miRNA	结果	FC（abs）	P
MIMAT0000838	rno-miR-132-3p	上调	2.16	0.023
MIMAT0000575	rno-miR-335	上调	159.58	0.003
MIMAT0017286	rno-miR-466b-2-3p	下调	14.69	0.024
MIMAT0017087	rno-let-7c-1-3p	下调	8.60	0.009

注：FC（abs），两组样品 miRNA 的差异倍数的绝对值。

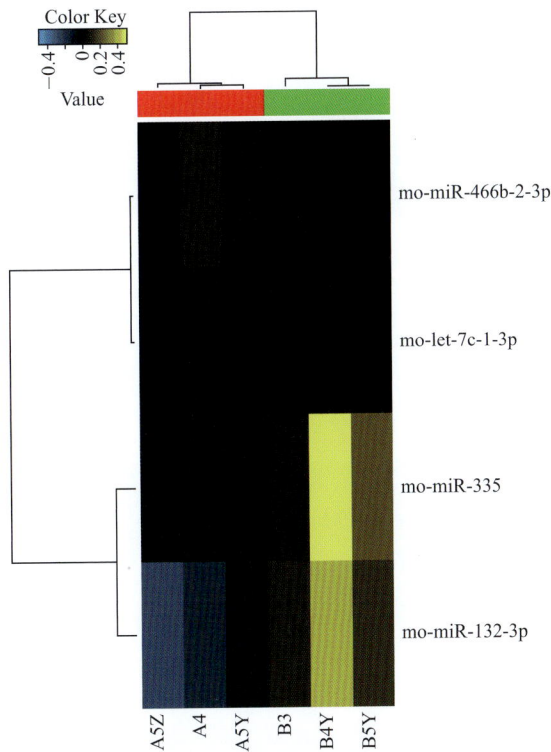

图 13-4-5　模型组与空白组明显差异表达的 miRNAs 聚类分析

本研究选取6只大鼠的股骨头样本，其中模型组3个样本编号为B3、B4Y、B5Y；空白组3个样本编号为
A5Z、A4、A5Y；每一纵排代表一个样本，红色代表空白组，绿色代表激素性股骨头坏死模型组，每一横排代表
一个miRNA；microRNA基因表达荧光强度值，黄色表示高表达，蓝色表示低表达，黑色代表无明显差异

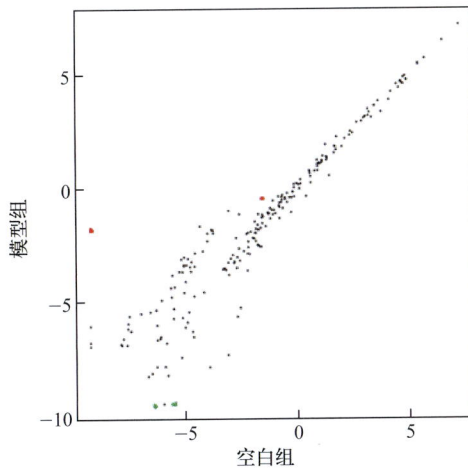

图 13-4-6　差异 miRNA 散点图

散点图可以显示出显著差异表达miRNA的数量，图中红色代表的是上调基因，绿色代表的是下调
基因，黑色为无显著差异基因。横、纵坐标分别为对应组别（样本）的表达值取对数

RT-PCR（逆转录聚合酶链反应）验证结果发现RT-PCR产物电泳检测图（图13-4-7和
图13-4-8）如下。

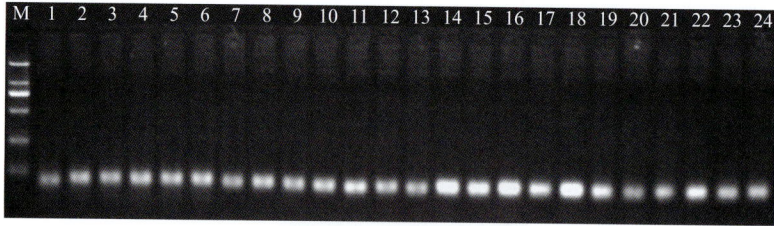

图 13-4-7　RT-PCR 产物电泳检测图（一）

1～6分别以A4、A5Z、A5Y、B3、B4Y、B5Y样品的1st-cDNA为模板，realtime PCR扩增rno-miR-132-3p的基因；
7～12分别以A4、A5Z、A5Y、B3、B4Y、B5Y样品的1st-cDNA为模板，realtime PCR扩增rno-miR-335的基因；
13～18分别以A4、A5Z、A5Y、B3、B4Y、B5Y样品的1st-cDNA为模板，realtime PCR扩增rno-miR-466 b-2-3p的基因；
19～24分别以A4、A5Z、A5Y、B3、B4Y、B5Y样品的1st-cDNA为模板，realtime PCR扩增rno-let-7c-1-3p的基因

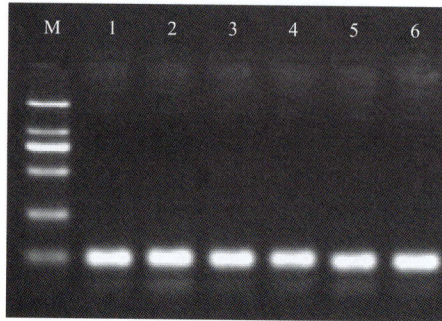

图 13-4-8　RT-PCR 产物电泳检测图（二）

1～6分别以A4、A5Z、A5Y、B3、B4Y、B5Y样品的1st-cDNA为模板，RealTime PCR扩增U6基因；Marker
TaKaRa DL2000，条带大小从下往上分别为100 bp，250 bp，500 bp，750 bp，1000 bp，2000 bp

实验研究评价发现从电泳图结果可以看出RT-PCR反应特异性都很好。RT-PCR扩增溶解曲线图显示各组miRNA实时荧光定量PCR的扩增曲线光滑，扩增效率一致，其倾斜程度基本一致。扩增效率高，且特异性和重复性好；溶解曲线是单一曲线，有窄的主峰，表明扩增产物单一。模型组与空白组比较，模型组miR-132-3p和miR-335表达上调，miR-466b-2-3p和let-7c-1-3p表达下调，4个基因的变化趋势与miRNA芯片检测结果趋势相同（表13-4-7，图13-4-9），尽管$P > 0.05$，说明芯片检测结果真实可靠。

表 13-4-7　RT-PCR 结果

miRNA	RQ（TS/CS）	结果	P
ron-miR-132-3p	1.40	上调	0.65
ron-miR-335	9.37	上调	0.22
ron-miR-466b-2-3p	0.89	下调	0.83
ron-let-7c-1-3p	0.67	下调	0.48

注：RQ（TS/CS），基因表达变化倍数（实验组／对照组）。

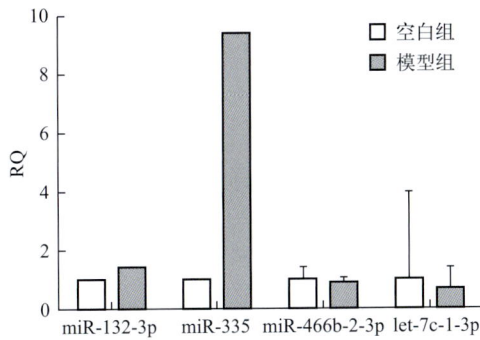

图 13-4-9 miRNA 变化趋势图

根据相关文献，激素＋淫羊藿苷干预组与空白组比较，结果提示在这4个明显差异表达的miRNA中，miR-335上调可能参与早期激素性股骨头坏死的发生，miR-132-3p上调可能促进早期股骨头坏死的自我修复。比较激素＋淫羊藿苷干预组与空白组miR-335和miR-132-3p的变化趋势，发现激素＋淫羊藿苷干预组miR-335和miR-132-3p较空白组表达均上调（表13-4-8），但激素＋淫羊藿苷干预组miR-335和miR-132-3p表达上调的倍数，低于模型组。分析miR-335和miR-132-3p在3组大鼠中的变化趋势：对比空白组，miR-335和miR-132-3p在模型组、激素＋淫羊藿苷干预组均呈现出先升高再下降的变化趋势（图13-4-10和图13-4-11），表明miR-335和miR-132-3p表达量可能受ICA调节。

表 13-4-8 激素＋淫羊藿苷干预组与空白组比较感兴趣的差异表达的 microRNAs

数据库登录号	miRNA	结果	FC（abs）
MIMAT0000838	rno-miR-132-3p	上调	1.43
MIMAT0000575	rno-miR-335	上调	5.41

注：FC（abs），两组样品的差异倍数的绝对值。

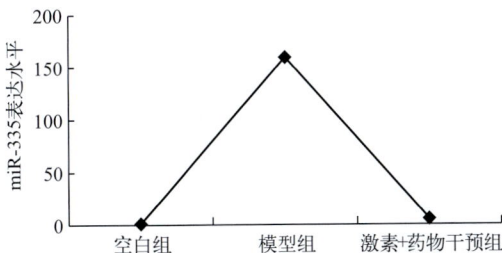

图 13-4-10 三组样本 miR-335 变化趋势

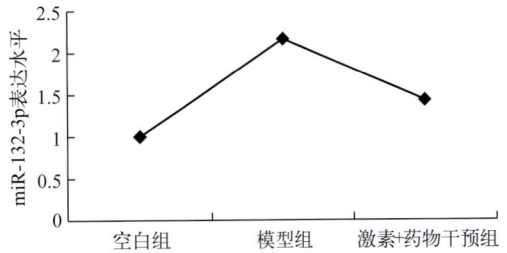

图 13-4-11 三组样本 miR-132-3p 变化趋势

生物信息学分析使用靶基因预测，通过对如下12个数据库进行检索：miRWalk，DIANAmicroTv4.0，miRanda-rel2010，mirBridge，miRDB4.0，miRmap，miRNAMap，PicTar2，PITA，RNA22v2，RNAhybrid2.1，Targetscan6.2，来对4个明显差异表达的miRNAs（miR-335、miR-132-3p、miR-466b-2-3p及let-7c-1-3p）生物信息学的靶基因进行预测分析。按照至少5个数据库中均出现的miRNA靶基因作为其预测的靶基因标准，从上述数据库共检索到3808

个靶基因，其中miR-335的靶基因800个，miR-132-3p的靶基因830个，miR-466b-2-3p的靶基因1151，let-7c-1-3p的靶基因1027个。由于miRNA对应的靶基因较多，在此仅列出部分靶基因（表13-4-9）。

表13-4-9 miRNA靶基因

miRNA	靶基因
rno-miR-335	*Mob3a*、*Apeh*、*Cdk9*、*Zmpste24*、*Cpsf2*、*Rb1*、*Zhx1*、*Ube2g1*、*Kat7*、*Sephs1*
rno-miR-132-3p	*Prtfdc1*、*Calu*、*Id2*、*Slc6a1*、*Nrcam*、*Cnih1*、*Naa38*、*Eif4a2*、*Paqr3*、*Calu*
rno-miR-466b-2-3p	*Cttnbp2*、*Sox2*、*F2rl1*、*Pum2*、*Eny2*、*RGD1306941*、*Dnajb12*、*Schip1*、*LOC681325*、*Nek8*
rno-let-7c-1-3p	*Ccng2*、*Pdia5*、*Uhmk1*、*Ap2m1*、*Slc30a7*、*Ppm1a*、*Mospd2*、*Nr4a3*、*Ints10*、*Plat*

靶基因Pathway和GO功能富集分析，是选择感兴趣的miRNA-335所有的靶基因进行Pathway和GO功能富集分析。Pathway分析选取前30个显著富集的条目（term），根据*P*值绘制成柱状图，可直观反映显著富集的term。通过KEGG数据库检索所有靶基因的相关信号通路，其中有其他类型的O-聚糖生物合成、鞘脂类代谢、吞噬作用、调节肌动蛋白细胞骨架、细胞凋亡、其他多糖降解、Wnt信号通路、钙信号通路等（图13-4-12）。

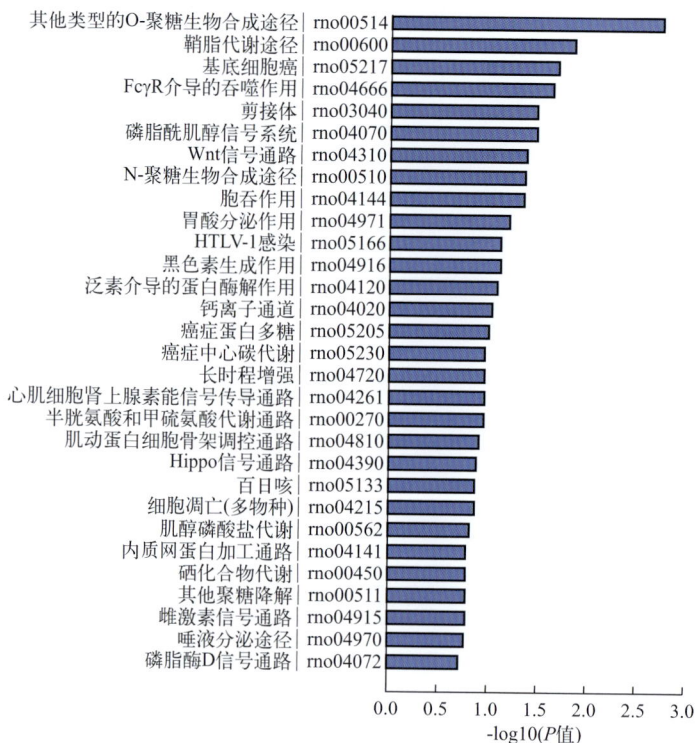

图13-4-12 KEGG数据库检索靶基因前30位的信号通路

GO分析从生物途径、细胞定位及生物学功能中分别选取前30个显著富集的路径，根据*P*值绘制成柱状图，可直观反映显著富集的路径。GO数据库对靶基因参与的生物过程

（图13-4-13）、细胞定位（图13-4-14）及生物学功能（图13-4-15）进行了标准化描述；其中富集在生物过程中的前5位的分别是细胞成管（tube formation）、皱褶组织构建（ruffle organization）、上皮管形成（epithelial tube formation）、胚胎上皮形成（morphogenesis of embryonic epithelium）及分子功能调控（regulation of molecular function），富集在细胞定位中的前5位分别是细胞器（organelle）、膜结合细胞器（membrane-bounded organelle）、细胞内（intracellular）、细胞内细胞器（intracellular organelle）及细胞内组分（intracellular part），富集在分子功能中的前5位是离子结合（ion binding）、结合（binding）、泛素样蛋白连接酶活性（ubiquitin-like protein ligase activity）、金属离子结合（metal ion binding）及细胞骨架蛋白结合（cytoskeletal protein binding）。因此miRNA-335的靶基因的功能可能包括调控血管形成、调控分子相关功能、细胞代谢、蛋白表达等。

研究者对miRNA深入研究后发现，microRNA在生物体中广泛存在，并且是生命体基因的重要调节子。miRNAs在机体细胞中协同作用，使细胞内mRNA处于正常水平，维系着机体蛋白质的正常表达，因此miRNA与许多疾病的发生发展有关。因股骨头坏死早期诊断困难，缺乏有效的预防及治疗措施，致残率高，因此很多学者长期致力于其发病机制的研究。miRNA的发现对股骨头坏死发病机制的研究、诊治及预防提供了新思路。近年来许多研究已表明，microRNA对微循环功能障碍、血管的损伤与修复、骨细胞的凋亡等都起着重要的调控作用。内皮祖细胞是血管内皮细胞的前体细胞，在生理或病理因素刺激下，可从骨髓动员到外周血参与损伤血管的修复，且内皮祖细胞亚型具有在体内形成新的血管的能力。miRNAs对内皮祖细胞的分化具有正向或负向调控作用，因此其对新生血管的形成具有调节作用。miR-150是一种单核细胞富集miRNA，适用于内皮祖细胞、人类脐静脉内皮细胞

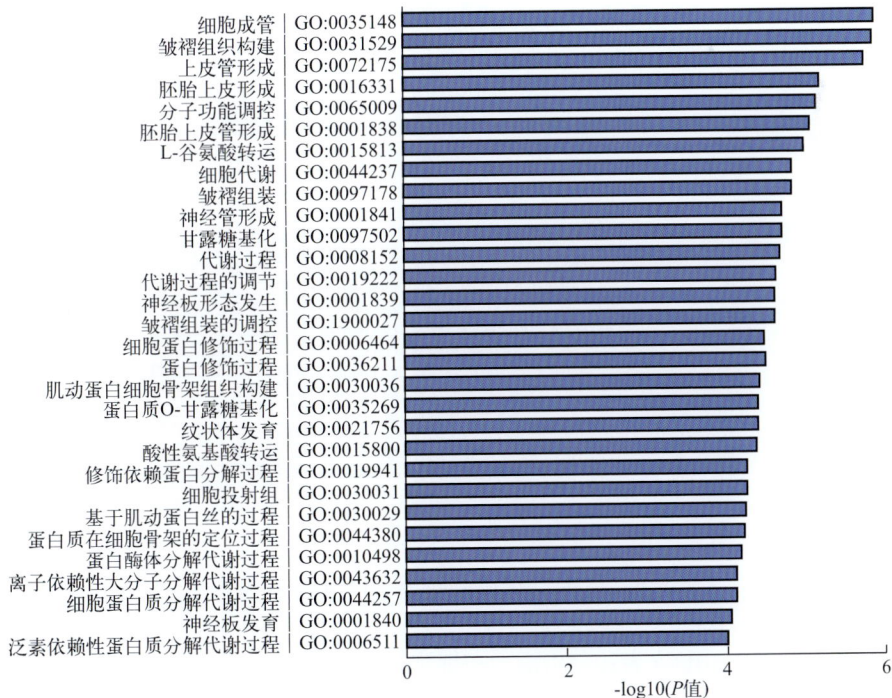

图13-4-13　靶基因参与的前30位生物过程

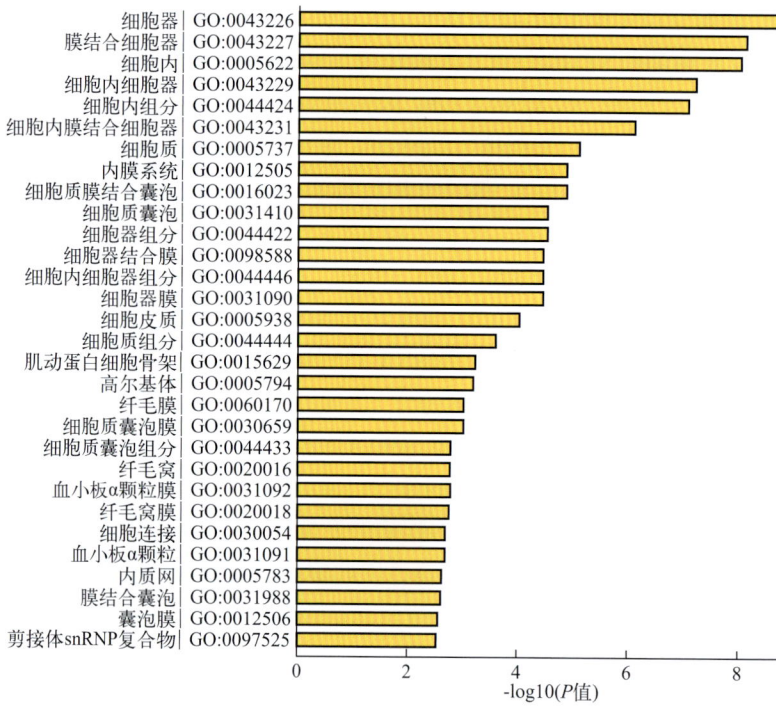

图 13-4-14 靶基因参与的前 30 位细胞定位

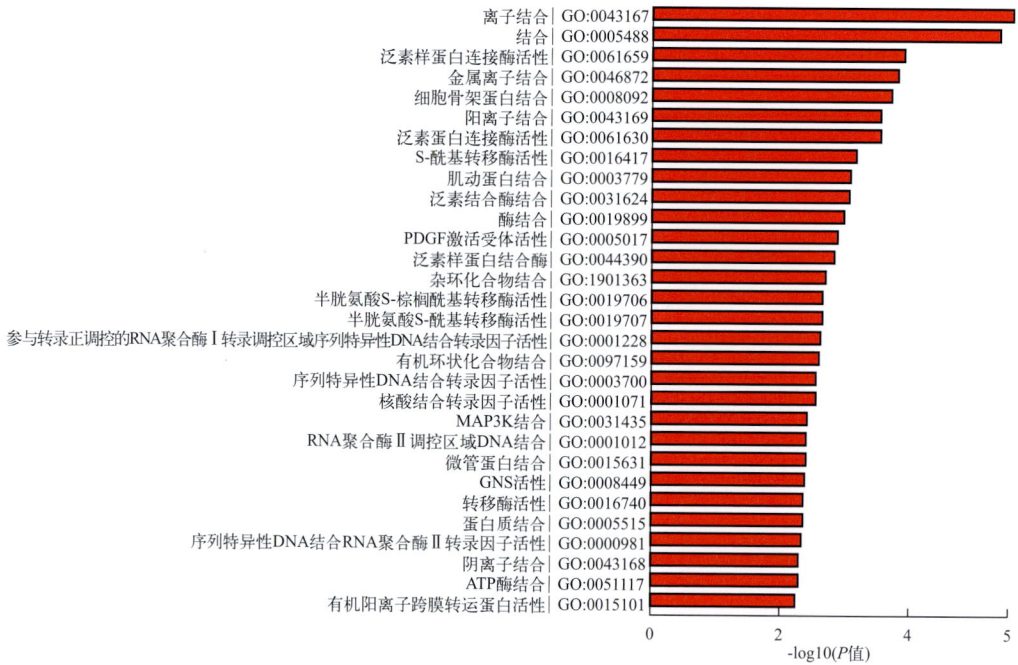

图 13-4-15 靶基因参与的前 30 位生物学功能

和冠状动脉内皮细胞miRNA表达分析谱，在细胞迁移、增殖、分化及胚胎发育过程中起重要作用；Morrison等研究发现miR-150在股骨头坏死患者通过其靶基因*Spred1*可上调内皮祖细胞。Hudson等认为，C2C12细胞在成骨分化时miR-206有下降趋势，而在成骨细胞培养过程中Cx43可以修复成骨细胞功能和基因表达。Liu等通过动物实验研究发现，股骨头坏死模型组miR-206表达增加时，Cx4蛋白表达降低。这些研究结果表明，Cx43/miR-206可能与激素性股骨头坏死的发病机制相关。microRNAs包括miR-126、miR-19a和miR-21调节基因如 *VCAM-1*、*cyclin*和*eNOS*，它们的相互作用调节血管新生、对剪切应力的反应、细胞增殖和NO产生的关键通路。研究发现，内皮细胞特异性表达的miRNA-126促进血管新生和血管形成完整性。microRNA-23a抑制TNF-α介导的HUVEC凋亡。let-7f和miR-27b也促进血管新生。

长时间大剂量使用激素可以引起许多病理过程，如髓内压升高、内皮细胞损伤及功能障碍、微血栓形成、脂肪生成/脂肪肥厚等，这些因素均导致血管内皮损伤，微循环障碍，股骨头血供减少。最终，缺血、缺氧导致骨结构和功能被破坏，可能发生股骨头坏死。Seguin及Kerachian研究均认为，内皮细胞功能障碍与非创伤性股骨头坏死的发生有一定的联系。因此，从基因分子水平来研究股骨头微血管内皮细胞，探讨激素作用的靶基因及相关的通路对研究股骨头坏死的发病机制尤为重要。

通过采用Agilent miRNA芯片检测分析了大鼠空白组、模型组及激素+淫羊藿苷干预组股骨头微血管内皮细胞差异表达的miRNAs。模型组与空白组比较有4个表达差异明显的miRNAs，其中miR-132-3p和miR-335表达上调，miR-466b-2-3p和let-7c-1-3p表达下调。为了检验实验结果的真实性，本研究采用RT-PCR对4个表达差异明显的基因进行验证，结果显示4个miRNA的表达趋势与芯片检测结果一致，证实芯片检测结果真实可靠。

内皮型一氧化氮合酶作为内皮细胞重要成分之一，其生物作用包括舒张血管、阻止血小板聚集、促进血管内皮细胞功能损伤后修复。外源性miR-335过表达，会降低内皮型一氧化氮合酶的表达水平。在肾脏系膜细胞中，miR-335表达水平上调，其调控超氧化物歧化酶-2表达的靶基因表达下调，miR-335可通过抑制超氧化物歧化酶-2的表达来加速肾脏系膜细胞的衰老。*RASA1*作为miR-335靶基因之一，调控着细胞的增殖及抗凋亡，研究者通过研究发现在NIH/3t3细胞中，miR-335过表达会抑制*RASA1*的表达，因此推测mir-335表达上调可能与股骨头坏死的发生有关。

成熟miR-132（miR-132-3p）属于miR-132/miR-212基因簇。体外试验中miR-132高表达会增加内皮细胞管状结构形成和扩散能力，如给小鼠眼球内注射miR-132拮抗剂，会影响产后小鼠视网膜血管的发育。Lei等经动物实验研究发现，小鼠股动脉闭塞后，miR-132/212表达水平明显升高；小鼠肢体发生缺血后如敲除miR-132/212，则小鼠后腿骨骼局部血液灌注恢复减慢，因此Lei得出的结论是，miR-132/212基因簇通过抑制靶基因的*RASA1*和*Spred1*的表达，间接通过调控Ras-MAPK信号通路促进动脉新生。ONFH的确切发病机制仍不清楚，破骨细胞对坏死骨组织的吸收可能发生于ONFH早期阶段。然而，只有当破骨细胞活动大于成骨细胞介导的新骨形成时，股骨头才可能发生塌陷。因此，推测当股骨头处于缺血坏死的早期时，内皮细胞通过上调miR-132-3p，促进新生血管生成，增加股骨头血供，参与ONFH的早期修复过程。目前关于let-7c-1-3p和rno-miR-466b-2-3p对内皮细胞活性、凋亡及功能等方面影响的研究较少，其与股骨头坏死发病的相关性有待进一步研究。

差异表达miRNAs作用的信号通路可能参与非创伤性股骨头坏死的发生。Wnt/β-catenin信号通路是经典Wnt信号通路的一部分，Lee等报道激活内皮细胞Wnt/β-catenin信号通路会引起内皮细胞功能障碍。Wnt信号通路通过调控血管内皮细胞增殖来参与血管生成过程。在哺乳动物中Hippo信号通路主要由SAV1、MST1/2、MOB1 A/B、LATS1/2、YAP/TAZ、

TEAD1-4组成。Hippo信号通路通过效应蛋白YAP/TAZ，与转录因子相互作用并激活下游相关基因的表达而调节机体生理功能。如YAP在小鼠发育的视网膜血管前端呈高表达状态，激活的YAP可通过调节血管生成素2（angiopoietin-2）的表达来调节视网膜的血管新生。在内皮细胞中高表达激活状态的YAP可以增强血管出芽。另有研究发现LATS1/2可通过磷酸化血管肌动蛋白来抑制内皮细胞的迁移和血管新生。Hippo信号通路不仅参与内皮细胞的增殖、间隙稳定性，而且还参与血管的重塑。YAP可通过调控相关机制促进人脐静脉内皮细胞进入S期进而增加人脐静脉内皮细胞的增殖速度，应用siRNA下调YAP后可阻止脐静脉内皮细胞停滞于G_1期。正常机体组织中，内皮细胞之间可通过黏着连接血管内皮钙黏蛋白（VE-cadherin）复合物与14-3-3-YAP结合，而表皮生长因子受体通路底物8（EPS8），在一定条件下可与VE-Cadherin结合促进YAP入核，内皮细胞间隙受到破坏时，可以激活YAP进入细胞核来调控下游基因的表达，从而维持细胞间隙的稳定，其具体作用机制有待进一步研究。本实验过程中发现miR-335靶基因可能作用于Hippo信号通路，该信号通路的发现为进一步研究股骨头缺血性坏死的发病机制提供了一条重要线索。

经与空白组比较，miR-132-3p和miR-335在模型组中的表达是明显上调的，而激素性股骨头坏死模型经淫羊藿苷干预后，miR-132-3p和miR-335表达有下调趋势。根据相关文献推测miR-335表达上调可能与股骨头坏死的发生有关，因此，推测淫羊藿苷可能通过调控miR-335来预防股骨头坏死的发生。前期体外试验结果验证了经激素诱导后人BMECs的miR-23b表达明显下调，而淫羊藿苷预处理后，miR-23b表达显著上调；因此判断淫羊藿苷可能通过上调miR-23b，对激素性股骨头坏死的防治起到正向作用。现阶段通过动物体内试验研究发现，激素性股骨头坏死模型组股骨头微血管内皮细胞miR-23b-3p表达降低，而经淫羊藿苷干预后miR-23b-3p表达有所上调（尽管差异没有统计学意义）。miR-23b与miR-23b-3p的区别及可能作用的共同靶基因和信号通路有待进一步研究。现阶段有关miR-335变化的发现为进一步研究激素性股骨头坏死的发病机制及药物（如淫羊藿苷）预防激素性股骨头坏死的发生提供了一个参考靶点，具体作用机制尚需进一步研究。

到目前为止，已经认识到的miRNAs有一千余种，虽然数量有限，但却直接调节细胞中三分之一的基因，一个miRNA可以调节多个mRNAs，甚至达一百多个mRNAs，其作用几乎涉及所有细胞的生物功能。因而，基于以miRNAs为靶点的治疗，有望从上游来防治疾病。现已经有人认识到，在血管相关疾病中，多个miRNAs异常表达，既有上调的，也有下调的。因此，基于miRNA的治疗方法主要有两类：恢复疾病中减少的miRNAs的表达量和抑制miRNAs的过表达。miRNA作为血管内皮细胞功能的重要调节物质，有望成为各种血管相关疾病的治疗靶点。基于miRNA的治疗探索尚处于起步阶段。动物体内研究揭示，miRNAs在相关疾病的治疗中显示出值得期待的前景。

本研究结果提示激素可能通过调控股骨头微血管内皮细胞miR-335来诱导激素性股骨头坏死的发生；在股骨头坏死发生的早期，机体本身可能通过上调miR-132-3p启动自身的修复机制。ICA可能通过介导股骨头微血管内皮细胞miR-335的表达来预防激素性股骨头坏死的发生。该研究的发现为进一步研究激素性股骨头坏死的发病机制及ICA的预防机制提供了新的线索，值得进一步深入研究。

（岳聚安）

【参考文献】

[1] Kyung-Hoi Koo，Michael A. Mont，Lynne C. Jones.骨坏死［M］.孙伟，译.北京：人民军医出版社，2015：3.

[2] 刘铁钢，陈卫衡.非创伤性股骨头坏死的流行病学研究进展[J].医学综述，2009，17：2637-2639.

[3] 刘林英.股骨头坏死分析[J].中国疗养医学，2007，16（07）：447.

[4] 崔立强.中国大陆地区股骨头坏死病因学调查及危险因素初步分析[D].北京：北京协和医学院，2014：25-29.

[5] Kyung-Hoi Koo，Michael A. Mont，Lynne C. Jones.骨坏死［M］.孙伟，译.北京：人民军医出版社，2015：46.

[6] Fukushima W，Fujioka M，Kubo T，et al. Nationwide epidemiologic survey of idiopathic osteonecrosis of the femoral head[J]. Clin Orthop Relat Res，2010，468（10）：2715-2724.

[7] 李子荣.骨坏死［M］.北京：人民卫生出版社，2012：68.

[8] Bauer T，McCarthy J，Stulberg B. Osteonecrosis of the femoral head：histologic diagnosis and fin dings after core biopsy. In：Urbaniak J，Jones J P. Osteonecrosis：etiology，diagnosis，and treatment[J]. Rosemont：American Academy of Orthopaedic Surgeon，1997：73-79.

[9] Effendy N M，Khamis M F，Shuid A N. Micro-CT assessments of potential anti-osteoporotic agents[J]. Curr Drug Targets，2013，14（13）：1542-1551.

[10] Yang L，Boyd K，Kaste S C，et al. A mouse model for glucocorticoid induced osteonecrosis：effect of a steroid holiday[J]. J Orthop Res，2009，27（2）：169-175.

[11] 锁咏梅，张雪君，王植，等.X线与MRI评价股骨头缺血性坏死分期的比较[J].天津医科大学学报，2012，18（4）：484-487.

[12] Wang W，Liu L，Dang X，et al. The effect of core decompression on local expression of BMP-2，PPAR-γ and bone regeneration in the steroid-induced femoral head osteonecrosis[J]. BMC Musculoskeletal Disorders，2012，13：142-150.

[13] 董越，王琰，王绍武，等.MR弥散加权成像诊断股骨头缺血性坏死[J].中国医学影像技术，2012，28（2）：352-355.

[14] 沈彬，康鹏德.股骨头坏死动物模型研讨会纪要[J].中华骨科杂志，2010，30（1）：113-114.

[15] 周磊，翁习生.激素性股骨头坏死动物模型的选择与应用[J].中国矫形外科杂志，2013，21：2155-2158.

[16] 张立岩，孙新，田丹，等.兔早期激素性股骨头缺血性坏死模型建立及其MRI与病理特征研究[J].中国修复重建外科杂志，2015，10：1240-1243.

[17] Yamaguchi R，Yamamoto T，Motomura G，et al. Effects of an antiplatelet drug on the prevention of steroid-induced osteonecrosis in rabbits[J]. Rheumatology，2012，51（5）：789-793.

[18] Iwakiri K，Oda Y，Kaneshiro Y，et al. Effect of simvastatin on steroid-induced osteonecrosis evidenced by the serum lipid level and hepatic cytochrome P4503A in a rabbit model［J］. J Orthop Sci，2008，5：463-468.

[19] 范猛，彭江，卢世璧.骨坏死实验动物模型研究进展[J].中国医学科学院学报，2012，01：81-89.

[20] Kabate T，Kubo T，Matsumoto T. et al. Onset of steroid-induced osteonecrosis in rabbits and its relationship to hyperlipaemia and increased free fatty acids[J]. Rheumatelngy（Oxford），2005，44（10）：1233-1237.

[21] Motomura G，Yamamoto T，Irisa T，et al. Dose effects of corticosteroids on the development of osteonecrosis in rabbits［J］. J Rheumatol，2008，12：2395-2399.

[22] 杨建平，王黎明，徐燕，等.单次低剂量脂多糖联合甲基强的松龙诱导股骨头坏死的实验研究［J］.中国修复重建外科杂志，2008，3：271-275.

[23] 田力，梁晓鹏，田晓晔，等.地塞米松联合脂多糖诱导股骨头坏死模型的构建［J］.中国组织工程研究与临床康复，2011，35：6571-6574.

[24] Qin L，Zhang G，Sheng H，et al. Multiple bioimaging modalities in evaluation of an experimental osteonecrosis induced by a combination of lipopolysaccharide and methylprednisolone[J]. Bone，2006，39（4）：863-871.

[25] Kerachian M A，Harvey E J，Cournoyer D，et al. A rat model of early stage osteonecrosis induced by glucocorticoids[J].

J Orthop Surg Res，2011，6：62.

[26] Han N，Yan Z Q，Guo C A，et al. Effects of p-glycoprotein on steroid-induced osteonecrosis of the femoral head［J］. Calcif Tissue Int，2010，87（3）：246-253.

[27] Ryoo S，Lee S，Jo S，et al. Effect of lipopolysaccharide（LPS）on mouse model of steroid-induced avascular necrosis in the femoral head（ANFH）[J]. J Microbiol Biotechnol，2014，24（3）：394-400.

[28] Ding S，Peng H，Fang H S，et al. Pulsed electromagnetic fields stimulation prevents steroid-induced osteonecrosis in rats［J］. BMC Musculoskelet Disord，2011，12：215-222.

[29] 吴承亮，毛强，刘慧，等. 大鼠激素性股骨头坏死的基因组学研究［J］.中华外科杂志，2011，10：927-933.

[30] Tian L，Wen Q，Dang X，et al. Immune response associated with Toll-like receptor 4 signaling pathway leads to steroid-induced femoral head osteonecrosis[J]. BMC Musculoskelet Disord，2014，15：18.

[31] 闫红巍，刘克敏，王安庆，等. 改良激素法建立早期股骨头坏死动物模型[J]. 中国康复理论与实践，2014，06：527-532.

[32] 崔永锋，李刚，何伟，等. 单纯激素造成犬早期股骨头坏死模型的实验研究[J]. 中国中医药信息杂志，2005，06：26-28.

[33] 罗清建. 犬股骨头坏死模型的建立及临床治疗研究[D]. 雅安：四川农业大学，2008.

[34] 官建中，周建生，肖玉周，等. 建立幼犬股骨头坏死模型的实验研究[J]. 蚌埠医学院学报，2006，05：444-446.

[35] Cui Q，Wang G J，Su C C，et al. Lovastatin prevents steroid induced adipngenesis and osteonecrosis[J]. Clin Orthop Relat Res，1997，344（11）：8-19.

[36] Erken H Y，Ofluoglu O，Aktas M，et al. Effect of pentoxifylline on histopathological changes in steroid-induced osteonecrosis of femoral head：experimental study in chicken［J］. Int Orthop，2012，36（7）：1523-1528.

[37] 肖春生，林娜，林诗富，等. 不同糖皮质激素诱导鸡股骨头坏死的实验研究[J]. 中国骨伤，2010，23（3）：184-187.

[38] Zheng L Z，Liu Z，Lei M，et al. Steroid-associated hip joint collapse in bipedal emus[J]. PLoS One，2013，8（10）：e76797.

[39] Wu X，Zhang Y，Guo X，et al. Identification of differentially expressed microRNAs involved in non-traumatic osteonecrosis through microRNA expression profiling[J]. Gene，2015，565（1）：22-29.

[40] Liu R，Liu Q，Wang K，et al. Comparative analysis of gene expression profiles in normal hip human cartilage and cartilage from patients with necrosis of the femoral head[J]. Arthritis Res Ther，2016，18（1）：98.

[41] Wang B，Yu P，Li T，et al. MicroRNA expression in bone marrow mesenchymal stem cells from mice with steroid-induced osteonecrosis of the femoral head[J]. Mol Med Rep，2015，12（5）：7447-7454.

[42] 李新建，于兰英，邓伟，等. 淫羊藿防治激素性股骨头坏死的作用机制研究[J]. 中医正骨，2013，25（11）：3-7.

[43] 李娌，王学美. 淫羊藿苷药理作用研究进展[J]. 中国中药杂志，2008，33（23）：2727-2732.

[44] Wang Y K，Huang Z Q. Protective effects of icariin on human umbilical vein endothelial cell injury induced by H_2O_2 in vitro[J]. Pharmacol Res，2005，52（2）：174-182.

[45] 王佰亮，李子荣，娄晋宁，等. 淫羊藿苷对糖皮质激素诱导的骨微血管内皮细胞损伤的保护作用[J]. 中国微循环，2009，13（06）：461-464.

[46] Chung B H，Kim J D，Kim C K，et al. Icariin stimulates angiogenesis by activating the MEK/ERK- and PI3K/Akt/eNOS-dependent signal pathways in human endothelial cells[J]. Biochem Biophys Res Commun，2008，376（2）：404-408.

[47] 董玉雷，周磊，李玉龙，等. 大鼠激素性股骨头坏死模型的建立和评价[J]. 中国医学科学院学报，2015，37（02）：152-156.

[48] Youm Y S，Lee S Y，Lee S H. Apoptosis in the osteonecrosis of the femoral head[J]. Clin Orthop Surg，2010，2（4）：250-255.

[49] Mutijima E，De Maertelaer V，Deprez M，et al. The apoptosis of osteoblasts and osteocytes in femoral head osteonecrosis：its specificity and its distribution[J]. Clin Rheumatol，2014，33（12）：1791-1795.

[50] Wang G J, Dughman S S, Reger S I, et al. The effect of core decompression on femoral head blood flow in steroid-induced avascular necrosis of the femoral head[J]. J Bone Joint Surg Am, 1985, 67（1）: 121-124.

[51] 胡波, 尹良军, 陈伟, 等. 激素性股骨头坏死与纤溶功能及血液流变性的实验研究[J]. 微循环学杂志, 2002, （04）: 40-41.

[52] Jones J J. Coagulopathies and osteonecrosis[J]. Acta Orthop Belg, 1999, 65: 5-8.

[53] 胡长根, 陈君长, 刘强, 等. 激素对股骨头微血管及组织细胞的影响[J]. 中华骨科杂志, 2004, 24（06）: 42-46.

[54] Wu X, Yang S, Duan D, et al. Experimental osteonecrosis induced by a combination of low-dose lipopolysaccharide and high-dose methylprednisolone in rabbits[J]. Joint Bone Spine, 2008, 75（5）: 573-578.

[55] Jones J J. Fat embolism and osteonecrosis[J]. Orthop Clin North Am, 1985, 16（4）: 595-633.

[56] Bekler H, Uygur A M, Gokce A, et al. The effect of steroid use on the pathogenesis of avascular necrosis of the femoral head: an animal model[J]. Acta Orthop Traumatol Turc, 2007, 41（1）: 58-63.

[57] Okazaki S, Nishitani Y, Nagoya S, et al. Femoral head osteonecrosis can be caused by disruption of the systemic immune response via the toll-like receptor 4 signalling pathway[J]. Rheumatology（Oxford）, 2009, 48（3）: 227-232.

[58] Saito S, Ohzono K, Ono K. Early arteriopathy and postulated pathogenesis of osteonecrosis of the femoral head. The intracapital arterioles[J]. Clin Orthop Relat Res, 1992, （277）: 98-110.

[59] Yu K, Tan H, Xu Y. RESEARCH PROGRESS OF EXPERIMENTAL ANIMAL MODELS OF AVASCULAR NECROSIS OF FEMORAL HEAD[J]. Zhongguo Xiu Fu Chong Jian Wai Ke Za Zhi, 2015, 29（12）: 1564-1569.

[60] 黄思俊, 白志强, 张弛, 等. 采用激素联合内毒素建立兔中期股骨头坏死模型[J]. 中华关节外科杂志（电子版）, 2016, 10（03）: 331-336.

[61] 胡志明, 王海彬, 周明乾, 等. 激素性股骨头坏死股骨头微血管的变化[J]. 南方医科大学学报, 2006, 26（06）: 785-787.

[62] 何航, 沈晓君, 冯黎. 淫羊藿苷对动脉粥样硬化兔动脉内皮细胞损伤的保护作用[J]. 中医研究, 2009, 22（12）: 15-17.

[63] 刘广飞, 程才, 王璐, 等. 淫羊藿苷治疗骨质疏松的研究进展[J]. 现代生物医学进展, 2015, （26）: 5185-5188.

[64] 傅淑平, 杨丽, 洪浩, 等. 淫羊藿苷促SD大鼠骨髓间充质干细胞骨向分化作用的实验研究[J]. 中国中西医结合杂志, 2015, 35（07）: 839-846.

[65] 黄晓瑾. 淫羊藿总黄酮对家兔血液流变性及血小板聚集的影响[J]. 中国医院药学杂志, 2007, 27（12）: 1701-1703.

[66] Hu Y, Sun B, Liu K, et al. Icariin Attenuates High-cholesterol Diet Induced Atherosclerosis in Rats by Inhibition of Inflammatory Response and p38 MAPK Signaling Pathway[J]. Inflammation, 2016, 39（1）: 228-236.

[67] 龚青, 刘海梅, 朱丽娟, 等. 淫羊藿苷对卵巢切除大鼠胸主动脉内皮舒血管功能的影响[J]. 时珍国医国药, 2012, 23（08）: 2061-2063.

[68] Yanagisawa M, Kurihara H, Kimura S, et al. A novel potent vasoconstrictor peptide produced by vascular endothelial cells[J]. Nature, 1988, 332（6163）: 411-415.

[69] Miller V M, Komori K, Burnett J J, et al. Differential sensitivity to endothelin in canine arteries and veins[J]. Am J Physiol, 1989, 257（4 Pt 2）: H1127-H1131.

[70] 沙启乐, 陈晓亮, 王英振, 等. 激素性股骨头坏死中内皮素和一氧化氮含量的变化[J]. 中国骨伤, 2002, 15（06）: 33-35.

[71] Mumby M. PP2A: unveiling a reluctant tumor suppressor[J]. Cell, 2007, 130（1）: 21-24.

[72] 刘宝, 李平. 体外冲击波对兔激素性股骨头坏死血中ET-1含量及表达的影响[J]. 中国医疗前沿, 2013, 8（02）: 11-12.

[73] 赵万军, 周辉, 潘浩, 等. 复方丹参对兔激素性股骨头坏死内皮细胞分泌一氧化氮、内皮素、血管紧张素的影响[J]. 中国中医骨伤科杂志, 2003, 11（03）: 17-20.

[74] 杜传宝, 齐振熙. 一氧化氮与激素性股骨头缺血坏死的关系[J]. 福建中医药, 2005, 36（01）: 37-39.

[75] 刘长安，张卫平，周吉怀，等．激素性股骨头坏死血浆一氧化氮含量的变化[J]．中华实验外科杂志，1998，15（06）：547-548.

[76] 周辉，赵万军，韩勇，等．激素性股骨头坏死NO、ET的变化及丹参的影响[J]．中国中医骨伤科杂志，2003，11（03）：28-30.

[77] Blumer M J，Longato S，Fritsch H. Structure，formation and role of cartilage canals in the developing bone[J]. Ann Anat，2008，190（4）：305-315.

[78] Dai J，Rabie A B. VEGF：an essential mediator of both angiogenesis and endochondral ossification[J]. J Dent Res，2007，86（10）：937-950.

[79] Gerber H P，Vu T H，Ryan A M，et al. VEGF couples hypertrophic cartilage remodeling，ossification and angiogenesis during endochondral bone formation[J]. Nat Med，1999，5（6）：623-628.

[80] 翟吉良．白藜芦醇对兔激素性骨坏死预防作用的实验研究[D]．北京：北京协和医学院，2011.

[81] Kim H K，Bian H，Randall T，et al. Increased VEGF expression in the epiphyseal cartilage after ischemic necrosis of the capital femoral epiphysis[J]. J Bone Miner Res，2004，19（12）：2041-2048.

[82] Abeyama K，Stern D M，Ito Y，et al. The N-terminal domain of thrombomodulin sequesters high-mobility group-B1 protein，a novel antiinflammatory mechanism[J]. J Clin Invest，2005，115（5）：1267-1274.

[83] 张跃庭．ESW对兔缺血坏死股骨头内血栓调节蛋白（TM）含量影响的实验研究[D]．太原：山西医科大学，2013.

[84] 王泳，高春锦，庞宝森，等．兔激素性股骨头坏死凝血-纤溶系统的变化[J]．首都医科大学学报，2008，（03）：311-314.

[85] Brandt J T. Plasminogen and tissue-type plasminogen activator deficiency as risk factors for thromboembolic disease[J]. Arch Pathol Lab Med，2002，126（11）：1376-1381.

[86] Horrevoets A J. Plasminogen activator inhibitor 1（PAI-1）：in vitro activities and clinical relevance[J]. Br J Haematol，2004，125（1）：12-23.

[87] Prins M H，Hirsh J. A critical review of the evidence supporting a relationship between impaired fibrinolytic activity and venous thromboembolism[J]. Arch Intern Med，1991，151（9）：1721-1731.

[88] 杜田．PAI-1、TAFI和深静脉血栓形成的关系以及深静脉血栓形成后综合征有关危险因素的研究[D]．武汉：武汉大学，2014.

[89] Wilkins-Port C E，Higgins S P，Higgins C E，et al. Complex Regulation of the Pericellular Proteolytic Microenvironment during Tumor Progression and Wound Repair：Functional Interactions between the Serine Protease and Matrix Metalloproteinase Cascades[J]. Biochem Res Int，2012：454368.

[90] 路玉峰，俞庆声，郭万首，等．人股骨头骨微血管内皮细胞的分离培养方法[J]．中国骨伤，2014，27（10）：843-847.

[91] Powell C，Chang C，Gershwin M E. Current concepts on the pathogenesis and natural history of steroid-induced osteonecrosis[J]. Clin Rev Allergy Immunol，2011，41（1）：102-113.

[92] Kang P，Shen B，Yang J，et al. Circulating platelet-derived microparticles and endothelium-derived microparticles may be a potential cause of microthrombosis in patients with osteonecrosis of the femoral head[J]. Thromb Res，2008，123（2）：367-373.

[93] Xue Y，Xing Z，Hellem S，et al. Endothelial cells influence the osteogenic potential of bone marrow stromal cells[J]. Biomed Eng Online，2009，8：34.

[94] Streeten E A，Brandi M L. Biology of bone endothelial cells[J]. Bone Miner，1990，10（2）：85-94.

[95] Collin-Osdoby P. Role of vascular endothelial cells in bone biology[J]. J Cell Biochem，1994，55（3）：304-309.

[96] Seguin C，Kassis J，Busque L，et al. Non-traumatic necrosis of bone（osteonecrosis）is associated with endothelial cell activation but not thrombophilia[J]. Rheumatology（Oxford），2008，47（8）：1151-1155.

[97] Laroche M. Intraosseous circulation from physiology to disease[J]. Joint Bone Spine，2002，69（3）：262-269.

[98] Li Y M，Wang S X，Gao H S，et al. Factors of avascular necrosis of femoral head and osteoporosis in SARS patients' convalescence[J]. Zhonghua Yi Xue Za Zhi，2004，84（16）：1348-1353.

[99] Powell C，Chang C，Gershwin M E. Current concepts on the pathogenesis and natural history of steroid-induced

osteonecrosis[J]. Clin Rev Allergy Immunol，2011，41（1）：102-113.

[100] Xie X H，Wang X L，He Y X，et al. Promotion of bone repair by implantation of cryopreserved bone marrow-derived mononuclear cells in a rabbit model of steroid-associated osteonecrosis[J]. ArthritisRheum，2012，64（5）：1562-1571.

[101] Wang Y，Li J，Liu M，et al. Inhibition of peroxisome proliferator-activated receptor-gamma in steroid-induced adipogenic differentiation of the bone marrow mesenchymal stem cells of rabbit using small interference RNA[J]. Chin Med J（Engl），2014，127（1）：130-136.

[102] Chang C H，Liao T C，Hsu Y M，et al. A poly（propylene fumarate）——calcium phosphate based angiogenic injectable bone cement for femoral head osteonecrosis[J]. Biomaterials，2010，31（14）：4048-4055.

[103] Chen C，Yang S，Feng Y，et al. Impairment of two types of circulating endothelial progenitor cells in patients with glucocorticoid-induced avascular osteonecrosis of the femoral head[J]. Joint Bone Spine，2013，80（1）：70-76.

[104] Geerts W J，Vocking K，Schoonen N，et al. Cobblestone HUVECs：a human model system for studying primary ciliogenesis[J]. J Struct Biol，2011，176（3）：350-359.

[105] 黄起壬，戴育成，李剑，等. 三种人脐静脉内皮细胞分离方法的比较[J]. 江西医学院学报，2005，45（05）：16-18.

[106] 胡泉，柴家科，刘玲英，等. 犬脐静脉血管内皮细胞的分离培养与鉴定[J]. 中国修复重建外科杂志，2013，27（04）：460-463.

[107] Fehrenbach M L，Cao G，Williams J T，et al. Isolation of murine lung endothelial cells[J]. Am J Physiol Lung Cell Mol Physiol，2009，296（6）：L1096-L1103.

[108] Jin Y，Liu Y，Antonyak M，et al. Isolation and characterization of vascular endothelial cells from murine heart and lung[J]. Methods Mol Biol，2012，843：147-154.

[109] Lip G Y，Blann A. von Willebrand factor：a marker of endothelial dysfunction in vascular disorders?[J]. Cardiovasc Res，1997，34（2）：255-265.

[110] Horvath B，Hegedus D，Szapary L，et al. Measurement of von Willebrand factor as the marker of endothelial dysfunction in vascular diseases[J]. Exp Clin Cardiol，2004，9（1）：31-34.

[111] Janeczek P K，Leferink A，Groen N，et al. Endothelial differentiation of mesenchymal stromal cells[J]. PLoS One，2012，7（10）：e46842.

[112] 王丽，张会峰，袁慧娟，等. 大鼠骨髓内皮祖细胞的分离培养与鉴定[J]. 中国组织工程研究，2012，16（10）：1733-1736.

[113] Kwon C，Han Z，Olson E N，et al. MicroRNA1 influences cardiac differentiation in Drosophila and regulates Notch signaling[J]. Proc Natl Acad Sci U S A，2005，102（52）：18986-18991.

[114] Nachman R L，Jaffe E A. Endothelial cell culture：beginnings of modern vascular biology[J]. J Clin Invest，2004，114（8）：1037-1040.

[115] Sobczak M，Dargatz J，Chrzanowska-Wodnicka M. Isolation and culture of pulmonarendothelial cells from neonatal mice[J]. J Vis Exp，2010，（46）：2316.

[116] Koo K H，Kim R，Kim Y S，et al. Risk period for developing osteonecrosis of the femoral head in patients on steroid treatment[J]. Clin Rheumatol，2002，21（4）：299-303.

[117] Liu R，Liu Q，Wang K，et al. Comparative analysis of gene expression profiles in normal hip human cartilage and cartilage from patients with necrosis of the femoral head[J]. Arthritis Res Ther，2016，18（1）：98.

[118] Kang P，Shen B，Yang J，et al. Circulating platelet-derived microparticles and endothelium-derived microparticles may be a potential cause of microthrombosis in patients with osteonecrosis of the femoral head[J]. Thromb Res，2008，123（2）：367-373.

[119] Lee R C，Feinbaum R L，Ambros V. The C. elegans heterochronic gene lin-4 encodes small RNAs with antisense complementarity to lin-14[J]. Cell，1993，75（5）：843-854.

[120] 王颖秋，刘艳，胡又佳. microRNA——药物开发的新靶点[J]. 上海医药，2012，33（03）：31-35.

[121] Maegdefessel L，Azuma J，Toh R，et al. MicroRNA-21 blocks abdominal aortic aneurysm development and nicotine-

augmented expansion[J]. Sci Transl Med, 2012, 4（122）: 122 r.

[122] Cheung T H, Quach N L, Charville G W, et al. Maintenance of muscle stem-cell quiescence by microRNA-489[J]. Nature, 2012, 482（7386）: 524-528.

[123] Wang X, Qian W, Wu Z, et al. Preliminary screening of differentially expressed circulating microRNAs in patients with steroidinduced osteonecrosis of the femoral head[J]. Mol Med Rep, 2014, 10（6）: 3118-3124.

[124] Xia L, Zhang D, Du R, et al. miR-15b and miR-16 modulate multidrug resistance by targeting BCL2 in human gastric cancer cells[J]. Int J Cancer, 2008, 123（2）: 372-379.

[125] Zhou Q, Chen F, Fei Z, et al. Genetic variants of lncRNA HOTAIR contribute to the risk of osteosarcoma[J]. Oncotarget, 2016, 7（15）: 19928-19934.

[126] Hudson M B, Woodworth-Hobbs M E, Zheng B, et al. miR-23 a is decreased during muscle atrophy by a mechanism that includes calcineurin signaling and exosome-mediated export[J]. Am J Physiol Cell Physiol, 2014, 306（6）: C551-C558.

[127] Liu G, Luo G, Bo Z, et al. Impaired osteogenic differentiation associated with connexin43/microRNA-206 in steroid-induced avascular necrosis of the femoral head[J]. Exp Mol Pathol, 2016, 101（1）: 89-99.

[128] Wang Y K, Huang Z Q. Protective effects of icariin on human umbilical vein endothelial cell injury induced by H_2O_2 in vitro[J]. Pharmacol Res, 2005, 52（2）: 174-182.

[129] Zhang G, Qin L, Sheng H, et al. A novel semisynthesized small molecule icaritin reduces incidence of steroid-associated osteonecrosis with inhibition of both thrombosis and lipid-deposition in a dose-dependent manner[J]. Bone, 2009, 44（2）: 345-356.

[130] Zhang G, Wang X L, Sheng H, et al. Constitutional flavonoids derived from Epimedium dose-dependently reduce incidence of steroid-associated osteonecrosis not via direct action by themselves on potential cellular targets[J]. PLoS One, 2009, 4（7）: e6419.

[131] 赵丁岩, 郭万首, 俞庆声, 等. 淫羊藿苷对激素诱导损伤骨微血管内皮细胞微小RNA表达的影响[J]. 中国组织工程研究, 2016, 20（15）: 2140-2147.

[132] 于长岁, 张晓峰, 徐西林, 等. microRNA在股骨头坏死防治中的研究进展[J]. 中国医药导报, 2017, 14（27）: 48-51.

[133] Huber B C, Grabmaier U, Brunner S. Impact of parathyroid hormone on bone marrow-derived stem cell mobilization and migration[J]. World J Stem Cells, 2014, 6（5）: 637-643.

[134] Rose J A, Erzurum S, Asosingh K. Biology and flow cytometry of proangiogenic hematopoietic progenitors cells[J]. Cytometry A, 2015, 87（1）: 5-19.

[135] Morrison S J, Scadden D T. The bone marrow niche for haematopoietic stem cells[J]. Nature, 2014, 505（7483）: 327-334.

[136] Qin X, Wang X, Wang Y, et al. MicroRNA-19 a mediates the suppressive effect of laminar flow on cyclin D1 expression in human umbilical vein endothelial cells[J]. Proc Natl Acad Sci U S A, 2010, 107（7）: 3240-3244.

[137] Nicoli S, Standley C, Walker P, et al. MicroRNA-mediated integration of haemodynamics and Vegf signalling during angiogenesis[J]. Nature, 2010, 464（7292）: 1196-1200.

[138] Weber M, Baker M B, Moore J P, et al. MiR-21 is induced in endothelial cells by shear stress and modulates apoptosis and eNOS activity[J]. Biochem Biophys Res Commun, 2010, 393（4）: 643-648.

[139] Wang S, Aurora A B, Johnson B A, et al. The endothelial-specific microRNA miR-126 governs vascular integrity and angiogenesis[J]. Dev Cell, 2008, 15（2）: 261-271.

[140] 阮澂. microRNA在TNF-α诱导的人脐静脉内皮细胞凋亡中作用及机制的研究[D]. 长沙: 中南大学, 2010.

[141] Kuehbacher A, Urbich C, Dimmeler S. Targeting microRNA expression to regulate angiogenesis[J]. Trends Pharmacol Sci, 2008, 29（1）: 12-15.

[142] Fukushima W, Fujioka M, Kubo T, et al. Nationwide epidemiologic survey of idiopathic osteonecrosis of the femoral head[J]. Clin Orthop Relat Res, 2010, 468（10）: 2715-2724.

[143] Yang N, Wang G, Hu C, et al. Tumor necrosis factor alpha suppresses the mesenchymal stem cell osteogenesis

promoter miR-21 in estrogen deficiency-induced osteoporosis[J]. J Bone Miner Res，2013，28（3）：559-573.

[144] Wei J，Shi Y，Zheng L，et al. miR-34 s inhibit osteoblast proliferation and differentiation in the mouse by targeting SATB2[J]. J Cell Biol，2012，197（4）：509-521.

[145] Li M，Yu M，Liu C，et al. miR-34 c works downstream of p53 leading to dairy goat male germline stem-cell（mGSCs）apoptosis[J]. Cell Prolif，2013，46（2）：223-231.

[146] Motomura G，Yamamoto T，Miyanishi K，et al. Bone marrow fat-cell enlargement in early steroid-induced osteonecrosis——a histomorphometric study of autopsy cases[J]. Pathol Res Pract，2005，200（11-12）：807-811.

[147] Lian J B，Stein G S，van Wijnen A J，et al. MicroRNA control of bone formation and homeostasis[J]. Nat Rev Endocrinol，2012，8（4）：212-227.

[148] Kerachian M A，Harvey E J，Cournoyer D，et al. Avascular necrosis of the femoral head：vascular hypotheses[J]. Endothelium，2006，13（4）：237-244.

[149] Forstermann U，Sessa W C. Nitric oxide synthases：regulation and function[J]. Eur Heart J，2012，33（7）：829-837，837 a.

[150] Fu Q，Liu X，Liu Y，et al. MicroRNA-335 and -543 suppress bone metastasis in prostate cancer via targeting endothelial nitric oxide synthase[J]. Int J Mol Med，2015，36（5）：1417-1425.

[151] Bai X Y，Ma Y，Ding R，et al. miR-335 and miR-34 a Promote renal senescence by suppressing mitochondrial antioxidative enzymes[J]. J Am Soc Nephrol，2011，22（7）：1252-1261.

[152] Wang J，Ruan K. miR-335 is involved in the rat epididymal development by targeting the mRNA of RASA1[J]. Biochem Biophys Res Commun，2010，402（2）：222-227.

[153] Leonov G，Shah K，Yee D，et al. Suppression of AGO2 by miR-132 as a determinant of miRNA-mediated silencing in human primary endothelial cells[J]. Int J Biochem Cell Biol，2015，69：75-84.

[154] Anand S，Majeti B K，Acevedo L M，et al. MicroRNA-132-mediated loss of p120RasGAP activates the endothelium to facilitate pathological angiogenesis[J]. Nat Med，2010，16（8）：909-914.

[155] Lei Z，van Mil A，Brandt M M，et al. MicroRNA-132/212 family enhances arteriogenesis after hindlimb ischaemia through modulation of the Ras-MAPK pathway[J]. J Cell Mol Med，2015，19（8）：1994-2005.

[156] Lee H C，Kim M，Wands J R. Wnt/Frizzled signaling in hepatocellular carcinoma[J]. Front Biosci，2006，11：1901-1915.

[157] Newman A C，Hughes C C. Macrophages and angiogenesis：a role for Wnt signaling[J]. Vasc Cell，2012，4（1）：13.

[158] 王永煜，余薇，周斌. Hippo信号通路与心血管发育及疾病调控[J]. 遗传，2017，39（07）：576-587.

[159] Choi H J，Zhang H，Park H，et al. Yes-associated protein regulates endothelial cell contact-mediated expression of angiopoietin-2[J]. Nat Commun，2015，6：6943.

[160] Dai X，She P，Chi F，et al. Phosphorylation of angiomotin by Lats1/2 kinases inhibits F-actin binding，cell migration，and angiogenesis[J]. J Biol Chem，2013，288（47）：34041-34051.

[161] Shen Z，Stanger B Z. YAP regulates S-phase entry in endothelial cells[J]. PLoS One，2015，10（1）：e117522.

[162] Giampietro C，Disanza A，Bravi L，et al. The actin-binding protein EPS8 binds VE-cadherin and modulates YAP localization and signaling[J]. J Cell Biol，2015，211（6）：1177-1192.

[163] Cheng Y，Liu X，Yang J，et al. MicroRNA-145，a novel smooth muscle cell phenotypic marker and modulator，controls vascular neointimal lesion formation[J]. Circ Res，2009，105（2）：158-166.

[164] Xin M，Small E M，Sutherland L B，et al. MicroRNAs miR-143 and miR-145 modulate cytoskeletal dynamics and responsiveness of smooth muscle cells to injury[J]. Genes Dev，2009，23（18）：2166-2178.

后记

本书历经数载筹备与打磨，终于得以面世。作为一部系统阐述股骨头坏死诊疗与研究的专著，我们力求从解剖基础、病理机制到临床实践，为读者呈现一个多维度的知识框架。在此，我们愿以简短的文字，回顾成书历程，并表达对未来的期许。

编写过程中，团队面临的最大挑战在于如何平衡知识的系统性与前沿性。为此，编委会成员反复查阅国内外最新文献，并结合自身临床经验进行了总结和提炼，对章节结构进行了多次调整。同时，我们还邀请了多位经验丰富的专家进行审稿，以确保本书的准确性和权威性。我们深深体会到了医学研究的艰辛与喜悦，也感受到了团队合作的力量和温暖。我们相信，只要我们心怀信念、坚持不懈，就一定能够为人类健康事业贡献更多智慧和力量。

本书的完成离不开众多同仁的支持。感谢每一位编委的辛勤付出，感谢临床一线医生提供的宝贵病例资料，让理论得以扎根于实践；亦要感谢出版团队的专业协助，使复杂的图表与文字最终得以完美呈现。最后，我们始终铭记家人的理解与陪伴，他们的支持是我们在深夜伏案时最温暖的动力。希望本书能为骨科、影像科、康复科、中医科及相关领域从业者提供切实的参考，助力临床决策与科研创新。

然而，股骨头坏死的诊疗仍面临诸多挑战：如何更精准地预测塌陷风险？如何优化阶梯治疗策略？如何突破再生医学的瓶颈？这些问题需要全球学者的共同努力。我们期待，未来能有更多跨学科合作，将基础研究的成果转化为临床应用的突破，最终惠及广大患者。

医学之路，道阻且长。愿此书成为一盏微灯，照亮前行者探索的脚步；更愿我们心怀敬畏，在科学与人文的交织中，守护生命的坚韧与希望。

谢利民

2025 年 5 月